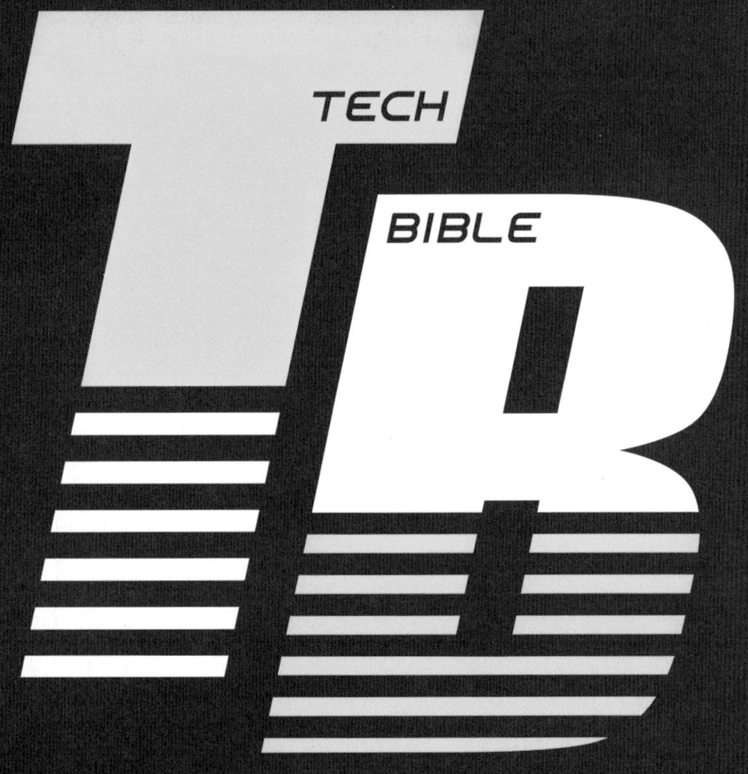

식품위생직

식품위생

한권으로 끝내기

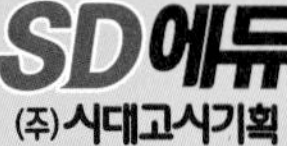

TECH BIBLE

Always with you

사람이 길에서 우연하게 만나거나 함께 살아가는 것만이 인연은 아니라고 생각합니다.
책을 펴내는 출판사와 그 책을 읽는 독자의 만남도 소중한 인연입니다.
SD에듀는 항상 독자의 마음을 헤아리기 위해 노력하고 있습니다.
늘 독자와 함께하겠습니다.

머리말

소비자들의 식생활 수준 향상 및 식품위생에 대한 관심이 높아져 안전한 먹거리가 중요시되고 있습니다. 이에 식품의약품안전처는 생산부터 소비까지 사람 중심의 안전관리로 삶의 질을 높여 국민의 건강한 삶을 구현시키는 데 목표를 삼고 있습니다.
정부에서는 불량식품 근절 및 식품안전 정책에 노력을 기울이고 있습니다. 이에 식품위생직 공무원을 희망하는 수험생들에게 방대한 위생학 이론서의 길에서 헤매지 않도록 핵심 요점 및 출제예상문제, 기출문제를 엄선하여 집필하였습니다.

자신의 꿈을 이루거나 성공한 사람들에게서 찾을 수 있는 공통적인 것으로 "1만 시간의 법칙"(1만 시간 = 매일 3시간씩 10년 동안의 시간을 투자를 하면 성공한다)이라는 습관의 기적이 있습니다.
수험생 여러분들도 꾸준한 학습과 훈련으로 습관의 기적을 이루어 내시기 바랍니다. 노력하는 시간 동안 때로는 지칠 때도 있겠지만 꿈을 이루어 가기 위해 거치는 단계라고 생각하시면서 파이팅하길 바랍니다. 항상 여러분들을 응원하겠습니다.

끝으로 이 책을 집필하기까지 큰 가르침을 주셨던 허남윤 교수님, 조성문 교수님, 배영희 교수님, 명춘옥 교수님, 염건 교수님, 오창호 교수님, 논문을 포함한 이 수험서의 집필까지 조언을 아낌없이 주셨던 주치의 홍진표 원장님과 박민영 대표님께 진심으로 감사드립니다.

편저자 김민정

시험 안내

EXAM GUIDE

식품위생직 공무원의 업무

1. 식품접객업을 하는 자에 대한 위생상태 관리
2. 유통 중인 식품의 표시기준 및 허위표시 확인
3. 과대광고 금지 위반행위 감시
4. 수입, 판매 또는 사용 등이 금지된 식품에 대한 단속
5. 식품접객업소에 대한 영업정지 처분, 이행여부 확인

응시자격

▶ 지방공무원법 제31조 결격사유, 제66조 정년, 지방공무원 임용령 제65조 부정행위자 등에 대한 조치 및 부패방지 및 국민권익위원회의 설치와 운영에 관한 법률 등 다른 법령 등에 의하여 응시자격이 정지된 자는 응시할 수 없습니다.

지방공무원법 제31조(결격사유)

- 피성년후견인
- 파산선고를 받고 복권되지 아니한 사람
- 금고 이상의 형을 선고받고 그 집행이 끝나거나 집행을 받지 아니하기로 확정된 후 5년이 지나지 아니한 사람
- 금고 이상의 형을 선고받고 그 집행유예기간이 끝난 날부터 2년이 지나지 아니한 사람
- 금고 이상의 형의 선고유예를 선고받고 그 선고유예기간 중에 있는 사람
- 법원의 판결 또는 다른 법률에 따라 자격이 상실되거나 정지된 사람
- 공무원으로 재직기간 중 직무와 관련하여 형법 제355조(횡령, 배임) 및 제356조(업무상의 횡령과 배임)에 규정된 죄를 범한 사람으로서 300만원 이상의 벌금형을 선고받고 그 형이 확정된 후 2년이 지나지 아니한 사람
- 성폭력범죄의 처벌 등에 관한 특례법 제2조에 규정된 죄를 범한 사람으로서 100만원 이상의 벌금형을 선고받고 그 형이 확정된 후 3년이 지나지 아니한 사람
- 미성년자에 대한 다음의 어느 하나에 해당하는 죄를 저질러 파면 · 해임되거나 형 또는 치료감호를 선고받아 그 형 또는 치료감호가 확정된 사람(집행유예를 선고받은 후 그 집행유예 기간이 경과한 사람을 포함한다)
  - 성폭력범죄의 처벌 등에 관한 특례법 제2조에 따른 성폭력범죄
  - 아동 · 청소년의 성보호에 관한 법률 제2조 제2호에 따른 아동 · 청소년대상 성범죄
- 징계로 파면처분을 받은 날부터 5년이 지나지 아니한 사람
- 징계로 해임처분을 받은 날부터 3년이 지나지 아니한 사람

▶ 9급 채용 응시연령 : 18세 이상

경력경쟁임용시험(기술계고)에 한하여 고교 3학년 재학생 중 조기 입학한 17세도 응시 가능합니다.

▶ 응시에 필요한 자격요건 : 영양사, 위생사, 식품산업기사 이상

각 시 · 도 및 교육청에 따라 다를 수 있습니다.

시험방법

▶ 제1 · 2차 시험(병합실시) : 선택형 필기시험(객관식 4지택1형, 과목별 20문항)

▶ 제3차 시험 : 면접시험(제1 · 2차 시험 합격자에 한해 응시 가능)

응시자 유의사항

▶ 필기시험에서 공개경쟁은 각 과목 만점의 40% 미만으로 득점한 경우, 경력경쟁은 각 과목 만점의 40% 미만으로 득점하거나 또는 총점의 60% 미만으로 득점한 경우 불합격 처리됩니다.

▶ 최종(면접)시험 합격자는 「공무원 채용신체검사 규정」에 따른 신체검사를 받아야 하며, 이에 불합격 판정을 받은 자는 공무원으로 임용될 수 없습니다.

가산점

국가기술자격법에 의한 자격증	기타 법령에 의한 자격증	가산비율
기술사 : 축산, 수산제조, 품질관리, 포장, 식품	산업기사 자격증 가산비율 적용 : 영양사, 위생사	5%
기사 : 축산, 수산제조, 품질경영, 포장, 식품		
산업기사 : 축산, 품질경영, 포장, 식품		
기능사 : 축산, 식육처리, 식품가공	-	3%

허위로 가산점을 표기한 경우 합격이 취소되며, 부정행위자로 간주하여 향후 5년간 공무원임용시험 응시자격이 정지될 수 있습니다.

이 책의 **구성과 특징** FEATURE

01

핵심이론

필수적으로 학습해야 하는 중요한 이론들을 한눈에 이해할 수 있도록 각 단원별로 체계적으로 정리하여 수록하였습니다. 시험에 꼭 나오는 이론을 중심으로 효과적으로 공부하십시오.

제1편 핵심이론

식품의 변질 · 보존 및 살균 · 소독

TECH BIBLE 시리즈 • 식품위생직 식품위생

1 식품의 변질과 보존

(1) 변질(열화, 劣化, decay)

자연 상태의 식품이 미생물, 빛, 산소, 효소, 수분, 온도, 미생물 등의 변화에 의하여 성분이 변화되고 손상되어 섭취할 수 없는 상태에 이른 것

① 변질의 분류

㉠ 부패 : 고분자의 단백질 식품(함질소 유기물)이 혐기성균에 의해 분해되어 저분자 물질이 되는 과정에서 악취와 유해물질을 생성하는 현상(아민류, 암모니아, H_2S, mercaptane, phenol, 개미산, CO_2, indole, skatole 등)

㉡ 변패 : 탄수화물, 지방이 미생물에 의해 변질되는 현상

㉢ 산패 : 지방이 공기 중의 산소 · 빛 · 열 · 습기 · 세균 · 효소 등의 작용으로 인해 산화되어 알데하이드, 케톤, 알코올 등이 생성되는 현상(유지의 자동산화 : 상온에서 산소가 존재하면 자연스럽게 나타나는 현상)

㉣ 발효 : 탄수화물이 무산소 조건에서 미생물에 의해 분해되어 유기산과 알코올을 생성하는 현상

필 / 수 / 확 / 인 / 문 / 제

식품의 변질을 일으키는 가장 중요한 요인은 무엇인가? 2014년 식품기사 제2회

① 잔류농약 ② 광 선
③ 미생물 ④ 중금속

해설
변질이란 식품(음식물)이 여러 가지 요인에 의하여 변화되어 섭취할 수 없는 상태에 이른 것을 말하는데 그중 미생물에 의해 변질이나 부패가 잘 일어난다.

답 ③

식품 중 단백질과 질소 화합물을 함유한 식품성분이 미생물의 작용으로 분해되어 악취와 유해물질을 생성하여 식품 가치를 잃어버리는 현상은? 2014년 식품기사 제3회

① 발 효 ② 부 패
③ 변 패 ④ 열 화

해설
부 패
고분자의 단백질 식품(함질소 유기물)이 혐기성균에 의해 분해되어 저분자 물질이 되는 과정에서 악취와 유해물질을 생성하는 현상이다.

02

필수확인문제

시험 출제경향을 완벽하게 분석하여 핵심이론당 필수적으로 풀어보아야 할 문제를 선정하였습니다. 각 문제마다 핵심을 찌르는 명쾌한 해설이 수록되어 있습니다.

Tech Bible

필 / 수 / 확 / 인 / 문 / 제

알레르기(Allergy) 식중독의 원인 물질은? 2010년 식품기사 제2회

① Arginine ② Histamine
③ Alanine ④ Lysine

해설
Proteus morganii 등이 붉은살 생선에 작용하여 일으키는 알레르기성 식중독으로 히스티딘 탈탄산효소에 의하여 생성되는 히스타민이 생체 내에서 작용하여 발생한다.

답 ②

고등어와 같은 적색 어류에 특히 많이 함유된 물질은? 2016년 식품산업기사 제1회

① Glycogen ② Purine
③ Mercaptan ④ Histidine

해설
Proteus morganii 등의 미생물이 고등어 등의 붉은살 생선에 작용하여 일으키는 알레르기성 식중독으로 히스티딘 탈탄산효소에 의하여 생성되는 히스타민이 생체 내에서 작용하여 발생한다.

답 ④

황색포도상구균에 대한 설명으로 틀린 것은? 2016년 식품기사 제3회

① 건강인은 이 균을 보균하고 있지 않으므로 보통의 가공과정에 의해 식품에 혼입되는 경우는 드물다.
② 소금농도가 높은 곳에서 증식한다.
③ 건조 상태에서 저항성이 강하다.
④ 식품이나 가검물 등에서 장기간(수개월) 생존하여 식중독을 유발한다.

⑦ 아리조나 식중독(Salmonella arizona food poisoning)

㉠ 원인균 : Salmonella arizona

㉡ 특 징
- 그람음성, 무포자 간균, 주모성, 호기성
- 가금류와 파충류의 정상 장내세균

㉢ 잠복기 : Salmonella와 유사(10~12시간), 잠복기는 매우 다양하며 노출 후 감염까지 3개월로 보고된 바 있음

㉣ 감염원 · 감염경로 : 가금류(닭, 칠면조)의 고기 · 알 등

㉤ 증 상
- 사람 감염은 드물고 파충류 · 동물이 주로 감염됨
- Salmonella와 유사(급성위장염, 발열 38~40℃)

㉥ 예방 : Salmonella와 유사(가열 후 섭취, 교차오염방지 등)

⑧ 프로테우스 몰르가니(Proteus morganii) : 단백질 부패세균

㉠ 원인균 : Proteus morganii

㉡ 특 징
- 그람음성, 간균, 주모성, 통성혐기성
- histidine 부패 → histamine을 생산 → allergy 식중독 유발

㉢ 잠복기 : 5분~1시간

㉣ 감염원 · 감염경로 : 꽁치, 고등어, 정어리 등(붉은살 · 등푸른 생선)

㉤ 증상 : 두드러기, 안면홍조, 설사, 복통, 발열 등의 알레르기 증상

㉥ 예 방
- 어류의 충분한 세척 · 가열 및 적절한 저온 보관
- 항histamine제 복용으로 치료 가능

제1편 핵심이론

적중예상문제

TECH BIBLE 시리즈 • 식품위생직 식품위생

01 식중독의 역학조사 시 원인규명이 어려운 이유가 아닌 것은? 2017년 식품산업기사 제1회

① 조사 전에 치료가 되어 환자에게서 원인 물질이 검출되지 않는 경우가 발생하므로
② 식품의 냉동, 냉장보관으로 인해 원인물질(미생물, 화학물질 등)의 검출이 불가능하므로
③ 식중독을 일으키는 균이나 독소가 식품에 극미량 존재하므로
④ 식품이 여러 가지 성분으로 복잡하게 구성되어 있으므로

해설
식중독 역학조사 결과 원인규명의 제한점으로는 식품의 여러 가지 복잡한 구성성분, 식중독을 일으키는 균 • 독소 등은 식품에 극미량 존재하여 원인균이 검출되지 않는 경우, 환자 인체검체의 경우에도 검체(대변 • 구토물)의 채취 거부나, 항생제 치료에 의해 원인물질이 검출되지 않는 경우가 있다.

03 세균성 식중독의 특징으로 옳은 것은?

① 면역성이 있다.
② 체내독소가 원인이다.
③ 전염되지 않는다.
④ 잠복기가 전염병보다 길다.

해설
세균성 식중독의 특징
• 면역성이 없다.
• 잠복기간이 비교적 짧다.
• 균이 미량으로는 나타나지 않는다.
• 식품에서 사람으로 최종 감염되며 2차 감염은 거의 없다.
• 수인성 전파는 드물다.
• 원인식품에 기인한다.

03

적중예상문제

각 단원별로 기본문제에서부터 심화문제까지, 시험에 출제될 가능성이 높은 문제들을 풀어봄으로써 광범위한 이론의 핵심을 빠른 시간 안에 습득할 수 있습니다.

제3편 최신 기출문제

2022년 제2회 식품기사

TECH BIBLE 시리즈 • 식품위생직 식품위생

01 경구감염병의 특성과 가장 거리가 먼 것은?

① 수인성 전파가 일어날 수 있다.
② 2차 감염이 발생할 수 있다.
③ 미량의 균으로도 감염될 수 있다.
④ 식중독에 비하여 잠복기가 짧다.

해설
④ 경구감염병은 식중독에 비하여 잠복기가 길며 면역성이 있는 경우가 많다.

03 HACCP 시스템 적용 시 준비단계에서 가장 먼저 시행해야 하는 절차는?

① 위해요소분석
② HACCP팀 구성
③ 중요관리점 결정
④ 개선조치 설정

해설
HACCP의 7원칙 12절차

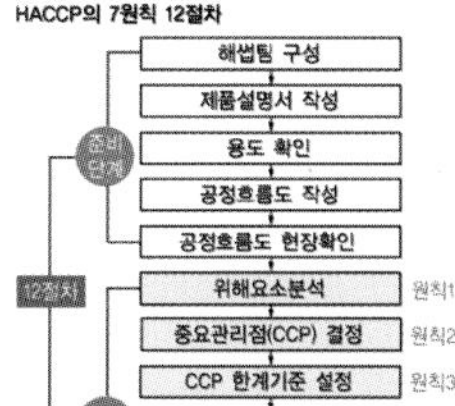

04

지방직 • 기사 • 산업기사 기출문제

2009~2011년 지방직 기출문제를 수록하였으며, 전반적으로 식품위생직 시험은 식품기사·식품산업기사 시험의 유형과 난이도가 비슷합니다. 그래서 기사와 산업기사의 기출문제를 푸는 것은 필수 중에 필수로, 최근 5개년(2018~2022년)의 기출문제와 해설을 수록하였습니다.

이 책의 목차 CONTENTS

1편 핵심이론

2편 지방직·식품기사·식품산업기사 기출문제

3편 최신 기출문제

제 1 편

9급 지방직 · 교육청 채용을 위한 합격 완벽 대비서

핵심이론

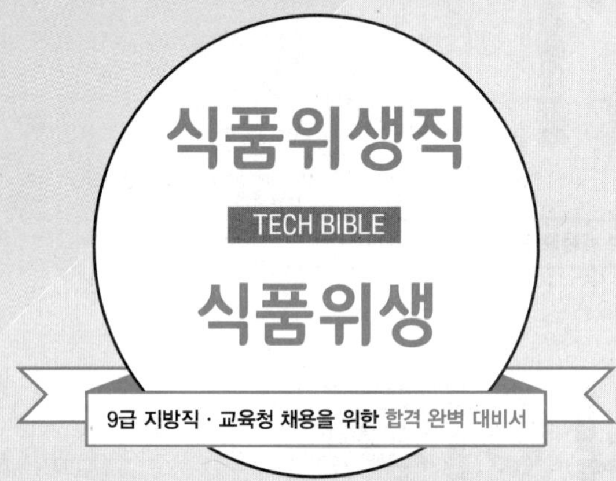
식품위생직
TECH BIBLE
식품위생
9급 지방직 · 교육청 채용을 위한 합격 완벽 대비서

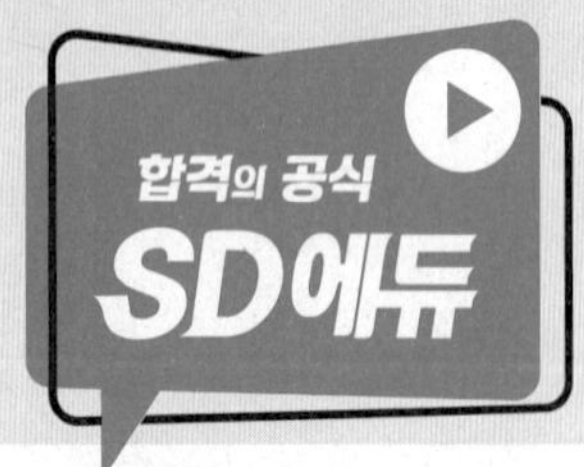
합격의 공식
SD에듀

식품위생의 개념

1 식품위생 일반

(1) 식품위생의 정의

① 세계보건기구(WHO)의 정의 : 식품의 생육 · 생산 및 제조로부터 인간이 섭취하는 모든 단계에 있어서의 안전성, 건강성 및 완전무결성을 확보하기 위한 모든 수단

- 영국 : Food Hygiene(그리스 신화의 건강의 여신 'hygiea'에서 유래)
- 미국 : Food Sanitation{라틴어 'sanitas(=health)'에서 유래}

② 식품위생법상의 정의 : '식품 · 식품첨가물 · 기구 또는 용기 · 포장'을 대상으로 하는 음식물에 관한 위생

(2) 식품위생의 목적

식품으로 인하여 생기는 위생상의 위해(危害)를 방지하고 식품영양의 질적 향상을 도모하며 식품에 관한 올바른 정보를 제공하여 국민보건의 증진에 이바지함을 목적으로 함

식품영양 질적 향상 식품위해 방지 식품의 올바른 정보 제공	→	국민 보건 증진

(3) 식품위생의 대상

식품 · 식품첨가물 · 기구 · 용기 및 포장 등 음식에 관한 모든 위생을 말함

필 / 수 / 확 / 인 / 문 / 제

식품위생법에서 규정하는 식품의 정의에 맞는 것은?
2015년 식품산업기사 제1회

① 모든 음식물
② 의약품을 제외한 모든 음식물
③ 의약품을 포함한 모든 음식물
④ 식품과 첨가물

해설
식품위생법 제2조에서 식품이란 모든 음식물을 말한다(의약품으로 섭취하는 것은 제외한다)고 규정한다.

답 ②

식품위생법의 목적에 대한 설명 중 빈칸을 올바르게 채운 것은?
2014년 식품기사 제3회

> 식품위생법은 식품으로 인하여 생기는 ( )를 방지하고 ( )을 도모하며 식품에 관한 올바른 정보를 제공하여 ( )에 이바지함을 목적으로 한다.

① 위생상의 위해–식품영양의 질적 향상–국민보건의 증진
② 위해 사고–식품위생 안전–국민보건의 증진
③ 위생상의 위해–국민보건의 증진–식품위생 안전
④ 위해 사고–식품영양의 질적 향상–식품위생 안전

답 ①

필 / 수 / 확 / 인 / 문 / 제

생리작용에 의한 성분으로 내인성 요인이 아닌 것은?

2010년 수탁지방직

① 항갑상선 물질
② 항효소성 물질
③ 식이성 allergen
④ 생체 내 N-nitrosamine 생성물질

해설
유기성 요인에는 물리적(가열 · 조사유지), 화학적(아질산염과 amine 등), 생물적(생체 내 N-nitrosamine 생성 등)이 있다.

답 ④

2 식품의 위해요인

(1) 생성원인에 따른 위해요인

① 내인성 : 식품 자체에 함유되어 있는 유해 · 유독한 성분으로 생리적 작용에 영향을 미치는 것

② 외인성 : 식품 자체에 함유되어 있지 않은 것으로 외부로부터 오염 및 혼입된 것

③ 유기성 : 식품의 제조 · 가공 · 저장 · 유통 등의 과정 중 물리적 · 화학적 및 생리적 작용에 의해 식품에 유해물질이 생성된 것

생성요인	종 류	병인물질
내인성	자연독	동물성 : 복어독, 패류독, ciguatera독 등
		식물성 : 독버섯, 식물성 알칼로이드, 시안배당체 등
	생리작용 성분	식이성 allergen, 항갑상선 물질, 항효소성 물질, 항비타민 물질
외인성	생물적	세균성 식중독균, 경구감염병균, 곰팡이독, 기생충
	인위적	의도적 첨가물 : 불허용 식품첨가물(dulcin, rongalite, 불허용 tar 등)
		비의도적 첨가물 : 잔류농약(DDT, BHC, Parathion 등), 공장 배출물(유기수은 등), 방사성 물질(^{90}Sr, ^{187}Cs 등), 기구 · 용기 · 포장재 용출물(Pb, Cd 등)
		가공 과정 과오 : PCB, 비소 등
유기성	물리적	가열유지, 조사유지 등
	화학적	아질산염과 amine, amide류의 반응 물질인 N-nitroso화합물
	생물적	생체 내 N-nitrosamine 생성 등

3 식품위생 행정

(1) 식품위생 행정 개요

① 식품위생 행정의 목적 : 식품위생의 보급과 향상을 도모하여 국민의 식생활을 청결하고 안전하게 함으로써 불량 · 불결한 식품의 섭취로 인한 여러 가지 위해를 방지하기 위함

② 식품위생 행정시책

㉠ 식품, 식품첨가물, 기구, 용기 등의 기준과 규격 설정
㉡ 식품 검사제도 및 자가품질 검사제도의 실시
㉢ 식품영업 종사자의 건강진단 및 위생교육 실시
㉣ 화학적 합성품인 식품첨가물의 고시
㉤ 식품위생 감시 제도의 실시

ⓗ 표시 제도의 실시
ⓢ 식품안전관리인증기준(HACCP)제도의 도입
ⓞ 식중독 관리 및 보고 체제 설정
ⓙ 영업허가 및 영업신고 제도의 실시
ⓒ 식품위생심의위원회 운영

(2) 식품위생 행정기구

① **중앙기구** : 정책입안, 하부기관 지휘와 감독

㉠ 식품의약품안전처 : 식품위생 행정업무를 총괄 관장

㉡ 질병관리청

- 감염병 대응 및 예방
- 감염병에 대한 진단 및 조사・연구
- 국가예방접종 지원 확대 및 이상 반응 감시 등 안전 관리
- 고위험병원체 안전 관리를 통한 생물 안전 보장
- 만성질환 연구・예방, 희귀질환 지정 지원
- 장기기증 지원 및 이식 관리
- 국가 금연정책 지원을 위한 조사 및 흡연 폐해 연구
- 보건 의료 R&D 및 연구 인프라 강화
- 감염병 R&D를 선도하는 컨트롤 타워
- 보건 의료 연구 자원 공유・개방
- 4차 산업혁명 대비 첨단 의료 연구 강화

㉢ 국립검역소 : 주요 항만과 공항에 설치되어 있으며 수입식품 등의 업무 수행

㉣ 식품위생심의위원회 : 보건복지부장관과 식약처장의 자문에 응하여 식품위생에 관한 사항, 식품안전정책, 식품 등의 기준, 규격의 설정 및 개정에 관한 사항 등 식품과 관련한 사항에 대해 심의

- 식중독 방지에 관한 사항
- 농약・중금속 등 유독・유해물질 잔류 허용 기준에 관한 사항
- 식품 등의 기준과 규격에 관한 사항

② **지방기구** : 중앙기구로부터의 위임된 업무 및 대민업무 등 수행

㉠ 위생과(보건 위생과) : 서울시・광역시・도 및 군청・구청에서의 식품위생 업무 담당

> 서울(경인) 부산 대구 대전 맨 밑(광주) 찍고~ 노래 가사말 기억하기!

㉡ 지방식품의약품안전청 : 서울・부산・경인・대구・대전・광주 6개 지방청

㉢ 보건환경연구원 : 특별시・광역시・도에 설치, 국민의 보건향상과 환경보전을 위한 시험 검사・연구・교육업무 수행 기관

식품위생심의위원회가 조사・심의하는 사항이 아닌 것은?

2012년 식품기사 제1회

① 식품 및 식품첨가물과 그 원재료에 대한 시험・검사 업무
② 식중독 방지에 관한 사항
③ 식품 등의 기준과 규격에 관한 사항
④ 농약・중금속 등 유독・유해물질 잔류 허용 기준에 관한 사항

해설

식품위생심의위원회

식중독 방지에 관한 사항, 농약・중금속 등 유독・유해물질의 잔류 허용 기준에 관한 사항, 식품 등의 기준과 규격에 관한 사항 등을 조사・심의하기 위해 식품의약품안전처에 설치된 합의제 기관이다.

답 ①

[식품의약품안전처 조직]

<table>
<tr><th colspan="4">처장, 대변인, 차장, 글로벌식의약정책전략추진단, 위해사범중앙조사단,
감사담당관, 사이버조사팀, 허가총괄담당관, 첨단제품허가담당관</th></tr>
<tr><td>기획
조정관</td><td colspan="2">• 정책수립 및 조정, 예산편성, 법령안의 심사 등 법제업무
• 통상대응, 정보화, 민원 상담 등
• 그 외 기타</td><td>• 기획재정담당관
• 혁신행정담당관
• 규제개혁법무담당관
• 국제협력담당관
• 정보화담당관
• 고객지원담당관
• 비상안전담당관
• 빅데이터정책분석팀</td></tr>
<tr><td>운영
지원과</td><td colspan="2">• 일반서무 · 기록물 관리 · 회계 업무
• 그 외 기타</td><td>–</td></tr>
<tr><td>소비자
위해
예방국</td><td colspan="2">• 위해예방 및 위기관리를 위한 정책 개발 및 계획 수립
• 위해분석 업무의 총괄 · 조정
• 안전사고 긴급대응체계의 구축 · 관리
• 사전 예방적 초기 위해관리에 관한 업무
• 위해요소에 대한 잠정 안전관리 방안의 수립
• 안전 정책현안 관리 및 분석
• 그 외 기타</td><td>• 위해예방정책과
• 위해정보과
• 통합식품데이터기획과
• 시험검사정책과
• 위생용품정책과</td></tr>
<tr><td rowspan="2">식품
안전
정책국</td><td colspan="2">• 식품, 건강기능식품, 식품첨가물, 기구 또는 용기 · 포장의 위생 · 안전관리 정책 수립 및 제도 개선 총괄 조정
• 공전 · 건강기능식품 공전의 편찬
• 법률 개정 및 운영에 관한 사항(식품안전기본법 · 식품위생법 · 건강기능식품)
• 식품 등 관련 식품의약품안전처 소관의 법령 · 고시 · 제도 등에 대한 총괄 조정
• 식품안전 국제협력 업무 총괄, 위생 안전 관련 국제협력 업무
• 식품 등(축산물 · 수입 식품 등 제외)의 영업 허가 · 신고 · 등록 관련 업무의 총괄, 이물 보고에 관한 제도의 운영 및 이물 등에 대한 조사 · 관리
• 감시 총괄(영업의 지도 · 단속, 수거 · 검사, 허위표시 · 과대광고 등)
• 그 외 기타</td><td>• 식품안전정책과
• 식품관리총괄과
• 식품안전인증과
• 건강기능식품정책과
• 식품표시광고정책과</td></tr>
<tr><td>식품기준
기획관</td><td>식품기준과 · 축산물기준과 · 건강기능식품기준과 · 첨가물기준과의 소관사무에 관해 식품안전정책국장을 보좌</td><td>• 식품기준과
• 유해물질기준과
• 첨가물기준과</td></tr>
</table>

수입식품 안전 정책국	• 수입식품 · 유전자재조합 식품(기구 · 용기 · 포장 제외) 등의 안전관리 종합계획 수립, 제도 개선 · 검사계획의 수립, 제도 개선 · 검사계획의 수립 · 조정, 통계 관리 • 수입식품 등 관련 영업의 지도 · 단속, 수거 · 검사, 허위표시 · 과대광고 등 감시업무 총괄 • 그 외 기타	• 수입식품정책과 • 현지실사과 • 수입검사관리과 • 수입유통안전과 • 디지털수입안전기획과
식품소비 안전국	• 식품 영양 안전에 관한 정책의 개발 및 종합계획의 수립 · 관리 • 농축수산물(해외에서 국내로 수입되는 농축수산물 제외)위생 · 안전관리에 관한 정책 및 안전관리계획 수립 총괄 • 어린이 식생활안전관리 종합계획의 수립 · 시행 및 어린이 식품안전 · 영양 관련 교육 · 홍보 • 집단급식소 등 취약 급식시설의 식중독 예방 · 관리 업무의 총괄 • 그 외 기타	• 식생활영양안전정책과 • 축산물안전과 • 농수산물안전과 • 식중독예방과
의약품 안전국	• 의약품 및 마약류의 정책 · 종합계획 수립 및 조정 • 대한민국약전 등 의약품 기준 · 규격(생약 부분 제외)의 제정 · 개정 • 의약품 품질관리 및 허가정책, 임상시험 관리 • 그 외 기타	• 의약품정책과 • 의약품관리과 • 의약품품질과 • 임상정책과 • 의약품안전평가과
	마약안전기획관 / –	• 마약정책과 • 마약관리과
바이오 생약국	• 안전관련 정책 및 관리에 관한 종합계획 수립 · 조정(생물학적제제 · 생물진단의약품 · 유전자재조합의약품 · 유전자치료제 · 세포치료제 · 조직공학제제 · 인체조직이식재 · 한약 · 생약 · 한약제제 · 생약제제 · 화장품 및 의약외품(생물의약품 등) • 생물의약품등의 제조판매 품목허가 · 수입 품목허가 · 정책 개발 • 대한민국약전(생약 부분만 해당) 및 대한민국약전외한약(생약)규격집의 제정 · 개정 • 화장품의 안전관리기준 및 제도 개선의 총괄 · 조정 • 그 외 기타	• 바이오의약품정책과 • 바이오의약품품질관리과 • 한약정책과 • 화장품정책과 • 의약외품정책과
의료기기 안전국	• 의료기기 정책에 관한 종합계획 수립 및 조정 • 의료기기 품목류 및 품목별 제조 · 수입 허가 • 의료기기의 기준규격 제정 · 개정 • 그 외 기타	• 의료기기정책과 • 혁신진단기기정책과 • 의료기기관리과 • 의료기기안전평가과

필 / 수 / 확 / 인 / 문 / 제

다음 중 식품의약품안전처 산하기관인 지방식품의약품안전청이 설치된 지역으로 옳은 것은?

㉠ 서울지방청	㉡ 대전지방청
㉢ 경북지방청	㉣ 대구지방청
㉤ 광주지방청	㉥ 경인지방청
㉦ 충북지방청	㉧ 부산지방청
㉨ 제주지방청	

① ㉡, ㉣, ㉤, ㉦, ㉧, ㉨
② ㉡, ㉣, ㉤, ㉥, ㉦, ㉧
③ ㉠, ㉡, ㉣, ㉦, ㉧, ㉨
④ ㉠, ㉡, ㉣, ㉤, ㉥, ㉧

해설

지방식품의약품안전청

서울지방청, 부산지방청, 경인지방청, 대구지방청, 광주지방청, 대전지방청

 ④

[식품의약품안전평가원 조직]

식품의약품안전평가원 : 식품・의약품 등의 위해평가・허가심사・시험분석・연구개발을 수행하고 식의약안전관리 정책추진에 필요한 과학적 기술지원

운영지원과, 기획조정과, 사전상담과, 신속상담과, 첨단분석센터		
식품위해평가부	• 식품위해평가과 • 오염물질과 • 첨가물포장과 • 신종유해물질과	• 잔류물질과 • 미생물과 • 영양기능연구과 • 신소재식품과
의약품심사부	• 의약품규격과 • 종양항생약품과 • 약효동등성과	• 순환신경계약품과 • 첨단의약품품질심사과
바이오생약심사부	• 생물제제과 • 세포유전자치료제과 • 화장품심사과 • 혈액제제검정과	• 유전자재조합의약품과 • 생약제제과 • 백신검정과 • 신종감염병백신검정과
의료기기심사부	• 첨단의료기기과 • 정형재활기기과 • 체외진단기기과	• 심혈영상기기과 • 구강소화기기과 • 디지털헬스규제지원과
의료제품연구부	• 의약품연구과 • 첨단바이오융복합연구과 • 화장품연구과	• 바이오의약품연구과 • 생약연구과 • 의료기기연구과
독성평가연구부	• 독성연구과 • 약리연구과 • 실험동물자원과	• 특수독성과 • 임상연구과

[지방식품의약품안전청 조직]

지방식약청 : 위해식품, 의약품에 대한 지도・단속, 회수폐기, 수입 농・축・수산물・가공식품 검사 및 의약품 등 업체 실사

서울지방청	• 운영지원과 • 농축수산물안전과 • 의료기기안전관리과 • 유해물질분석과	• 식품안전관리과 • 의약품안전관리과 • 수입관리과 • 수입식품분석과	수입식품검사소 : 강릉
부산지방청	• 운영지원과 • 농축수산물안전과 • 수입관리과 • 시험분석센터 – 유해물질분석과 – 수입식품분석과	• 식품안전관리과 • 의료제품안전과	수입식품검사소 : 자성대, 신선대, 양산, 신항, 통영, 감천
경인지방청	• 운영지원과 • 농축수산물안전과 • 의료제품실사과 • 시험분석센터 – 유해물질분석과 – 수입식품분석과	• 식품안전관리과 • 의료제품안전과 • 수입관리과	수입식품검사소 : 의왕, 광주, 평택, 인천국제공항, 인천항, 용인, 김포

대구지방청	• 운영지원과 • 의료제품안전과	• 식품안전관리과 • 유해물질분석과	
광주지방청	• 운영지원과 • 농축수산물안전과 • 유해물질분석과	• 식품안전관리과 • 의료제품안전과	수입식품검사소 : 군산, 광양
대전지방청	• 운영지원과 • 의료제품안전과 • 유해물질분석과	• 식품안전관리과 • 의료제품실사과	수입식품검사소 : 천안

[질병관리청 조직]

위기대응 분석관	위기대응역량 개발담당관	• 해외 감염병 정보수집, 분석, 위험평가 • CRE(CPE) 집단발생 역학조사 관리 • 의료관련감염 관리 실태조사 관리 • 의료관련감염병, 의료관련감염 집단발생 역학조사 지침 개발 · 교육 지원 · 사례분석 · 역학조사 기술 지원 등
	위기분석 담당관	• 감염병 위기분석, 정보제공 • 해외 감염병 정보수집 · 분석 · 위험평가 • 위험평가 도구 및 매뉴얼 개발 및 교육 • 감염병 역학조사 기술지원, 중앙역학조사반 역학조사 지원 등
	역학조사 분석담당관	결핵조사업무 총괄 관리 등
	위기대응 연구담당관	감염병 유행 분석 및 예측 등
기획 조정관	기획재정 담당관	예산 편성 · 집행 및 결산 등
	행정법무 담당관	• 법령, 규제 • 건강보험(제도, 법령계, 자격, 징수 등) 등
	국제협력 담당관	• 국제협력 및 국제보건규칙 이행 업무 총괄 • 질병관리청 양자협력계획(연간추진계획) 수립 • 국제보건기구 협력, 의제 관리 및 대응 • 서태평양 지역사무처 ODA 사업 관리 • 국제회의 의제 관리 및 대응 • 국제방역협력TF 대응에 관한 사항 등
	정보통계 담당관	• 정보화(인프라, 정보보안, 사전검토 등) 및 통계 관련 업무 • 부서 정보화 지원(긴급상황센터, 감염병관리센터) • 정보통신보안 • 사이버안전센터(보건복지부) 지원
운영 지원과	–	• 인사업무 전반 • 일반서무, 경리, 시설, 차량업무 전반 • 용도, 계약, 물품업무 전반 등

감염병 정책국	감염병정책 총괄과	• 장기요양보험제도 업무총괄 • 「감염병의 예방 및 관리에 관한 법률」에 관한 사항 지원 • 법정감염병 감시 등
	감염병 관리과	• 예방접종 대상 감염병 관리 • 법정감염병 전수 감시 • 시도감염병관리지원단 운영 등
	인수공통 감염병 관리과	• 인수공통감염병관리업무 • 신종감염병 역학조사·발생 동향 감시 • 감염병관리 통합정보지원시스템 기술 지원 • 지자체 역학조사 기술지원·감염병 교육 지원 • 법정감염병 전수감시 등
	결핵 정책과	• 결핵 역학조사·가족접촉자조사·환자관리사업 • 결핵 관련 법령 제·개정에 관한 사항 등
	에이즈 관리과	• HIV/AIDS 예방관리대책 관련·법령 및 소관 예규 재정과 개정·환자 신고 관리 • 성매개감염병 역학조사에 관한 사항 • 한센병 예방관리대책 수립·시행·평가에 관한 사항 등
감염병 위기 대응국	위기대응 총괄과	• 감염병 재난 등 위기상황 대비·대응계획, 종합관리, 민·관 협력에 관한 사항 • 생물테러 대비대응 업무 등
	검역 정책과	• 검역법령 제·개정 관련 사항 • 검역감염병 외 감염병 검역 관리에 관한 사항 • 검역감염병 오염지역 지정·해제에 관한 사항 • 해외감염병 검역대응 표준매뉴얼 제·개정에 관한 사항 • 항만검역 대응 지원 및 표준업무절차(SOP) 제·개정에 관한 사항 등
	의료대응 지원과	• 권역 감염병 전문병원 지정 및 감염병동 구축 • 중앙 감염병 전문병원 운영 및 지원 • 국가지정입원치료병상 운영 관리 • 지자체위기사업관리(감염병관리기관 평가 등) 등
	비축물자 관리과	• 국가비축물자 종합관리계획 수립·수급계획 수립 등 • 생물테러 대비 장비·의약품 비축 및 관리업무
	신종감염병 대응과	• 신종감염병 대응 훈련 및 연구용역 • 1급 감염병 대비·대응 전략 수립·훈련·지원사업 추진·관련 환자 감시 • 질병통합관리시스템 운영 지원 • 해외유입감염병 대책반 운영 지원 등
감염병 진단 분석국	감염병 진단관리 총괄과	• 감염병 국가표준실험실 체계 구축 및 운영 • 감염병 진단검사에 관한 제도마련·기본계획 수립 관련 업무 • 감염병 진단고시 제개정·관련 각종 지침 개정 • 감염병 위기대응(메르스, AI 등 대책반) 업무 등

	세균 분석과	• 세균분석과 운영 총괄 • 세균 감염증에 관한 실험실 진단 · 분석 · 감시업무 · 감염병 표준실험실 운영 관리 · 진단표준물질 및 병원체자원 관리 • 의료관련감염병(그람음성세균) 검사 · 교육 · 관련업무 실무 등
	바이러스 분석과	• 바이러스 분리배양 · 실험실 검사 및 분석 등 • 질병관리통합시스템 관리
	매개체 분석과	• 매개체별 방제법 및 지침 개발 · Factsheet 개발 보급, 매개체 방제 콘트롤타워 수행 • 매개체 감시 · 분석 · 실험 등(장내기생충, 말라리아, SFTS 참진드기 등) • 방제교육 • 방역지리정보시스템 운영 등
	고위험 병원체 분석과	• 고위험병원체(세균 · 바이러스, 독소 등) 진단 · 분석 · 표준물질 개발 • 고위험병원체 감염병국가표준실험실 구축 · 운영
	신종 병원체 분석과	• 신종병원체 관련 질병 실험실 검사, 감시, 분석 • 고위험병원체 유전자 DB 구축 • 질병보건통합관리시스템 운영 및 개선 지원 • 검체접수실 운영, 검체 운송 업무 운영(긴급검체 포함)
의료안전 예방국	예방접종 관리과	• 예방접종 관리 · 사업운영 • 예방접종 후 이상반응 관리
	의료감염 관리과	• 전국의료관련감염감시체계 • 의료관련감염병 감시체계 · 역학조사 • 의료감염 관리사업 · 종합대책 수립 • 의료관련감염 관리사업 · 연구용역 관리
	항생제 내성 관리과	• 국가 항생제 내성 관리대책이행 및 점검 등에 관한 사항 • 항생제 사용관리, 내성조사 감시, 연구과제 관리 등에 관한 사항
	백신 수급과	• 국가예방접종 백신 수급 관리 • 국내외 백신수급 동향파악, 정보수집 · 분석 체계 구축 및 운영 • 수급체계개선 관련 정책연구용역 관리 지원
	의료 방사선과	• 환자 및 방사선종사자 안전관리 • 측정기관 관리, 검사업무 • 피폭선량한도 초과자 현장 조사 · 평가에 관한 사항 • 방사선관계 종사자 개인피폭선량 관련 업무 · 통계 생산과 분석에 관한 사항
	생물안전 평가과	• 고위험병원체 안전관리 · 관련 법, 지침 제정 및 개정 • 기관 실험실안전 및 생물안전관리 • 유전자변형생물체 법, 지침 제정 및 개정 • 보건복지부 소관 LMO 위해성 심사 업무

<table>
<tr><td rowspan="8">만성질환 관리국</td><td colspan="2">만성질환 관리과</td><td>• 지역사회건강조사
• 지역간 건강격차 원인규명 및 해소방안 사업 등</td></tr>
<tr><td colspan="2">만성질환 예방과</td><td>• 심뇌혈관질환 예방관리사업 기획 · 운영
• 국가건강정보포털 기획 · 운영
• 국가건강검진사업
• 아토피 · 천식 예방관리사업 등</td></tr>
<tr><td colspan="2">희귀질환 관리과</td><td>• 희귀질환자 의료비지원사업
• 희귀질환 실태조사 · 등록통계사업</td></tr>
<tr><td colspan="2">건강 영양조사 분석과</td><td>• 국민건강영양조사 검진 · 영양조사
• 청소년건강행태 조사
• 국민건강영양조사 기반 실내공기질 조사
• 미세먼지 기인 대응 질병연구 등</td></tr>
<tr><td rowspan="3">건강 위해 대응관</td><td>건강 위해 대응과</td><td>• 국제공인시험기관 인정시험법 운영 · 정도관리
• 직 · 간접흡연 건강영향 연구 및 용역과제 관리
• 흡연폐해 예방 조사연구 업무 등</td></tr>
<tr><td>손상 예방 관리과</td><td>• 손상예방관리, 손상조사감시 사업 관리
• 응급실 손상환자 심층조사 사업 관리
• 지역사회 기반 중증외상 조사 등</td></tr>
<tr><td>미래 질병 대비과</td><td>• 극한기온, 미세먼지 관련 주요 업무계획 수립 · 추진
• 기후보건영향평가 기획 및 추진에 관한 사항
• 폭염, 한파, 미세먼지 등 부처 협력에 관한 사항
• 미래 질병과 건강 대비 업무</td></tr>
</table>

* 질병관리청 소속기관 : 국립보건연구원, 권역별 질병대응센터, 국립마산병원, 국립목표병원

③ **식품위생감시원의 직무** : 관계 공무원의 직무와 그 밖에 식품위생에 관한 지도 등(식품위생법 시행령 제17조)

㉠ 식품 등의 위생적인 취급에 관한 기준의 이행 지도
㉡ 수입·판매 또는 사용 등이 금지된 식품 등의 취급 여부에 관한 단속
㉢ 표시 또는 광고기준의 위반 여부에 관한 단속
㉣ 출입·검사 및 검사에 필요한 식품 등의 수거
㉤ 시설기준의 적합 여부의 확인·검사
㉥ 영업자 및 종업원의 건강진단 및 위생교육의 이행 여부의 확인·지도
㉦ 조리사 및 영양사의 법령 준수사항 이행 여부의 확인·지도
㉧ 행정처분의 이행 여부 확인
㉨ 식품 등의 압류·폐기 등
㉩ 영업소의 폐쇄를 위한 간판 제거 등의 조치
㉪ 그 밖에 영업자의 법령 이행 여부에 관한 확인·지도

필 / 수 / 확 / 인 / 문 / 제

식품위생감시원의 직무가 아닌 것은? 2013년 식품기사 제2회

① 식품 등의 위생적인 취급에 관한 기준의 이행 지도
② 식품 등의 수입신고
③ 표시기준 또는 과대광고 금지의 위반 여부에 관한 단속
④ 시설기준 적합 여부의 확인 검사

해설

식품위생감시원(식품위생법 시행령 제17조)

관계 공무원의 직무와 그 밖에 식품위생에 관한 지도 등을 한다.

- 식품 등의 위생적인 취급에 관한 기준의 이행 지도
- 수입·판매 또는 사용 등이 금지된 식품 등의 취급 여부에 관한 단속
- 표시 또는 광고기준의 위반 여부에 관한 단속
- 출입·검사 및 검사에 필요한 식품 등의 수거
- 시설기준의 적합 여부의 확인·검사
- 영업자 및 종업원의 건강진단 및 위생교육의 이행 여부의 확인·지도
- 조리사 및 영양사의 법령 준수사항 이행 여부의 확인·지도
- 행정처분의 이행 여부 확인
- 식품 등의 압류·폐기 등
- 영업소의 폐쇄를 위한 간판 제거 등의 조치
- 그 밖에 영업자의 법령 이행 여부에 관한 확인·지도

 ②

다음과 같은 직무를 수행하는 사람은? 2014년 식품기사 제2회

- 식품, 첨가물, 포장 등의 위생적 취급기준의 이행지도
- 수입·판매 또는 사용 등이 금지된 식품 등의 취급여부에 관한 단속
- 시설기준의 적합여부 확인, 검사

① 식품위생감시원 ② 식품위생관리인
③ 식품위생감독원 ④ 식품위생심의위원

해설

식품위생감시원(식품위생법 시행령 제17조)

관계 공무원의 직무와 그 밖에 식품위생에 관한 지도 등을 한다.

- 식품 등의 위생적인 취급에 관한 기준의 이행 지도
- 수입·판매 또는 사용 등이 금지된 식품 등의 취급 여부에 관한 단속
- 표시 또는 광고기준의 위반 여부에 관한 단속
- 출입·검사 및 검사에 필요한 식품 등의 수거
- 시설기준의 적합 여부의 확인·검사
- 영업자 및 종업원의 건강진단 및 위생교육의 이행 여부의 확인·지도
- 조리사 및 영양사의 법령 준수사항 이행 여부의 확인·지도
- 행정처분의 이행 여부 확인
- 식품 등의 압류·폐기 등
- 영업소의 폐쇄를 위한 간판 제거 등의 조치
- 그 밖에 영업자의 법령 이행 여부에 관한 확인·지도

답 ①

적중예상문제

01 식품위생법의 목적으로 옳지 않은 것은?

① 식품으로 생기는 위생상의 위해를 방지한다.
② 식품영양의 질적 향상을 도모한다.
③ 식품에 관한 올바른 정보를 제공한다.
④ 식품위생 안전을 목적으로 한다.

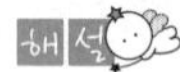

식품위생의 목적
식품으로 인하여 생기는 위생상의 위해를 방지하고 식품영양의 질적 향상을 도모하여 식품에 관한 올바른 정보를 제공하여 국민보건의 증진에 이바지함을 목적으로 한다.

02 식품위생의 대상으로 가장 옳은 것은?

① 식 품
② 식품첨가물
③ 식품 및 기구
④ 식품, 식품첨가물, 기구 및 용기・포장

해설

식품위생법에서 식품위생이란 식품, 식품첨가물, 기구 및 용기・포장을 대상으로 하는 음식물에 관한 위생으로 정의하고 있다.

03 우리나라 식품위생법의 제정 목적이라고 할 수 없는 것은?

① 국민의 보건향상 도모
② 신체적・정신적・사회적 효율 증진
③ 식품영양의 질적 향상 도모
④ 식품으로 인한 위생상 위해방지

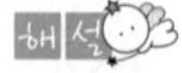

식품위생법 목적
식품으로 인한 위생상 위해방지 및 식품영양의 질적 향상을 도모함으로써 국민보건을 향상시킬 목적으로 제정한다.

04 식품의약품안전처의 자문기관으로 옳은 것은?

① 보건소 ② 식품위생심의위원회
③ 보건복지부 ④ 보건환경연구원

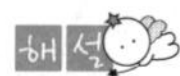

식품위생심의위원회는 식품의약품안전처의 자문기관이다.

05 식품의약품안전처 산하기관인 지방식품의약품안전청이 설치된 지역으로 옳지 않은 것은?

① 충북, 대구 ② 광주, 대전
③ 부산, 경인 ④ 서울, 대구

해설

지방식품의약품안전청
서울지방청, 부산지방청, 경인지방청, 대구지방청, 광주지방청, 대전지방청

06 다음의 업무를 담당하는 식품의약품안전처의 담당국으로 옳은 것은?

> • 식품, 건강기능식품, 식품첨가물, 기구 또는 용기・포장의 위생・안전관리 정책 수립
> • 식품 등 관련 식품의약품안전처 소관의 법령・고시・제도 등에 대한 총괄 조정

① 소비자위해예방국
② 식품안전정책국
③ 식품영양안전국
④ 농축산물안전국

1 ④ 2 ④ 3 ② 4 ② 5 ① 6 ② **정답**

07 **다음 중 식품위생관련 지방기구로 옳지 않은 것은?**

① 보건환경연구원 ② 지방식품의약품안전청
③ 위생과 ④ 식품의약품안전처

해설
④ 식품의약품안전처는 중앙기구이다.

08 **다음 중 식품위생심의위원회의 업무가 아닌 것은?**

① 식중독 방지에 관한 사항
② 농약·중금속 등 유독·유해물질 잔류 허용 기준에 관한 사항
③ 식품 등의 기준과 규격에 관한 사항
④ 주요 항만과 공항에서 수입식품 등의 업무 수행

해설
④ 국립검역소의 업무이다.

09 **식품의약품안전처장의 영업허가를 받아야 하는 업종으로 옳은 것은?**

① 식품조사처리업 ② 유흥주점영업
③ 용기·포장류제조업 ④ 단란주점영업

해설
허가를 받아야 하는 영업 및 허가관청
- 식품조사처리업 : 식품의약품안전처장
- 단란주점영업, 유흥주점영업 : 특별자치시장·특별자치도지사 또는 시장·군수·구청장

10 **식품의 위해요인 중 외인성 인자로 옳은 것은 무엇인가?**

① 곰팡이독 ② 복어독
③ 시안배당체 ④ 항비타민 물질

해설
외인성 인자
세균성 식중독, 경구감염병, 곰팡이독, 기생충, 잔류농약, PCB, 불허용 식품첨가물 등

11 **다음 중 내인성 인자 중 동물성 요인으로 옳지 않은 것은?**

① Tetrodotoxin ② Muscarine
③ Venerupin ④ Ciguartera

해설
② Muscarine은 내인성 인자 중 식물성 요인에 해당된다.

12 **식품병해의 내인성 인자 중 생리작용 성분으로 옳지 않은 것은?**

① 식이성 알레르겐 ② 항비타민 물질
③ 알칼로이드 ④ 항효소성 물질

해설

내인성 인자	자연독	동물성	복어독, 패류독, Ciguatera 등
		식물성	독버섯, 식물성 알칼로이드 (코카인, 카페인, 니코틴 등), 시안배당체 등
	생리작용 성분	식이성 알레르겐, 항비타민 물질, 항효소성 물질 등	

알칼로이드(alkaloid)
- 식물체 내의 염기성 유기화합물(질소를 가진)의 총칭으로 주로 독성이 있음(등뼈동물에는 생리적 활성)
- 종류 : 모르핀, 카페인, 니코틴, 솔라닌, 스트리키닌 등

13 **물리적 요소로 가열유지, 조사유지 등의 식이성 병해의 요인에 속하는 것은?**

① 내인성 ② 외인성
③ 유기성 ④ 수용성

해설
유기성
물리적(가열·조사유지), 화학적(N-nitroso화합물), 생물적(N-nitrosamine)

정답 7 ④ 8 ④ 9 ① 10 ① 11 ② 12 ③ 13 ③

14 **식품위생학에 대한 내용으로 옳지 않은 것은?**

① 식품위생은 국민보건 증진향상을 위한 것이다.
② 식품의 안전·보건성을 확보하기 위한 것이다.
③ 식품위생법은 1962년에 제정되었다.
④ 식품이란 의약품을 포함한 모든 음식물을 말한다.

해설

④ 식품위생법에서의 식품이란 모든 음식물(의약으로 섭취하는 것 제외)을 말한다.

15 **다음 중 영업신고를 해야 하는 업종으로 옳은 것은?**

① 식품 냉동·냉장업　② 단란주점 영업
③ 유흥주점 영업　④ 식품조사처리업

해설

②·③·④ 영업허가를 받아야 하는 업종이다.

16 **식품위생감시원의 직무가 아닌 것은?**

① 출입·검사 및 검사에 필요한 식품 등의 수거
② 수입·판매 또는 사용 등이 금지된 식품 등의 취급 여부에 관한 단속
③ 농약·중금속 등 유독·유해물질 잔류 허용 기준에 관한 사항 자문
④ 식품 등의 압류·폐기 등

해설

③ 식품위생심의위원회의 직무이다.

식품위생감시원의 직무

- 식품 등의 위생적인 취급에 관한 기준의 이행 지도
- 수입·판매 또는 사용 등이 금지된 식품 등의 취급여부에 관한 단속
- 표시 또는 광고기준의 위반 여부에 관한 단속
- 출입·검사 및 검사에 필요한 식품 등의 수거
- 시설기준의 적합 여부의 확인·검사
- 영업자 및 종업원의 건강진단 및 위생교육의 이행 여부의 확인·지도
- 조리사 및 영양사의 법령 준수사항 이행 여부의 확인·지도
- 행정처분의 이행 여부 확인
- 식품 등의 압류·폐기 등
- 영업소의 폐쇄를 위한 간판 제거 등의 조치
- 그 밖에 영업자의 법령 이행 여부에 관한 확인·지도

17 **식품의 위해요인으로 비의도적 첨가물에 의한 외인성 요인으로 옳지 않은 것은?**

① 용기·포장재 용출물
② 공장 배출물
③ 시안배당체
④ 잔류농약

해설

③ 시안배당체는 자연독에 의한 내인성 요인이다.

18 **다음 보기의 직무를 담당하는 사람으로 옳은 것은?**

- 식품 등의 위생적인 취급에 관한 기준의 이행 지도
- 출입·검사 및 검사에 필요한 식품 등의 수거
- 식품 등의 압류·폐기

① 식품위생관리인
② 식품위생심의 위원
③ 소비자식품위생감시원
④ 식품위생감시원

해설

④ 식품위생감시원에 대한 설명이다.

19 **위해식품, 의약품에 대한 지도·단속, 회수폐기 등 업무를 하는 조직으로 6곳의 지역에 설치되어 있으며 수입식품검사소를 두고 있는 기관은?**

① 지방식품의약품안전청
② 식품안전평가원
③ 식품의약품안전처
④ 국립검역소

해설

지방식품의약품안전청은 식품의약품안전처 지방기구로 위해식품, 의약품에 대한 지도·단속, 회수폐기와 수입 농·축·수산물·가공식품 검사 및 의약품 등 업체를 실사의 업무를 하고 있으며 서울·경인·부산·대구·대전·광주의 6곳에 설치되어 있다.

정답 14 ④　15 ①　16 ③　17 ③　18 ④　19 ①

식품의 변질 · 보존 및 살균 · 소독

1 식품의 변질과 보존

(1) 변질(열화, 劣化, decay)

자연 상태의 식품이 미생물, 빛, 산소, 효소, 수분, 온도, 미생물 등의 변화에 의하여 성분이 변화되고 손상되어 섭취할 수 없는 상태에 이른 것

① 변질의 분류

㉠ 부패 : 고분자의 단백질 식품(함질소 유기물)이 혐기성균에 의해 분해되어 저분자 물질이 되는 과정에서 악취와 유해물질을 생성하는 현상(아민류, 암모니아, H_2S, mercaptan, phenol, 개미산, CO_2, indole, skatole 등)

㉡ 변패 : 탄수화물, 지방이 미생물에 의해 변질되는 현상

㉢ 산패 : 지방이 공기 중의 산소・빛・열・습기・세균・효소 등의 작용으로 인해 산화되어 알데하이드, 케톤, 알코올 등이 생성되는 현상(유지의 자동산화 : 상온에서 산소가 존재하면 자연스럽게 나타나는 현상)

㉣ 발효 : 탄수화물이 무산소 조건에서 미생물에 의해 분해되어 유기산과 알코올을 생성하는 현상

② 식품의 부패산물 생성 과정

㉠ 단백질 → polypeptide → amino acid → NH_3, CO_2, amine류, H_2S, 지방산, phenol, indole, skatole, mercaptan 등

㉡ 지방 → 지방산 → aldehyde, ketone, alcohol, 산 등

㉢ 탄수화물 → 이당류, 단당류 → 젖산, 초산, 낙산, ketone, 글리콜, ehtanol, butanol, propionic acid 등

㉣ 부패와 발효 비교

구 분	부 패	발 효
공통점	CO_2 생성, 성분변화, 미생물 관여	
차이점	생성물질 이용 불가	생성물질 이용 가능

필 / 수 / 확 / 인 / 문 / 제

식품의 변질을 일으키는 가장 중요한 요인은 무엇인가?
2014년 식품기사 제2회

① 잔류농약 ② 광 선
③ 미생물 ④ 중금속

해설
변질이란 식품(음식물)이 여러 가지 요인에 의하여 변화되어 섭취할 수 없는 상태에 이른 것을 말하는데 그중 미생물에 의해 변질이나 부패가 잘 일어난다.

답 ③

식품 중 단백질과 질소 화합물을 함유한 식품성분이 미생물의 작용으로 분해되어 악취와 유해물질을 생성하여 식품 가치를 잃어버리는 현상은? 2014년 식품기사 제3회

① 발 효 ② 부 패
③ 변 패 ④ 열 화

해설
부 패
고분자의 단백질 식품(함질소 유기물)이 혐기성균에 의해 분해되어 저분자 물질이 되는 과정에서 악취와 유해물질을 생성하는 현상이다.

답 ②

단백질 식품의 부패생성물과 거리가 먼 것은?
2015년 식품기사 제3회

① 암모니아 ② 알코올
③ 황화수소 ④ 아민류

해설
② 알코올은 유지의 산화, 탄수화물의 발효에 의해 생성된다.

답 ②

필 / 수 / 확 / 인 / 문 / 제

식품 중 효모의 발육이 가능한 최저 수분활성도로(Aw) 가장 적합한 것은? 2015년 식품산업기사 제2회

① 1　② 0.88
③ 0.60　④ 0.55

해설
- 수분활성도(Aw ; Water Activity) : 미생물이 이용 가능한 수분(자유수)
- 증식 가능한 수분활성도 : 세균(0.86~0.99) > 효모(0.88~0.94) > 곰팡이(0.81)

답 ②

식품 내에서 곰팡이의 발생 조건에 해당하지 않는 것은? 2015년 식품기사 제1회

① 세균의 발육이 어려운 곳에서도 발생한다.
② 고농도의 당을 함유하는 식품에서도 발생한다.
③ 항생제를 첨가한 식품에서도 잘 발육한다.
④ 우유가 변패되는 경우 세균보다 먼저 발생한다.

해설
세균이 곰팡이보다 먼저 발생
세균의 수분활성도(Aw) 0.86~0.99 > 곰팡이의 수분활성도(Aw) 0.81

답 ④

가장 낮은 수분활성도를 갖는 식품에서 생육할 수 있는 세균은? 2014년 식품기사 제1회

① Listeria monocytogenes
② Campylobacter jejuni
③ E. coli
④ Staphylococcus aureus

해설
④ 황색포도상구균이 증식하는 최적 수분활성도는 0.99 이상이나, 수분활성도 0.86까지도 성장이 가능하다.

답 ④

식품 내에 존재하는 미생물에 대한 설명으로 틀린 것은? 2017년 식품기사 제3회, 2020년 식품기사 제4회

① 곰팡이는 일반적으로 세균보다 나중에 번식한다.
② 수분활성도가 높은 식품에는 세균이 잘 번식한다.
③ 수분활성도가 0.8 이하인 식품에서는 거의 모든 미생물의 생육이 저지된다.
④ 당을 함유하는 산성식품에는 유산균이 잘 번식한다.

해설
③ 일반적으로 Aw 0.60 이하에서 생육이 저지되고 Aw 0.50 이하에서는 증식이 불가능해진다.

답 ③

③ 변질에 관여하는 인자

㉠ 수분활성도(Aw ; Water Activity)
- Aw = P/P_0(P : 식품의 수증기압, P_0 : 순수한 물의 수증기압)
- 미생물이 이용 가능한 수분(자유수)
- 증식 가능한 수분활성도(Aw)
  - 세균 : 0.86~0.99
  - 효모 : 0.88~0.94
  - 곰팡이 : 0.81 전후

  ※ 수분활성도 : 세균 > 효모 > 곰팡이
- 미생물의 생육을 저지할 수 있는 수분함량 : 15% 이하

알아두기

미생물의 생육최저 수분활성

미생물		생육최저 수분활성(Aw)
세균	녹농균(Pseudomonas aeruginosa)	0.97
	대장균(Escherichia coli)	0.935~0.96
	고초균(Bacillus subtilis)	0.95
	황색포도상구균(Staphylococcus aureus)	0.86
	일반적인 부패세균	0.94~0.99
효모	맥주효모(Saccharomyces uvarum)	0.94
	빵효모(Saccharomyces cerevisiae)	0.905
	간장효모(Saccharomyces rouxii*)	0.60~0.61
	일반적인 효모	0.88~0.94
곰팡이	털곰팡이(Mucor 속)	0.92~0.93
	거미줄곰팡이(Rhizopus 속)	0.92~0.94
	푸른곰팡이(Penicillium 속)	0.80~0.83
	누룩곰팡이(Aspergillus 속)	0.88~0.89
	일반적인 곰팡이	0.80

* 내삼투압성 효모(耐滲透壓性 酵母)

㉡ 온 도

구 분	저온균	중온균	고온균
최적온도	15℃	25~35℃	60~70℃
발육 가능 온도	0~20℃	20~40℃	40~75℃

㉢ 산소 : 미생물 생육의 필요성에 따른 산소요구도
- 편성호기성 : 생육에 산소를 필요로 하는 균(Pseudomonas 속, Bacillus 속 등)
- 편성혐기성 : 산소를 절대적으로 기피하는 균으로, 산소가 없는 환경에서 생육(Clostridium 속)

- 미호기성 : 대기 중의 산소 분압(20%)보다 낮은 산소분압(2~10%)에서 생육하는 균(젖산균, Campylobacter 속)
- 통성혐기성 : 산소 유무에 관계없이 생육하는 균(효모, 대장균, Staphylococcus)

㉣ pH

- 일반 식품 : pH 6.0~7.0
- 곰팡이 : 최적 pH 4.0~6.0
- 효모 : 최적 pH 4.5~6.5
- 세균 : 최적 pH 6.5~7.5

(2) 식품의 부패

① 식품별 주요 부패 미생물

㉠ 과일, 채소 : 주로 과일(곰팡이), 채소(곰팡이 · 세균)에 의한 부패

- 과일 : Monilia 속, Pseudomonas 속, Botrytis 속, Alternaria 속 등
- 채소 : Erwinia 속, Rhizopus 속, Pseudomonas 속, Xanthomonas 속 등

㉡ 육 류

- 표면 점성물질 생성(Micrococcus)
- 적색 색소 생성(Serratia marcescens)
- 황색 색소 생성(Flavobacterium)

㉢ 어패류 : 저온성 수중(Pseudomonas, Flavobacterium, Achromobacter, Micrococcus, Vibrio 등)

㉣ 우 유

- 산 생성(Streptococcus lactis)
- 점질화, 알칼리화(Alcaligenes viscolactis)
- 적색 색소 생성(Serratia marcescens)
- 녹색 색소 생성(Pseudomonas fluorescens)
- 청색 색소 생성(Pseudomonas syncyanea)

㉤ 통조림

- Clostridium pasteurianum, Clostridium sporogenes 등(부패균)
- Clostridium botulinum(부패, 식중독)
- Bacillus Coagulans(Flat Sour 변패 : 통조림의 비팽창 산패)

㉥ 달걀 : 달걀의 흑색 변패(Proteus melanovogenes)

㉦ 잼 : 내삼투압성 효모(Saccharomyces rouxii, Torulopsis bacillaris)

㉧ 밥 : 포자형성균(Bacillus)

㉨ 빵 : Rope 변패(Bacillus), 적색 색소 생성(Serratia marcescens)

부패미생물에 대한 설명 중 옳지 않은 것은?

① 통조림의 flat sour 변패를 발생시키는 미생물은 Bacillus coagulans이다.
② 어패류를 부패시키는 대표적인 미생물은 Pseudomonas이다.
③ 식육에 번식하여 적색 색소를 생성하는 부패미생물은 Serratia marcescens이다.
④ 우유를 알칼리화 · 점질화시키는 변패미생물은 Pseudomonas syncyanea이다.

해설
우유의 변패 미생물
- 시게 변패 : Streptococcus lactis
- 점질화, 알칼리화 : Alcaligenes viscolactis
- 분홍색 변패 : Serratia marcescens
- 청회색 변패 : Pseudomonas syncyanea

답 ④

식빵의 부패 현상인 점조현상(Ropiness) 원인균으로 다음 중 어느 것이 가장 많이 나타나는가?

2017년 식품기사 제1회

① Asp. glaucus
② Asp. niger
③ Bac. cereus
④ Bac. mesentericus

해설
① Asp. glaucus : 가다랑어 숙성에 이용
② Asp. niger : 흑국균, 과일이나 채소의 흑변 현상
③ Bac. cereus : 식중독균

답 ④

필 / 수 / 확 / 인 / 문 / 제

일반적으로 식품의 초기부패 단계에서의 1g당 세균수는 어느 정도인가? 2017년 식품산업기사 제3회

① 1~10
② 10^2~10^3
③ 10^4~10^5
④ 10^7~10^8

해설
식품 1g 또는 1mL당 세균수가 10^5이면 안전단계, 10^7~10^8이면 초기 부패단계이다.

답 ④

식육의 초기 부패를 감별하는 방법과 관련이 적은 것은? 2015년 식품기사 제3회

① pH 측정
② 생균수 측정
③ 휘발성염기질소 측정
④ 과산화물가 측정

해설
과산화물가는 유지의 자동산화에 의해 생성되며, 자동산화의 정도를 나타내는 지표이다.

답 ④

일반적으로 식품의 초기부패 단계에서 나타나는 현상이 아닌 것은? 2014년 식품기사 제2회

① 보통 불쾌한 냄새를 발생하기 시작한다.
② 퇴색, 변색, 광택 소실을 볼 수 있다.
③ 액체의 경우 침전, 발포, 응고를 볼 수 있다.
④ 단백질 분해가 시작되지만 총균수는 감소한다.

해설
④ 단백질 분해가 시작되지만 총균수는 증가하며, 식품 1g 또는 1mL당 10^5은 안전단계, 10^7~10^8이면 초기 부패단계이다.

답 ④

구 분	속 명	오염되기 쉬운 식품	작 용
세 균	Acetobacter (초산균)	과일, 양조식품, 주스류	산 패
	Achromobacter	어패류, 육류	어류에 부착하여 부패
	Bacillus (B. subtilis)	밥, 빵, 야채, 우유, 유제품, 수육가공품	–
	Flavobacterium	어패류, 육류	어류에 부착하여 부패
	Clostridium	육류, 우유, 통조림, 야채	우유, 육류, 통조림의 부패, 김치류의 악취, 중독
	Micrococcus	육류, 어패류 및 그 가공품	어류에 부착하여 부패
	Pseudomonas	우유, 난(卵), 육류, 어패류, 야채	해수, 담수, 토양 중에 널리 존재하여 부패를 일으킴. 호염성, 저온성의 것이 있어서 냉장식품의 부패를 일으킴
	Streptococcus, Lactobacillus (유산균)	우유, 유제품, 육류, 야채, 청주	우유의 산패, 청주의 부패
곰팡이류	Aspergillus, Penicillium, Rhizopus	야채, 곡물, 과일, 건어물, 빵	황변미, aflatoxin 생산
효 모	Saccharomyces, Torulopsis 속	과일, 양조품, 육가공품, 야채	당조림식품, 소금절임 식품의 부패, 주위 악취, 과일의 부패

② 식품의 부패 판정(초기 부패)
  ㉠ 관능 검사 : 시각, 촉각, 미각, 후각 등으로 검사하는 방법(개인차가 있어 객관적 표준이 되지 못하는 단점이 있음)
  ㉡ 물리적 검사 : 식품의 경도, 점성, 탄력성, 전기저항 등을 측정하는 방법으로 짧은 시간 내에 결과를 얻을 수 있음
  ㉢ 생물학적 검사 : 일반 세균수를 측정하여 선도를 측정하는 방법(식품 1g 또는 1mL당 10^5은 안전단계, 10^7~10^8이면 초기 부패단계)
  ㉣ 화학적 검사
    • 휘발성 염기질소(VBN) : 초기부패어육(30~40mg%), 단백질 식품은 신선도 저하와 함께 아민이나 암모니아 등을 생성. 어육과 식육의 신선도를 나타내는 지표로 이용됨

• 신선 어육 : 5~10mg%
• 보통 어육 : 15~25mg%
• 초기부패 어육 : 30~40mg%
• 부패 어육 : 50mg% ↑

- Trimethylamine(TMA) : 초기부패 어패류(4~6mg%), 어패류 신선도 검사에 이용. 어패류의 Trimethylamine Oxide(TMAO)가 환원되어 Trimethylamine(TMA)을 생성

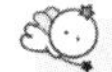

> • 신선한 어패류 : 3mg% ↓
> • 초기부패 어패류 : 4~6mg%

- 히스타민(Histamine) : 세균이 염기성 아미노산인 히스티딘(Histidine)을 탈탄산작용을 일으켜 히스타민을 생성, 어육 중에 축적(4~10mg%)되면 알레르기성 식중독을 일으킴
- K값 : 초기부패 60~80%, 어육 중의 ATP(사후강직 관여) → ADP, AMP, IMP(분해) → Inosine, Hypoxanthine(최종 분해 산물), 어육의 신선도를 나타내는 지표로 이용됨

> • 매우 신선함 : 10% ↓
> • 신선도 양호 : 20% ↓
> • 신선도 떨어짐 : 40~60%
> • 초기부패 : 60~80%

- pH : 초기부패 pH 6.0~6.2, 부패로 인해 염기성 물질이 생성되어 중성 또는 알칼리성으로 이행 → pH ↑

> • 신선함 : pH 5.5 전후
> • 초기부패 : pH 6.0~6.2

알아두기

잠재적 위해식품(PHF ; Potentially Hazardous Food)

세균성 질환을 일으키는 감염·독소형 미생물의 증식 및 독소생성 가능성이 있는 식품(상온보관 시 쉽게 상하는 식품)으로, 고단백식품, pH 4.6 이상·수분활성도 0.85 이상 식품이 해당한다.

(3) 식품의 보존법

① 물리적 방법

㉠ 건조법 : 식품 중의 수분을 15% 이하로 감소시켜 세균의 발육을 저지시키는 방법

- 자연건조법(일광건조법)
- 인공건조법(열풍, 분무, 피막, 동결, 감압, 배건)

㉡ 가열살균법

- 저온장시간(LTLT ; Low Temperature Long Time)살균 : 63~65℃, 30분, 술·주스·우유

필 / 수 / 확 / 인 / 문 / 제

식품의 초기부패 판정을 위한 화학적 검사법이 아닌 것은?

2011년 수탁지방직

① 휘발성 염기질소 측정
② pH 측정
③ K값 측정
④ 경도 측정

해설
물리적 검사
식품의 경도, 점성, 탄력성, 전기저항 등을 측정하는 방법

답 ④

식품의 초기부패 현상의 식별법이 아닌 것은?

2017년 식품산업기사 제3회

① 히스타민(Histamine)의 함량 측정
② 생균수 측정
③ 휘발성 염기질소의 정량
④ 환원당 정량

해설
④ 환원당 정량법은 환원당을 분석할 때 쓰이는 방법으로 Bertrand법, Somogyi법 등이 있다.

답 ④

알레르기성 식중독을 일으키는 원인 물질은?

2015년 식품기사 제2회

① Histamine ② Ergotoxin
③ Neurotoxin ④ Cicutoxin

해설
Histamine
아미노산인 히스티딘의 탈탄산 작용에 의해 히스타민을 생성하여 알레르기성 식중독을 일으킨다(특히 붉은 살 생선인 고등어 등).

답 ①

미생물학적 측면에서 잠재적 위해식품(PHF ; Potentially Hazardous Food)에 해당되는 것은?

2011년 수탁지방직

① 단백질 함량이 높고 수분활성도가 0.9 이상인 식품
② 단백질 함량이 낮고 pH가 4.6 이하인 식품
③ 탄수화물 함량이 높고 pH가 4.6 이하인 식품
④ 지방 함량이 높고 수분활성도가 0.9 이하인 식품

해설
잠재적 위해식품
세균성 질환을 일으키는 감염·독소형 미생물의 증식 및 독소생성 가능성이 있는 식품(고단백식품, pH 4.6 이상, 수분활성도 0.85 이상 식품)

답 ①

필 / 수 / 확 / 인 / 문 / 제

식품을 저장할 때 사용되는 식염의 작용 기작 중 미생물에 의한 부패를 방지하는 가장 큰 이유는?

2014년 식품기사 제1회, 2018년 식품기사 제3회

① 염소이온에 의한 살균작용
② 식품의 탈수작용
③ 식품용액 중 산소 용해도의 감소
④ 유해세균의 원형질 분리

해설
염장법
탈수와 방부작용을 보존에 이용하는 가공법

답 ②

훈연 중 살균효과를 내는 주요 물질은?

2016년 식품기사 제3회

① Cresol, Ammonia
② Formaldehyde, Acetaldehyde
③ Skatol, Phenol
④ Citric acid, Histamine

해설
훈연살균
육류나 어류를 염장하여 탈수시킨 후 벚나무, 참나무, 떡갈나무, 향나무 등 수지가 적은 나무를 불완전 연소시켜 나온 연기 속의 acetaldehyde, formaldehyde, acetone, phenol, 초산 등을 식품에 침투시켜 미생물 억제 및 저장성을 높이는 방법이다. 주로 햄, 소시지, 베이컨 등에 사용한다.

답 ②

- 고온단시간(HTST ; High Temperature Short Time)살균(순간고온살균) : 72~75℃, 15초~20초, 과즙·우유
- 초고온(UHT ; Ultra High Temperature)살균 : 130~150℃, 0.5~5초, 과즙·우유

㉢ 저온보존법
- 냉장법 : 0~10℃에서 식품을 보존
- 냉동법 : 0℃ 이하에서 식품을 동결 보관

㉣ 자외선 조사 : 태양광선 중 100Å~3,900Å을 말하며, 살균력은 2,537Å 파장이 가장 강함(단, 식품 내부까지는 살균이 되지 않음, 표면살균처리)

㉤ 방사선 조사 : Co-60의 선을 사용(발아억제, 살충, 숙도조절 목적에 한함)

② 화학적 방법

㉠ 염장법 : 10% 농도
- 삼투압 증가에 의한 탈수
- 산소 용해도 감소
- 미생물의 원형질 분리
- 효소작용의 저해
- pH 변화에 의한 단백질 변성 등

㉡ 당장법 : 50% 농도
- 분자량이 작은 전화당을 병용 시 당의 석출방지 및 저장성↑
- 소량의 산 병용 시 부패균 생육 억제 시너지(synergy)

㉢ 산장법 : pH가 낮은(pH 4.5) 초산, 젓산 등을 이용하여 미생물 증식 억제
- 유기산이 무기산보다 효과적
- 식염, 당, 보존료 등 병용 시 효과적

③ 기타 처리법

㉠ 가스 저장(CA 저장)
- 대기 속의 가스 농도 조절(O_2↓, CO_2↑, N_2↑)
- 식물성 식품(호흡억제), 동물성 식품(호기성 세균 증식 억제)
- 한 가지 기체 사용보다 혼합기체 사용 시 효과적

㉡ 훈연법 : 육류나 어류를 염장하여 탈수시킨 후 벚나무, 참나무, 떡갈나무, 향나무 등 수지가 적은 나무를 불완전 연소시켜 나온 연기 속의 acetaldehyde, formaldehyde, acetone, phenol, 초산 등을 식품에 침투시켜 미생물 억제 및 저장성을 높이는 방법(햄, 소시지, 베이컨)

㉢ 조미법 : 소금이나 설탕을 첨가하여 가열 처리한 조미 가공품(편강)

㉣ 밀봉법 : 밀봉한 용기에 식품을 넣고 수분의 증발과 흡수 등을 막고 외기와 차단하여 보존하는 방법(통조림, 병조림, 레토르트 등)

필 / 수 / 확 / 인 / 문 / 제

2 식품의 살균과 소독

(1) 정 의

① 소독(Disinfection) : 병원성 미생물을 사멸하거나 병원성을 약화시켜 감염력을 없애는 것

② 멸균(Sterilization) : 미생물의 영양세포와 포자를 모두 사멸시키는 것

③ 살균 : 미생물의 영양세포를 사멸시키는 것

※ 영어에서는 살균과 멸균을 구별하지 않음

(2) 방 법

① 물리적 소독법

<table>
<tr><th colspan="3">구 분</th><th colspan="3">방법 및 효과</th><th>비 고</th></tr>
<tr><td rowspan="11">가
열
법</td><td rowspan="3">건
열
법</td><td>화염
(불꽃)</td><td colspan="3">• 물체 표면의 미생물을 알코올램프, 가스 버너 등에 직접 접촉시켜 불꽃으로 살균
• 백금이, 유리 기구 등 소독</td><td>-</td></tr>
<tr><td>건 열</td><td colspan="3">• 160~170℃의 dry-oven에 1~2시간 처리
• 유리 기구, 주사침, 유지, 분말, 금속류, 자기류, petri dish 등</td><td>아포형성균
멸균</td></tr>
<tr><td>소 각</td><td colspan="3">• 불에 태워버리는 방법
• 오염된 물건, 의류, 폐기물 등</td><td>아포형성균
멸균</td></tr>
<tr><td rowspan="3">습
열
법</td><td>자비소독
(열탕)</td><td colspan="3">• 간단하여 널리 사용
• 100℃ 끓는 물에서 15~20분간 처리(100℃ 넘지 않아 완전멸균 불가능)
• 탄산나트륨 1~2% 첨가 시 살균증대 및 금속의 부식 방지
• 식기 및 도마, 주사기, 의류 등
• 간염 virus 사멸 불가</td><td>-</td></tr>
<tr><td>고압증기
살균</td><td colspan="3">• Autoclave에서 121℃, 15Lb, 15~20분간 실시
• 초자기구, 의류, 고무 제품, 자기류, 거즈, 약액 등</td><td>아포형성균
멸균</td></tr>
<tr><td>간헐멸균</td><td colspan="3">100℃ 증기로 30분간 1일 1회로 3일간 실시(포자 발아 → 영양세포 → 가열 → 멸균)</td><td>아포형성균
멸균</td></tr>
<tr><td rowspan="5">가
열
법</td><td>저온장시간
살균(LTLT)</td><td>• 파스퇴르가 고안한 살균법(pasteurization)
• 63~65℃, 30분</td><td>술,
주스</td><td rowspan="3">우 유</td><td rowspan="5">-</td></tr>
<tr><td>고온단시간
살균(HTST)</td><td>72~75℃, 15~20초</td><td>과 즙</td></tr>
<tr><td>초고온
살균(UHT)</td><td>130~150℃, 0.5~5초</td><td>과 즙</td></tr>
<tr><td>살균제품
가열</td><td>63℃ 이상 30분</td><td colspan="2">-</td></tr>
<tr><td>멸균제품
가열</td><td>120℃ 4분 or 100℃ 30분 이상</td><td colspan="2">통조림・병조림・레토르트 식품만 적용</td></tr>
</table>

미생물의 영양세포 및 포자를 사멸시키는 것으로 정의되는 용어는?

2016년 식품산업기사 제1회

① 간 헐 ② 가 열

③ 살 균 ④ 멸 균

해설

① 간헐 : 시간의 간격을 두고 가열을 반복하여 살균하는 것

③ 살균 : 미생물 사멸(영양세포를 죽이는 것)

답 ④

배지의 멸균방법으로 가장 적합한 것은?

2016년 식품산업기사 제2회

① 화염멸균법

② 간헐멸균법

③ 고압증기멸균법

④ 열탕소독법

해설

고압증기멸균법

아포형성균의 멸균을 위한 방법으로 Autoclave에서 121℃에서 15Lb 기압으로 20분간 실시한다. 대상은 초자기구, 의류, 고무 제품, 자기류, 거즈, 약액 등이다.

답 ③

필 / 수 / 확 / 인 / 문 / 제

식품에서 미생물의 증식을 억제하여 부패를 방지하는 방법으로 가장 거리가 먼 것은?

2019년 식품기사 제3회, 2021년 식품기사 제3회

① 저 온 ② 건 조
③ 진공포장 ④ 여 과

해설
④ 여과는 이물검사법으로 액체인 시료를 여과지에 투과하여 여과지상에 남은 이물질을 확인하는 방법이다.

답 ④

방사선 살균법에 대한 설명으로 옳지 못한 것은?

2013년 식품산업기사 제3회

① ^{60}Co이 방사하는 γ-선을 이용한다.
② 투과력이 약해 포장한 식품에는 적용할 수 없다.
③ 식품의 품온 상승이 거의 없다.
④ 고 선량을 조사하면 식품성분의 변질로 이미, 이취가 생긴다.

해설
방사선 살균에 사용하는 감마선의 경우 투과력이 강하기 때문에 제품이 완전히 포장된 상태에서도 처리가 가능하다.

답 ②

우유의 저온살균 실시 여부를 알 수 있는 시험법은?

2010년 수탁지방직

① 포스파타제 측정 ② 산도측정
③ 메틸렌블루 시험법 ④ 에탄올 시험법

해설
Phosphatase 시험
우유 중 포스파타제(phosphatase)는 61.7℃, 30분 가열로 대부분 활성을 잃으며 62.8℃, 30분 가열로는 완전히 활성을 잃는다. 이 조건이 우유 살균효과와 대략 일치하므로 phosphatase 시험결과가 음성이면 저온살균이 완전하게 되었다는 것을 의미한다.

답 ①

무가열법	광	일 광	• 1~2시간 의류 및 침구소독 • 단시간조사(1~5초)에도 결핵균, 티푸스균, 페스트 등 사멸	태양광은 요인에 따라 효과 ↓(계절, 기후, 장소 등)
		자외선	• 살균력이 강한 파장 : 2537Å(250~260nm) • 15W 살균등은 50cm 직하에서 이질균이 1분 이내 사멸 • 물, 공기, 조리대, 무균실, 수술실, 제약실 등 • 사용이 간편함 • 균에 내성을 주지 않음 • 식품의 품질 변화 없음 • 잔류효과 없음	• 침투력 약해 표면 살균만 가능(그늘진 곳 효력 없음) • 각막염, 결막염, 피부점막 장애 가능성 • 장시간 조사 시 지방 산패 • 단백질(유기물) 공존 시 효과 ↓
	방사선 (냉온살균)		• 동위원소에서 방사되는 전리방사선을 식품에 조사 • 살균력 · 투과력이 강한 순서 : γ선 > β선 > α선 • ^{60}Co-γ선, ^{137}Cs-γ선, ^{90}Sr-γ선 등 • 살균, 살충, 발아 · 발근 억제, 품질개량 등 • 강한 침투성으로 밀봉된 식품 그대로 조사 가능(대량 살균 가능) • 방사선 재조사 불가(식품의 발아억제 · 살충 · 살균 · 숙도조절 목적에 한하여 1회만 방사선 조사 허용)	• 안전성 문제(발암, 독성) • 내성 생김
	여 과		열에 불안정한 당, 혈청, 배지 등 여과기를 이용하여 균체 제거	virus는 여과 안 됨

알아두기

우유의 가열도 검사

우유에 본래 함유되어 있는 효소는 가열에 의해 활성을 잃게 되므로 효소활성을 측정함으로써 살균처리가 제대로 되었는지 혹은 생유가 혼입되었는지 여부를 판정할 수 있음

- Phosphatase 시험 : 우유 중 포스파타아제(phosphatase)는 61.7℃, 30분 가열로 대부분 활성을 잃으며, 62.8℃, 30분 가열로는 완전히 활성을 잃음. 이 조건이 우유 살균효과와 대략 일치하므로 phosphatase 시험결과가 음성이면 저온살균이 완전하게 되었다는 것을 의미
- Peroxidase 시험 : 우유 중의 peroxidase는 80℃, 2.5초(또는 75℃, 2분) 정도의 가열로 불활성화되므로 고온살균 판정에 이용
- Reductase 시험 : schardinge법으로 포화메틸렌블루, 알코올용액과 포르말린용액으로 처리하면 탈색 정도로 우유의 신선도를 가늠할 수 있음

② 화학적 소독법

㉠ 물리적 소독법이 어려운 경우 소독력을 갖고 있는 약제를 이용해서 세균을 죽이는 방법

㉡ 소독약의 조건
- 저렴하고 구입하기 쉬울 것
- 석탄계수가 높을 것
- 침투력이 강하고 살균력이 클 것
- 안전성이 있고 인체에 무해할 것
- 용해성이 높을 것
- 사용방법이 용이할 것
- 부식성과 표백성이 없을 것
- 수세가 가능할 것

㉢ 소독약의 평가지수 : $\text{석탄산 계수} = \dfrac{\text{소독약의 희석배수}}{\text{석탄산의 희석배수}}$

㉣ 석탄산 계수의 특징
- 석탄산 계수가 높을수록 좋은 살균력
- 20℃에서 나타나는 살균력
- 장티푸스균과 포도상구균을 이용한 시험균
- 시험균 : 5분 내 죽지 않고 10분 내에 죽이는 희석배수

구 분		농 도	방법 및 효과	
방향족 화합물	석탄산 (phenol)	3~5%	냄새 강하며 금속 부식성 있음	배설물, 침구, 피부점막, 기구 등
	크레졸 (cresol)	3%	• 석탄산의 2배 소독력 • 냄새·피부자극 강	손, 분뇨, 축사 등
지방족 화합물	에틸알코올 (ethyl alcohol)	70%	• 생활균 살균효과는 크나 포자형성균 효과가 낮음 • 세균의 탈수와 응고작용	–
	포르말린 formalin (HCHO)	0.0002 ~0.1%	• formaldehyde의 30~40% 수용액 • 자극취 및 냄새 강, 무색의 기체로 물에 잘 녹음 • 포자, virus에 살균력 강 • 단백질 함유 많은 것 효과 ↓	실내소독용과 생물표본의 보존용
	포름알데히드 formaldehyde	–	• 가스 소독제 • 식품에 이용금지	무균실, 발효실, 병실, koji실, 창고 등

필 / 수 / 확 / 인 / 문 / 제

미생물의 살균이나 소독 방법 중 화학적 방법은?

2017년 식품기사 제2회

① 여 과 ② 가 열
③ 소독약 ④ 자외선

해설
물리적 소독법
여과, 가열법, 자외선, 일광, 방사선 등

답 ③

석탄산 계수에 대한 설명으로 옳은 것은?

2017년 식품기사 제1회

① 소독제의 무게를 석탄산 분자량으로 나눈 값이다.
② 소독제의 독성을 석탄산의 독성 1,000으로 하여 비교한 값이다.
③ 각종 미생물을 사멸시키는 데 필요한 석탄산의 농도 값이다.
④ 석탄산과 동일한 살균력을 보이는 소독제의 희석도를 석탄산의 희석도로 나눈 값이다.

해설
석탄산 계수 = 소독액의 희석배수/석탄산의 희석배수
소독제의 소독력 비교에 이용한다. 석탄산 계수가 낮을수록 소독력이 좋지 않고 석탄산 계수가 높을수록 소독효과가 뛰어나다.

답 ④

다음 물질 중 소독 효과가 거의 없는 것은?

2015년 식품산업기사 제3회

① 알코올 ② 석탄산
③ 크레졸 ④ 중성세제

해설
중성세제는 pH가 6.0~8.0의 중성을 나타내며 세정 효과는 강하나 소독 효과는 약하다.

답 ④

소독제와 소독 시 사용하는 농도의 연결이 틀린 것은?

2015년 식품기사 제1회, 2021년 식품기사 제2회

① 석탄산 : 3~5% 수용액
② 승홍수 : 0.1% 수용액
③ 알코올 : 36% 수용액
④ 과산화수소 : 3% 수용액

해설
에틸알코올(Ethyl alcohol)
- 70%의 농도에서 살균효과가 가장 큼
- 생활균 살균효과는 크나 포자형성균에는 살균효과 낮음
- 세균의 탈수와 응고작용

답 ③

필 / 수 / 확 / 인 / 문 / 제

식품을 가공하는 종업원의 손 소독에 가장 적합한 소독제는?

2019년 식품기사 제1회

① 역성비누 ② 크레졸
③ 생리식염수 ④ 승 홍

해설
① 역성비누 : 손, 피부점막, 식기, 금속기구 등
② 크레졸 : 손, 분뇨, 축사 등
④ 승홍(염화제 II 수은) : 소독제(해부시료 · 피부 · 기구 등), 방부제

답 ①

다음 중 차아염소산나트륨 소독 시 비해리형 차아염소산(HClO)으로 존재하는 양(%)이 가장 많을 때의 pH는?

2015년 식품기사 제1회

① pH 4.0 ② pH 6.0
③ pH 8.0 ④ pH 10.0

해설
차아염소산나트륨(NaClO)
• 유효염소 4% 이상
• 식품첨가물(살균, 표백, 탈취, 산화작용)
• pH 낮을수록 살균력↑
• 음료수, 과일, 채소 등에 사용
• 참깨에는 사용금지

답 ①

계면활성제	음이온계 면활성제 (anionic surfactant)	-	• = 음성비누 • 보통비누를 말함 • 살균력 약, 세정력 강 (세정에 의한 균 제거 목적)	손, 세안 등
	양이온계 면활성제 (cationic surfactant)	원액(1%)의 100~500배 희석	• 역성비누(invert soap) = 양성비누 • 4급 암모늄염 • 자극성 · 독성약 • 살균력 강, 세정력 약 • 세균, 진균 유효(아포, 결핵균 효과 없음) • 유기물, 보통비누와 혼용 시 효과 ↓ • 세포막 손상과 단백질 변성	손, 피부점막, 식기, 금속기구 등
수은 화합물	승홍 ($HgCl_2$)	0.1%	• 단백질과 결합하여 살균작용 • 자극성 · 금속 부식성 강	-
	머큐크롬 (mercurochrome)	2%	• 적색 분말로 착색력 강 • 물에 잘 녹음	• 피부소독 • 창상(1~2%) • 점막(2~3%)
할로겐 유도체	염소(Cl_2)	잔류염소 0.1~0.3ppm	자극성, 금속 부식성	상하수도
	표백분 ($Ca(OCl)_2$)	• 10~50ppm 과일 • 100~200 ppm 식기, 기구소독 • 100ppm 손소독	값이 저렴	• 우물물, 수영장 소독 등 • 자극성 있어 의료용으로 사용 안 함
	옥도정기 (ioine tincture)	3~6%	• 살균력 강 • 포자 효과 큼 • 아이오딘 60g + 아이오딘화칼륨(40g) + 70% 에탄올 100mL	• 피부소독 • 점막부(옥도정기1:글리세린2)
	차아염소산 나트륨 (NaOCl)	유효염소 4% 이상	• 식품첨가물(살균, 표백, 탈취, 산화작용) • pH 낮을수록 살균력 ↑	• 음료수, 과일, 채소 등 사용 • 참깨에는 쓸 수 없음
산화제	과산화수소 (H_2O_2)	3%	• 무색 투명 액체 • 열 · 광선 · 금속에 의해 분해 촉진 • 표백작용 • 대장균, 장염비브리오, 황색포도상구균 등 강한 살균작용	상처, 구내염, 인두염 등
	붕산 (H_3BO_3)	3% (1~5%)	• 살균력 약 • 방부제	구강, 눈 점막
	과망산칼륨 ($KMnO_4$)	0.1~0.5%	• 살균력 강 • 착색력 강	• 요도, 질 진균 등 • 구내염(0.02~0.05%)

적중예상문제

01 다음 중 아포형성균을 멸균하는 살균 · 소독법이 아닌 것은?

① 소 각
② 고압증기살균
③ 간헐멸균
④ 자비소독

해설

④ 100℃ 이상 온도가 넘지 않아 아포형성균 사멸이 불가능하다.

02 다음 설명 중 맞지 않는 것은?

① 소독은 병원성 미생물을 사멸하거나 완전히 사멸하지 못하더라도 병원성을 약화시켜 감염력을 상실시키는 조작이다.
② 방부는 식품에 존재하는 세균의 증식 및 성장을 저지시켜 발효와 부패를 억제시키는 것이다.
③ 살균은 병원성 미생물을 사멸시키는 것이다.
④ 세균의 포자까지도 사멸시킬 수 있는 살균방법으로 간헐멸균법, 고압증기살균법이 있다.

해설

③ 소독은 병원성 세균을 죽이는 것이며, 살균은 미생물의 영양세포까지 죽이는 것이다.

03 호기성 미생물에 의하여 단백질이 변질되는 것을 무엇이라 하는가?

① 부패(Putrefaction)
② 후란(Decay)
③ 변패(Deterioration)
④ 산패(Rancidity)

해설

식품의 변화(식품의 성분이나 원인에 따라)

- 후란 : 호기성 세균에 의해 단백질이 부패되는 것으로 악취는 없음
- 부패 : 단백질 식품이 혐기성 미생물에 의해 분해되어 변질되는 현상
- 변패 : 단백질 이외의 당질 · 지질식품이 미생물 및 기타의 영향으로 변질되는 현상
- 산패 : 유지가 산화되어 불결한 냄새가 나고 변색 · 풍미 등의 노화현상을 일으키는 경우
- 발효 : 무산소 상태에서 당질이 미생물에 의해 알코올 또는 각종 유기산을 생성하는 경우로 생성물을 식용으로 유용하게 사용하기 때문에 식품의 변질과는 구분됨

04 식품의 부패에 관여하는 미생물의 연결이 옳은 것은?

① 곡류 – 세균
② 육류 – 곰팡이
③ 우유 – 수중세균
④ 통조림 – 포자형성세균

해설

식품의 종류별 부패에 관여하는 미생물

- 곡류 : 곰팡이
- 신선어패류 : 수중세균
- 우유 : 저온성 세균
- 통조림 : 포자형성세균
- 육류 : 장내세균, 토양세균

정답 1 ④ 2 ③ 3 ② 4 ④

05 **다음 중 단백질식품의 부패가 진행될 때 부패의 정도를 측정하는 지표로 바르게 묶인 것은?**

> ㉠ 휘발성 염기질소
> ㉡ Histamine
> ㉢ 휘발성 환원성 물질
> ㉣ pH값에 의한 방법

① ㉠, ㉡, ㉢ ② ㉠, ㉢
③ ㉡, ㉣ ④ ㉠, ㉡, ㉢, ㉣

해설

단백질식품의 부패 정도를 측정하는 지표로 이용되는 것은 휘발성 염기질소, histamine, trimethylamine, 휘발성 환원성 물질, nucelotides의 분해생성물, hypoxanthine의 정량에 의하는 방법, pH값에 의하는 방법, tyrosine, indole 등이 있다.

06 **다음 설명 중 맞지 않는 것은?**

① 식품의 부패 초기란 세균수가 g당 10^5~10^6 정도일 때이다.
② 생선의 선도판정 시 어육의 초기 변화의 정도를 조사하는 데 가장 유효한 방법은 K값이다.
③ TMA, DMA, 휘발성 염기질소 및 인돌의 함량은 모두 어패류의 초기 부패 시 생성되는 물질이다.
④ 휘발성 아민, 어육단백질, 과산화물가 및 카보닐가의 측정원리는 모두 식품 중에 존재하는 단백질 및 지방의 변화에 따른 부산물을 측정하는 방법이다.

해설

부패 초기 판정
- 휘발성 염기질소 : 30~40mg%
- 트리메틸아민 : 4~6mg%
- 세균수 : 10^7~10^8/mL
- K값 : 60~80%
- pH : 6.0~6.2

07 **어류의 사후변화순서가 옳은 것은?**

① 자가소화 → 부패 → 사후강직
② 부패 → 사후강직 → 자가소화
③ 사후강직 → 자가소화 → 부패
④ 사후강직 → 부패 → 자가소화

해설

③ 동물체가 죽으면 사후강직이 일어나고, 자가소화를 거쳐 부패를 일으킨다.
- 어류의 사후변화순서 : 사후강직 → 자가소화 → 부패
- 육류의 부패 시 pH : 신선한 육류(중성) → 도살 후 해당 작용에 의해 pH 낮아짐(최저 5.5~5.6까지 내려감) → 강직이 풀려 연화기에 들어가 부패하면 고기의 pH는 암모니아와 염기성 물질의 생성으로 pH가 높아짐(알칼리)

08 **어패류의 부패에 관련된 설명으로 옳은 것은?**

2014년 식품기사 제1회

① 일반적으로 백색육 생선은 적색육 생선보다 부패속도가 빠르다.
② 스트레스 등의 치사조건은 어패류의 사후 품질에 영향을 주지 않는다.
③ 굴의 부패속도가 느린 것은 다량 포함된 Glycogen이 젖산으로 분해되어 산성 pH가 오래 유지되기 때문이다.
④ 일반적으로 부패세균은 산성 영역에서 잘 증식하므로 어패류의 산도는 부패속도 추정의 좋은 요소이다.

해설

굴의 Glycogen은 젖산으로 변하여 대부분의 박테리아와 세균의 활동을 막는다. 여름철에는 Glycogen의 함유량이 적어지고, 부패하기 쉬워진다.

5 ④ 6 ① 7 ③ 8 ③ 정답

09 다음은 우유의 위생관리 살균에 대한 내용들이다. 옳은 것이 모두 조합된 것은?

> ㉠ 우유는 살균된 제품이므로 모든 균이 사멸되어 있다.
> ㉡ Listeria monocytogenes은 낮은 온도에서도 증식이 가능하므로, 오염되지 않도록 주의해야 한다.
> ㉢ Phosphatase가 불활성되지 않았다면 병원성 세균이 살아 있지 않다.
> ㉣ 우유 중에 혼입될 수 있는 병원균 중 열에 가장 저항성이 큰 균은 결핵균이다.

① ㉠, ㉡, ㉢　　② ㉠, ㉢
③ ㉡, ㉣　　④ ㉣

해설
우유를 살균해도 모든 세균이 완전히 사멸되는 것은 아니다. 따라서 착유 직후 냉각하고 유통 시에도 냉장보관을 해야 된다.

10 살균방법과 살균조건이 잘못 연결된 것은?

① 건열살균법 – 160℃, 1시간
② 고압증기멸균법 – 121℃, 15분
③ 저온살균법 – 63~65℃, 30분
④ 고온단시간 살균법 – 100℃, 10분

해설
우리나라 식품공전에 따르면 우유는 63~65℃에서 30분간 저온살균법, 72~75℃에서 15초간 고온단시간 살균법, 135~150℃에서 0.5~5초간 초고온순간처리법을 이용하여 살균한다.

11 변질에 관한 다음 설명 중 옳지 않은 것은?

① 식초를 만들 목적으로 막걸리에 미생물을 작용시킨 것
② 유지식품이 산화되어 냄새, 색깔이 변화된 상태
③ 단백질식품이 세균에 의해 분해되어 먹을 수 없는 상태
④ 영양성분의 변화, 영양소의 파괴, 냄새, 맛 등의 저하로 먹을 수 없는 상태

해설
식품이 변화되어 먹을 수 없는 상태가 되는 것을 변질이라 하는데 식초를 만들 목적으로 막걸리에 미생물을 작용시킨 것은 발효에 해당한다.

12 다음 식품의 부패방지에 관한 설명 중 맞지 않는 것은?

① 식품 내 수분을 없앤다.
② 온도를 −10℃ 이하로 낮추어 미생물의 생장을 방지한다.
③ pH를 4.5 이하로 낮춘다.
④ 식품을 소금에 절이면 식품 내 영양소 파괴로 미생물의 성장이 중지된다.

해설
염장은 식품 중의 수분을 탈수시키므로 미생물이 이용할 수 있는 유리수를 감소시켜 부패를 지연해 방지시키는 것이다.

13 육류보다 어류가 부패하기 쉬운 이유로 옳지 않은 것은?

① 근육의 구조가 복잡하다.
② 조직이 연하다.
③ 세균이 많다.
④ 수분함량이 많다.

해설
어류는 근육 구조가 단순하고 조직이 연하며 수분이 많기 때문에 육류보다 세균 증식이 잘 되어 부패하기 쉽다.

14 다음 중 양성비누의 특징으로 옳지 않은 것은?

① 살균력이 강하고 세정력이 약하다.
② 4급 암모늄염이다.
③ 아포, 결핵균에는 효과가 있다.
④ 유기물·보통비누와 혼용 시 효과가 떨어진다.

해설
세균, 진균에는 유효하나 아포, 결핵균에는 효과가 없다.

정답 9 ③ 10 ④ 11 ① 12 ④ 13 ① 14 ③

15 식품의 부패요인과 관련이 가장 적은 것은?

① 기 류 ② 영 양
③ 습 도 ④ 온 도

해설
부패를 촉진하는 인자로는 열, 광선, 수분, 온도, 영양소, pH 등이 있다.

16 효모, 곰팡이 등 미생물의 영양세포 및 포자를 사멸시키는 방법은?

① 소 독 ② 멸 균
③ 방 부 ④ 살 균

해설
- 살균 : 미생물의 영양세포를 사멸시키는 것
- 멸균 : 미생물의 영양세포 및 포자를 사멸시키는 것
- 소독 : 병원성 미생물 사멸 또는 병원성을 약화시켜 감염력을 없애는 것

17 지방의 부패생성물이 아닌 것은?

① 알데히드(aldehyde) ② 케톤(ketone)
③ 알코올(alcohol) ④ 아민(amine)

해설
④ 아민(amine)류는 단백질의 부패산물이다.

18 식품의 초기부패 판정에서 화학적 검사방법이 아닌 것은?

① 경도 측정 ② pH 측정
③ K값 측정 ④ 휘발성 염기질소 측정

해설
물리적 검사에는 식품의 경도, 점성, 탄력성, 전기저항 등을 측정하는 방법이 있다.

19 미생물학적 측면에서 잠재적 위해식품(PHF ; Potentially Hazardous Food)에 해당되는 것은? 2011년 수탁지방직

① 단백질 함량이 높고 수분활성도가 0.9 이상인 식품
② 단백질 함량이 낮고 pH가 4.6 이하인 식품
③ 탄수화물 함량이 높고 pH가 4.6 이하인 식품
④ 지방 함량이 높고 수분활성도가 0.9 이하인 식품

해설
잠재적 위해식품
세균성 질환을 일으키는 감염・독소형 미생물의 증식 및 독소생성 가능성이 있는 식품(고단백식품, pH 4.6 이상, 수분활성도 0.85 이상 식품)을 말한다.

20 식품의 신선도 및 부패의 화학적 판정에 있어 일반적인 지표 물질과 관련이 없는 것은? 2011년 수탁지방직

① 트리메틸아민(Trimethylamine)
② 휘발성 염기질소(Volatile Basic Nitrogen)
③ 이노신(Inosine)
④ 아크릴아마이드(Acrylamide)

해설
아크릴아마이드(Acrylamide)
탄수화물 수치가 높은 감자나 시리얼 등이 튀겨지거나 구워질 때 형성되며 발암성 물질로 알려져 있다.

21 동물성 식품의 부패로 생성되는 것과 거리가 먼 것은? 2016년 식품기사 제2회

① 암모니아(Ammonia) ② 아민(Amine)
③ 저급지방산 ④ 스카톨(Skatole)

해설
부 패
단백질 식품(함질소 유기물)이 혐기성균에 의해 분해되어 저분자 물질이 되는 과정에서 악취와 유해물질을 생성하는 현상이다(아민류, 암모니아, H_2S, mercaptan, phenol, 개미산, CO_2, indole, skatole 등).

15 ① 16 ② 17 ④ 18 ① 19 ① 20 ④ 21 ③ 정답

22 식품 중 효모의 발육이 가능한 최저 수분활성도로(Aw) 가장 적합한 것은? 2015년 식품산업기사 제3회

① 1 ② 0.88
③ 0.60 ④ 0.55

해설
- 수분활성도(Aw ; Water Activity) : 미생물이 이용 가능한 수분(자유수)
- 증식 가능한 수분활성도 : 세균(0.86~0.99) > 효모(0.88~0.94) > 곰팡이(0.81 전후)

23 Serratia marcescens에 관한 설명 중 틀린 것은?

① 그람음성 무아포의 간균이고, 장내세균이다.
② 주모성 편모를 가진 호기성 또는 통성혐기성균이다.
③ 특유의 적색소를 생성한다.
④ 탄수화물의 분해력이 강하고, 부패세균으로 취급된다.

해설
Serratia marcescens
장내세균과에 속하는 그람음성 무아포 간균이며 식품 속에서 증식하여 빵·우유·육류 등의 식품을 적변시키는 부패현상을 일으킨다. 당을 발효적으로 분해하며 단백질 분해력이 가장 강하다.

24 단백질의 부패산물로 볼 수 있는 알레르기성 식중독의 원인 물질이 아닌 것은? 2014년 식품기사 제1회

① 히스타민(Histamine)
② 프토마인(Ptomaine)
③ 부패아민류
④ 아우라민(Auramine)

해설
④ 황색 염기성의 독성이 강한 허용이 금지된 착색료이다.

25 식품의 변패검사법 중 물리적 검사법이 아닌 것은?

① 경도 측정 ② 점성 측정
③ 탄력성 측정 ④ pH 측정

해설
화학적 검사
휘발성 염기질소(VBN), Trimethylamine(TMA), 히스타민, K값, pH 측정

26 미생물의 살균·소독방법으로 물리적 방법이 아닌 것은?

① 방사선 살균 ② 일반비누 소독
③ 자외선 살균 ④ 화염 멸균

해설
살균·소독
- 화학적 방법 : 음성비누, 양성비누, 승홍, 염소, 과산화수소 등
- 물리적 방법 : 방사선, 화염, 자외선, 일광, 자비소독, 간헐멸균 등

27 식품 등의 표시기준상의 트랜스지방 정의를 나타낸 것으로 ( ) 안에 들어갈 용어를 순서대로 알맞게 나열한 것은? 2017년 식품기사 제1회

> "트랜스지방"이라 함은 트랜스 구조를 ( )개 이상 가지고 있는 ( )의 모든 ( )을 말한다.

① 1 – 비공액형 – 불포화지방
② 1 – 비공액형 – 포화지방
③ 2 – 공액형 – 불포화지방
④ 2 – 공액형 – 포화지방

해설
트랜스지방산
Elaidic acid, Linolelaidic acid 등 트랜스 구조를 1개 이상 가지고 있으며, 이중결합이 2개 이상일 때에는 메틸렌기에 의해 분리되거나 또는 비공액형의 이중결합을 가지고 있는 불포화지방산을 말한다.

정답 22 ② 23 ④ 24 ④ 25 ④ 26 ② 27 ①

28 식품의 부패 초기단계에서의 1g당 세균수는 어느 정도인가?

① $1\sim10^2$　② $10^2\sim10^3$
③ $10^4\sim10^6$　④ $10^7\sim10^8$

해설

일반 세균수를 측정하여 선도 측정

10^5 안전단계, $10^7\sim10^8$이면 초기 부패단계(식품 1g 또는 1mL당)

29 미생물의 살균이나 소독 방법 중 화학적 방법은?

2014년 식품기사 제3회

① 여 과　② 가 열
③ 소독약　④ 자외선

해설

물리적 소독법

여과, 가열법, 자외선, 일광, 방사선 등

30 물리적 소독법 중 조사물에 대한 온도상승이 일어나지 않아 '냉살균'이라고도 하는 살균방법은?

① 방사선　② 가 스
③ 자외선　④ 여 과

해설

방사선

무가열법의 하나인 방사선은 조사물에 대한 온도 상승이 일어나지 않는 살균방법이다. 살충, 발아・발근 억제 등에 사용되며 대량살균이 가능하나 내성 문제와 안전성 문제로 방사선 재조사는 불가하다.

31 식품위생상 역성비누의 사용이 부적합한 경우는?

2015년 식품기사 제2회

① 손소독　② 기구 소독
③ 하수 소독　④ 식기 소독

해설

계면활성제

종 류	음이온 계면활성제 anionic surfactant	양이온 계면활성제 cationic surfactant
특 징	• = 음성비누 • 보통비누를 말함 • 살균력 약, 세정력 강(세정에 의한 균 제거 목적)	• = 역성비누(invert soap) = 양성비누 • 4급 암모늄염 • 자극성・독성 약 • 살균력 강, 세정력 약 • 세균, 진균 유효(아포, 결핵균 효과 없음) • 유기물, 보통비누와 혼용 시 효과 ↓ • 세포막 손상과 단백질 변성
	손, 세안 등	손, 피부점막, 식기, 금속기구 등

32 유기물 혼입 시 살균효과가 감소되고 손소독에 주로 사용되는 소독제는?

① 에틸알코올　② 염 소
③ 양성비누　④ 과산화수소

해설

양성비누(= 역성비누)

세포막 손상과 단백질을 변형시키는 작용기전의 소독제로 주로 손소독에 사용되며 유기물 혼입 시나 보통비누와 혼용 시 살균효과가 떨어진다.

33 비누에 대한 설명 중 틀린 것은?

① 양쪽성계면활성제는 세정력과 살균력에 모두 유효하다.
② 역성비누는 세정력은 강하나 살균력이 약하다.
③ 음이온계면활성제는 세정력은 강하나 살균력이 약하다.
④ 종업원들이 손을 소독하는 것은 양성비누이다.

해설

② 역성비누는 양이온성 계면활성제(cationic surfactant)로서 소독력이 강한 일종의 표면활성제이다. 종업원의 손을 소독할 때나 용기 및 기구의 소독제로 사용한다.

28 ④ 29 ③ 30 ① 31 ③ 32 ③ 33 ② 정답

34 식품의 변패검사법 중 화학적 검사법이 아닌 것은?
2014년 식품기사 제1회

① 휘발성 아민의 측정
② 어육의 단백질 침전반응 검사
③ 과산화물가, 카르보닐가의 측정
④ 경도 측정

해설

물리적 검사
식품의 경도, 점성, 탄력성, 전기저항 등을 측정하는 방법

35 소독력은 석탄산의 2배이며 손, 분뇨, 축사 등에 사용되는 살균 · 소독제는?

① 포르말린 ② 크레졸
③ 표백분 ④ 염 소

해설

② 냄새와 피부자극이 강하며 3%의 농도로 사용되는 크레졸에 대한 설명이다.

36 어류의 부패 시 생성되는 물질이 아닌 것은?

① TMA ② Ammonia
③ Histamine ④ Histidine

해설

④ Histidine은 단백질을 구성하는 필수아미노산의 하나로, 히스타민의 전구체인 이미다졸 고리를 갖는 염기성 아미노산이다. 식품 첨가물의 하나로 영양강화제로 쓴다.

37 단백질과 유기물이 혐기성 부패미생물에 의해 분해되어 유독한 물질과 악취를 생성하는 변화하는 것을 무엇이라 하는가?

① 산 패 ② 부 패
③ 변 패 ④ 변 성

38 유지 또는 식품에 들어 있는 지방질이 산화 또는 가수분해되어 맛과 냄새가 변화하는 것을 무엇이라 하는가?

① 산 패 ② 부 패
③ 변 패 ④ 변 성

39 다음 중 발효의 설명으로 옳은 것은?

① 미생물이 무산소 조건에서 당으로부터 알코올을 만드는 유기화합물의 화학적 분해반응이다.
② 탄수화물 식품이 미생물에 의해 변질되는 현상이다.
③ 고분자의 단백질 식품이 혐기성균에 의해 분해되어 저분자 물질로 변화하여 악취 · 유해물질을 생성하는 현상이다
④ 상온에 산소가 존재하면 자연스럽게 나타나는 형상이다.

해설

② 변패, ③ 부패, ④ 유지의 자동산화에 대한 설명이다.

40 다음 중 변질에 관여하는 미생물이 증식 가능한 수분활성도(Aw)로 옳지 않은 것은?

① 곰팡이 - 0.81
② 세균 - 0.91
③ 내건성 곰팡이 - 0.79
④ 효모 - 0.88

해설

미생물이 증식 가능한 수분활성도(Aw)
• 세균 : 0.86~0.99
• 효모 : 0.88~0.94
• 곰팡이 : 0.81 전후
• 내건성 곰팡이, 내삼투압성 효모 : 0.65

정답 34 ④ 35 ② 36 ④ 37 ② 38 ① 39 ① 40 ③

41 우유에 적색 색소를 생성하는 부패 미생물은 무엇인가?

① Bacillus ② Bacillus coagulans
③ Micrococccus ④ Serratia marcescens

해설

세라티아 마르세센스(Serratia marcescens)
- 장내세균의 Gram 음성 간균, 호기성, 통성혐기성
- 빵, 우유, 식육 등의 식품에 번식하여 핑크색이나 적색 색소를 생성하는 특성이 있다.

42 어육과 육류의 초기 부패를 확인할 수 있는 방법이 아닌 것은?

① 과산화물가 ② VBN
③ pH ④ TMA

해설

① 과산화물가는 유지의 자동산화에 의해 생성되며, 자동산화의 정도를 나타내는 지표이다.

43 육류의 사후경직에서 근육의 pH 변화로 옳은 것은?

① 산성 → 중성 → 알칼리성
② 알칼리성 → 산성 → 중성
③ 산성 → 알칼리성 → 중성
④ 중성 → 알칼리성 → 산성

해설

사후경직 → 자기소화 → 알칼리성 변화
사후 근육이 뻣뻣해지는 경직 현상이 일어나며(pH가 낮아짐) 시간이 경과함에 따라 경직해제 후(pH가 높아짐) 부패가 일어난다.

44 곡류나 전분질 같은 수분함량이 낮은 식품에서 변패에 관여하는 미생물로 옳은 것은?

① 곰팡이 ② virus
③ bacteria ④ 효 모

해설

수분활성도
세균 > 효모 > 곰팡이

45 다음 중 통조림의 비팽창 산패(Flat sour)를 일으키는 세균은 어느 것인가?

① Clostridium pasteurianum
② Clostridium botulinum
③ Bacillus coagulans
④ Torulopsis bacillaris

해설

③ Bacillus coagulans : Flat sour 변패(통조림의 비팽창 산패)
① Clostridium pasteurianum : 산패, 과실 통조림 문제 일으킴(포도당 발효 → 뷰티르산 · 아세트산 · CO_2 · H_2 생성)
② Clostridium botulimum : 통조림 식품, 소시지 등 식중독
④ Torulopsis bacillaris : 잼의 변질을 일으키는 내삼투압성 효모

46 육류의 표면에 끈적끈적한 점성물질을 생성하는 세균은 어느 것인가?

① Flavobacterium
② Streptococcus lactis
③ Pseudomonas fluorescens
④ Micrococcus

해설

① Flavobacterium : 육류의 황색 색소 생성균
② Streptococcus lactis : 우유에 산을 생성하는 세균
③ Pseudomonas fluorescens : 우유의 녹색 색소 생성균

47 과실(사과, 감귤, 파인애플 등)에 흑색 반점의 흑부병을 일으키는 것으로 옳은 것은?

① Alternaria 속
② Bacillus 속
③ Escherichia 속
④ Penicillium 속

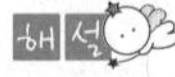

Alternaria 속은 흑반병 병원균이다.

41 ④ 42 ① 43 ① 44 ① 45 ③ 46 ④ 47 ① 정답

48 **다음 중 발효에 대한 설명으로 틀린 것은?**

① 성분이 변화한다.
② 미생물이 관여한다.
③ CO_2가 생성된다.
④ 생성물질의 이용이 불가하다.

해설
④ 부패에 관한 설명이며 이것이 발효와의 차이점이다.

49 **산장법에 대한 설명으로 옳지 않은 것은?**

① 식염, 당 등 병용 시 효과적이다.
② 무기산이 유기산보다 효과적이다.
③ pH 낮은 초산, 젖산 등을 이용한다.
④ 미생물 증식을 억제한다.

해설
② 유기산이 무기산보다 효과적이다.

50 **다음 중 CA저장 처리법에 관한 설명으로 옳지 않은 것은?**

① 식물성 식품의 호흡을 억제시킨다.
② 동물성 식품의 호기성 세균 증식을 억제시킨다.
③ 한 가지 기체를 사용하여야 더욱 효과적이다.
④ 산소의 농도를 낮추고 이산화탄소와 질소의 농도를 높인다.

해설
③ 한 가지 기체를 사용하는 것보다는 혼합기체를 사용하는 것이 효과적이다.

51 **식품의 보존법 중 화학적 방법의 설명으로 옳은 것은?**

① 염장법에서의 소금의 농도는 10%이다.
② 나무를 불완전 연소를 시켜 Formaldehyde, Acetaldehyde 등을 식품 속에 침투시켜 미생물을 억제시키는 방법이 가스 처리법이다.
③ 식품을 밀봉한 용기에 넣어 수분의 증발 · 흡수를 막아 외기를 차단시켜 보존하는 방법이 밀봉법이다.
④ γ-선을 조사하는 조사살균 방법이다.

해설
식품 보존법
- 화학적 방법 : 절임법(염장, 당장, 산장), 보존료 첨가
- 물리적 방법 : 냉장법, 냉동법, 가열살균법, 건조법, 조사살균
- 기타 복합처리법 : 훈증, 훈연, CA저장, 통조림, 병조림, 필름포장, 진공포장

52 **어육의 신선도를 나타내는 지표로서 초기부패를 나타내는 K값으로 옳은 것은?**

① 30~40%
② 20%
③ 60~80%
④ 40~50%

해설
K 값
- 매우 신선함 : 10% ↓
- 신선도 양호 : 20% ↓
- 신선도 떨어짐 : 40~60%
- 초기부패 : 60~80%

53 **발아억제, 살충, 숙도조절을 목적으로 하는 γ선을 이용한 물리적 방법으로 옳은 것은?**

① 방사선
② 자외선
③ 적외선
④ 가시광선

해설
① 방사선 조사는 ^{60}Co의 선을 사용한다.

54 **통조림의 부패 원인균으로 무가스 산패(Flat sour)와 관련 있는 것은?**

① Clostridium botulinum
② Bacillus coagulans
③ Saccharomyces rouxii
④ Pseudomonas fluorescens

해설
② Bacillus coagulans는 무가스 산패를 일으킨다.

정답 48 ④ 49 ② 50 ③ 51 ① 52 ③ 53 ① 54 ②

55 진한 오렌지나 벌꿀 등에 발육하여 변패시키는 미생물은?

① Torulopsis 속
② Saccharomyces 속
③ Pichia 속
④ Bacillus 속

해설
① Torulopsis 속은 내당성 효모이고, 당이나 염분이 많은 곳에서 잘 검출된다.

56 식품의 변질을 방지하기 위한 방법 중 상압건조가 아닌 것은?

2016년 식품산업기사 제2회

① 열풍건조법 ② 배건법
③ 진공동결건조법 ④ 분부건조법

해설
③ 진공건조 또는 동결건조는 감압건조이다.

상압가열건조법
검체를 물의 비등점(100℃)보다 높은 온도 105℃에서 상압건조시킨 후 감소되는 양을 수분으로 측정하는 방법이다. 가열에 불안정한 성분과 휘발 성분을 많이 함유한 식품에는 정확도가 낮으나 간단한 측정원리로 많이 이용된다.

57 불연속 멸균법(간헐멸균법)의 설명으로 옳은 것은?

2016년 식품기사 제2회

① 100℃에서 3회에 걸쳐 시행하는 것이 보통이다.
② 항온기는 필요하지 않다.
③ 고압멸균기가 있어야 실행할 수 있다.
④ 포자형성균에는 적합하지 않다.

해설
간헐멸균
- 100℃ 증기로 30분간 1일 1회로 3일간 실시(포자 발아 → 영양세포 유도 → 가열 → 멸균)
- 아포형성균 멸균

58 각 위생처리제와 그 특징이 바르게 연결된 것은?

2016년 식품기사 제3회

① Hypochlorite – 사용범위가 넓지 않음
② Quats – Gram 음성균에 효과적임
③ Iodophors – 부식성과 피부자극이 적음
④ Acid anionics – 증식세포에 넓게 작용함

해설
① Hypochlorite(하이포아염소산) : 살균 소독제로 물・과일・식기 등에 사용범위 넓음
② Quats : 암모늄화합물로 소독제로 그람양성균에 효과적
③ Iodophors(요오드포) : 요오드 화합물로 피부자극이 적은 소독제, 비부식성

59 미생물, 식물과 동물에서 합성되어 이들 세포에서 흔히 발견되며 단백질을 함유한 식품을 저장하거나 발효와 숙성 과정에서 미생물의 작용으로 생성되는 유해물질은?

2016년 식품기사 제3회

① 바이오제닉아민(Biogenic Amines)
② 퓨란(Furan)
③ 헤테로사이클릭아민(HCAs)
④ 아크릴아마이드(Acrylamide)

해설
② 퓨란(Furan) : 식품의 (가열)조리과정・통조림의 가공 등 열처리에서 생기는 유해물질
③ 헤테로사이클릭아민(HCAs) : 석탄・석유・목재의 불완전한 연소 시 생성, 훈연으로 식품에 사용
④ 아크릴아마이드(Acrylamide) : 전분 급원식품을 고온에서 튀기거나 구울 때 생성

55 ① 56 ③ 57 ① 58 ④ 59 ① 정답

60 단백질 식품의 부패 생성물이 아닌 것은?

2016년 식품산업기사 제2회

① 황화수소 ② 암모니아
③ 글리코겐 ④ 메 탄

해설

부 패
단백질 식품(함질소 유기물)이 혐기성균에 의해 분해되어 저분자 물질이 되는 과정에서 악취와 유해물질을 생성하는 현상이다(아민류, 암모니아, H_2S, mercaptan, phenol, 개미산, CO_2, indole, skatole 등).

61 소독제의 작용기전이 다른 것은?

① 과산화수소
② 과산화칼륨
③ 차아염소산나트륨
④ 붕 산

해설

• 산화제 : 과산화수소, 붕산, 과산화칼륨
• 할로겐유도체 : 차아염소산나트륨, 옥도정기, 표백분, 염소

62 페놀수지, 요소수지, 멜라닌수지와 같은 열경화성 합성수지의 제조 시 가열 · 가압조건이 부족할 때 반응이 되지 않고 유리되어 용출될 수 있는 것은?

2017년 식품기사 제1회

① 착색제 ② 가소제
③ 산화방지제 ④ 포름알데히드

해설

④ 포름알데히드는 열경화성 합성수지 용기에서 용출될 수 있는 유독 물질이다.

63 식품의 변질에 대한 설명으로 틀린 것은?

2017년 식품기사 제3회

① 변패(Deterioration) : 미생물 및 효소 등에 의하여 탄수화물, 지방질 및 단백질이 분해되어 산미를 형성하는 현상
② 부패(Putrefaction) : 단백질과 질소화합물을 함유한 식품이 자가소화, 부패세균의 효소작용으로 의해 분해되는 현상
③ 산패(Rancidity) : 지방질이 생화학적 요인 또는 산소, 햇볕, 금속 등의 화학적 요인으로 인하여 산화 · 변질되는 현상
④ 갈변(Browning) : 효소적 또는 비효소적 요인에 의하여 식품이 산화 · 갈색화되는 현상

해설

① 변패 : 단백질 이외의 당질 · 지질식품이 미생물 및 기타의 영향으로 변질되는 현상

64 바이오제닉 아민에 대한 설명 중 틀린 것은?

2017년 식품산업기사 제3회

① 일반적으로 식품의 발효과정 중 아미노산인 아르기닌 등으로부터 형성되는 우레아(Urea)가 에탄올과 작용하여 생성된다.
② 미생물, 식물 및 동물의 대사과정에서 생성되며 치즈, 육제품, 포도주, 침채류 등 발효식품에서 발견된다.
③ 다양한 젖산균류와 식품부패 미생물들에 의해 고단백질성 식품으로 생성되기 쉽다.
④ 일반적으로는 성인의 경우 Amine oxidase에 의해 분해된다.

해설

바이오제닉 아민(Biogenic amines ; BAs)
식품의 효소작용과 아미노산의 탈탄산 작용으로 생성된다. 알데히드와 케톤의 아미노화와 아미노기 전이반응에 의해 주로 생성되는 질소화합물이다.

정답 60 ③ 61 ③ 62 ④ 63 ① 64 ①

식품과 미생물

필 / 수 / 확 / 인 / 문 / 제

미생물의 성장을 위해 필요한 최소 수분활성도가(Aw)가 높은 것으로 순서대로 배열한 것은 무엇인가?

2014년 식품기사 제2회

① 세균 > 곰팡이 > 효모
② 세균 > 효모 > 곰팡이
③ 효모 > 세균 > 곰팡이
④ 곰팡이 > 세균 > 효모

해설

세균 0.91 > 효모 0.88 > 곰팡이 0.80
모든 생물의 생명활동에 있어서 물은 불가결의 존재로 단세포 생물에 있어서는 주변의 물의 양과 질은 그 생육에 큰 영향을 미친다.

답 ②

식품미생물의 성장에 영향을 미치는 내적인자와 거리가 먼 것은?

2021년 식품기사 제2회

① 수분활성도
② pH
③ 산화환원전위(redox)
④ 상대습도

해설

식품미생물 성장에 영향을 미치는 인자
• 내적인자 : 영양물질, 산화환원전위, 수분활성도, pH
• 외적인자 : 온도, 상대습도, 대기 기체 조성, 광선

답 ④

1 미생물의 특성

자연계에서 육안으로 관찰할 수 없고 현미경 하에서 관찰할 수 있는 작은 생물을 미생물이라 하며, 세균, 곰팡이, 효모, 바이러스 등이 포함(미생물의 크기 : 곰팡이 > 효모 > 세균 > 바이러스)

(1) 미생물의 환경인자 및 특성

① **수분활성도(Aw)** : 미생물 몸체의 주성분이며 생리 기능을 조절하고 자유수를 이용

㉠ 건조한 환경에서의 발육 능력 : 곰팡이 > 효모 > 세균(간균이 구균보다 발육 능력 더 억제)

㉡ 미생물의 종류에 따라 요구 수분량은 다르나 일반적으로 세균의 발육을 위해서는 약 50%의 수분이 필요(13% 이하 → 세균과 곰팡이의 발육 억제, 16% 이상 → 곰팡이가 잘 번식)

㉢ 수분활성도를 낮추기 위한 방법
- 식염, 설탕 등 용질의 첨가
- 농축, 건조에 의한 수분의 제거
- 냉동 등 온도 강하에 의한 수분활성도 저하

② **산소요구도** : 생육에 따른 산소 필요도

㉠ 호기성 미생물 : 생육에 산소를 필요로 하는 균(곰팡이, Bacillus, Micrococcus, 방선균 등)

㉡ 혐기성 미생물
- 통성혐기성균 : 산소의 존재 유무와 관계없이 생육 가능(Escherichia, 효모)
  - 유산소 환경 → 호흡
  - 무산소 환경 → 혐기성 발효

  ⌋ 에 의해 에너지를 얻음

- 편성혐기성균 : 산소가 없는 상태에서만 생육 가능(Clostridium, Bifidobacterium 등)
- 미호기성균 : 산소분압(O : 5%, CO_2 : 10%, N_2 : 85%)이 낮은 미호기성 조건에서 생육(Campylobacter)

③ 수소이온농도(pH)

㉠ 세균 : pH 6.5~7.5의 중성 또는 약알칼리성 pH 영역에서 발육(pH 4 이하인 산성에서 발육 억제)

㉡ 곰팡이, 효모 : pH 4~6의 약산성에서 발육

④ 온도 : 미생물은 온도에 따라 저온균, 중온균, 고온균으로 나뉨, 0℃ 이하 및 70℃ 이상에서는 생육할 수 없음

구 분	저온균 (psychrophiles)	중온균 (mesophiles)	고온균 (thermophiles)
증식 온도	0~20℃	20~40℃	40~75℃
종 류	해양세균의 일부	곰팡이, 효모, 대부분 미생물	고온성 Bacillus, 유산균 등

⑤ 삼투압 : 소금물과 당액에서는 요구 수분량의 부족으로 미생물 생육이 억제

⑥ Gram 염색성 : 1884년 덴마크의 의사 H. C. J. 그람이 고안한 특수 염색법, 세포벽의 염색성을 따라 Gram(-)음성, Gram(+)양성 구분

crystal violet(자주색) 염색
- 탈색 안 됨 → Gram양성
- 탈색 됨 → Gram음성

→ 요오드 처리 → 알코올세척 → (탈색)

사프라닌(적색) 염색
- 붉은 염색 안 됨(그대로 자색 유지) → Gram양성
- 붉은 염색 됨 → Gram음성

⑦ 기 타

㉠ 편모 : 세균의 운동기관

㉡ 섬모 : 짧고 가느다란 실모양이며 영양공급원으로 작용

㉢ 포자(spore) : 내열성 · 내항성 · 내건성 큼, 좋지 않은 환경에서도 살아남으며 외부 환경이 좋아지면 발아하여 영양세포로 성장함

㉣ 영양소 이용 : 탄소원(당질), 질소원(아미노산, 무기질소), 무기물, 비타민

일반적으로 저온세균의 최적 생육온도는?

2013년 식품산업기사 제1회

① 0℃ 이하　② 12~18℃
③ 25~40℃　④ 50~60℃

해설

구 분	저온균 psychrophiles	중온균 mesophiles	고온균 thermophiles
증식 온도	0~20℃	20~40℃	40~75℃
종 류	해양세균의 일부	곰팡이, 효모, 대부분 미생물	고온성 Bacillus, 유산균 등

답 ②

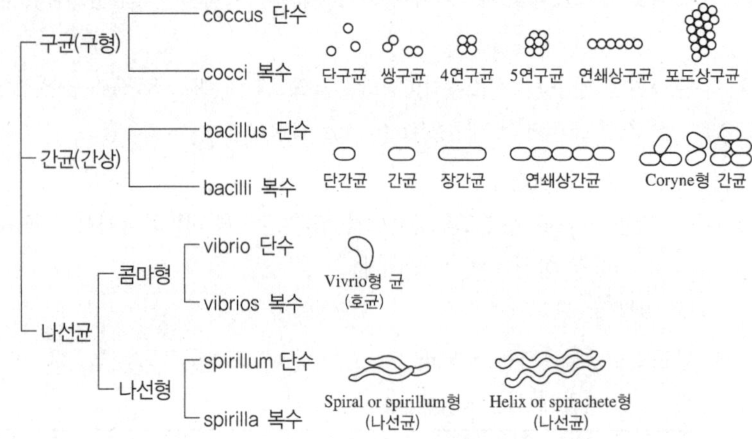

2 미생물의 종류

(1) 세균(Bacteria)

① 세균의 형태

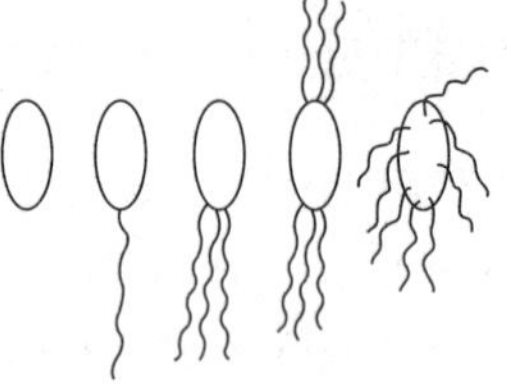

편모의 부착 상태

A : 무모균(Atricha)
B : 단모균(Monotricha)
C : 속모균(Lophotricha)
D : 양모균(Amphitricha)
E : 주모균(Peritricha)

형 태		종 류	Gram	아 포	편 모
간 균	단간균, 간균, 장간균	Corynebacterium	+	×	단모(양단편모)
		Listeria	+	×	주 모
		Yersinia	−	×	주 모
		E–coli	−	×	주 모
		Salmonella	−	×	주 모
		Botulinus	+	○	주 모
		Bacillus	+	○	주 모
		Welchii	+	○	×
구 균	단구균	Micrococcus	+	×	×
	포도상구균	Staphylococcus	+	×	×
	연쇄상구균	Streptococcus	+	×	×
나선균	나선상	Spirillum	−	×	단모(양단편모)
	screw상	Campylobacter	−	×	단모(양단편모)
	콤마상(호균)	Vibrio	−	×	단편모

② 세균의 종류

㉠ Bacillus 속

- 그람양성, 포자 형성
- 호기성·통성혐기성 간균
- 탄수화물과 단백질 분해력 강함
- 자연계 널리 분포(유기물이 많은 토양의 표층에서 서식)
- 가열식품의 주요 부패균
- 종 류
  - B. subtilis : 대표균(메주, 청국장 발효의 중요균)
  - B. anthracis
    - ⓐ 탄저균, 인수공통감염병
    - ⓑ 패혈증, 폐탄저(호흡 흡입), 장탄저(소장), 피부탄저(피부상처)
    - ⓒ 소, 말, 염소 등 가축의 탄저병 질환(오염된 사료 → 가축의 장 내에서 아포의 영양형 균체 형성 → 혈액 중에 침입 → 균증식 → 패혈증 → 가축사망)
  - B. cereus : 주모성, 잠복기 짧음, 패혈증, 화농성 질환, 비병원성균이나 식중독 일으키는 균(김밥 등 증식), 자연계 널리 분포(토양, 수중, 공중, 식물 표면 등)
  - B. stearothermophilus : 통조림의 flat sour 원인균
  - B. licheniformis : 빵의 rope 현상
  - B. natto : 청국장 제조에 이용

필 / 수 / 확 / 인 / 문 / 제

세균을 분류하는 기준으로 볼 수 없는 것은?

2013년 식품산업기사 제1회

① 편모의 유무 및 착생부위
② 격벽(Septum)의 유무
③ 그람(Gram) 염색성
④ 포자의 형성 유무

해설
격벽의 유무 : 곰팡이를 분류하는 기준(조상균류와 자낭균류)

답 ②

병원성세균 중 포자를 생성하는 균은?

2012년 식품기사 제1회

① 바실러스 세레우스(Bacillus cereus)
② 병원성대장균(Escherichia coli O157 : H7)
③ 황색포도상구균(Staphylococcus aureus)
④ 비브리오 파라해모리티쿠스(Vibrio parahaemolyticus)

해설
① 바실러스 세레우스(Bacillus cereus) : 토양에 널리 존재, 단백질·지방의 분해 활성이 높음, 식중독 원인균, 포자 형성, 호기성(Catalase 양성), 그람양성, 간균
② 병원성대장균(Escherichia coli O157 : H7) : 무포자 간균
③ 황색포도상구균(Staphylococcus aureus) : 무포자 구균
④ 비브리오 파라해모리티쿠스(Vibrio parahaemolyticus) : 무포자 간균

답 ①

필 / 수 / 확 / 인 / 문 / 제

식품을 저온 보존한 경우 어패류의 신선도 유지기간이 짧았다면 그 원인균으로 가장 가능성이 높은 것은?

2012년 식품기사 제1회

① 호기성세균 ② 호냉세균
③ 호염세균 ④ 혐기성세균

해설
식품을 저온 보존한 경우 미생물의 대부분이 호냉세균(일반적으로 최적 발육온도가 20℃ 이하인 세균)으로 저온 보관하는 어패류의 부패에 원인균이 된다.

답 ②

저온유통시스템(Cold Chain System)에 의한 어패류 유통과정 중 신선도 유지기간이 짧았다면 그 원인균으로 가장 가능성이 높은 것은?

2016년 식품기사 제3회

① 호기성세균 ② 호냉세균
③ 호염세균 ④ 혐기성세균

해설
호냉세균(저온균)은 낮은 온도에서 발육이 가능한 세균이다.

 ②

다음 중 저온 저장한 수산물의 선도 저하와 가장 관계가 깊은 미생물은?

2013년 식품기사 제2회

① Escherichia 속 ② Bacillus 속
③ Pseudomonas 속 ④ Proteus 속

해설
Pseudomonas 속
- Gram 음성의 무포자 간균, 운동성(극편모), 호기성
- 식품 변패 원인균으로서의 특성
- 자연계에 광범위하게 분포(특히 물속), 수중세균
- 호냉균(Psychrophile)으로 5℃ 부근에서 생육
- 최적온도 20℃ 이하(식품의 저온저장, 냉장에서도 증식)
- 단순한 질소화합물도 이용, 생육인자 및 비타민류의 자기 합성능력 있음
- 단백질 분해력(다량의 암모니아 생성) 및 유지 분해력이 강한 종이 있음
- 당, 유기산, 방향족 화합물 강력히 산화
- 황록색의 형광성 색소 또는 황, 적, 갈색 등의 색소 생산
- pH 5.0~5.2의 약산성 환경에서도 생육
- 식염농도 약 5%까지 생육

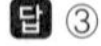 ③

㉡ Micrococcus 속
- 그람양성, 호기성, 구균
- 수용성인 황색 또는 백색 색소 생성
- 내염성, 내건성 강함
- 동물의 표피와 토양에 분포
- Bacillus 다음으로 많이 분포
- 육류 및 어패류의 점물질 생성(Micrococcus varians : 내열성 강함, 우유 저온살균에도 생존)

㉢ Pseudomonas 속
- 어패류의 대표적인 부패균, 저온 생육
- 극편모, 그람음성, 호기성, 간균
- 민물, 해수, 토양 중 널리 분포
- 단백질·지질 분해력 강함
- 방부제에 대한 저항성이 강함
- 수용성 황록색의 형광 색소 생성
  - Pseudomonas aeruginosa : 녹농균, 우유, 고기를 청색으로 변화시키는 부패세균
  - Pseudomonas fluorescens : 우유를 녹색으로 변화시키는 부패세균(겨울철 오염된 우유의 쓴맛을 내는 원인균)

㉣ Vibrio 속
- 단모성 편모, 그람음성, 통성혐기성 간균
- 호염성균과 비호염성균이 있음

특 징	호염성균 (Na^+ 필요)	비호염성균 (Na^+ 없는 담수에서 증식 가능)
종 류	• Vibrio parahaemolyticus (장염비브리오 식중독균) • Vibrio vulnificus (비브리오 패혈증)	Vibrio cholerae (콜레라를 일으키는 균)

ⓜ Staphylococcus 속
- 그람양성, 통성혐기성, 구균, 포도송이 형태
- 내염성 강함
- 사람을 포함한 동물의 표피에서 서식
- Stp. aureus(황색포도상구균) : 대표적 화농균이며 식중독의 원인균(잠복기 짧음, 장독소 enterotoxin 생산)

ⓑ Escherichia 속
- 그람음성, 무아포성 간균
- 유당과 포도당을 분해하여 가스(CO_2, H_2)를 생성하는 호기성 또는 통성혐기성균
- E. Coli O157 : 식중독의 원인균
- 동물의 대장 내에 서식(대장균)
- 분변을 통하여 토양·물·식품 등을 오염시키므로 식품위생의 지표(병원성 미생물의 존재 가능성)

ⓢ Clostridium 속
- 그람양성, 통성혐기성, 간균
- 토양에 널리 분포
- 종 류
  - Cl. botulinum : 통조림(내열성 강, 포자 사멸 중요)
  - Cl. perfringens(Cl. welchii) : 식중독 원인균(장독소 생산)
  - Cl. thermosaccharolyticum : 탄수화물 분해시키는 내열성 균(통조림 식품 품질 저하)

ⓞ Salmonella 속
- 주모균, 그람음성, 간균, 통성혐기성
- 가축·가금류·쥐 등의 장 내에 서식
- Sal. enteritidis, Sal. typhimurium : 식중독 균
- Sal. typhi : 제2급 감염병 장티푸스의 원인균

ⓙ Proteus 속
- 주모균, 그람음성, 간균, 장내세균과
- Proteus morganii(식중독 원인균)는 Histidine을 분해시켜 Histamine을 축적하여 Allergy성 식중독을 유발
- 꽁치, 정어리, 고등어 등

필 / 수 / 확 / 인 / 문 / 제

다음 식중독을 일으키는 세균 중 잠복기가 가장 짧은 균주는?
2014년 식품산업기사 제1회

① Salmonella enteritidis
② Staphylococcus aureus
③ Escherichia coli O-157
④ Clostridium botulinum

해설
② Staphylococcus aureus : 1~6시간(평균 2~3시간)
① Salmonella enteritidis : 보통 12~24시간(평균 48시간)
③ Escherichia coli O-157 : 10~24시간(평균 13시간)
④ Clostridium botulinum : 보통 12~36시간(빠를 경우 4~6시간, 늦을 경우 70~72시간)

답 ②

Clostridium botulinum의 특성이 아닌 것은?
2017년 식품산업기사 제2회

① 통조림, 병조림 등의 밀봉식품의 부패에 주로 관여된 균이다.
② 그람양성 간균으로 내열성 아포를 형성 한다.
③ 치사율이 매우 높은 식중독균이다.
④ 100℃, 30초 정도 살균하면 사멸된다.

해설
보툴리누스 식중독의 원인균인 Clostridium botulinum은 내열성이 강해 100℃에서 6시간 가열해야 사멸한다.

답 ④

Salmonella 속 균의 일반 성상 중 잘못된 것은?
2014년 식품기사 제1회

① 아포가 없는 Gram 음성의 간균이다.
② 통성혐기성균이다.
③ 생육 최적온도는 37℃, 최적 pH는 7~8이다.
④ 독소형 식중독을 유발한다.

해설
Salmonella 식중독(인수공통감염병) – 감염형 식중독
- 원인균 및 특징 : Salmonella enteritidis, Sal. typhimurium, Sal. cholerae-suis, Sal. derby 등, 그람음성, 무포자 간균, 주모균, 통성혐기성
- 원인 식품 : 우유, 육류, 난류 및 그 가공품, 어패류 및 그 가공품, 도시락, 튀김류, 어육 연제품으로 식중독 발생건수가 가장 많음
- 감염원 : Salmonella에 오염된 식품을 섭취함으로써 발생, 설치류(쥐), 파리, 바퀴벌레, 가금류(닭, 오리, 달걀), 어패류 및 그 가공품
- 잠복기 및 증상 : 잠복기는 보통 12~24(평균 48)시간이며, 주요 증상으로는 구토, 메스꺼움, 복통, 설사, 발열(가장 심한 발열로 39℃를 넘는 경우가 빈번)
- 예방법 : 방충 및 방서시설, 쥐, 파리, 바퀴벌레 등을 구제, 균은 열에 약하여 식품을 60℃에서 30분간 가열살균, 저온보관

답 ④

필 / 수 / 확 / 인 / 문 / 제

다음 중 식품을 매개로 감염될 수 있는 가능성이 가장 높은 바이러스성 질환은? 2017년 식품산업기사 제2회

① A형간염
② B형간염
③ 후천성면역결핍증(AIDS)
④ 유행성출혈열

해설
A형간염은 식품취급자, 식품을 매개로 발생하며 발생 또는 유행 시 24시간 이내에 신고·격리가 필요한 제2급감염병이다.

답 ①

바이러스(Virus)와 파지(Phage)에 대한 설명으로 틀린 것은? 2014년 식품기사 제1회

① Phage는 동물, 식물 기생 파지와 세균, 조류 기생 파지로 분류한다.
② Virus는 동물, 식물, 미생물 등의 세포에 기생하는 초여과성 입자이다.
③ Phage는 두부, 미부, 6개의 Spike와 기부로 구성되어 있다.
④ Virus 중에서 세균에 기생하는 경우를 Phage 또는 Bacteriophage라 한다.

해설
박테리오파지(bacteriophage) = 파지(phage)
- 특징 : 세균을 숙주세포로 하는 바이러스 일군의 총칭이다. 세균바이러스 또는 단순히 파지라고 하는 것도 많다. 단순히 세균의 균체를 녹여서 증식하여 세균을 먹는다는 뜻에서 박테리오파지라고 하였다. 파지에는 독성파지와 용원파지로 분류한다.
- 형태 : 두부, 미부, 6개의 Spike가 달린 기부가 있고, 말단에는 짧은 미부섬조가 있다. 두부에는 유전정보원이 되는 DNA 또는 RNA가 함유되어 있고 미부의 초에는 수축성 단백질이 나선형으로 늘어져 있다.
- 증식과정 : 흡착 → 침입 → 초기 단백질 합성 → DNA 합성(핵산 복제) → 후기 단백질 합성 → 성숙 → 용균바이러스(Viruses)

답 ①

알아두기

세균 명명법(Nomenclature)
- 균명 : 라틴어 또는 라틴어화한 그리스어로 또는 발견자, 발견지명 표명

  균종(species) : 2명법 (속명 *Staphylococcus* + 종명 *aureus*)사용
  예 황색포도상구균
- 속명 첫 자는 대문자, 종명은 소문자로 시작하며 이탤릭체로 표기

세균 분류 및 명명법		예 *Salmonella*
계	Kingdom	Procaryotae
문	Division	Protophyta
강	Class	Schizomycetes
목	Order	Eubacteriales
과	Family	Enterobacteriaceae
속	Genus	*Salmonella*
종	Species	*Salmonella enterica*
아종	Subspecies	*Salmonella enterica subsp. enterica*
형, 주	Type, Strain	*S. enterica subsp. enterica* ATTC 13313

* '목' 이름 끝에 –ales, '과' 이름 끝에 라틴어화된 –aceae

(2) 바이러스(Virus)

① 살아있는 세포에만 증식하며 순수배양이 불가능
② 미생물 중 크기가 가장 작음(세균 여과기를 통과)
③ 간염 virus 종류

핵 산	종 류	감염형태
RNA virus	A형간염	경구감염병의 원인
DNA virus	B형간염	혈청감염
	C형간염	
	D형간염	
	E형간염	경구감염병의 원인

* 바이러스는 DNA나 RNA 중 한 종류 핵산만 보유

알아두기

- 식물바이러스 : RNA, 식물세포 숙주
- 세균바이러스 박테리오파지 : DNA, 세균세포 숙주
- 동물바이러스 : RNA 또는 DNA, 동물세포 숙주

④ 기 타

㉠ Poliomyelitis virus : 소아마비(폴리오)

㉡ Influenza virus : 호흡기계 감염

㉢ HIV virus(Human Immunodeficiency Virus) : 후천성 면역결핍증 (AIDS)

⑤ 외피보유 virus VS 외피비보유 virus

외피보유 virus	DNA	• Poxvirus(천연두) • Vaccinia virus(종두) • Varicella-zoster virus(수두-대상포진)
	RNA	• Influenza virus(독감) • Ebola virus(에볼라 출혈열) • Corona virus(코로나)
외피비보유 virus	DNA	• Adenovirus(아데노) • Pavovirus(파보) • Hepatitis B virus(B형간염)
	RNA	• Polioviurs(급성회백수염) • Rotavirus(로타) • Echovirus(에코)

(3) 리케치아(Rickettsia)

① 세균과 바이러스의 중간 형태

② 형태는 원형과 타원형

③ 2분법으로 증식하며 세포 속에서만 증식

④ 운동성이 없음

⑤ 발진티푸스(typhus fever)의 병원체

(4) 곰팡이(Mold)

① 호기성, 내산성(산성 pH 영역에서 증식)

② 진균류, 광합성 기능 없음, 다세포 미생물

③ 포자 발아 후 실모양의 균사체 형성하여 발육하는 사상균

④ **생육조건** : 온도 25~30℃, 습도 80% 이상, 수분 16% 이상, pH 4.0, 고탄수화물, 고농도의 당·식염, 건조식품, 저·고온성에 증식

⑤ 곰팡이독(mycotoxin)을 생성하는 것이 있으며 가열에 의해 파괴되지 않음

⑥ 장류, 주류, 치즈 등의 발효 식품에 이용

⑦ 항생물질 생성하여 질병 치료에 이용

⑧ 식품과 관련한 중요한 곰팡이

필 / 수 / 확 / 인 / 문 / 제

마이코톡신류를 산출하는 곰팡이는 어떤 식품에 가장 번식하기 쉬운가? 2016년 식품기사 제3회

① 곡류, 두류 등 탄수화물이 많고 건조가 불충분한 식품
② 어육, 식물종자 등 불포화지방산이 많은 식품
③ 치즈, 건육 등 단백질이 풍부한 식품
④ 염분과 수분이 다량 함유된 식품

해설
Mycotoxin(곰팡이독; 진균독소)은 곡물 등의 탄수화물이 많은 식품에 기생하는 곰팡이 대사산물로 내열성이 강하다.

답 ①

마이코톡신(Mycotoxin)에 대한 설명으로 틀린 것은? 2015년 식품산업기사 제2회

① 비단백성의 저분자 화합물로서 항원성을 가진다.
② 열에 강하여 조리나 가공 중에 분해·파괴되지 않는다.
③ 독성이 강하고 발암성 등이 있어 인체에 치명적이다
④ 곰팡이 대사산물이다.

해설
Mycotoxin(곰팡이독 : 진균독소)은 곰팡이의 대사산물이며 독소는 내열성이 강한 것이 특징으로, 주로 탄수화물이 많은 식품을 오염시켜 가축이나 사람에게 식중독을 일으키는 발암성 물질로 항원성을 가지지 않는다.

답 ①

식품 내에서 곰팡이의 발생 조건에 대한 설명으로 부적절한 것은? 2015년 식품기사 제1회

① 세균의 발육이 어려운 곳에서도 발생한다.
② 고농도의 당을 함유하는 식품에서도 발생한다.
③ 항생제를 첨가한 식품에서도 잘 발육한다.
④ 우유가 변패되는 경우 세균보다 먼저 발생한다.

해설
④ 세균이 곰팡이보다 먼저 발생한다.
수분활성도(Aw)
세균의 0.86~0.99 > 곰팡이 0.81

답 ④

가축에 이상발정 증세를 초래하여 가축의 생산성 저하와 관련이 있는 곰팡이 독소는? 2020년 식품기사 제3회

① 맥각독
② 제랄레논
③ 오크라톡신
④ 파툴린

해설
Zearalenone(제랄레논)
가축의 이상 발정증후군으로 불임・태아 성장저해・생식장애를 일으킨다.

답 ②

주요 곰팡이 종류		특 징
Aspergillus 속	A. oryzae(황국균)	• 전분 당화력・단백질 분해력 강 • 누룩, 된장, 간장
	A. sojae(간장국균)	
	A. niger(흑국균)	• 유기산 생산, 과즙・청정제 • 과일이나 채소의 흑변 현상
	A. flavus	• 간암 발생물질 aflatoxin 생산 • 곡류 등 번식
Penicillium 속	P. expansum	과일의 연부병
	P. digitatum	
	P. islandicum	황변미 원인균
	P. citrinum	
	P. camemberti	치즈 숙성(까망베르 치즈)
	P. roqueforti	치즈 숙성(blue 치즈)
Mucor 속 털곰팡이	M. racemosus	야채・과실 변패에 관여
	M. rouxii	알코올 제조
Rhizopus 속 거미줄곰팡이	R. nigricans	• 고구마 연부병 • 빵곰팡이 • 야채, 과일(밀감, 딸기)변패
	R. stolonifer	
Fusarium 속 붉은곰팡이	Zearalenone	곰팡이독 생산, 돼지발정 증후군
	F. sporotrichioides	식중독성 무백혈구증

(5) 효모(Yeast)

① 통성혐기성(공기의 여부와 무관), 내산성

② 단세포, 출아법, 균사 만들지 않음

③ 구형, 달걀형, 타원형, 소시지형, 레몬형 등의 형태

④ 유기영양을 이용하여 살아가는 종속영양균의 진핵생물(자낭균류와 불완전균류)

⑤ 세균과 곰팡이의 중간 크기, 발육 최적온도 25~30℃, 60℃ 이상 가열 처리 시 영양세포 사멸(포자 생존 가능)

⑥ 술, 발효빵 등의 발효식품 제조에 이용되는 것도 있으나 버터, 치즈, 요구르트, 김치 등의 발효식품을 변질시킬 수도 있음

당이 알코올로 변할 때 화학변화(발효)

$$C_6H_{12}O_6 \rightarrow 2C_2H_5OH + 2CO_2$$

Glucose Ethly alcohol

⑦ 토양, 물, 식품 등에 생식하며 유용한 균이 많음

⑧ 효모의 종류와 특징

효모 종류		특 징
Saccharomyces 속	Saccharomyces cerevisiae	빵효모, 청주효모, 상면맥주효모
	Saccharomyces carlsbergensis	하면맥주효모
	Saccharomyces pastoranus	맥주 혼탁 유해균
Candida 속	Candida lipolytica	버터 변패
	Candida albicans	피부질환
	Candida utilis	동화력, 비타민 B_1 생산능력 강함, 사료 효모
Flim yeasts	Pichia 속	산막효모(산성 식품 표면에 증식하여 막을 형성)
	Trichosporon 속	

(6) 스피로헤타(Spirochaetales)

① 나선형 형태

② 단세포 생물과 다세포 생물의 중간

③ 운동성 있음

④ 매독의 병원체

(7) 원생동물(Protozoa)

① 단세포 미생물로 엽록소가 없으며 활발한 운동성을 가지고 있음

② 건조에 대한 저항성 낮음

③ 질병과 관련

종 류		특 징
편모충 Flagellates	Leishmania	소, 말, 염소, 개 등에 열대병 일으킴
	Trichomonas vaginalis	부인병(가렵고 따가운 증세)
근족충류 Amoeba	Entamoeba histolytica	이질성설사(사람 장관 내 기생)
포자충류 Sporozoa	Plasmodium malariae	malaria 병원체
	Toxoplasma gondii	Toxoplasmosis 원인균

필 / 수 / 확 / 인 / 문 / 제

효모와 주요 특성이 바르게 연결된 것은?

2012년 식품기사 제2회

① Rhodotorula 속 – 맥주, 알코올, 청주 제조 등에 사용되는 상면발효 효모

② Schizosaccharomyces 속 – 발효성이 강하다.

③ Candida utilis – 위균사형으로 카로티노이드 색소를 생성

④ Hansenula anomala – 위균사형으로 Xylose를 자화하고 균체 단백질 식품으로 유용

해설

② Schizosaccharomyces 속 : 발효성이 강하여 럼 같은 발효주의 산도나 효소 활성에 영향을 주는 비산막 분열효모

① Rhodotorula 속 : 발효기능은 없으며 자연계에 널리 분포

③ Candida utilis : Xylose 자화성, 아황산 펄프폐액 등에서 균체를 배양하여 사료 효모, 핵산조미료 원료인 RNA의 제조에 이용

④ Hansenula anomala : 양조제품의 표면에 얇은 막을 만들고, 알코올을 소비하는 유해균으로 청주의 향기 생성에 관여, 청주 후숙 효모

답 ②

3 미생물에 의한 식품오염

(1) 미생물에 의한 식품오염

① 자연환경으로부터의 오염

오염원			종 류
토 양		• 토양의 형성, 유기물 분해, 토양 비옥도, 자정작용에 큰 역할 • 세균 > 방사선균 > 사상균(토양 내 존재하는 균의 수)	• 세균 : Bacillus, Micrococcus, Clostridium, Pseudomonas, Achromobacter, Proteus, Serratia 등 • 곰팡이 : Aspergillus, Mucor, Penicillium, Rhizopus 등 • 효모 : Saccharomyces, Torula, Candida 등
수생	해수	호염성 세균(3% 식염농도 증식)	Achromobacter, Alcaligenes, Flavobacterium, Pseudomonas, Vibrio 등
	담수	• 하천, 호수 연못에 서식 • 토양, 인축 배설물 등으로 오염되는 경우 많음	• 그람음성 간균 : Pseudomonas, Achromobacter, Alcaligenes, Aeromonas 등 • 토양 : Bacillus, Micrococcus, 곰팡이, 효모 등 • 하수, 분변 : Escherichia, Proteus, Aerobacter 등
공 중		• 직접오염 : 낙하균 • 간접오염 : 식기, 기구 통해 부착	Bacillus, Micrococcus, 방선균, 곰팡이·효모의 포자
분 변		구강, 소장, 대장에서 microflora 형성 후 배설 시 외부로 나옴	Clostridium, Escherichia, Enterococcus, Proteus, Salmonella 등
식물체		식물체 표면과 식물의 상처 부위 등 부착·증식 하는 세균	• 세균 : Micrococcus, Pseudomonas, Xanthomonas 등 • 곰팡이 : Alternaria, Fusarium, Claviceps 등

② 가공과정으로부터의 오염

㉠ 1차 오염 : 채소·과일 수확, 착유 등

㉡ 2차 오염 : 제조, 가공, 운반, 집하 등

4 오염지표 미생물

(1) 식품위생 지표 미생물

병원균들과 항상 공존하는 장관 미생물을 오염지표로 삼음

① 검사목적 : 식품의 위생적인 취급 여부, 보장성 검토, 안전한 식품 여부를 판단하기 위함

식품위생 검사에서 대장균을 위생지표세균으로 쓰는 이유가 아닌 것은? 2021년 식품기사 제1회

① 대장균은 비병원성이나 병원성 세균과 공존할 가능성이 많기 때문에

② 대장균의 많고 적음은 식품의 신선도 판정의 절대적 기준이 되기 때문에

③ 대장균의 존재는 분변 오염을 의미하기 때문에

④ 식품의 위생적인 취급 여부를 알 수 있기 때문에

해설

대장균의 검출은 다른 미생물이나 분변오염을 추측할 수 있고, 대장균의 오염이 분변의 오염과 반드시 일치한다고 볼 수는 없으나, 검출 방법이 간편하고 정확하기 때문에 대표적인 지표미생물로 삼고 있다.

답 ②

② 오염지표균 조건

㉠ 온혈 동물의 장관 내 존재

㉡ 체외 배출 후 다른 미생물보다 저항성이 커야 함

㉢ 검사방법이 간단해야 함

③ 대장균 vs 장구균

특 성	장구균 (Enterococcus 속)	대장균(E.coli)		대장균군 (Coliform group)
형 태	구 균	간 균		간 균
Gram 염색	양 성	음 성		음 성
장관 내 균수	분변 1g 중 10^7~10^9	분변 1g 중 10~10^2		분변 1g 중 10^7~10^9
분변오염과 연관성	많 음	많 음		적 음
분리·고정의 난이도	어려움	쉬 움		쉬 움
외계에서의 저항성	강	약		약
동결 저항성	강	약		약
냉동·건조식품 생존성	강	약		약
주요세균	• Enterococcus 속 • Streptococcus 속	병원성 대장균 (Pathogenic Escherichia coli)	STEC[1] 용혈요독증후군 * EHEC[2](장출혈성) 포함	• Escherichia • Klebsiella • Enterobacter • Citrobacter
			EPEC[3] 장병원성 * 유아설사증	
			ETEC[4] 장독소형 * 영유아 설사질환, 여행 설사증	
			EIEC[5] 장침입성 *쉬겔라속과 유사	
			EAEC[6] 장관흡착성 * 유아설사증	

대장균군에 대한 설명으로 옳은 것은?

2014년 식품산업기사 제3회

① 그람음성, 무아포의 간균으로 젖당을 분해하는 호기성, 통성혐기성균이다.

② 그람양성, 간균으로 젖당을 분해하는 호기성, 혐기성균이다.

③ 그람음성, 구균으로 젖당을 분해하지 않는 호기성, 통성혐기성균이다.

④ 그람음성, 무아포의 간균으로 젖당을 분해하지 않는 호기성, 통성혐기성균이다.

해설

대장균군의 특징

- 그람음성 무포자 간균
- 유당을 분해하며 산과 가스를 생성
- 주모성 편모
- 분변세균의 오염지표
- 호기성, 통성혐기성
- 열에 약하며 저온에 강함

답 ①

아래에서 설명하는 미생물은? 2012년 식품산업기사 제2회

정상 세균층으로 대부분은 비병원성이고 일부는 병원성이다. 이 균은 병원성은 없으나 이 균이 검출되었다는 의미는 장내 세균과에 속하면서 병원성을 갖는 균과 같이 존재할 가능성이 높기 때문이다.

① 살모넬라 ② 대장균

③ 곰팡이 ④ 포도상구균

해설

대장균

사람이나 동물의 장관 내에 항상 존재하는 세균으로 보통은 비병원성으로 알려져 있다가 일부 병원성이 있는 대장균을 확인하고 이러한 대장균을 병원성 대장균이라 불러 일반 대장균과 구분하게 하였다.

답 ②

다음 중 가장 흔히 쓰이는 지시미생물인 대장균군에 속하지 않는 미생물은? 2015년 식품산업기사 제1회

① Streptococcus spp.

② Enterobacter spp.

③ Klebsiella spp.

④ Citrobacter spp.

해설

- 대장균군 : Escherichia, Klebsiella, Enterobacter, Citrobacter
- 장구균 : Enterococcus, Streptococcus

답 ①

[1] STEC : shigatoxin(쉬가독소)을 분비하는 shigatoxin producing E. coli

[2] EHEC : Enterohemorrhagic E. coli

[3] EPEC : Enteropathogenic E. coli

[4] ETEC : Enterotoxigenic E. coli

[5] EIEC : Enteroinvasive E. coli

[6] EAEC : Enteroaggregative E. coli

적중예상문제

01 다음 설명 중 옳지 않은 것은?

① 저온 보존의 경우 신선어패류에 부착해서 다른 식품보다 선도를 빨리 저하시키는 원인균은 Achromobacter이다.
② 소시지 표면에 Micrococcus 속 세균이 증식하면 물방울 모양의 점액성 물질이 생기면서 산패취가 난다.
③ 복어중독, 세균성 식중독, 경구전염병, 방사능 물질 중독은 식품위생 측면의 소홀로 인하여 제기될 수 있는 문제이다.
④ 냉동식품의 오염의 지표가 되는 균은 Proteus균이다.

해설

④ 장구균은 냉동식품에 잔존량이 크므로 이를 지표로 이용한다. 장구균(Enterococcus)이나 대장균(E. coli)은 사람이나 동물의 장관에 상재하는 비병원성 세균으로, 일반적으로 식품위생검사의 분변오염의 지표로 이용되고 있다.

02 대장균 검출을 수질오염의 생물학적 지표로 이용하는 이유는?

① 병원성이 크므로
② 병원균의 오염을 추측할 수 있으므로
③ 병독성이 크고 전염력이 강하므로
④ 물을 쉽게 변질시키는 원인이 되므로

해설

대장균의 검출은 다른 미생물이나 분변오염을 추측할 수 있고, 대장균의 오염이 분변의 오염과 반드시 일치한다고 볼 수는 없으나, 검출 방법이 간편하고 정확하기 때문에 대표적인 지표미생물로 삼고 있다. 2차 감염은 거의 없다.

03 저온성 세균이 아닌 것은?

① Pseudomonas
② Achromobacter
③ Clostridium
④ 형광세균

해설

③ Clostridium은 고온성 세균이다.

미생물의 발육온도

- 저온균 : 최적온도 15~20℃, 발육가능온도 0~25℃
  예 Pseudomonas fluorescens
- 중온균 : 최적온도 25~37℃, 발육가능온도 15~55℃, 대부분의 미생물이 속함
- 고온균 : 최적온도 50~60℃, 발육가능온도 40~75℃, 일반적으로 45℃ 이상인 균
  예 Bacillus stearothermophilus, Bacillus coagulans, Clostridium 등

04 저온성 수중세균으로 어패류의 부패와 관계가 큰 세균은?

① Bacillus 속
② Penicillium 속
③ Clostridium 속
④ Pseudomonas 속

해설

저온성 수중세균으로 어패류의 부패와 관계있는 세균에는 Vibrio 속, Pseudomonas 속, Achromobacter 속, Flavobacterium 속, Aeromonas 속, Alcaligenes 속 등이 있다.

정답 1 ④ 2 ② 3 ③ 4 ④

05 **Histidine을 축적하며 탈탄산효소의 활성이 강하고, 붉은살 어류에 부착하는 세균은?**

① Salmonella typhimurium
② Clostridium botulinum
③ Proteus morganii
④ Serratia marcescens

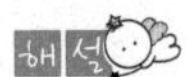

Proteus morganii
- histidine을 축적하고, 탈탄산효소의 활성이 강하고, 살이 붉은 어류에 부착하는 세균이다.
- 붉은살 어류는 흰살 어류에 비해 지질함량이 많고 수분함량이 적은 편이고, histidine을 비교적 많이 함유하고 있다.

06 **통조림 부패와 가장 관계 깊은 세균은?**

① Lactobacillus bulgaricus
② Leuconostoc mesenteroides
③ Pseudomonas fluorescens
④ Clostridium botulinum

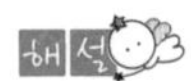

통조림 부패균
Clostridium botulinum, Clostridium pasteurianum, Bacillus coagulans

07 **식품오염 미생물에 대한 설명으로 옳지 않은 것은?**

① 민물세균은 낮은 온도에 견디는 냉호균이 많다.
② 해수 중에는 분변세균의 오염이 없다.
③ 토양미생물 중 대부분은 세균이며 지하수에는 지층을 통과하면서 세균정화가 일어나게 된다.
④ 식품오염지표균으로는 대장균이 쓰인다.

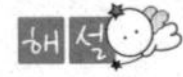

② 분변세균은 하구가 강, 바다를 오염시켜 이 모두에 존재한다.

08 **토양과 관계가 없는 미생물은?**

① Pseudomonas
② Clostridium
③ Bacillus coagulans
④ Vibrio

해설

④ Vibrio 속은 증식속도가 빠르고 저온에서 증식하는 것이 많고 바다에서 살면서 해수, 해산 어패류 microflora의 주요 구성원이 된다.

09 **Pseudomonas 속에 관한 사항 중 옳지 않은 것은?**

① Pseudomonas fluoresecens는 수용성의 형광색소를 생성하여 형광균이라고도 부른다.
② 열에 약하다.
③ 포도당을 발효한다.
④ Pseudomonas aeruginosa는 우유의 청변을 일으킨다.

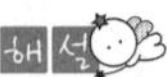

Pseudomonas 속
- 포도당 비발효, 그람음성, 무아포, 호기성, 간균, 극모성 편모의 호냉균이다.
- 토양, 물에서 발견되며 우유 · 어패류 · 육류 · 생선 · 두부 등의 오염 및 채소의 연부병, 감자의 수부병의 원인세균이다
- Pseudomonas fluorescens(형광균), Pseudomonas aeruginosa (녹농균, 우유의 청변)

10 **발암성 독소이면서 간암을 일으키는 물질은?**

① Aflatoxin ② Ergotoxin
③ Mycotoxin ④ Tetrodotoxin

해설

① Aflatoxin은 곰팡이의 독소이며, 간경변, 간장중독, 간암을 일으키는 물질이다.

05 ③ 06 ④ 07 ② 08 ④ 09 ③ 10 ① 정답

11 식품에서 곰팡이에 관한 설명으로 옳지 않은 것은?

① 곰팡이는 산성영역에서도 증식이 잘되므로 pH가 낮은 과실류의 부패를 야기한다.
② 당장, 염장제품에서는 수분활성(Aw)이 낮아 세균보다도 곰팡이가 증식할 수 있다.
③ 곰팡이는 산소가 없는 진공포장식품에서도 증식할 수 있다.
④ 식품을 건조시키면 세균, 효모, 곰팡이 순으로 생육하기 어려워진다.

해설
③ 곰팡이는 호기성이다.

12 식품오염의 지표미생물로 사용되고 있는 대장균군에 포함되지 않는 것은?

① Enterococcus ② Citrobacter
③ Klebsiella ④ Enterobacter

해설
• 대장균군 : Escherichia, Klebsiella, Enterobacter, Citrobacter
• 장구균 : Enterococcus, Streptococcus

13 생육에 따른 산소요구도로 산소를 요구하지 않거나 극히 미량 존재하는 경우에만 생육하는 균은?

① 호기성균 ② 절대 혐기성균
③ 통성혐기성균 ④ 미호기성균

14 그람양성균이 아닌 것은?

① Yersinia ② Listeria
③ Botulinus ④ Bacillus

해설
① Yersinia는 그람음성의 무아포 주모균이다.

15 그람음성균이 아닌 것은?

① Corynebacterium ② Yersinia
③ Salmonella ④ Vibrio

해설
① Corynebacterium은 그람양성의 무아포 간균이다.

16 육류 및 어패류의 점물질을 생성하는 균은?

① Bacillus licheniformis
② Micrococcus varians
③ Pseudomonas aeruginosa
④ Staphylococcus aureus

해설
② Micrococcus varians는 육류 및 어패류의 점물질을 생성하는 균으로 내열성이 강하며 우유 저온살균에도 생존한다.

17 동물의 대장 내에 서식하며 유당과 포도당을 분해하여 가스를 생성하는 호기성 · 통성혐기성균은?

① Escherichia 속
② Staphylococcus 속
③ Clostridium 속
④ Salmonella 속

18 외피보유 바이러스로 후천성 면역결핍증을 일으키는 것은?

① HIV
② Influenza virus
③ Polio virus
④ Hepatitis B virus

해설
① HIV(Human Immunodeficiency Virus)는 후천성 면역결핍 증후군(AIDS)을 일으키는 원인 바이러스를 말한다.
② 호흡기계감염, ③ 급성회백수염, ④ B형간염의 원인 바이러스이다.

정답 11 ③ 12 ① 13 ③ 14 ① 15 ① 16 ② 17 ① 18 ①

19 **과일의 연부병을 일으키는 곰팡이는?**

① Penicillium expansum
② Penicillium islandicum
③ Aspergillus oryzae
④ Fusarium sporotrichioides

해설
② 황변미 원인균
③ 황국균
④ 식중독성무백혈구증

20 **유기산을 생산하며 과일이나 채소의 흑변 현상을 일으키는 곰팡이는?**

① Aspergillus sojae
② Penicillium camemberti
③ Rhizopus nigricans
④ Aspergillus niger

해설
① 전분의 당화력과 단백질 분해력이 강하여 누룩, 된장, 간장에 이용된다.
② 치즈(까망베르) 숙성에 이용된다.
③ 빵곰팡이이다.

21 **곰팡이독을 생산하며 돼지의 발정증후군을 일으키는 붉은 곰팡이는?**

① Zearalenone
② Mucor rouxii
③ Fusarium sporotrichioides
④ Aspergillus flavus

해설
② 알코올 제조에 이용된다.
③ 식중독성무백혈구증이다.
④ 간암 발생물질인 아플라톡신을 생산한다.

22 **산성식품 표면에 증식하여 막을 형성시키는 산막효모는?**

① Pichia 속
② Candida lipolytica
③ Saccharomyces cerevisiae
④ Saccharomyces carlsbergensis

해설
② 버터의 변패, ③ 상면 맥주 발효, ④ 하면 맥주 효모이다.

23 **오염지표균의 조건으로 옳지 않은 것은?**

① 온혈 동물의 장관 내 존재해야 한다.
② 체외 배출 후 다른 미생물보다 저항성이 커야한다.
③ 검사방법이 간단해야 한다.
④ 내열성이어야 한다.

24 **대장균의 생리학적 특성으로 옳은 것은?**

2015년 식품기사 제3회

① Lactose 발효, Indole(+), Methyl red(+), VP Test(−)
② Lactose 발효, Indole(−), Methyl red(−), VP Test(+)
③ Lactose 비발효, Indole(+), Methyl red(−), VP Test(−)
④ Lactose 비발효, Indole(−), Methyl red(+), VP Test(+)

해설
대장균을 분리하기 위해서 사용하는 방법에는 Indole 반응, Methyl red(MR) 반응, VP(Voges-Proskauer) 반응 등이 있다.
- Indole 반응 : 트립토판이 분해되면서 생성된 인돌을 알아보는 시험
- Methyl red 반응 : 포도당을 분해하는 과정에서 생기는 물질의 pH를 여부를 알아보는 시험
- VP 반응 : 포도당이 분해되면서 생성되는 아세토인을 알아보는 시험

25 **대장균(E. coli)에 대한 설명으로 틀린 것은?**

2012년 식품기사 제3회

① 장내에 서식하며 그람음성, 통성혐기성균이다.
② 유당을 분해한다.
③ 대장균군에 속해 있으며 대부분이 매우 유해한 식중독균이다.
④ 식품위생 지표로 사용된다.

19 ① 20 ④ 21 ① 22 ① 23 ④ 24 ① 25 ③ 정답

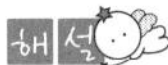

대장균군(Coliform group)
- 사람·동물의 장내에 사는 대장균과 유사한 균을 총칭(모두 병원성을 가지는 것은 아님)
- 식품·물이 분변 오염 여부를 판정하는 위생지표세균
- 유당(락토오스) 분해 → 산·가스 생성, 호기성 또는 통성혐기성 세균. 그람음성, 무포자 간균
- Citrobacter 속, Enterobacter 속, Hafnia 속, Klebsiella 속, Escherichia 속

대장균(Escherichia coli)
- 장내세균과에 속하며 대장균군이나 장구균과 같이 분변오염의 지표세균
- 그람음성, 간균, 통성혐기성 세균. 유당(락토오스)을 이용하여 이산화탄소 가스 생성

26 **그람음성의 무아포성 간균으로서 유당을 분해하여 산과 가스를 생산하며, 식품위생검사와 가장 밀접한 관계가 있는 것은?** 2016년 식품산업기사 제2회

① 대장균군 ② 젖산균
③ 초산균 ④ 발효균

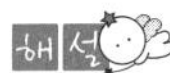

대장균군
그람음성, 무아포성의 단간균으로 유당을 분해하여 산과 가스를 형성하는 모든 호기성 또는 통성혐기성의 균이다. 인축의 장관 내에 생존하고 있는 균으로 분변성 오염의 지표가 된다.

27 **다음 설명의 특성을 지닌 세균은?**

> - 토양, 물, 하수 등에 많이 분포하며 단백질 분해력이 매우 강하다.
> - 동물성 식품의 부패를 일으킨다.
> - 상온에서 증식이 잘 된다.
> - 살이 붉은 어류에 부착하면, 특히 약산성일 때 히스타민을 축적한다.

① Halobacterium ② Paracolobacterium
③ Proteus ④ Vibrio

해설

Proteus morganii
- 부패균의 일종으로 알려져 있지만 근래에 식중독을 일으킨 원인식품에서 발견되어 식중독의 원인균으로서 등장하게 되었다.
- 부패산물의 하나인 histamine의 특유한 식중독을 일으킴으로써 일명 알레르기성 식중독이라 한다.
- 원인식품은 주로 표피는 청색이고 살색은 적색인 어류로서 꽁치가 가장 으뜸이고 그 외에 고등어, 정어리 등도 원인식품으로 알려져 있다.

28 **맥주·포도주·알코올 제조에 사용되는 균은?**

① Serratia marcescens
② Saccharomyces cerevisiae
③ Bacillus natto
④ Proteus morganii

해설

② 맥주·포도주·알코올 제조에 사용되는 균은 Saccharomyces cerevisiae이다. 청주의 발효균은 Saccharomyces sake이다.

29 **수분 10% 이하의 건조식품에 잘 번식하는 미생물은?**

① 효 모 ② 세 균
③ 곰팡이 ④ 바이러스

해설

③ 곰팡이는 건조식품을 잘 변질시킨다.

30 **수중세균으로 옳은 것은?**

① Pseudomonas 속
② Bacillus 속
③ Micrococcus 속
④ Clostridium 속

해설

②·③·④ 토양과 공기 중에 많이 존재하는 세균이다.

정답 26 ① 27 ③ 28 ② 29 ③ 30 ①

식중독

필 / 수 / 확 / 인 / 문 / 제

식중독의 종류와 원인균 및 물질의 연결이 틀린 것은?

2015년 식품산업기사 제3회

① 감염형 – 살모넬라
② 독소형 – 황색포도상구균
③ 바이러스 감염형 – 캠필로박터 제주니(jejuni)
④ 제조・가공・저장 중에 생성되는 유해 물질형 – 니트로아민

해설
③ 캠필로박터 제주니(jejuni)는 세균 감염형이다.

답 ③

독소형 식중독을 일으키는 것은?

2015년 식품산업기사 제2회

① Clostridium botulinum
② Listeria monocytogenes
③ Streptococcus faecalis
④ Salmonella typhi

해설
독소형 식중독
Staphylococcus aureus, Clostridium botulinum

답 ①

오크라톡신(Ochratoxin)은 무엇에 의해 생성되는 독소인가?

2014년 식품산업기사 제1회

① 진균(곰팡이)
② 세 균
③ 바이러스
④ 복어의 일종

해설
오크라톡신 A(Ochratoxin A)는 Aspergillus ochraceus에 의해 생산되는 곰팡이 독소로 간장독을 일으킨다.

답 ①

1 식중독의 개요

(1) 식중독의 정의

식품의 섭취에 연관된 인체에 유해한 미생물 또는 유독 물질에 의해 발생했거나 발생한 것으로 판단되는 감염성 또는 독소형 질환

(2) 식중독의 분류

분 류		종 류	원인균 및 물질
미생물 식중독 (30종)	세균성 (18종)	감염형	Salmonella, 장염Vibrio, Cholerae, Vibrio vulnificus (비브리오 패혈증), Listeria, 병원성대장균(EPEC, EHEC, EIEC, ETEC, EAEC), Shigella, Yersinia, Campylobacter jejuni, Campylobacter coli
		독소형	Staphylococcus, Clostridium botulinum
		중간형	Bacillus cereus, Clostridium perfrigens(Welchii)
	바이러스성 (7종)	–	Norovirus(노로), Rotavirus(로타), Astrovirus, Adenovirus(장관아데노), A형간염, E형간염, Sapovirus(사포)
	원충성 (5종)	–	이질아메바, 람블편모충, 작은와포자충, 원포자충, 쿠도아
자연독 식중독		식물성	버섯독, 시안배당체, 감자독, 원추리, 여로 등
		동물성	복어독, 패류독, 어류독(시가테라독)
		곰팡이	황변미독, 맥각독, 아플라톡신, 오크라톡신 등
화학적 식중독		고의・오용으로 첨가되는 유해물질	식품첨가물(Dulcin, Rongalite 등)
		조리기구・포장에 의한 중독	녹청(구리), 납, 비소 등
		본의 아니게 잔류, 혼입되는 유해물질	잔류농약(DDT, BHC, 유기인제 등), 유해성 금속화합물(수은, 카드뮴 등)
		제조・가공・저장 중에 생성되는 유해물질	지질의 산화생성물, 니트로아민

알아두기

식중독 예방 원칙

- 청결(교차오염 방지), 냉장보관
- 오염되지 않은 물과 식재료(날것; raw materials) 사용
- 안전한 온도에서 철저히 조리(날것은 따로 분리하여 조리)

식중독균과 주요 원인식품

- 살모넬라, 캠필로박터 : 생닭
- 병원성 대장균 O157:H7 : 쇠고기 분쇄육
- 황색포도상구균 독소 : 복합조리식품
- 세레우스균 아포 및 독소 : 밥
- 클로스트리움 퍼프린젠스 : 익힌 음식
- 비브리오 : 수산물
- 노로바이러스 : 생굴, 물

[식중독 지수]

단 계	지수범위	대응요령
위 험	86 이상	• 식중독 발생가능성이 매우 높으므로 식중독 예방에 각별한 경계가 요망됨 • 설사, 구토 등 식중독 의심 증상이 있으면 의료기관을 방문하여 의사 지시에 따름 • 식중독 의심 환자는 식품 조리 참여에 즉시 중단하여야 함
경 고	71 이상 86 미만	• 식중독 발생가능성이 높으므로 식중독 예방에 경계가 요망됨 • 조리도구는 세척, 소독 등을 거쳐 세균오염을 방지하고 유통기한, 보관방법 등을 확인하여 음식물 조리. 보관에 각별히 주의하여야 함
주 의	55 이상 71 미만	• 식중독 발생가능성이 중간 단계이므로 식중독예방에 주의가 요망됨 • 조리음식은 중심부까지 75℃(어패류 85℃)로 1분 이상 완전히 익히고 외부로 운반할 때에는 가급적 아이스박스 등을 이용하여 10℃ 이하에서 보관 및 운반
관 심	55 미만	• 식중독 발생가능성은 낮으나 식중독 예방에 지속적인 관심이 요망됨 • 화장실 사용 후, 귀가 후, 조리 전에 손 씻기를 생활화

식중독의 역학조사에 대한 설명으로 옳은 것은?

2016년 식품기사 제2회

① 검병조사 전에 원인분석을 실시한다.
② 원인식품은 통계적인 방법으로 추정한다.
③ 원인물질을 검사하기 위해서는 보존식만 검사한다.
④ 검병조사를 통하여 원인물질의 추정이 가능하다.

해설
검병조사, 환자가검물, 오염원으로 추정되는 보존식·식품용수·식수·식재료의 검사를 통해 원인분석을 하여 오염원과 경로를 추정한다.

답 ②

식중독 역학조사에 대한 설명으로 틀린 것은?

2016년 식품산업기사 제3회

① 오염된 식품의 섭취와 질병의 초기 증상이 보여진 시점 사이의 간격(잠복기)을 계산하여 추정 중인 질병이 감염성인지 독소형인지 판단한다.
② 발병률은 "환자수÷섭취자수×100"으로 판단한다.
③ 역학의 3대요인으로 병인적 인자, 화학적 인자, 환경적 인자가 있다.
④ 식중독 원인으로 추정되는 식품의 출처를 파악하기 위하여 역추적 조사를 실시한다.

해설
역학 3대요인
병인, 숙주, 환경

답 ③

필 / 수 / 확 / 인 / 문 / 제

식중독 역학조사의 단계로 옳은 것은?

2015년 식품기사 제1회

① 검병조사 – 원인식품 추구 – 원인물질 검사
② 검병조사 – 원인물질 검사 – 원인물질 추구
③ 원인식품 추구 – 원인물질 검사 – 검병조사
④ 원인물질 검사 – 원인식품 추구 – 검병조사

해설

식중독 역학조사

환자 특성, 증상, 발생장소의 특성, 환자발생의 시간적 특성 등 해명 → 원인식품의 원재료로부터 제조·가공·조리·유통·최종 소비까지 식품의 위생·취급 상황을 조사하여 사건의 발생요인 구명 → 그 외에 원인식품 및 환자분비물 등을 검사하여 원인물질 해명

답 ①

식중독 발생 시 취해야 할 조치로 적절하지 않은 것은?

2016년 식품기사 제2회

① 의심되는 모든 식품을 채취하여 역학조사를 실시한다.
② 환자와 상세하게 인터뷰를 하여 섭취한 음식과 증상에 대해서 조사한다.
③ 식중독균은 항생제에 대한 내성이 없으므로 환자에게 신속하게 항생제를 투여한다.
④ 관련식품의 유통을 금지하여 확산을 방지한다.

해설

③ 항생제의 사용이 많아지면서 식중독균에 항생제에 대한 내성이 생겨 내성균이 출현하기 시작하고 있다.

답 ③

식중독 원인조사에서 원인규명의 제한사항이 아닌 것은?

2015년 식품기사 제3회

① 식품은 여러 가지 성분으로 복잡하게 구성되어 원인물질과 원인균 규명이 어렵다.
② 환자 2인 이상에서 동일한 혈청형 또는 유전자형의 미생물이 검출되더라도, 식품에서 원인물질을 검출하지 못하면 식중독으로 판정할 수 없다.
③ 식중독을 일으키는 식품에서 원인균이 검출되지 않는 경우가 있다.
④ 환자의 가검물 채취보다 병원에서의 치료가 선행될 경우 원인물질 검출이 어렵다.

해설

식품에서 원인물질(병원성미생물, 바이러스, 독소, 화학물질 등)이 검출되거나 환자 2인 이상에서 동일한 혈청형 또는 유전자형의 미생물이 검출되면(원인규명 제한점 포함) 식중독으로 판정한다.

답 ②

(3) 식중독 원인·역학조사

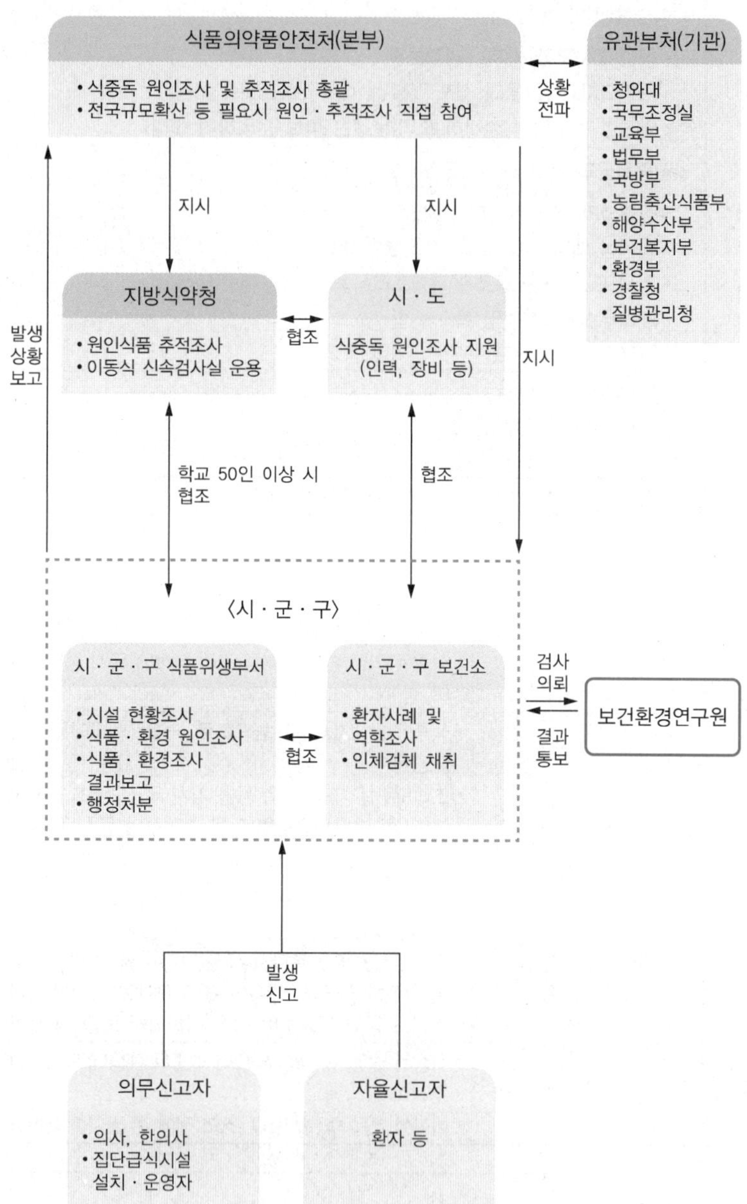

① 식중독 원인·역학조사 : 식중독 확산을 차단하고 재발 방지를 목적으로 식중독 환자나 식중독 의심환자(식중독 환자 등) 발생 규모를 파악하고 발생 원인균·원인식품·발생 경로를 파악하기 위해 실시하는 조사

② 대응체계

단계	내용
식중독 발생신고	의사·한의사·집단급식소 설치 운영자· 환자 등
식중독발생 접수·보고	식품위생부서 → 식약처·시·도에 발생 보고
발생장소 현장조사	시·도(시·군·구), 원인·역학조사반 운영 * 50인 이상, 학교(2인 이상) 발생 시 지방식약청 합동조사
현장조치	• 식품위생부서 : 환경검체 채취 등 원인조사 • 감염부서 : 인체검체 채취 등 역학조사 • 지방식약청 : 환경조사, 원인 식품 추적조사 등
검체 채취·의뢰	• 식품위생부서 : 보존식, 식재료 등 수거 • 감염부서 : 인체검체 등 수거 → 보건환경연구원 의뢰
원인조사 결과통보	보건환경연구원 → 식품위생부서 ↔ 감염부서
원인·역학조사 결과보고	식품위생부서 → 식약처
최종결과에 따른 행정처분	식품위생부서

③ 식중독 원인·역학조사반 구성

㉠ 학교(2인 이상) 또는 50인 이상 식중독 발생 시 : 식약처(지방식약청), 시·도·시·군·구 원인·역학조사반

* 학교에서 식중독 발생 시 교육청(지원청) 급식관련 부서 참여

㉡ 50인 미만 식중독 발생 시 : 시·군·구 원인·역학조사

④ 식중독 원인·역학조사 방법

㉠ 해당 시설 및 환경조사

㉡ 식재료, 섭취식품 등 조사 및 조리과정 확인

㉢ 검수조서, 식재료관리일지 등 기록조사

㉣ 환자, 조리종사자 및 관리자에 대한 설문조사 등 역학조사

필 / 수 / 확 / 인 / 문 / 제

식중독 발생 시 역학조사 방법으로 타당하지 않은 것은?

2015년 식품기사 제2회

① 환자의 증상을 조사한다.
② 환자가 섭취한 음식물 내용을 조사하며, 동일식품을 섭취한 사람의 증상을 조사한다.
③ 환자가 섭취한 식품을 취급한 조리실 등을 일시 폐쇄한다.
④ 환자증상을 조사한 후 환자의 분변, 혈액 등 가검물을 폐기한다.

해설

식중독 원인의 조사(식품위생법 시행령 제59조)

식중독 환자나 식중독이 의심되는 자를 진단한 의사나 한의사는 다음의 어느 하나에 해당하는 경우 해당 식중독 환자나 식중독이 의심되는 자의 혈액 또는 배설물을 채취하여 특별자치시장·시장·군수·구청장이 조사하기 위하여 인수할 때까지 변질되거나 오염되지 아니하도록 보관하여야 한다. 이 경우 보관용기에는 채취일, 식중독 환자나 식중독이 의심되는 자의 성명 및 채취자의 성명을 표시하여야 한다.

• 구토·설사 등의 식중독 증세를 보여 의사 또는 한의사가 혈액 또는 배설물의 보관이 필요하다고 인정한 경우
• 식중독 환자나 식중독이 의심되는 자 또는 그 보호자가 혈액 또는 배설물의 보관을 요청한 경우

답 ④

식중독 역학조사 시 설문조사 분석을 통하여 질병의 유형을 분류하고 가설을 설정·검증하는 단계는?

2016년 식품기사 제2회

① 현장조사단계 ② 정리단계
③ 준비단계 ④ 조치단계

해설

역학조사 단계

• 준비단계 : 원인조사반 구성, 반원 간 업무분장 조정, 사전정보 수집, 검체 채취 기구 준비 등
• 현장조사단계 : 식품취급자 설문조사(기본자료 확보), 종사자 위생상태 확인, 현장확인(현장 시설 조사를 통한 오염원 추정), 검체 채취·의뢰, 데이터 분석·가설 설정
• 정리단계 : 확보된 기본자료, 현장 확인·점검결과, 검사현황, 의학 참고자료 등을 토대로 발생 원인인자를 분석해 오염원·경로 추정
• 조치단계 : 조사 결과 급식·식재료·음용수 등을 식품매개로 식중독으로 의심·추정될 경우 확산방지와 예방조치 목적으로 급식중단 및 관련식품·식재료 등의 사용금지·폐기 조치
• 결과 보고

답 ①

필 / 수 / 확 / 인 / 문 / 제

다음 중 나머지 셋과 식중독 발생 기작이 다른 미생물은?

2016년 식품산업기사 제2회

① Salmonella enteritidis
② Staphylococcus aureus
③ Bacillus cereus
④ Clostridium botulinum

해설
장염균(Salmonella enteritidis)은 감염형 식중독균이다.

답 ①

살모넬라균 식중독에 대한 설명으로 틀린 것은?

2016년 식품산업기사 제2회

① 달걀, 어육, 연제품 등 광범위한 식품이 오염원이 된다.
② 조리·가공 단계에서 오염이 증폭되어 대규모 사건이 발생하기도 한다.
③ 애완동물에 의한 2차 오염은 발생하지 않으므로 식품에 대한 위생 관리로 예방할 수 있다.
④ 보균자에 의한 식품오염도 주의를 하여야 한다.

해설
살모넬라 식중독은 원인식품(육류 및 그 가공품·난류)에 의한 1차 오염과 보균동물(쥐·애완동물·곤충)이나, 보균자의 배설물에 의해 식품이 오염되어 발생하는 2차 오염이 있다.

답 ③

Salmonella 속균의 일반 성상 중 잘못된 것은?

2014년 식품기사 제2회

① 아포가 없는 Gram 음성의 간균이다.
② 통성혐기성균이다.
③ 생육 최적온도는 37℃, 최적 pH는 7~8이다.
④ 독소형 식중독을 유발한다.

해설
감염형 식중독을 유발한다.

답 ④

2 세균성 식중독

[세균성 식중독의 특징]

분 류	감염형	독소형
특 징	식품에 증식한 다량의 세균 섭취	세균이 생산한 독소에 의해 발생
	• 잠복기 길(12~24시간) • 구토, 두통, 복통, 설사 • 발열 있음	• 잠복기 짧음 • 구토, 두통, 복통, 설사 • 발열 없음
	• 2차 감염이 없음 • 면역 생기지 않음	
원인균	• Salmonella ssp. • E. coli • V. parahaemolyticus • Campylobacter jejuni • Yersinia enterocolitica • Listeria monocytogenes	• Staphylococcus aureus • Clostridium botulinum

(1) 감염형 식중독

① 살모넬라 식중독(Salmonella food poisoning)

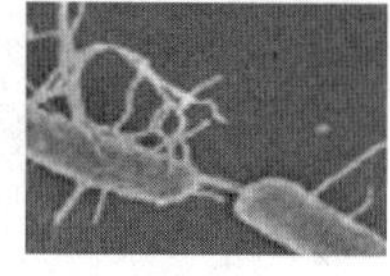
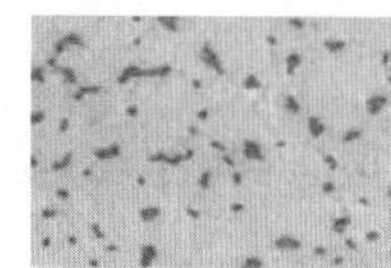
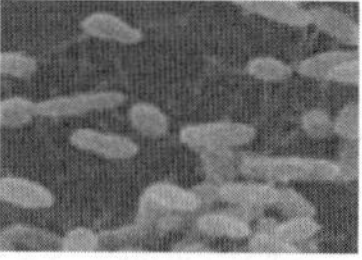

㉠ 원인균

- Salmonella typhimurium(쥐티푸스) : 돈육, 우육, 가금류와 연관성 큼
- Salmonella enteritidis(장염균) : 달걀과 연관성 큼
- Salmonella choleraesuis(돼지콜레라)
- 기타 우리나라에 자주 발생되는 식중독 균의 종류 : S. senftenberg, S. thompson, S. newport, S. infantis, S. montevideo, S. tennessee, S. berta, S. derby, S. london, S. hadar
- 식중독균에 속하지 않는 법정감염병 원인균

제2급감염병 원인균		
장티푸스 (Typhoid fever)	파라티푸스 (Paratyphoid fever)	
장티푸스균 (S. typhi)	파라티푸스균	
	S. paratyphi A	S. paratyphi B
• 수인성 경구감염 • 고열, 두통, 근육통, 구토, 설사	사람에게만 병원성 나타냄	사람·동물 보유
사람 : 패혈증, 장티푸스, 장티푸스성 발열 증상		

㉡ 특 징

- 살모넬라 속은 인수공통질병을 일으킴
- 장내세균과에 속하는 그람음성 간균, 무포자, 통성혐기성
- 생육 최적온도 37℃, 최적 pH 7~8
- 사람・동물・조류의 장관 내 서식
- 생명체 외부에서 수주간 생존(건조된 배설물에서 2.5년 후에도 발견됨)

㉢ 잠복기 : 12~36시간(평균 24시간), 발병균량 10^5~10^9

㉣ 감염원・감염경로

- 부적절하게 가열된 동물성 단백질 식품(우유, 유제품, 고기, 달걀, 어패류와 그 가공품)과 식물성 단백질 식품(채소 등 복합조리식품)
- 물, 토양, 샐러드, 도시락 등
- 환자의 분변, 보균자의 손, 발 등 2차 오염
- 오염된 가금류의 알이 항문까지 나오는 과정에서 장관 내 부착된 균에 오염, 감염자의 식품 취급 등

㉤ 증상 : 살모넬라증(Salmonellosis), 발열(38~40℃), 두통, 구토, 복통 등(치명률 0.3~1%)

㉥ 예 방

- 5℃ 이하 저온보관, 75℃에서 1분 이상(60℃, 20분) 가열
- 원인균 혼입 방지(위생해충・동물에 대한 방서・방충시설)
- 개인위생, 생식 지양
- 일반적인 소독제 수분 내 사멸

② 장염비브리오 식중독(Vibrio food poisoning)

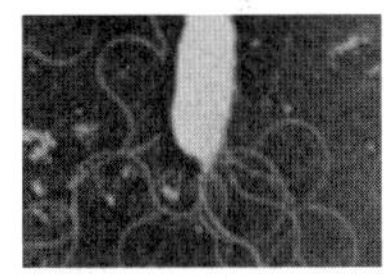
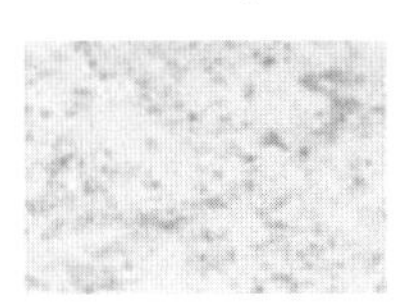
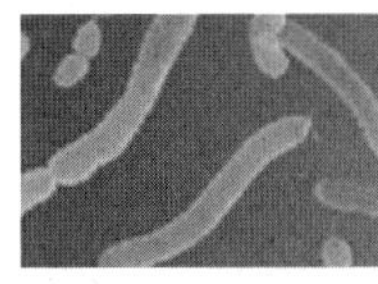

㉠ 원인균 : Vibrio parahaemolyticus

㉡ 특 징

- 그람음성, 약간 굽은 모양(콤마형)의 단간균, 무포자, 통성혐기성
- 호염균(3~4% 염농도에서 잘 발육, 해수온도 15℃ ↑ 급격히 증식)
- 살균제・산성・건조에 약
- 생육최적온도 30~37℃, 최적 pH 7~8
- 메커니즘 : Kanagawa 현상(용혈성) 용혈독 생성

㉢ 잠복기 : 8~24시간(평균 12시간), 발병 균량 10^6 이상

㉣ 감염원・감염경로

- 어패류, 수산식품 원인

필 / 수 / 확 / 인 / 문 / 제

어패류 생식이 주된 원인이며 세균성이질과 비슷한 증상을 나타내는 식중독균은? 2014년 식품기사 제3회

① 병원성 대장균 ② 보툴리누스균
③ 장구균 ④ 장염비브리오균

해설

장염 Vibrio 식중독의 특징

일반적으로 7~9월 사이에 많이 발생하며, 인간의 특정 혈구를 용해시키는 능력을 갖고 있고, 콜레라와 증상이 비슷하다. 세균성 식중독의 60~70% 정도가 이 균에 의하며, 염분 10~20%에서도 생육이 가능하다.

- 원인균 및 특징 : Vibrio parahaemolyticus(해수균)이며, 호염성 세균, 그람음성, 무포자 간균, 단모균, 중온균(생육적온 37℃)이며, 최적조건은 3~4% 염분농도(호염성)에서도 잘 자란다. 최적온도에서 세대시간 약 10~12분으로 식중독균 중 증식속도가 가장 빠르다.
- 원인 식품 : 어패류(조개류나 채소의 소금 절임), 생선류, 생선회, 초밥류, 어패류를 손질한 도마(조리기구)나 손을 통한 2차 감염 등이다.
- 감염원 : 해수 연안, 갯벌, 플랑크톤 등에 널리 분포하며, 특히 육지로부터 오염되기 쉬운 해역에서 많이 전파한다.
- 잠복기 및 증상 : 잠복기는 평균 12시간이며, 균량에 따라 차이가 있다. 복통, 메스꺼움, 구토, 설사, 발열 등의 급성 위장염 형태의 증상이 나타난다.

답 ④

Vibrio parahaemolyticus에 의한 식중독에 대한 설명으로 틀린 것은? 2016년 식품산업기사 제3회

① 용모 선단에서 Na과 Cl의 흡수 저해로 수분을 다량 유출하여 설사를 야기한다.
② 대부분 Kanagawa 반응 시험에서 양성을 나타낸다.
③ 그람음성균으로 민물에서는 살지 못한다.
④ 혈청형으로는 O1균주와 non-O1 균주로 분류하는 것이 일반적이다.

해설

비브리오 콜레라균(Vibrio parahaemolyticus)의 혈청형은 O와 K의 조합에 의하여 분류한다.

- 비응집성 콜레라균(V. cholerae non-O1 및 non-O139)
- O항원이 12종, K항원은 60종, H항원은 모든 V. parahaemolyticus에 공통
- K항원에 의한 혈청형군 시험 가능

답 ④

장염비브리오균 식중독을 주로 발생시키는 식품은? 2016년 식품산업기사 제1회

① 어패류 가공품 ② 육류 가공품
③ 어육연제품 ④ 우유제품

해설

장염비브리오의 원인균은 Vibrio parahaemolyticus로 3~4% 식염농도에서 잘 발육하는 감염형 식중독으로 7~9월에 집중적으로 발생하며, 원인식품은 해산어패류로 생선회나 초밥 등이다.

답 ①

- 바닷물, 생것 또는 덜 조리된 수산물(균이 어패류의 체표, 내장, 아가미 등에 부착 → 근육으로 이행 → 균의 증식 → 식중독)
- 조리대, 식칼, 도마, 행주, 환자・보균자의 분변(2차 감염)
- 오염지역에서 수영 등으로 인한 눈, 귀, 상처 등에 감염 가능

ⓜ 증상 : 발열(37~39℃), 수양성 설사, 두통, 복통, 오심, 구토

ⓑ 예 방

- 60℃, 15분 또는 80℃, 7~8분 가열, 생식 지양
- 냉장 보존
- 담수 세척(호염성균 제거)
- 손・조리기구 청결유지, 칼, 도마 등 교차오염 방지

ⓢ 기타 Vibrio

Vibrio cholerae 콜레라	Vibrio vulnificus 비브리오 패혈증 = 괴저병
• 제2급감염병 • 인도 갠지스강 기원 • 급성장관 질환 • 콜레라 독소에 의한 분비성 설사 • TCBS agar 발육 시 황색 집락 형성	• 제3급감염병 • 경피감염 • 급성패혈증 • TCBS agar 발육 시 녹색 집락 형성

③ 병원성 대장균 식중독(Pathogenic eschichia coli food posioning)

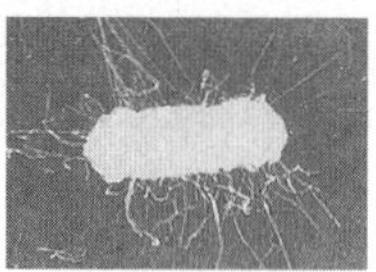

㉠ 원인균

병원성 대장균의 분류	쉬가 독소 생성 대장균(STEC) Shigatoxin producing E. coli	장병원성(EPEC) Enteropathogenic E. coli	장독소형(ETEC) Enterotoxigenic E. coli	장침입성(EIEC) Enteroinvasive E. coli
잠복기	3~8일	9~12시간	10~12시간	10~18시간
특이사항	• shigatoxin(쉬가독소) 분비(verotoxin이라고도 불림) • 용혈 요독증후군(HUS) • 출혈성 장염 * 장출혈성대장균(EHEC, Enterohe-morrhagic E. coli) : Verotoxin 생산, O157:H7이 대표적 대장균	• 급성위장염 발병 • 유아설사증 • 장독소・쉬가독소	• enterotoxin[장독소 : 이열성・내열성(100℃, 15분에도 안정) 모두 있음] 생산 • 개발도상국 영유아 설사질환, 여행설사증, 물설사(콜레라균과 유사)	• 대장 상피에 침입하여 조직 내 감염(장관침입성) • 이질성증후군(쉬겔라속)과 유사 • 혐기성 강, 운동성 ×, 유당분해 느리거나 거의 ×

1982년 미국에서 햄버거를 먹고 일어난 식중독 사건에서 처음 발견되었고, 1996년에는 일본에서 대규모 집단 식중독이 발생하여 사회적 문제가 된 장관출혈성 대장균의 대표적인 혈청 분류 번호는? 2015년 식품기사 제2회

① O-157 : H7　② O-257 : H7
③ O-157 : H5　④ O-25 : H7

해설

장출혈성 대장균(Enterohemorrhagic Escherichia coli ; O-157 : H7)

- 독소 : Verotoxin 생산
- 병원소 : 소가 가장 중요한 병원소
- 감염경로 : 소고기로 가공된 음식물, 멸균되지 않은 우유, 균에 오염된 채소, 샐러드
- 증상 : 발열을 동반하지 않음, 급성혈성 설사와 경련성 복통
- 집단발생 사례 : 조리가 충분하지 않은 햄버거 섭취로 발생
- 예방법 : 환자와 격리, 우유의 살균처리, 철저한 위생 관리

답 ①

발 열	없 음		있 음	낮 음	있 음
주요장관	대 장		소 장	소 장	대 장
감염량	적은 양		많은 양	많은 양	적은 양
법정 감염병 분류	–	제2급 감염병 (장출혈성 대장균)	제4급감염병		

㉡ 특 징

- 그람음성, 무포자, 간균, 주모성, 호기성 또는 통성혐기성
- 유당 분해하여 산과 가스를 생산
- 발육최적온도 : 37℃
- 감염 균량 : 10^2

㉢ 잠복기 : 3~4일, 12~72시간(균종에 따라 다양)

㉣ 감염원 · 감염경로

- 우유(주원인), 햄버거(불완전 조리된 쇠고기 분쇄육), 햄, 치즈, 샐러드, 도시락 등
- 포유류의 장관, 사람에서 사람, 감염자의 분변에 오염된 식품
- 하수, 어패류 등에서 분리 검출되므로 1차, 2차 오염으로 감염

㉤ 증상 : 발열, 구토, 복통, 설사(혈변), 탈수증

㉥ 예 방

- 방충 및 방서시설
- 식품의 4℃ 이하 저온보존
- 조리기구의 교차오염 방지
- 환자, 보균자의 분변 및 손 등의 철저한 위생관리
- 원유 · 우유의 살균 섭취
- 60℃에서 약 20분간 가열(식육 72℃, 가금육 83℃, 생선 72℃까지 가열)

④ 캠필로박터 식중독(Campylobacter jejuni food posioning, Campylobacteriosis)

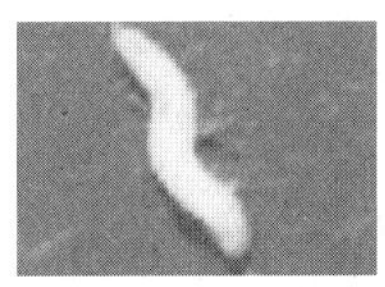
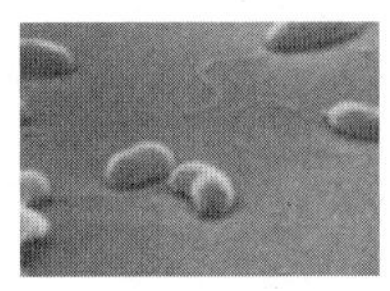
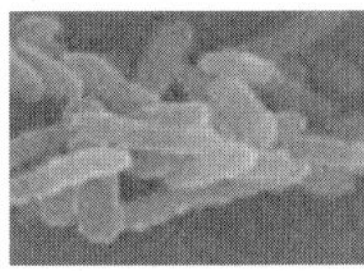

㉠ 원인균 : Campylobacter jejuni

㉡ 특 징

- 유산을 일으킨 양에서 분리
- 그람음성, 간균(S자형 또는 나선형의 screw상 운동), 단극 또는 양극에 1개의 편모

필 / 수 / 확 / 인 / 문 / 제

병원성 대장균의 특징이 아닌 것은 무엇인가?

2014년 식품기사 제2회

① 일반의 장내 상존 대장균과의 항원적으로 구분된다.
② 영 · 유아가 성인에 비하여 고위험군이다.
③ 오염식품을 섭취하고 10분 전후에 즉시 발병한다.
④ 식중독은 두통, 복통, 설사, 발열 등이 주요 증상이다.

해설

병원성 대장균

- 원인균 및 특징 : 식품이나 물의 오염지표로 이용되며, 그람음성, 무포자 간균, 주모균 등이다.
- 원인식품 : 육가공품(햄, 소시지), 튀김류(특히 크로켓), 채소, 샐러드, 분유(우유), 마요네즈, 파이, 급식도시락, 두부 및 그 가공품 등이 있다.
- 감염원 : 환자나 보균감염자의 분변(배설물)이 감염원이다.
- 잠복기 및 증상 : 잠복기는 평균 10~24시간(평균 13시간)으로 설사(주요 증상), 발열, 두통, 복통 등이고 수일 내(3~4일) 회복된다.

 ③

캠필로박터증(Campylobacteriosis)에 의한 식중독 원인균의 설명으로 틀린 것은?

2015년 식품산업기사 제3회

① 30℃ 이하에서는 생육하기 어렵다.
② 성장을 위해 미호기적 조건이 좋다(Microaerophilic Condition).
③ 다른 미생물들과의 경쟁력은 강하다(A Good Competitor).
④ 최적조건에서도 성장은 느린 편이다.

해설

캠필로박터증(Campylobacteriosis)

- 원인균 : Campylobacter jejuni, 유산을 일으킨 양에서 분리된 균
- 잠복기 : 평균 2~3일
- 특징 : 대기의 산소 농도보다 25% 낮은 산소 농도대에서 증식하는 미호기성 인수공통감염병
- 최적 온도 30~46℃, 상온의 공기 속에서 서서히 사멸(혐기적 조건에서도 성장 안 함), 고온성균(43℃에서 증식 활발, 25℃ 이하에서는 증식 안 함)
- 감염원 · 감염경로 : 소, 돼지, 개, 닭, 우유, 물 등 원인, 육류의 생식 · 불충분한 가열
- 증상 : 복통, 설사(수양성 설사, 소아에서는 이질과 유사 설사 증상), 발열, 구토, 근육통

답 ③

필 / 수 / 확 / 인 / 문 / 제

산소가 소량 함유된 환경에서 발육할 수 있는 미호기성 세균으로 식육을 통해 감염될 수 있는 식중독균은?

2017년 식품산업기사 제3회

① 살모넬라 ② 캠필로박터
③ 병원성 대장균 ④ 리스테리아

해설
캠필로박터 식중독의 원인균은 Campylobacter jejuni이며 유산을 일으킨 양에서 분리된 균으로, 미호기성(대기 중 산소농도가 25%보다 낮은 산소농도에서 증식)의 인수공통감염병이다.

답 ②

영하의 조건에서도 자랄 수 있는 전형적인 저온성 병원균(psychrotrophic pathogen)은?

2020년 식품산업기사 제1·2회

① Vibrio parahaemolyticus
② Clostridium perfringens
③ Yersinia enterocolitica
④ Bacillus cereus

해설
여시니아 엔테로콜리티카(Yersinia enterocolitica)는 그람음성 간균의 냉장온도(0~5℃)에서도 발육 가능한 저온세균이다. 오염된 식품인 덜 익은 돼지고기, 생우유, 아이스크림 등에서 감염되는 인수공통감염병의 원인균이다.

답 ③

여시니아 엔테로콜리티카균에 대한 설명으로 틀린 것은?

2017년 식품산업기사 제3회

① 그람음성의 단간균이다.
② 냉장보관을 통해 예방할 수 있다.
③ 진공포장에서도 증식할 수 있다.
④ 쥐가 균을 매개하기도 한다.

해설
② Yersinia enterocolitica는 저온균으로 0~5℃에서 증식이 가능하므로 식품 보존에 충분한 주의가 필요하다.

답 ②

- 최적 온도 : 30~46℃,
- 미호기성(대기 중 산소농도 25%보다 낮은 산소농도에서 증식)
- 상온의 공기 속에서 서서히 사멸(혐기적 조건에서도 성장 ×)
- 감염 균량 : 10^4
- 고온성균(43℃에서 증식 활발, 25℃ 이하 증식 ×)
- 인수공통감염병
- 산발적 사례의 70% 정도가 닭고기 섭취와 관계
- 살균제·산성·건조에 약

㉢ 잠복기 : 평균 2~3일

㉣ 감염원·감염경로
- 소, 돼지, 개, 닭, 우유, 물 등 원인
- 육류의 생식·불충분한 가열
- 동물(조류 등)의 분변 오염

㉤ 증상 : 복통, 설사(수양성 설사, 소아에서는 이질과 유사 설사 증상), 발열, 구토, 근육통

㉥ 예 방
- 심부온도 75℃ 이상 가열, 방사선 조사(1~3kGy)
- 보균 동물과 접촉 감염 주의(고양이, 개, 소, 돼지, 닭 등)
- 수중에서 장시간 생존(물의 완전멸균)
- 생식(특히 닭고기) 지양
- 개인위생 철저

⑤ 여시니아 식중독(Yersinia food poisoning)

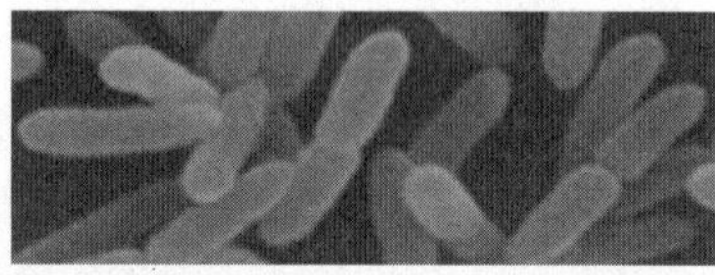

㉠ 원인균 : Yersinia enterocolitica
- 기타 여시니아 속 균 : Yersinia pestis(페스트)

㉡ 특 징
- 그람음성, 호기성, 단간균, 주모성, 무포자
- 발병균량 : 10^4~10^6
- 저온균(0~5℃ 증식), 진공포장에서도 증식
- 인수공통감염병

㉢ 잠복기 : 평균 2~5일

㉣ 감염원·감염경로
- 분변·오물, 오염된 물·우유, 돼지고기, 쇠고기, 아이스크림 등
- 15세 이하, 노인, 면역이 손상된 성인에게 주로 감염됨
- 살모넬라와 감염경로 비슷

ⓜ 증 상

- 복통, 설사, 발열(39℃ 이상), 패혈증
- 2차 면역질환인 다발성관절염, 피부의 결절성 홍반 등의 여시니아증

ⓑ 예 방

- 5℃ 이하에서 증식이 가능하므로 식품 보존에 충분한 주의
- 65℃ 이상 가열
- 우유·유제품 살균 섭취
- 교차오염 방지
- 날것의 돼지 내장 등 만진 후 손 세척

⑥ 리스테리아 식중독(Listeria monocytogenes food poisoning, Listeriosis)

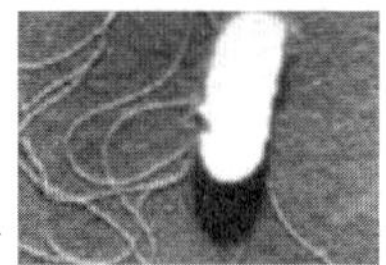 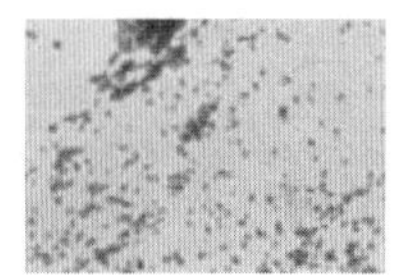 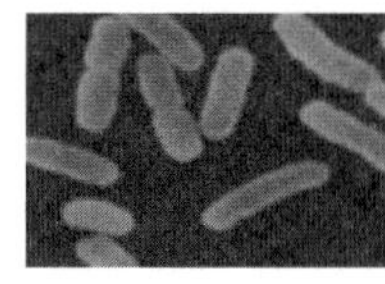

㉠ 원인균 : Listeria monocytogenes

㉡ 특 징

- 그람양성, 무포자 간균, 주모성, 통성혐기성
- 인수공통감염병
- 저온균, 내염성
- 최적발육온도 : 30~37℃, 최적 pH 6~9(pH 4.5 이하 발육 가능)
- 감염균량 : 10^2~10^{13}

㉢ 잠복기 : 9~48시간(위관장성), 2~6주(침습성)

㉣ 감염원·감염경로 : 원유, 치즈(특히 연성치즈), 아이스크림, 소시지, 핫도그, 식육, 채소 등

㉤ 증 상

- 발열, 근육통, 구토, 설사, 패혈증, 뇌수막염
- 임산부의 유산, 사산
- 소독제, 항생물질에 대한 감수성 높음(항생제 치료 가능)
- 동물에게는 유방암 → 젖(살균처리하지 않은 원유) → 식중독

㉥ 예 방

- 냉장(4℃) 보관 온도의 철저한 관리
- 적절한 가열 후 섭취(열에 약하여 60℃에서 5~10분, 70℃에서 10초 가열 시 90% 사멸)
- 고염 농도에서도 생존이 가능하여 오염방지 및 제거가 최선의 방법

음식을 섭취한 임신부가 패혈증이 발생하고 자연유산을 하였다. 식중독 유발 균주를 확인한 결과 식염 6%에서 성장 가능하고 Catalase 양성이었다. 이 식품에 오염된 균은? 2015년 식품산업기사 제2회

① Yersinia enterocolitica
② Campylobacter jejuni
③ Listeria monocytogenes
④ Escherichia coli O157:H7

해설
리스테리아 모노사이토제네스에 해당한다.

답 ③

인수공통병원균으로 냉장온도에서도 생존하여 증식할 수 있으며, 소량의 균으로도 발병이 가능한 식중독균은? 2021년 식품기사 제2회

① Vibrio parahaemolyticus
② Staphylococcus aureus
③ Bacillus cereus
④ Listeria monocytogenes

해설
병원성 리스테리아균 식중독(Listeria monocytogenes)
- 특징 : 그람양성의 주모성 간균, 통성혐기성, 인수공통감염병, 내염균, 저온균(냉장고에 저장된 진공포장에서도 생존 가능)
- 감염경로 : 자연계에 널리 상재해 있는 가축, 야생동물, 어패류, 식육류에 분포
- 잠복기 : 1주일~3개월
- 원인식품 : 냉동피자, 아이스크림, 치즈(특히 연성치즈)
- 증상 : 임산부, 노약자, 신생아는 패혈증·수막염 수반
- 예방 : 음식물을 충분히 가열하여 섭취(열에 약하여 60℃에서 5~10분, 70℃에서 10초 가열 시 90% 사멸)

답 ④

필 / 수 / 확 / 인 / 문 / 제

알레르기(Allergy) 식중독의 원인 물질은?

2016년 식품기사 제2회

① Arginine ② Histamine
③ Alanine ④ Lysine

해설
Proteus morganii 등이 붉은살 생선에 작용하여 일으키는 알레르기성 식중독으로 히스티딘 탈탄산효소에 의하여 생성되는 히스타민이 생체 내에서 작용하여 발생한다.

답 ②

고등어와 같은 적색 어류에 특히 많이 함유된 물질은?

2016년 식품산업기사 제1회

① Glycogen ② Purine
③ Mercaptan ④ Histidine

해설
Proteus morganii 등의 미생물이 고등어 등의 붉은살 생선에 작용하여 일으키는 알레르기성 식중독으로 히스티딘 탈탄산효소에 의하여 생성되는 히스타민이 생체 내에서 작용하여 발생한다.

답 ④

황색포도상구균에 대한 설명으로 틀린 것은?

2016년 식품기사 제3회

① 건강인은 이 균을 보균하고 있지 않으므로 보통의 가공과정에 의해 식품에 혼입되는 경우는 드물다.
② 소금농도가 높은 곳에서 증식한다.
③ 건조 상태에서 저항성이 강하다.
④ 식품이나 가검물 등에서 장기간(수개월) 생존하여 식중독을 유발한다.

해설
Stp. aureus(황색포도상구균)은 대표적 화농균으로 식중독의 원인균(잠복기 짧음, 장독소 enterotoxin 생산)이며, 건강인의 약 30%가 보균하고 있고, 조리인의 화농성 질환, 소독이 불완전한 식기, 기구 등에 의해 감염된다.

답 ①

황색포도상구균 식중독에 대한 설명으로 거리가 먼 것은?

2015년 식품산업기사 제1회

① 잠복기가 1~6시간으로 짧다.
② 사망률이 매우 높다.
③ 내열성이 강한 장독소(Enterotoxin)에 의한 식중독이다.
④ 주증상은 급성위장염으로 인한 구토, 설사이다.

해설
일반적으로 증상이 가볍고 경과가 빨라 1~3일이면 회복되며 사망하는 경우는 거의 없다.

답 ②

⑦ 아리조나 식중독(Salmonella arizonae food poisoning)

㉠ 원인균 : Salmonella arizonae

㉡ 특 징
- 그람음성, 무포자 간균, 주모성, 호기성
- 가금류와 파충류의 정상 장내세균

㉢ 잠복기 : Salmonella와 유사(10~12시간), 잠복기는 매우 다양하며 노출 후 감염까지 3개월로 보고된 바 있음

㉣ 감염원·감염경로 : 가금류(닭, 칠면조)의 고기·알 등

㉤ 증 상
- 사람 감염은 드물고 파충류·동물이 주로 감염됨
- Salmonella와 유사(급성위장염, 발열 38~40℃)

㉥ 예방 : Salmonella와 유사(가열 후 섭취, 교차오염 방지 등)

⑧ 프로테우스 몰르가니(Proteus morganii) : 단백질 부패세균

㉠ 원인균 : Proteus morganii

㉡ 특 징
- 그람음성, 간균, 주모성, 통성혐기성
- histidine 부패 → histamine을 생산 → allergy 식중독 유발

㉢ 잠복기 : 5분~1시간

㉣ 감염원·감염경로 : 꽁치, 고등어, 정어리 등(붉은살·등푸른 생선)

㉤ 증상 : 두드러기, 안면홍조, 설사, 복통, 발열 등의 알레르기 증상

㉥ 예 방
- 어류의 충분한 세척·가열 및 적절한 저온보관
- 항histamine제 복용으로 치료 가능

(2) 독소형 식중독

① 포도상구균 식중독(Staphylococcus food poisoning)

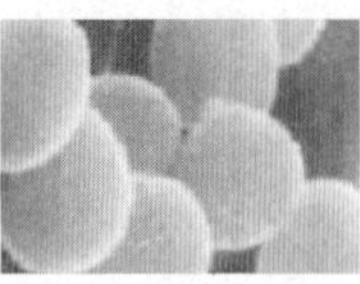
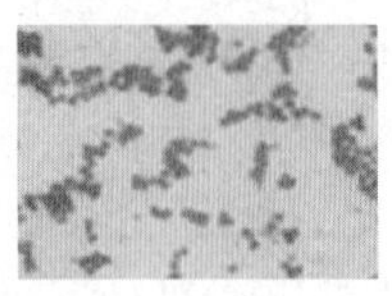
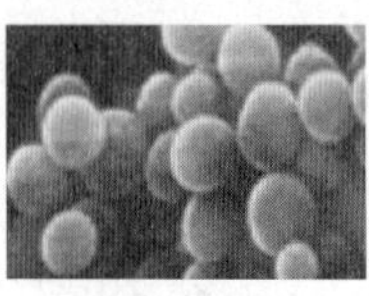

㉠ 원인균 : Staphylococcus aureus 황색포도상구균

㉡ 특 징
- 그람양성, 편모 없음, 무포자, 통성혐기성
- 화농성질환 대표적 원인균
- 발열 없음
- 내염성(7.5% 염분에서 생육 가능), 건조에 강함

- 생육최적온도 : 35~38℃
- 발병균량 : 10^5~10^6
- 치사율 1%로 낮음
- 건강한 사람 및 동물(피부 · 코 · 점막)의 5% 이상이 보균

균	장독소(enterotoxin)
• 내열성 약 • 70℃ 2분 가열 시 사멸	• 내열성 강 • 121℃, 8~16.4분 가열 시 파괴 • enterotoxin A형은 독성이 가장 강함

㉢ 잠복기 : 1~5시간(평균 3시간)

㉣ 감염원 · 감염경로

- 감염자(피부의 화농, 사용한 타월, 옷 등)와의 직접 · 간접 접촉
- 도시락, 김밥 등 복합조리식품
- 유방염 걸린 소의 젖

㉤ 증상 : 구토, 설사, 복통, 두통 등

㉥ 예 방

- 손, 조리기구 청결
- 피부 화농성 질환자 조리 금지
- 가열 후 5℃ 이하 저온보관

② 클로스트리디움 보툴리늄 식중독(Clostridium botulinum food poisoning)

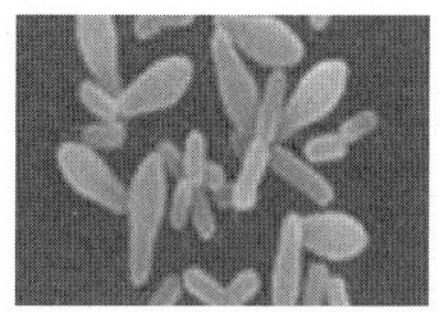

보툴리늄 독소 생산 = 신경독소(neurotoxin)
↓
신경마비성 질병 = 보툴리즘(botulism)
= 보툴리눔(botulinum) 중독증
= 보툴리누스(botulinus) 중독증

㉠ 원인균 : Clostridium botulinum

㉡ 특 징

- 라틴어로 botulus는 소시지라는 뜻으로, 1870년 소시지가 치명적인 식중독과 처음 연관되어 용어가 사용됨
- 1896년 바실러스 보툴리누스(Bacillus botulinus)로 명명 → 1920년대 클로스트리디움 보툴리눔(Clostridium botulinum)으로 명함
- 사람에게 식중독 일으키는 것 : A형(독성 가장 강) > B형, E형, F형
- 그람양성, 간균, 주모성, 편성혐기성, 포자형성균으로 내열 · 내건성 강, 발열 ×
- 신경독소(neurotoxin) : 내열성 약(85℃ 이상 5분 가열 시 파괴)
- 치명률 5~10%(WHO, 2017년) → 즉각적인 치료가 없을 경우 사망률 높음(과거 50년 동안 사망 비율 50% → 8% 감소)

필 / 수 / 확 / 인 / 문 / 제

황색포도상구균에 의한 식중독 예방 대책으로 가장 중요한 것은? 2015년 식품산업기사 제3회

① 가축 사이의 질병을 예방한다.
② 식품 취급장소의 공기 정화에 힘쓴다.
③ 보균자의 식품 취급을 막는다.
④ 식품을 냉동 · 냉장한다.

해설
황색포도상구균(Staphylococcus aureus) 식중독의 예방법
- 손 · 조리기구의 청결
- 피부 화농성 질환자의 조리 금지
- 가열조리 후 5℃ 이하 저온보관

답 ③

Cl. botulinum에 의해 생성되는 독소의 특성과 가장 거리가 먼 것은? 2016년 식품산업기사 제2회

① 단순단백질 ② 강한 열저항성
③ 수용성 ④ 신경독소

해설
Clostridium botulinum은 신경독소인 뉴로톡신(Neurotoxin)을 생산하는데 이 독소는 열에 약하여 85℃ 이상, 5분 가열 시 파괴된다.

답 ②

Clostridium botulinum의 특성이 아닌 것은? 2015년 식품산업기사 제1회

① 식중독 감염 시 현기증, 두통, 신경장애 등이 나타난다.
② 호기성의 그람음성균이다.
③ A형 균은 채소, 과일 및 육류와 관계가 깊다.
④ 불충분하게 살균된 통조림 속에 번식하는 간균이다.

해설
② 편성혐기성의 그람양성균이다.

답 ②

주요 증상으로서 호흡곤란, 연하 곤란, 복시(複視), 실성(失聲) 등의 현상이 일어나고 그 잠복기가 보통 12~18시간인 것은? 2017년 식품기사 제3회

① Salmonella 식중독
② 포도상구균 식중독
③ Botulinus균 식중독
④ Welchii균 식중독

해설
Botulinus균 식중독은 그람양성의 간균으로 주모성이며 아포를 형성하는 편성혐기성균이다. 신경계 독소(neurotoxin)가 있으며 주요 증상은 신경장애, 현기증, 두통, 호흡곤란 등이다.

답 ③

필 / 수 / 확 / 인 / 문 / 제

다음 중 신경장애 증상을 나타내는 식중독균은?

2013년 식품기사 제1회

① 보툴리늄균 ② 살모넬라균
③ 장염비브리오균 ④ 포도상구균

해설

Botulinus 식중독

Clostridium botulinum, 유기물이 많은 토양 하층 및 늪지대에서 서식하고, 신경독소인 뉴로톡신(Neurotoxin)을 생산한다. Neurotoxin(뉴로톡신, 신경독소)은 열에 약하여 85℃ 이상, 5분 가열 시 파괴된다. 세균성 식중독 중에서 저항력이 가장 강하다. 보통 잠복기는 12~36시간(빠를 경우 4~6시간, 늦을 경우 70~72시간), 주요 증상은 급성 위장염 형태(메스꺼움, 구토, 복통, 설사 등)의 소화기계 질환과 신경 증상(두통, 신경장애 및 마비 등)을 나타낸다. 세균성 식중독 중 치명률이 가장 높다. 또한 안장애(시력저하, 동공확대, 광선에 대한 무자극 반응), 후두마비 증상(언어장애, 타액분비 이상, 연하곤란), 심할 경우 호흡마비 등이 유발된다.

답 ①

편성혐기성이며, 열에 가장 강한 식중독 원인균은?

2012년 식품산업기사 제1회

① 보툴리누스균 ② 살모넬라균
③ 포도상구균 ④ 장염비브리오균

해설

보툴리누스균

유기물이 많은 토양 하층 및 늪지대에서 서식하고, 신경독소인 뉴로톡신(Neurotoxin)을 생산한다. 세균성 식중독 중에서 저항력이 가장 강하다. 분변(배설물) 오염이 되지 않도록 철저한 위생관리를 하고, 통·병조림 제조 시 충분히 살균(가열)한다.

답 ①

- 포자는 건조한 환경에서 30년 이상 생존 가능

외상성 보툴리눔독소증	• 상처 → 오염된 흙 등으로 상처 오염 • 주사 → 세균에 오염된 약제의 비경구 투여
장내 정착성 보툴리눔독소증	생후 6개월 이하의 유아 → C. botulinum 포자로 오염된 음식 섭취 → 포자가 장 내에서 발아·정착 → 독소 생성할 때 발생
흡인형 보툴리눔독소증	자연상태에서는 발생하지 않지만 고의적으로 독소를 비말 형태로 살포할 경우 발생

균(포자 형성)	신경독(neurotoxin)
내열성 강	내열성 약(열에 불안정)
160℃에서 2시간 건열, 121℃에서 20분간 고압증기멸균 등 사멸	85℃ 이상 5분 가열 시 파괴

㉢ 잠복기 : 8~36시간

㉣ 감염원·감염경로
- 통조림, 병조림, 레토르트 식품, 식육, 소시지
- 원인식품은 식생활 습관에 따라 차이(육제품 구미, 어패류 일본, 캐나다 등)

㉤ 증상 : 신경장애, 현기증, 두통, 호흡곤란

㉥ 예 방
- 냉장·냉동 보관
- 찌그러진·부푼 캔 섭취 금지
- 1세 미만 유아에게 꿀 섭취 금지
- 보툴리눔 독소(neurotoxin) 파괴 : 일종의 단백질 물질로 100℃, 15분(85℃에서 5분 이상) 가열
- 포자 사멸 : 내열성으로 121℃, 15분간 가열 시 사멸
- 포자 발아 및 균 증식 제어
  - 물리적 방법 : pH 4.5 이하, 수분활성 0.94 이하, 온도 3.3℃ 이하
  - 화학적 방법 : 아질산나트륨(항균제) 첨가

(3) 중간형 식중독

① 웰치균 식중독(Clostridium perfringens food poisoning ; Cl. welchii)

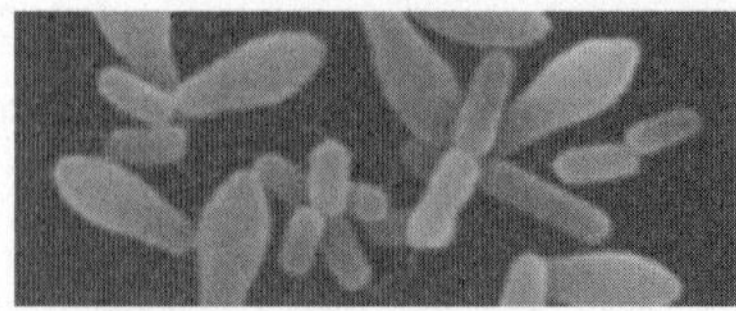

㉠ 원인균 : Clostridium perfringens ; Cl. welchii

㉡ 특 징

- 가스괴저균
- 그람양성, 단간균, 무편모, 포자 형성, 편성혐기성
- 생장가능 온도 : 13~50.6℃, 발육 최적온도 : 43~47℃ → 고온균
- 독소생성 최적온도 : 37℃, 균·독소 파괴온도 : 70℃ 이상
- 생장가능 pH : 5.0~9.0
- 염농도 : 5.0~8.0%
- 발병균량 : 10^6
- enterotoxin 생산(C. perfringens의 장독소는 Staphylococcus aureus의 장독소와 달라 열에 약함)
- 사람의 식중독에 관여
  - A형 99%(100℃ 1~4시간 → 무독화, 440℃ 30분 가열 → 파괴)
  - C형

㉢ 잠복기 : 6~24시간(평균 10~12시간)

㉣ 감염원·감염경로

- 단백질 식품, 튀긴 식품, 식육 및 그 가공품, 가열조리식품
- 분변, 하수, 토양 분포
- 사람 보균율 3~5%, 동물 보균율 10~40%, 토양 보균율 3~10%

㉤ 증상 : 심한 복통, 설사, 패혈증, 가스괴저, 치사율 약 0.05%

㉥ 예 방

- 포자의 발아·증식 방지
  - 70℃ 이상에서 균과 독소 파괴(영양세포 70℃, 2분 사멸/장독소 60℃, 5분 불활성화)
  - 식품의 심부온도 75℃ 이상 가열(재가열 시 75℃ 이상 1~2분)
  - 가열 후 작은 용기에 소량씩 담아 혐기적 상태가 되지 않도록 60℃ 이상 또는 5℃ 이하 저온보관

※ 균이 사멸되기 전에 영양세포가 포자(내열성) 생산 시 → 식품에 잔존 → 적절한 환경(실온 방치 등)에서 포자 발아 → 식중독 발생

② 세레우스 식중독(Bacillus cereus Food poisoning)

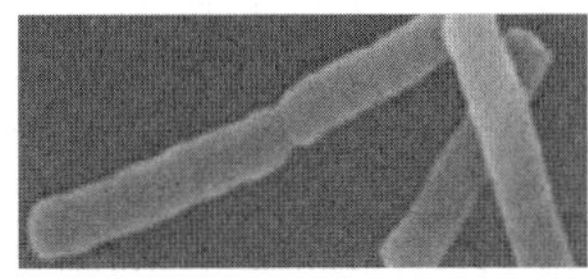

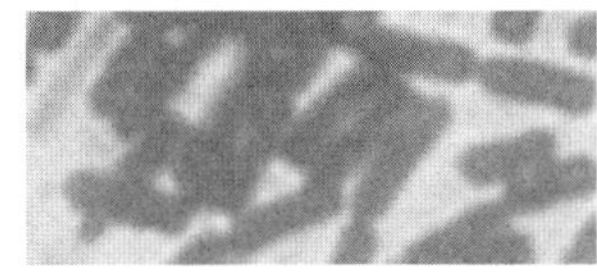

㉠ 원인균 : Bacillus cereus

㉡ 특 징

- 토양세균의 일종
- 그람양성, 호기성, 간균, 주모성, 포자 형성, 통성혐기성

필 / 수 / 확 / 인 / 문 / 제

Cl. perfringens에 의한 식중독에 관한 설명 중 옳은 것은 무엇인가? 2014년 식품기사 제2회

① 우리나라에서는 발생이 보고된 바가 없다.
② 육류와 같은 고단백질 식품보다는 채소류가 자주 관련된다.
③ 일반적으로 병독성이 강하여 적은 균수로도 식중독을 야기한다.
④ 포자 형성(Sporulation)이 일어나는 경우에만 식중독이 발생한다.

해설

Welchii균 식중독의 특징 및 예방법

- 원인균 및 특징 : Clostridium perfringens, Clostridium welchii(독소 A, B, C, D, E 형), 그람양성, 아포형성, 단간균, 편성혐기성 등
- 원인식품 : 육류 및 그 가공품, 어패류 및 그 가공품, 가금류 및 그 가공품, 식물성 단백질 식품 등
- 감염원 : 균에 감염된 식품취급자와 조리사 등의 분변(배설물)에 오염된 식품, 오염수(음료수), 오물 및 쥐·가축의 분변에 오염된 식품에서 감염
- 잠복기 및 증상 : A형의 잠복기는 평균 8~24시간이며, 주요 증상은 복통, 수양성 설사이고, 경우에 따라 점혈변이 보임
- 예방법 : 분변의 오염방지, 호열성이므로 식품의 가열조리와 함께 저장 시 신속히 냉각

답 ④

다음 식중독 세균과 주요 원인식품의 연결이 부적합한 것은? 2021년 식품기사 제2회

① 병원성 대장균 – 생과일주스
② 살모넬라균 – 달걀
③ 클로스트리디움 보툴리늄 – 통조림식품
④ 바실러스 세레우스 – 생선회

해설

④ 바실러스 세레우스의 주요 원인식품은 Spice(향신료)를 사용한 식품과 요리, 육류, 채소, 스프, 소스, 밥류, 푸딩 등이다.

답 ④

- 내열성(135℃에서 4시간 가열에 견딤), 건조에 강함
- 발육최적온도 : 28~35℃, 적정 pH 4.5~9.3
- 발병균량 : 10^5~10^8
- 이열성의 장독소(enterotoxin) 생산
- Bacillus 속과 구별되는 특징으로는 β-용혈현상 있음

구 분	설사형 독소 Diarrhetic toxin	구토형 독소 Emetic toxin
특 징	• B. cereus 균의 포자 섭취 → 인체 장 내에서 장독소(enterotoxin) 생산 → 설사형 식중독 • 63℃에서 30분, 100℃에서 1분 이내 사멸(열에 불안정한 장독소 : heat-labile diarrheagenic enterotoxin, Nhe) • 열, 산, 알칼리, 단백질 가수분해 효소에 민감 • 고분자 단백질에 의해 발생	• B. cereus 균이 생산한 독소(cereulide) 섭취 → 구토형 식중독 • 126℃에서 90분 이상 가열에도 강(내열성 독소 : heat-stable emetic toxin, ETE) • 산, 알칼리, 단백질 가수 분해 효소에 저항력 가짐 • 저분자 펩타이드에 의해 발생
잠복기	8~16시간	1~6시간
감염원 · 감염경로	향신료 사용요리, 육류 · 채소의 스프, 푸딩 등	복합조미식품(쌀밥 · 볶음밥 · 도시락류 등의 곡류) 등의 탄수화물 식품
증 상	• Clostridium perfringens와 유사 • 설사, 복통, 어지러움, 대부분 구토는 없음	• Staphylococcus aureus와 유사 • 구토, 메스꺼움, 열증상 ×, 간혹 복통 · 설사 일으킴

㉢ 예 방

- 식중독균 오염 제거(곡류, 채소류 세척)
- 조리된 음식은 장기간 실온방치 및 장시간 보관 금지(균의 증식 최적온도 7~49℃, 상온 2시간 이상)
- 5℃↓ 냉장보관
- 충분한 가열조리로 완전 살균(심부온도 70℃ 이상, 최소 2분 유지)
- 저온보존이 부적절한 김밥 같은 식품은 조리 후 바로 섭취

필 / 수 / 확 / 인 / 문 / 제

Bacillus cereus에 의한 식중독에 대한 설명은?

2013년 산업기사 제1회

① pH 5.7에서 생육이 불가능하다.
② 원인 물질은 Enterotoxin이다.
③ 독소는 복합단백질이다.
④ 일반적인 가열조리에 의하여 실활되지 않는다.

해설

Cereus균 식중독의 특징 및 예방법

- 원인균 및 특징 : Bacillus cereus, 식품에 증식하며 설사독소와 구토독소를 생산한다. 내열성으로 135℃에서 4시간 가열해도 견디는 성질이 있다.
- 독소 : Cereus균의 Enterotoxin을 분리 성공하였고, 그 결과 독소형 식중독으로 분류되었다.
- 감염원 : 흙, 오염수(음료수), 동 · 식물 등 자연계에 분포한다.
- 원인식품 : 대부분이 Spice(향신료)를 사용한 식품과 요리, 육류, 채소, 스프, 소스, 밥류, 푸딩 등이다.
- 잠복기 및 증상 : 잠복기는 8~16시간(평균 12시간, 설사형)과 1~6시간(구토형)이 있다. 주증상은 강한 급성위장염 형태(복통, 수양성 설사, 메스꺼움, 두통, 발열 등)이다.
- 예방법 : 제조된 식품은 곧바로 섭취하도록 하며 남은 음식은 보온(60℃)과 냉장보존한다.

 ②

김밥 등의 편의식품 등에 존재할 수 있으며 아포를 생성하는 독소형 식중독균은?

2013년 식품산업기사 제2회

① 살모넬라
② 바실러스 세레우스
③ 리스테리아
④ 비브리오

 ②

필 / 수 / 확 / 인 / 문 / 제

3 바이러스성 식중독

(1) 노로바이러스 식중독(Norovirus food poisoning)

① 원인균 : Norovirus

② 특 징

㉠ 외가닥의 RNA를 가진 껍질이 없는(Non-envelop) 바이러스

㉡ 소형구형바이러스(SRSV ; Small Round Structured Virus)

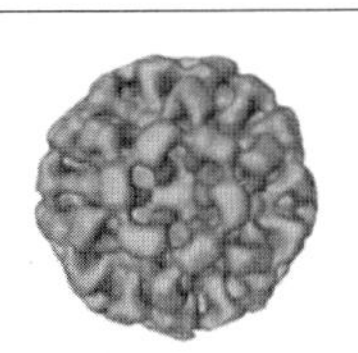

㉢ 주로 분변-구강 경로(Fecal-oral route)를 통하여 감염

㉣ 사람의 장관 내에서만 증식할 수 있으며, 동물이나 세포배양으로는 배양되지 않음

㉤ 2차 발병률 높음

㉥ 추운 겨울 발생

㉦ 예방백신 없음

③ 잠복기 : 24~48시간(1~2일)

④ 감염원

㉠ 물, 패류(특히 굴), 샐러드, 과일, 냉장식품, 샌드위치, 상추, 냉장조리 햄, 빙과류

㉡ 사람의 분변에 오염된 물과 식품

⑤ 증상 : 오심, 구토, 설사, 복통, 두통, 발열, 탈수 등

감염경로

- 바이러스 섭취 → 장(腸) 내 증식 → 발병 → 구토·분변 → 환경 방출 → 지하수, 연안 해수 등 오염 → 채소류·어패류 오염 → 섭취 → 발병
- 바이러스 섭취 → 장(腸) 내 증식 → 발병 → 구토물 → 실내환경 방출 → 손 등과 접촉하여 사람 간 전파 또는 부유물 흡입 → 경구감염 → 발병

⑥ 예 방

㉠ 과일·채소류는 흐르는 물에서 깨끗이 세척

㉡ 오염 지역에서 채취한 어패류 등은 85℃에서 1분 이상 가열 섭취

㉢ 칼, 도마, 행주 등은 85℃에서 1분 이상 가열하여 사용

㉣ 바닥, 조리대 등은 물과 염소계 소독제를 이용하여 철저히 세척·살균

㉤ 차아염소산 나트륨(염소 PPM) 가정용 락스를 200배 희석한 농도로 살균

㉥ 오염된 옷이나 이불 등은 비누와 뜨거운 물로 가열 세탁

노로바이러스 식중독에 대한 설명으로 틀린 것은?

2014년 식품산업기사 제1회

① 일 년 중 주로 기온이 낮은 겨울철에 발생건수가 증가하는 경향이 있다.
② 항바이러스 백신이 개발되어 예방이 가능하다.
③ 환자와의 직접접촉이나 공기를 통해서 감염될 수 있다.
④ 어패류 등은 85℃에서 1분 이상 가열하여 섭취한다.

해설
노로바이러스
비세균성 급성위장염을 발생시키는 바이러스로 감염자의 분변이나 구토물, 오염된 음식 등을 통해 감염된다. 특히 오염된 물에서는 이 바이러스의 제거가 어려우며 사람 간의 2차 오염도 가능하다. 적은 양의 바이러스에도 감염은 쉽게 되며, 전염성의 증상은 발현기에 가장 심하다. 노로바이러스에 대한 항바이러스제는 없으며 예방백신 또한 없다.

답 ②

겨울철에 노로바이러스 식중독이 주로 발생하는 이유가 아닌 것은?

2015년 식품산업기사 제3회

① 호냉성 바이러스이므로 추운 환경에서 왕성하게 증식함에 따라서
② 기온이 낮아지면서 개인의 위생관리가 소홀해져서
③ 실내에서 주로 활동하게 됨에 따라서
④ 사람 간 2차 감염이 쉽게 발생하면서

답 ①

노로바이러스의 특징이 아닌 것은?

2017년 식품산업기사 제3회

① 물리·화학적으로 안정된 구조를 가진다.
② 환자의 구토물이나 대변에 존재한다.
③ 100℃에서 10분간 가열해도 불활성화되지 않는다.
④ 구토나 설사 증상 없이도 바이러스를 배출하는 무증상 감염도 발생한다.

해설
노로바이러스는 열에 약해 오염 지역에서 채취한 어패류 등은 85℃에서 1분 이상 가열 섭취, 칼·도마·행주 등은 85℃에서 1분 이상 가열해 사용하면 예방할 수 있다.

답 ③

필 / 수 / 확 / 인 / 문 / 제

바이러스성 식중독의 병원체가 아닌 것은?

2017년 식품기사 제1회

① EHEC바이러스
② 로타바이러스A군
③ 아스트로바이러스
④ 장관아데노바이러스

해설
장출혈성 대장균(Enterohemorrhagic E. coli ; EHEC)은 세균성 식중독의 병원체이다.

답 ①

식중독을 일으키는 세균과 바이러스에 대한 설명으로 틀린 것은?

2013년 식품기사 제1회, 2019년 식품기사 제3회

① 세균은 온도, 습도, 영양성분 등이 적정하면 자체 증식이 가능하다.
② 바이러스에 의한 식중독은 미량(10~100)의 개체로도 발병이 가능하다.
③ 독소형 식중독은 감염형 식중독에 비해 비교적 잠복기가 짧다.
④ 바이러스에 의한 식중독은 일반적인 치료법이나 백신이 개발되어 있다.

해설
④ 바이러스는 항생제로 치료가 되지 않으며 바이러스에 대한 항바이러스제는 없고 감염을 예방할 백신도 개발되지 않은 상태이다. 세균과는 다르게 사람의 체외에서는 생장할 수 없다.

답 ④

⑦ 바이러스성 식중독의 원인 및 증상

병원체	잠복기	증상		전파기전	2차 감염
		구 토	열		
아스트로바이러스	1~4일	가 끔	가 끔	식품, 물, 대변-구강전파	○
장관아데노바이러스	7~8일	통상적	통상적	물, 대변-구강전파	○
노로바이러스	24~48시간	통상적	드물게나 미약	식품, 물, 대변-구강전파	○
로타바이러스A군	1~3일	통상적	통상적	물, 비말감염, 병원감염, 대변-구강전파	○

※ 설사증세는 일반적으로 묽거나 수양성이며, 위장관 감염 시는 비출혈성 설사를 보임

알아두기

세균과 바이러스의 차이

구 분	세 균	바이러스
특 성	균에 의한 것·균이 생산하는 독소에 의하여 식중독 발병	크기가 작은 DNA 또는 RNA가 단백질 외피에 둘러싸여 있음
증 식	자체 증식 가능{증식 환경(온도·습도·영양성분 등)이 적정 시}	자체 증식 불가능(숙주가 존재 시만 증식 가능)
발병량	일정량(수백~수백만) 이상의 균이 존재 시 발병 가능	미량(10~10^2)
주요증상	설사, 구토, 복통, 메스꺼움, 발열, 두통 등 증상 유사	
치 료	항생제 등으로 치료 가능(일부 균의 백신 개발됨)	일반적 치료법·백신 없음
2차 감염	거의 없음	대부분 2차 감염

4 자연독 식중독

동·식물에 함유된 유기화합물이 사람에게 급성·아급성 식중독을 유발하는 것(먹이연쇄의 변동에 따른 일시적인 유독 성분도 포함)

자연독 분류

식물성	버섯독, 감자독, 원추리, 목화씨, 청매, 수수
동물성	복어독, 시구아테라, 패류독
곰팡이성	아플라톡신, 맥각독, 황변미독

(1) 식물성 식중독

① 독버섯

㉠ 국내의 버섯 중독사고의 대부분은 야생독버섯을 식용으로 오인하고 섭취함으로써 이로 인한 식중독 사고를 일으키게 됨

㉡ 독버섯의 독소는 가열·조리로 파괴되지 않음

㉢ 장마와 고온 환경에서 야생버섯이 다량 발생(지면에 습기가 많아져 자실체가 형성이 잘되는 환경)

㉣ 버섯 독소의 작용기전 4가지 양상

- 광범위한 세포손상 초래(심각한 합병증, 사망) : Amanitins, Orellanine, Monomethlyhydrazine
- 자율신경계 작용 : Muscarine, Corprine
- 중추신경계 작용 : Muscimol, Psilocybin
- 소화기관에 작용 : 소화관 자극독소를 포함한 기타 성분

㉤ Husemann의 중독증상에 따른 분류

분 류	증 상		종 류
위장장애형	구토, 복통, 설사, 허탈		화경버섯, 무당버섯
콜레라형	심한 위장염 증상, 황달, 허탈, 경련, 헛소리, 혈뇨, 청색증(cyanosis), 용혈작용		알광대버섯, 독우산버섯, 마귀곰보버섯
뇌증상형	amanitatoxin	근육경련, 동공확대, 소광상태	파리버섯, 광대버섯, 미치광이버섯
	muscarine	동공축소, 발한, 허탈, 근육경련, 말초신경 흥분	

㉥ 독버섯의 유독성분 및 증상

유독성분	독버섯 명		주요 증상
Muscarine	땀버섯속	솔땀버섯	• 맹독성 • 알칼로이드의 일종 • 위장염 • 부교감신경 흥분(분비항진, 축동, 호흡곤란, 자궁 수축 등) • PSL증후군 • 길항제 : atropine
		하얀땀버섯	
	깔때기버섯속 (주의 : 깔때기버섯은 식용)	비단빛깔때기버섯	
		흰삿갓깔때기버섯	
	광대버섯, 마귀버섯		

독버섯 중에서 주로 검출되는 유독성분은?

2013년 식품기사 제2회

① 솔라닌(Solanine)
② 무스카린(Muscarine)
③ 테물린(Temuline)
④ 아트로핀(Atropine)

해설

① 솔라닌(Solanine) : 감자 중독 , 녹색부위와 싹이 트는 발아 부분에 많다.
③ 테물린(Temuline) : 독보리(지네보리) 중독, 독성분은 맹독성인 Alkaloid인 Temuline이다.
④ 아트로핀(Atropine) : 미치광이풀 중독, 독성분은 Hyoscya–mine, Atropine 등이다.

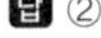 ②

필 / 수 / 확 / 인 / 문 / 제

독버섯의 유독성분이 아닌 것은? 2015년 식품기사 제2회

① 콜린(Choline)
② 뉴린(Neurine)
③ 무스카린(Muscarine)
④ 리신(Ricin)

해설
독버섯의 독성분
일반적으로 무스카린(Muscarine)에 의한 경우가 많고, 그 밖에 무스카리딘(Muscaridine), 팔린(Phaline), 아마니타톡신(Amanitatoxin), 콜린(Choline), 뉴린(Neurine), Agaric acid, Pilztoxin 등에 의한다.

 ④

버섯류의 독성분이 아닌 것은? 2016년 식품기사 제1회

① Muscarine
② Phaline
③ Amygdalin
④ Amanitatoxin

해설
독버섯의 독성분
일반적으로 무스카린(Muscarine)에 의한 경우가 많고, 그 밖에 무스카리딘(Muscaridine), 팔린(Phaline), 아마니타톡신(Amanitatoxin), 콜린(Choline), 뉴린(Neurine), Amanitatoxin, Agaric acid, Pilztoxin 등에 의한다.

 ③

Muscaridine (=Pilzatropin)	광대버섯		• 뇌증상, 산동현상, 동공 확대, 일과성 발작 • 열 저항력 강, 독성 강
Choline	삿갓외대버섯		• muscarine과 유사 • 독성 약
Phaline	알광대버섯, 독우산버섯		• 맹독성, 강한 용혈작용 • 열에 약 • 콜레라, 구토, 설사
Neurine	–		muscarine과 유사(호흡곤란, 설사, 경련, 사지마비 등)
Amanitatoxin	amatoxin	알광대버섯, 흰알광대버섯, 독우산광대버섯	가장 맹독성, 내열성, 사망률 70%
	phallotoxin		
Pilztoxin	광대버섯, 마귀버섯		• 열·건조 약 • 반사항진, 평형장애, 강직성 경련

• 독버섯 종류

흰알광대버섯 Amanita verna (Bull.) Lam.		독우산버섯 Amanita virosa (Fr.) Lam.	
솔땀버섯 Inocybe fastigiata (Schaeff.) Qu'el.		하얀땀버섯 Inocybe umbratica Qu'el.	
마귀곰보버섯 Gyromitra esculenta (Pers.) Fr.		파리버섯 Amanita melleiceps Hongo	
화경버섯 Lampteromyces japonicus (Kawan.) Sing.		삿갓외대버섯 Rhodophyllus rhodopolius (Fr.) Que'l.	

- 외관이 비슷하여 오인하게 되는 독버섯과 식용버섯

독버섯	화경버섯	붉은싸리버섯	두엄먹물버섯	노란다발버섯
식용버섯	느타리버섯	싸리버섯	먹물버섯	개암버섯

② 기타 식물성

종 류		독성물질	특 징	중독 증상
감 자		solanine	• 감자의 발아 부위와 녹색 부위에 많이 함유 • 가열에 안정	• 식후 2~12시간 경과 • 구토, 설사, 복통, 두통, 발열 • 언어장애, 시력장애, 현기증
		sepsin	썩은 감자	복통, 위장장애, 현기증
시안배당체	청 매	amygdalin	미숙한 과실에 함유	• 소화기계 증상 (구토, 두통, 설사, 복통) • 호흡곤란, 강직성 경련 • 호흡마비로 사망
	살구씨	amygdalin	종자에 함유	
	버마콩(오색두)	phaseolunatin	자가소화에 의한 분해로 청산 유리하여 중독 원인이 됨	
	수 수	dhurrin	수수 잎에 함유	
	은 행	bilobol	과육에 함유	
목화씨		gossypol	정제가 불충분한 면실유	심부전, 황달, 장기출혈, 위장장애, 현기증
피마자(아주까리)		ricin	열에 약함, 독성 매우 강함	• 복통, 구토, 설사, allergy 증세 • 설사약으로도 이용
		ricinine	ricin보다 독성 약함	
		allergen	열에 강함	
대 두		saponin	용혈작용물질	–
		tripsin inhibitor	protease 활성억제물질, 열에 약	
맥 각		ergotoxin	호밀에 기생하는 맥각균에 의해 이삭이 검자주색으로 변하여 생김	구토, 복통 등
독맥(독보리)		temuline	alkaloid 생성	두통, 현기증, 이명, 설사, 경련
독미나리		cicutoxin	독성분은 땅 속 줄기에 많이 함유	구토, 발한, 호흡곤란, 침흘림, 경련, 정신착란

필 / 수 / 확 / 인 / 문 / 제

다음 원인물질과 중독성분에 대해 잘못 연결되어 있는 것은? 2015년 식품산업기사 제2회

① 감자 – Solanine
② 복어 – Tetrodotoxin
③ 독미나리 – Cicutoxin
④ 패류 – Muscarine

해설
중독성분
- 독버섯 : 일반적으로 무스카린(Muscarine)에 의한 경우가 많고, 그 밖에 무스카리딘(Muscaridine), 팔린(Phaline), 아마니타톡신(Amanitatoxin), 콜린(Choline), 뉴린(Neurine), Amanitatoxin, Agaric acid, Pilztoxin 등
- 모시조개, 굴, 바지락 : Venerupin
- 청매(미숙한 매실, 살구, 복숭아, 아몬드 등) : Amygdalin
- 감자 : Solanine
- 독미나리 : Cicutoxin

 ④

부패한 감자에서 생성되어 중독을 일으키는 성분은? 2015년 식품기사 제3회

① 솔라닌(Solanine) ② 테물린(Temuline)
③ 차코닌(Chaconine) ④ 셉신(Sepsine)

해설
①·③ 싹튼 감자 : 솔라닌(Solanine), 차코닌(Chaconine)
② 맥각의 독 : 테물린(Temuline)

 ④

아미그달린(Amygdalin) 독소를 함유하는 것은? 2015년 식품산업기사 제3회

① 감 자 ② 청매(덜 익은 매실)
③ 독버섯 ④ 독미나리

해설
① 감자 : Solanine
③ 독버섯 : Muscarine, Muscaridine, Choline, Amanitatoxin
④ 독미나리 : Cicutoxin

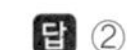 ②

독소와 식품의 연결이 잘못된 것은? 2014년 식품기사 제3회

① 무스카린(Muscarine) – 버섯
② 솔라닌(Solanine) – 감자
③ 아미그달린(Amygdalin) – 피마자
④ 고시폴(Gossypol) – 목화씨

해설
- 아미그달린(Amygdalin) : 청매(미숙한 매실, 살구, 복숭아, 아몬드 등) 중독
- Ricinine, Ricin, 알레르겐(Allergen) : 피마자

 ③

필 / 수 / 확 / 인 / 문 / 제

식품과 유해성분의 연결이 틀린 것은?

2017년 식품산업기사 제2회

① 독미나리 – 시큐톡신(Cicutoxin)
② 황변미 – 시트리닌(Citrinin)
③ 피마자유 – 고시폴(Gossypol)
④ 독버섯 – 콜린(Choline)

해설
- 피마자유 : 리신(Ricin)과 리시닌(Ricinine)
- 면실유 : 고시폴(Gossypol)

 ③

다음 중 유독성분과 연결이 옳은 것은?

2015년 식품기사 제1회

① 감자 – Muscarine
② 면실유 – Gossypol
③ 수수 – Amygdalin
④ 독미나리 – Ergotoxin

해설
① 감자 : Solanine
③ 수수 : dhurrin
④ 독미나리 : Cicutoxin

 ②

식중독 시 강력한 신경독(Neurotoxin)으로 인해 신경계통의 마비증상, 청색증(Cyanosis) 현상이 나타나며 해독제가 없어 치사율이 높은 것은? 2015년 식품산업기사 제3회

① 굴 ② 조 개
③ 독꼬치고기 ④ 복 어

해설
복어독
- 독성분은 테트로도톡신(tetrodotoxin)으로 복어의 알과 생식선(난소·고환), 간, 내장, 피부 등에 함유되어 있다.
- 독성이 강하고 물에 녹지 않으며 열에 안정하여 끓여도 파괴되지 않는다. 골격근의 마비, 호흡곤란, 의식혼탁, 의식불명, 호흡이 정지되어 사망에 이르는 데 진행속도가 빠르고 해독제가 없어 60%의 치사율을 가지고 있다.
- 예방 대책으로는 전문조리사만이 요리하도록 하고 난소·간·내장 부위는 먹지 않도록 한다. 독이 가장 많은 산란 직전에는(5~6월) 특히 주의한다. 유독부의 폐기를 철저히 한다.

 ④

발암성	고사리	ptaquiloside	• 열에 약함 • 생고사리를 먹은 소가 비뇨기와 장관출혈로 사망한 중독사고	발암성(뿌리쪽 강)
	소 철	cycasin	줄기·종자 내 전분의 불충분한 정제	• 신장, 간장에 종양 • 신경독물질, 발암성
붓순나무		shikimin, shikimitoxin	• 목련과 상록관목 • 향신료 대회향과 비슷하여 오용에 의한 중독	구토, 경련, 현기증, 허탈
가시독말풀(흰독말풀)		hyoscyamine, scopolamine, atropine	참깨와 비슷하여 오용하여 중독 일으킴	흥분, 환각, 동공확대, 호흡곤란
미치광이풀			종자, 잎, 근경에 독성분 함유	
독공목		coriamyrtin, tutin	산과 들에 자생하는 낙엽관목(열매와 잎에 유독성분)	구토, 동공축소, 경직, 경련, 호흡곤란(사망)
바곳(바꽃, 오두)		aconitine, mesaconitine	• 식물 전체부분 유독(특히 근경에 맹독성 alkaloid 함유) • 진통제로도 사용 • 추출물은 아누이족의 독화살에 이용	마비, 복통, 구토
꽃무릇		lycorine	alkaloid로 비늘줄기에 함유	구토, 경련, 호흡마비(사망)
기 타		강낭콩(linamarin), 붉은 강낭콩(haemagglutinin), 토란(cyanoglucoside), 벌꿀(andromedotoxin), 오디·부자·초오두(aconitine)		

(2) 동물성 식중독

① 어패류에 의한 식중독

종 류	어 류		패 류	
	복어 중독 (Tetrodotoxin)	Ciguatera (Ciguatoxin)	삭시톡신(Saxitoxin)	베네루핀 (Venerupin)
특 징	• 복어의 알과 생식선(난소·고환), 간, 내장, 피부 등 함유 • 독성이 강함 • 물에 녹지 않음 • 열 안정 • 내인성 독 • NaOH(4%)에서 무독화 • 식후 30분~5시간 내에 발병 • 무색, 무미, 무취의 약염기성 • Cyanosis(청색증)	• 신경계 마비 • 열에 안정	• 수온이 16℃가 되는 2~6월 시기 발생 • 유독 플랑크톤 섭취·축적하여 독을 함유 • 섭조개, 홍합, 대합조개, 굴 등 • 열에 안정 • 신경마비성 패독소(염기성, 복어독과 비슷) • 유독시기 5~9월	• (수온이 16℃가 되는 2~6월 시기 발생 / 유독 플랑크톤 섭취·축적하여 독을 함유 — 공통) • 조개류 모시조개, 바지락, 굴, 고동 등 • 열에 안정(pH5~8, 100℃ 1시간에도 파괴 안 됨) • 물·메탄올 잘 녹음(에테르, 에탄올 녹지 않음) • 간독소 • 유독시기 2~4월

중독 증상	• 지각이상, 운동·호흡·혈행·위장 장애, 뇌증의 증상, 사망 • 진행 속도가 빠르고 해독제가 없음 • 치사율 60%	• 복통, 구토, 설사, 근육통, 운동실조 • dry ice sensation (입주위·손발의 온도감각 이상) • 치사율 1%	• 혀·입술의 마비, 호흡곤란, 침흘림, 구토, 복통 • 치사율 10%	• 간장비대·황달 등 간기능 저하 • 출혈반점, 복통, 구토, 의식장해 • 치사율 50%
예방법	• 복어전문가의 조리 • 난소·간·내장 부위 섭취 금지 • 산란 시기(4~6월)에 독력 강	섭취 금지	• 조개독 발생예보 발표 후 섭취 금지 • 수용성 특성상 끓임 등 가공과정 중 다른 부분으로 이행 가능성 높아 주의 필요 • 중장선에 축적된 독성물질 제거	

② 기타 어패류독

㉠ 설사성 조개 중독(지용성 조개중독) : 독화된 검은 조개, 큰 가리비, 모시조개 등에는 물에 녹지 않는 식중독 함유(Okadaic acid 및 Dinophysistoxin, PSP로 구성, 독화 원인은 플랑크톤)

㉡ 기억상실 조개중독

- 독화된 홍합, 조개류
- 원인 물질은 신경 흥분성 아미노산인 돔산(domic acid)에 의한 것
- 위장장애(구토, 보통, 설사, 건망증), 신경계 증상(단기 기억상실, 방향감각 상실 등)

㉢ 테트라민 중독

- 소라고둥, 조각매물고둥 등에 의해 발생하는 식중독
- 독성물질은 일종의 아민으로 육식성 권패류의 타액선에서 발견
- 섭취 30분 후 두통, 멀미, 눈 밑 통증, 두드러기 등의 증상

㉣ 수랑 중독

- 육식성 소형 권패류
- atropine 활성(약 10배)으로 자율신경 차단

(3) 곰팡이독

① Aspergillus 속

분류	독소	특징	증상	
Aspergillus 속	아플라톡신 (aflatoxin)	• 균종 : A. flavus, A. parasiticus • 주요기질 : 쌀, 보리, 옥수수 등 탄수화물이 풍부한 곡식류 • 수분 : 16%↑ • 상대습도 : 80 ~ 85% ↑ • 온도 : 25 ~ 30℃ • 예방 : 수확 직후 건조(수분함량 ↓), 저장실 상대습도 70% ↓	• 강력한 발암성으로 식품위생상 문제가 되는 것 : B^1, M^1 • 독성 : B^1 > M^1 > G^1 > B^2 > G^2	간장독

필 / 수 / 확 / 인 / 문 / 제

다음 물질 중 발암성을 야기시키는 물질과 거리가 먼 것은? 2015년 식품기사 제1회

① 벤조피렌 ② 트리할로메탄
③ 아플라톡신 ④ 마비성 패류독

해설
마비성 패류독은 어패류에 의한 식중독에 속하며 혀·입술의 마비, 호흡곤란, 침흘림, 구토, 복통 등의 증상이 있으며 치사율은 10%이다.

답 ④

다음 원인물질과 중독성분에 대해 잘못 연결되어 있는 것은? 2015년 식품산업기사 제2회

① 감자 – Solanine
② 복어 – Tetrodotoxin
③ 독미나리 – Cicutoxin
④ 패류 – Muscarine

해설
④ 버섯 – Muscarine, 패류 – Saxitoxin, Venerupin

답 ④

굴, 모시조개 등이 원인이 되는 동물성 중독 성분은? 2017년 식품산업기사 제1회

① 테트로도톡신 ② 삭시톡신
③ 리코핀 ④ 베네루핀

답 ④

아플라톡신(Alfatoxin)에 대한 설명으로 틀린 것은 무엇인가? 2017년 식품산업기사 제2회

① 생산균은 Penicillium 속으로서 열대 지방에 많고 온대 지방에서는 발생건수가 적다.
② 생산 최적온도는 25~30℃, 수분 16% 이상, 습도는 80~85% 정도이다.
③ 주요 작용물질로서는 쌀, 보리, 땅콩 등이다.
④ 예방의 확실한 방법은 수확 직후 건조를 잘하며 저장에 유의해야 한다.

해설
아플라톡신(Aflatoxin) : 간암 유발
- Aflatoxin은 Aspergillus flavus, Aspergillus parasiticus에서 생성되는 독성물질이다.
- 아스퍼질러스 플라버스(Aspergillus flavus) 곰팡이가 쌀·보리 등의 탄수화물이 풍부한 곡류와 땅콩 등의 콩류에 침입하여 아플라톡신 독소를 생성하여 독을 일으킨다.
- 수분 16% 이상, 습도 80% 이상, 온도 25~30℃인 환경일 때 전분질성 곡류에서 이 독소가 잘 생산되며, 인체에 간장독(간암)을 일으킨다.

답 ①

필 / 수 / 확 / 인 / 문 / 제

작물의 재배 수확 후 27℃, 습도 82%, 기질의 수분함량 15% 정도로 보관하였더니 곰팡이가 발생되었다. 의심되는 곰팡이 속과 발생 가능한 독소를 바르게 나열한 것은?

2016년 식품산업기사 제2회

① Fusarium 속, Patulin
② Penicillium 속, T-2 Toxin
③ Aspergillus 속, Zearalenone
④ Aspergillus 속, Aflatoxin

해설

Aflatoxin

- Aspergillus flavus, Asp. parasiticus에 의하여 생성되는 형광성 물질로 간암을 유발하는 발암물질이다.
- 기질수분 16% 이상, 상대습도 80% 이상, 온도 25~30℃인 봄~여름 또는 열대지방환경의 전분질 곡류에서 Aflatoxin이 잘 생성되며 열에 안정해서 270~280℃ 이상 가열 시에 분해된다.

 ④

아플라톡신(Aflatoxion)의 특성이 아닌 것은?

2015년 식품산업기사 제1회

① 열에 매우 안정한 단순단백질이다.
② B^1은 간독소로서 가장 강력하다.
③ 발암성을 나타낸다.
④ Aspergillus flavus에 의해 생성된다.

해설

Aspergillus 속 진균류가 생산하는 곰팡이독소이다.

답 ①

다음 중 황변미 식중독의 원인독소가 아닌 것은?

2015년 식품산업기사 제1회

① Aflatoxin ② Citrinin
③ Islanditoxin ④ Luteoskyrin

해설

Aflatoxin

Aspergillus flavus, Aspergillus parasiticus에서 생성되는 독성물질이다. 아스퍼질러스 플라버스(Aspergillus flavus) 곰팡이가 쌀·보리 등의 탄수화물이 풍부한 곡류와 땅콩 등의 콩류에 침입하여 아플라톡신 독소를 생성하여 독을 일으킨다. 수분 16% 이상, 습도 80% 이상, 온도 25~30℃인 환경일 때 전분질성 곡류에서 이 독소가 잘 생산되며, 인체에 간장독(간암)을 일으킨다.

황변미 독소

이슬란디톡신, 루테오스키린, 시트리닌, 시트레오비리딘

답 ①

Aspergillus 속	아플라톡신 (aflatoxin)	• 특 성 – 불용성 – 아세톤, 클로로폼에 녹음 – 강산·강알칼리에 분해 – 열에 안정(270~280℃↑가열 시 분해) • 자외선 조사 시 나타나는 색 – B^1, B^2 : 청색(blue)의 형광 – G^1 : 녹색(green)의 형광 – G^2 : 청록색 형광 – M^1 : 청보라색 형광, 소의 젖(milk toxin)		간장독
	오크라톡신 (ochratoxin)	• 균종 : A. ochraceus • 주요기질 : 옥수수, 쌀, 포도주, 커피 • 독성 : A형 > B형, C형	• 동물 : 간장·신장장애 • 사람 : 유행성 신장병 (발칸증후군)	
	스테리그마토시스틴 (sterigmato-cystin)	• 균종 : A. versicolor • 낮은 온도 생육	간장장애, 간암	
	말토리진 (maltoryzine)	• 균종 : A. oryzae var. microsporus • 맥아근 사료 먹인 젖소의 식중독	젖소 : 식욕부진, 유즙분비감소, 사망	신경독

② Penicillium 속

분류	독소		특징	증상	
Penicillium 속	루브라톡신 (rubratoxin)		• 균종 : P. rubrum • 주요기질 : 옥수수	• 간기능장애, 장기출혈 • 신장, 폐 유해 작용	간장독
	황변미	이슬란디톡신 (islanditoxin)	• 균종 : P. islandicum • 속효성 독소 • 수용성 • 이집트산 쌀에서 분리	• 간세포변성 • 간경변 • 간 암	
		루테오스키린 (luteoskyrin)	• 균종 : P. islandicum • 지효성 독소 • 지용성	간 암	
		시트리닌 (citrinin)	• 균종 : P. citrinum • 페놀화합물, 자외선 조사 시 레몬형광색 • 신장에서 수분 재흡수 저해 • 태국산 쌀에서 분리	신장염	신장독
		시트레오비리딘 (citreoviridin)	• 균종 : P. citreoviride • 대만 황변미에서 분리	경련, 호흡장애, 상행성 마비	신경독
	파툴린 (patulin)		• P. patulum : 오염된 맥아 뿌리를 먹은 젖소가 집단 식중독 일으킴 • P. expansum : 사과주스(50 ㎍/kg 이하)	• 간·장·신장의 모세혈관 손상 • 뇌수종	

③ Fusarium 속

분 류	독 소	특 징	증 상	
Fusarium 속	제랄레논 (zearalenone) (F-2 toxin, FES)	• 균종 : F. graminearum, F. roseum • 150℃, 45분간 처리해도 분해 안 됨 • 주요기질 : 옥수수, 보리	• 가축의 이상 발정증후군 • 불임, 태아 성장저해 생식장애	
	T-2 Toxin	• 균종 : F. tricinctum • 일반적 식품가공 과정 중 분해 안 됨 • 중성·산성에 안정 • 주요기질 : 맥류, 옥수수 • 온도가 낮은 한랭지역 농산물에서 생성 • 특징 : 붉은곰팡이병 발생	• 오심, 구토, 설사, 출혈 • 장관 비대 충혈, 흉선의 위축 • 간장과 비장의 비대 • 림프조직 등 세포핵 붕괴 및 괴사	피부독
	푸모니신 (fumonisin)	• 균종 : F. moniliforme • 주요기질 : 옥수수, 쌀, 보리, 커피, 맥주	• 사람 : 간암, 식도암 • 말 : 뇌백질연화증 • 돼지 : 폐수종	
	데옥시니발레놀 (Deoxynivalenol, DON)	• 균종 : F. graminearum (빨강곰팡이병균), 트리코테신 B형에 속하는 곰팡이 독소 • 일반적 명칭 : 보미톡신 (bomitoxin) • 고온에 저항성 가짐 • 밀, 옥수수, 보리 등 곡류	급성독성으로 인한 구토	

④ 기 타

분 류	독 소	특 징	증 상
맥각독	ergotoxin	• 주요기질 : 보리·밀·호밀 • Claviceps purpurea(맥각균)가 생성하는 흑자색 균핵(맥각)이 혼입된 곡류 섭취 시 발생 • 보리·밀·호밀의 개화기에 씨방에 기생 • 환각제 LSD의 원인물질 • 분만촉진제로 사용	• 교감신경마비, 자궁 근육·혈관 수축 • 임산부 : 유산, 조산 원인 • 급성 : 소화기계장애 (구토, 복통, 설사) • 지각이상 • 만성 : 괴저형, 경련형
	ergotamine		
피부염 물질	4´,5´,8´-trimethyl psoralen 8-methoxy psoralen	• 균종 : Sclerotina sclerotorium • 셀러리 수확 시 균에 접촉 → 햇빛 쪼임 → 피부염	일광피부염
	sporidesmin	• 균종 : Pithomyces chartarum • 가축의 안면일광피부염 • 건초에 기생하는 곰팡이의 유독 대사산물	

필 / 수 / 확 / 인 / 문 / 제

다음 중 곰팡이 독소가 아닌 것은?

2013년 식품산업기사 제3회

① Aflatoxin ② Citrinin
③ Citreoviridin ④ Atropin

해설

Atropin(식물성 식중독 독성)
가시독말풀 중독, 미치광이풀 중독

답 ④

맥각에 의한 식중독을 일으키는 곰팡이는?

2016년 식품산업기사 제3회

① Penicillium islandicum
② Mucor mucedo
③ Rhizopus oryzae
④ Claviceps purpurea

해설

• 맥각독 : 맥각균(Claviceps purpurea)이 생성하는 흑자색 균핵(맥각)이 혼입된 곡류(보리·밀·호밀) 섭취 시 발생, 환각제 LSD의 원인물질이며 분만촉진제로도 사용한다.
• 증상 : 교감신경마비, 자궁 근육·혈관 수축, 임산부의 유산·조산원인, 소화기계장애(구토, 복통, 설사), 지각이상 등

답 ④

필 / 수 / 확 / 인 / 문 / 제

공장폐수에 의한 식품의 오염원인 물질로서 미나마타병과 이타이이타이병을 일으키는 중금속을 각각 순서대로 짝지은 것은? 2014년 식품기사 제3회

① 유기수은, 납
② 납, 아연
③ 아연, 카드뮴
④ 유기수은, 카드뮴

해설

수은(Hg)
- 주된 중독 경로 : 유기수은에 오염된 식품 섭취 시 유발한다.
- 중독증상 : 시력감퇴, 말초신경마비, 구토, 복통, 설사, 경련, 보행곤란 등의 신경계장애 증상, 미나마타병을 유발한다.

카드뮴(Cd)
- 주된 중독 경로 : 공장폐수, 법랑제품, 조리 관련 식기, 기구, 도금용기에서 용출된다.
- 중독증상 : 메스꺼움, 구토, 복통, 이타이이타이병(골연화증 발생) 등을 유발한다.

 답 ④

카드뮴(Cd) 중독현상에 대한 설명으로 틀린 것은? 2015년 식품기사 제2회

① 1956년 일본 구주 미나마타시에서 발생하였다.
② 축전지공장, 아연제련공장 등의 폐수에 함유되어 있다.
③ 만성중독에 의하며 중년의 출산이 많은 여자에게 잘 나타난다.
④ 등과 허리의 통증, 보행불능, 병적 골절 등으로 증세가 이행한다.

해설

① 수은(Hg)에 관한 설명이다.

답 ①

도자기 또는 항아리 등에 사용되는 유약에서 특히 문제가 되는 유해금속은? 2017년 식품산업기사 제1회

① 철　② 구 리
③ 납　④ 주 석

해설

통조림의 땜납, 도자기·법랑 용기의 안료 등에 함유된 납으로 인해 중독되며 구토, 구역질, 조혈기능장애, 중추신경 등 증상이 발생된다.

답 ③

5 화학성 식중독

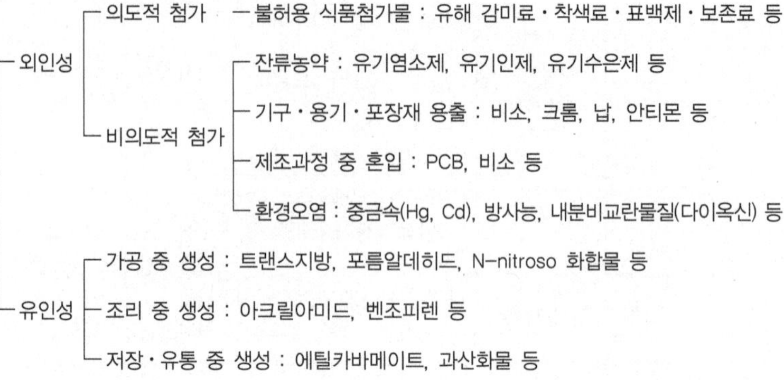

※ 유독한 화학물질에 의해 오염된 식품을 섭취함으로써 중독증상을 일으키는 것

(1) 중금속에 의한 식품오염

중금속은 비중 4 이상의 무거운 금속원소로서 납, 카드뮴, 수은, 비소 등이 있으며 체내에 축적되면 배출이 잘 되지 않아 부작용을 나타낼 수 있음

대기·수질·토양오염 ← 식품의 제조·가공 중에 혼입

매연·폐수·하수·고형폐기물 등 속 각종 중금속

→ 먹이연쇄를 통한 농축·인체의 흡수 및 축적

종 류	중독 경로	중독 증상 및 특징
수은 (Hg)	• 콩나물 재배 시의 소독제(유기수은제) • 수은을 포함한 공장폐수로 인한 어패류의 오염	• 미나마타병 → 지각이상, 언어장애, 시야협착, 보행 곤란 • 메틸수은 : 지용성(중추신경계, 태아조직에 농축)
납 (Pb)	• 통조림의 땜납, 도자기·법랑 용기의 안료 • 납 성분이 함유된 수도관, 납 함유 연료의 배기가스 등	• 급성 : 구토, 구역질, 복통, 사지마비 • 만성 : 중추신경·조혈기능장애(빈혈), 연창백, 연록, 연산통 등 • 소변 중 coproporphyrin 증가 • 인체 축적성 높음 • 임신 중 태반을 통해 태아에게 전이
카드뮴 (Cd)	• 법랑 용기·도자기 안료 성분의 용출 • 제련 공장, 광산 폐수에 의한 어패류와 농작물의 오염	• 이타이이타이병 → 신장장애, 폐기종, 골연화증, 단백뇨 등 • 중년부인(출산 횟수 많은 여성)에게 발병률 높음
비소 (As)	• 순도가 낮은 식품첨가물 중 불순물로 혼입 • 간장·조제분유 불순물 혼입 사건 • 도자기, 법랑 용기의 안료로 식품에 오염 • 비소제 농약을 밀가루로 오용	• 급성 : 발열, 구토, 복통, 경련 • 만성 : 흑피증, 피부각질화, 중추신경장애 • 흡수된 비소의 80% 간, 신장, 피부, 손톱, 발톱 등 축적

구리 (Cu)	• 부식된 구리제 식기, 기구 등 녹청 • 채소류 가공품에 엽록소 발색제($CuSO_4$)의 남용 시 질산이온의 용출에 의한 중독	간세포 괴사, 간의 색소침착, 다량의 타액분비, 구토, 현기증
아연 (Zn)	아연으로 도금된 조리기구 · 통조림으로 산성식품에 의해 용출	호흡곤란, 경련, 신장, 허탈 증세
주석 (Sn)	주석 도금한 통조림통에 산성식품(과일 등) 보관 시 용출	• 고등류의 성전화 유발 • 위장염 증상(구토, 복통, 설사) • 허용기준 : 통조림식품 100ppm ↓, 산성조리식품 200ppm ↓ • 치사량 : 1,000ppm ↓
6가크롬 (Cr)	도금공장 폐수나 광산 폐수에 오염된 물을 음용 시	비중격천공이나 인후점막에 염증, 폐기종, 폐부종
안티몬 (Sb)	에나멜 코팅용 기구, 법랑 용기에 의한 용출(니켈코팅 벗겨짐 → 안티몬 노출 → 식품으로 이행)	구토, 설사, 복통, 호흡곤란, 심장마비

(2) 농약에 의한 식중독

① 사용 목적에 따라 살충제, 제초제, 살균제 등으로 구분. 최근 독성과 잔류성이 문제가 되어 물 · 토양 오염, 어패류 생물체내 농축 · 축적 등의 환경오염을 시키고 있으며 최종 사람에게 전이되어 중독을 발생시킴

<table>
<tr><th>분 류</th><th colspan="6">중독증상 및 종류</th></tr>
<tr><td rowspan="3">유기염소제</td><td colspan="6">• 만성중독(독성 약)
• 잔류독성 큼
• 지방조직에 축적
• 중추신경계 이상, 복통, 설사, 구토, 두통, 시력 감퇴, 전신권태감, 손발의 경련마비</td></tr>
<tr><td>DDT</td><td>BHC</td><td>drin제
(aldrin, dieldrin, endrin)</td><td>thalonil</td><td>PCP</td><td>2,4-D</td></tr>
<tr><td colspan="3">살충제</td><td>살균제</td><td>살균제, 제초제</td><td>제초제</td></tr>
<tr><td rowspan="4">유기인제</td><td colspan="6">• 급성중독(독성 강, 분해 빠름)
• 잔류독성 낮음
• cholinesterase 저해에 의한 신경증상
• 부교감신경 흥분(타액분비 항진, 다한, 축동, 지각이상, 전신권태감, 경련, 기억력 저하 등)
• 치료 : atropine 투여</td></tr>
<tr><td>말라티온
(malathion)</td><td colspan="2">디아지논
(diazinon)</td><td colspan="2">파라티온
(parathion)</td><td>DDVP</td></tr>
<tr><td>저독성</td><td colspan="2">저독성</td><td colspan="2">• 포유동물에 치명적
• 반감기 김(43시간)
• 강한 살충력</td><td>반감기 가장 짧음(1.35시간)</td></tr>
<tr><td colspan="6">살충제</td></tr>
</table>

필 / 수 / 확 / 인 / 문 / 제

다음 통조림 식품 중 납과 주석이 용출되어 내용 식품을 오염시킬 우려가 가장 큰 것은?

2016년 식품산업기사 제2회

① 어 육　　② 식 육
③ 과 실　　④ 연 유

해설
납과 주석은 통조림통에 산성식품(과일 등) 보관 시 용출되어 중금속에 의한 식품오염을 일으킨다.

답 ③

유해물질에 관련된 사항이 바르게 연결된 것은?

2017년 식품산업기사 제1회

① Hg – 이타이이타이병 유발
② DDT – 유기인제
③ Parathion – Cholinesterase 작용억제
④ Dioxin – 유해성 무기화합물

해설
① Hg : 미나마타병
② DDT : 유기염소제(살충제)
④ Dioxin : 유해성 유기화합물(고엽제, 화학제품의 열분해, 폐기물의 소각, 자동차배기 가스, 번개, 화산활동 등)

답 ③

일반적으로 독성이 강해 급성독성을 일으키며 식물체의 표면에서 광선이나 자외선에 의해 분해되기 쉽고, 식물체 내에서도 효소적으로 분해되며 비교적 잔류기간이 짧은 유기농약은?

2017년 식품기사 제1회

① 유기염소제　　② 유기수은제
③ 유기인제　　④ 유기비소제

해설
유기인제는 급성중독으로 독성은 강하나 분해가 빨라 잔류독성이 낮다.

답 ③

유기인제 농약에 의한 중독기작은?

2017년 식품기사 제3회

① Cytochrome oxidase 저해
② ATPase 저해
③ Cholinesterase 저해
④ FAD oxidase 저해

해설
유기인제 농약(말라티온, 디아지논, 파라티온, DDVP)은 독성이 강하고 분해가 빠른 급성중독으로 Cholinesterase 저해에 의한 신경증상이 나타난다.

답 ③

필 / 수 / 확 / 인 / 문 / 제

농약에 의한 식품오염에 대한 설명으로 틀린 것은?

2016년 식품산업기사 제1회

① 농약은 물이나 토양을 오염시키고 식품원료로 사용되는 어패류 등의 생물체에 축적될 수 있다.
② 오염된 농작물이나 어패류를 섭취하면 만성중독 증상이 나타날 수 있다.
③ 유기염소제는 분해되기 어렵다.
④ 농약의 잔류기간은 살포장소에서 농약잔류물이 50% 소실되는 데 걸리는 기간을 말한다.

해설

④ 농약의 잔류기간은 농약 잔류물이 75~100% 소실되는 데 걸리는 기간을 말한다.
농약의 잔류는 농약의 종류・사용시기・살포농도・살포량・농약의 살포횟수 등의 요인에 따라 달라지며 수확하기 15일 전 살포가 금지된다. 농산물에 살포한 농약은 실제로 농작물에 작용하는 부분은 5~20% 정도이며 껍질 벗김・씻기・조리과정(삶기・데치기) 등을 통해 대부분(94~100%) 제거・분해된다.

답 ④

PCB에 대한 설명 중 틀린 것은? 2017년 식품산업기사 제2회

① 미강유에 원래 들어 있는 성분이다.
② Polychlorinated biphenyl의 약어이다.
③ 1968년 일본에서 처음 중독 증상이 보고되었다.
④ 인체의 지방조직에 축적되며, 배설속도가 늦다.

해설

PCB 미강유 중독 사건은 미강유 탈취공정 중에 열매체로 사용되어 미세구멍을 통해 혼입되어 일어난 사건이다.

답 ①

일본에서 발생한 미강유 오염사고의 원인물질로 피부발진, 관절통 등의 증상을 수반하는 것은?

2016년 식품산업기사 제2회

① PCB ② 페 놀
③ 다이옥신 ④ 메탄올

해설

PCB(Poly Chloro Biphenyl ; 폴리염화비닐)
일본 미강유 중독사건(미강유의 탈취공정에서 열매체로 이용하는 물질이 미강유에 혼입으로 심각한 중독사건)의 원인 물질이다. 화학적으로 매우 안정되어 오랜 시간 동안 물, 토양 등에 잔류하고, 금속부식성이 낮고, 산・알칼리에 강하여 열매체, 접착제, 합성수지 등의 원료로 쓰인다. 중독 증상은 흑피증, 위장장애, 근육마비, 신경장애, 피부발진, 발한, 가려움증, 관절통, 안면부종, 피부의 각질화, 손톱변색 등이다.

답 ①

<table>
<tr><td rowspan="3">Carba-mate제</td><td colspan="8">• 유기염소제 대체용
• cholinesterase 저해에 의한 신경증상
• 유기인제보다 독성이 낮음, 체내 분해가 빨라 중독 시 회복이 빠름</td></tr>
<tr><td>carbaryl</td><td>propoxur</td><td>NAC</td><td>BPMC</td><td>MIMC</td><td>benomyl</td><td>barban</td><td>benthiocab</td></tr>
<tr><td colspan="5">살충제</td><td>살균제</td><td colspan="2">제초제</td></tr>
<tr><td>유기 수은제</td><td colspan="8">• 만성독성(*무기수은 : 급성독성)
• 종자소독・과수와 채소 병해방지
• 중추신경장애 증상인 경련, 시야 축소, 언어장애 등
• 미나마타병의 원인물질
• 현재는 사용금지</td></tr>
<tr><td rowspan="3">유기 불소제</td><td colspan="8">• 쥐약, 깍지벌레, 진딧물의 살충제
• 체내의 aconitase 저해하여 TCA cycle에서 구연산의 체내 축적
• 심장장애와 중추신경 이상 증상</td></tr>
<tr><td colspan="4">fratol</td><td colspan="4">fussol</td></tr>
<tr><td colspan="4">살서제(쥐약)</td><td colspan="4">살충제</td></tr>
<tr><td rowspan="3">비소제</td><td colspan="8">목구멍과 식도의 수축, 위통, 구토, 설사, 혈변, 소변량 감소, 갈증 등</td></tr>
<tr><td colspan="2">비산납</td><td colspan="2">비산석회</td><td colspan="2">asozin</td><td colspan="2">neoasozin</td></tr>
<tr><td colspan="4">살충제(무기비소제)</td><td colspan="4">살균제(유기비소제)</td></tr>
<tr><td>구리제</td><td colspan="4">bordeaux액(살균제)</td><td colspan="4"></td></tr>
</table>

② 농약에 의한 식중독 예방법
㉠ 살포 시 흡입 주의
㉡ 과일은 유기인제 농약 살포 후 1개월 이후에, 채소는 15일 이후에 수확 → 산성 용액으로 세척한 후 섭취

(3) 내분비계 장애물질에 의한 식품오염

인체의 정상적인 호르몬 작용을 방해・교란시키는 유해화학물질(일명 환경호르몬)

① PCBs(Polychlorinated biphenyls, 폴리염화비페닐)
㉠ 특 징
- 화학적으로 안정
- 산・알칼리 강
- 불연성, 내열성, 절연성, 불용성
- 금속 부식성 낮음
- DDT와 화학적 구조 유사
- 일본 미강유 중독사건(미강유의 탈취공정에서 열매체로 이용하는 물질이 미강유에 혼입)

㉡ 노출경로
- 트랜스(변압기), 콘덴서, 축전기의 절연유, 열매체 가소제, 도료, 복사지 등의 용도로 사용

- 산업폐기물의 누출 · 유출 · 투기 · 폐기 · 소각 · 배기에 의한 환경 오염
- 흡입과 피부접촉으로도 노출 가능

㉢ 중독증상

- 흑피증, 간장비대, 눈꺼풀, 다리 부음, 식욕부진
- 면역체계 · 신경계 · 내분비계 · 생식능력에 악영향

② Dioxin(다이옥신)

㉠ 특 징

- 화학적 구조 매우 안정
- 독성 강함(지상 최악의 물질 중 하나)
- 상온에서 무색의 결정, 물에 녹지 않음(소수성), 유기용매에 잘 녹음(지방에 축적됨)
- 생체 내 반감기 약 7년
- 잔류성유기오염물질(POPs ; Persistent Organic Pollutants) : 먹이사슬을 통해 농축, 내분비계 장애추정물질

㉡ 노출경로

- 베트남 전쟁 시 고엽제로 다량 살포 → 제초제의 불순물(간암, 유산, 기형)
- 화학제품의 열분해, 폐기물의 소각, 자동차배기 가스, 번개, 화산활동 등
- 850℃ 이하 온도 소각 시 불완전 연소에 의해 생성
- 먹이연쇄 과정의 고단계 동물의 지방조직에 다량 축적(어류 · 육류 · 유제품의 지방조직에 다량 함유) → 주요 노출원 : 육류(미국), 어패류(한국)

㉢ 중독증상 : 발암성, 간손상, 유산, 기형아, 염소여드름, 피로, 쇠약, 말초신경계 이상

③ Phthalate esters(프탈레이트)

㉠ 특징 : 지용성(체지방에 축적), 난분해성

㉡ 용도 및 노출경로

- 가소제, 접착제, 인쇄잉크, 염료 등의 제조에 사용(생산량의 90%가 PVC의 가소제로 사용)
- 자연환경에 오염 및 식품 포장 · 생산과정에 노출, 유아 장난감에 노출

㉢ 중독증상 : 생식능력 저하, 기형유발, 내분비계 장애

㉣ 노출감소 : 프탈레이트의 용출 주의(100℃ 이상 가열 ×, 지방 · 알코올 성분이 많은 식품과 직접 접촉 피하기)

필 / 수 / 확 / 인 / 문 / 제

미강유의 탈취공정에서 열매개체로 사용된 물질이 혼입된 미강유를 먹고 나타난 중독증상은?

2017년 식품산업기사 제3회

① 이타이이타이병
② 미나마타병
③ PCB(Poly Chloride Biphenyl) 중독
④ 황변미 중독

해설
③ PCB(폴리염화비페닐) 중독은 일본 미강유 중독사건(미강유의 탈취공정에서 열매체로 이용하는 물질이 미강유에 혼입)이 대표적이다.

답 ③

Dioxin이 인체 내에 잘 축적되는 이유는?

2015년 식품기사 제1회

① 물에 잘 녹기 때문
② 지방에 잘 녹기 때문
③ 주로 호흡기를 통해 흡수되기 때문
④ 극성을 가지고 있기 때문

해설
다이옥신은 물에 녹지 않으며 유기용매에 잘 녹기 때문이다.

답 ②

합성수지포장재에서 용출될 수 있는 내분비 교란물질은?

2017년 식품기사 제2회

① Dioctyl phthalate
② Polyvinyl alcohol
③ Silicon
④ Polyethylene

해설
프탈레이트(Phthalate)는 플라스틱, 화장품, 장난감 등의 폴리염화비닐(PVC) 제품을 부드럽게 만들기 위해 사용하는 것으로 내분비계 교란을 일으키는 환경호르몬이다.

답 ①

필 / 수 / 확 / 인 / 문 / 제

Bisphenol A가 주로 용출되는 재질은?

2015년 식품산업기사 제1회

① PS(Polystyrene)수지
② PVC필름
③ Phenol수지
④ PC(Polycarbonate)수지

해설

비스페놀 A의 합성 기본원료
폴리카보네이트 플라스틱(polycarbonate plastic), 에폭시 레진(epoxy resin)

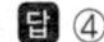 ④

다음 중 유해 합성 착색료(제)는?

2019년 식품기사 제3회, 2021년 식품기사 제3회

① 식용색소적색제2호
② 아우라민(auramine)
③ β-카로틴(β-carotene)
④ 이산화티타늄(titanium dioxide)

해설

② 아우라민은 염기성의 황색 타르색소로 단무지에 사용되어 물의를 일으켰던 유해 합성 착색료로 주요증상은 두통・구토・사지 마비・맥박 감소・두근거림・의식 불명이 있다.

 ②

④ Bisphenol A(비스페놀 A)
㉠ 특 징
- 에스트로겐성 작용 나타냄
- PC(폴리카보네이트)와 에폭시수지의 원료로 사용되었음
- 용출기준 : 국내 2.5ppm↓, 유럽 3ppm↓

㉡ 용도 및 노출경로
- 유아용 젖병, 캔의 내부 코팅제, 급식용 식판, 생수용기, 장난감 등
- 고온에서의 polymer 구조 파괴・불완전 중합되어 용출

㉢ 중독증상 : 발암성, 태아 발육이상, 수정률 감소, 알레르기

⑤ DES(Diethylstilbestrol 디에틸스틸베스트롤)
㉠ 특징 : 여성호르몬 에스트로겐과 유사 작용
㉡ 용도 및 노출경로 : 1940~1970년경 임산부의 유산・조산 방지용으로 일명 '기적의 약'으로 사용되었으나 유해성으로 인해 사용금지됨
㉢ 중독증상 : 성기형증, 유방암 발생

⑥ Styrene(styrene dimer, styrene trimer 스틸렌)
㉠ 특징 : 인화성이 큰 무색의 액체, 지용성, 방향족(특유의 냄새 가짐)
㉡ 용도 및 노출경로
- 도시락, 요구르트병, 두부포장, 컵라면 용기, 도료, 건성유의 원료
- 끓는 물을 PS 발포용기(일회용 식기, 컵라면 용기 등)에 부어 스틸렌 다이머・트리머가 용출되어 식품으로 이행

㉢ 중독증상 : 내분비계장애

(4) 유해성 식품첨가물에 의한 식중독

식품의 미화(착색), 맛의 증가(감미료), 착색된 식품의 표백(표백제), 식품의 보존이나 살균 목적(보존료) 등으로 허가되지 않는 유해식품 첨가물을 사용할 경우 다량 섭취나 섭취물의 체내 축적에 따른 중독 현상이 일어날 수 있음

유해성 착색료	아우라민 (Auramine)	• 염기성 황색 타르색소 • 단무지, 과자, 카레가루 등에 사용	두통, 구토, 사지 마비, 맥박 감소, 두근거림, 의식 불명
	로다민 B (Rhodamine-B)	• 염기성 핑크색 타르색소 • 토마토케첩, 분홍색 어묵, 과자, 얼음과자 등	• 색소뇨와 전신 착색 • 심한 경우 오심, 구토, 설사, 복통
	파라니트로아닐린 (p-Nitroaniline)	• 지용성의 황색 색소, 물에 녹지 않음 • 과자에 사용	혈액독, 신경독, 황색뇨 배설, cyanosis(청색증), 두통, 혼수
	실크 스칼렛 (Silk scalet)	• 등적색의 산성 수용성 tar 색소 • 일본에서의 대구알젓	두통, 구토, 복통, 마비 증세
	SudanⅢ	• 적 색 • 고춧가루에 사용	구토, 설사, 발암성
	Methyl violet	팥앙금	만성섭취 시 발암, 장기의 만성장애 유발
	Butter yellow, Spirit yellow	마가린	위・간에 암 유발

유해성 감미료	둘신(Dulcin)	• 감미 : 설탕의 약 250배(3,000배의 용액에서도 감미를 느낄 수 있음) • 햇볕에 약함 • 청량음료수, 과자류, 절임류 등	• 소화효소 억제작용 • 중추신경계 자극, 간 종양, 혈액독 • 간장 · 신장장애
	사이클라메이트(Cyclamate)	• 물에 잘 녹고, 알코올, 벤젠 등에 난용 · 불용성 • 열과 햇볕에 안정 • 감미 : 설탕의 40~50배	발암성(방광암)
	에틸렌 글리콜(Ethylene Glycol)	• 무색 · 무취 점조성 액체 • 자동차 엔진의 냉각수 부동액으로 사용 • 단맛이 남	• 뇌와 신장장애 • 구토, 호흡곤란, 의식불명, 사명
	파라니트로오르토톨루이딘(ρ-Nitro-o-toluidine)	• 2차 세계대전 후 일본에서의 설탕 대용 중독사고(살인당 · 원폭당) • 설탕의 약 200배	위통, 식욕부진, 구역질, 미열, 황달, 사망
	페릴라틴(perillatine)	• 불용성 • 우메보시(일본매실장아찌), 김치에 사용 • 설탕의 약 2,000배	신장 자극 및 염증 일으킴
유해성 표백제	론갈리트(Rongalite)	• 아황산 · Formaldehyde의 잔류 • 물엿, 우엉, 연근의 표백, 과자, 팥앙금에 사용	발암성
	삼염화질소(NCl_3)	• 황색 유상 액체로 염소와 비슷한 자극성 냄새 • 과거에는 밀가루의 계량제(표백 · 숙성)로 사용	NCl_3 함유된 밀가루를 먹고 개가 먹고 히스테리 증상 보임
	형광표백제	국수, 어육제품 등 표백	피부염, 위장장애
유해성 보존료	붕산(H_3BO_3) boric acid	• 축적성, 세포원형질의 팽화 • 햄, 베이컨, 유제품, 마가린 방부에 사용 • 불소화합물	• 소화효소 작용 저해로 체중 감소(식욕감퇴, 소화불량, 영양소 동화작용 저하, 지방분해 촉진) • 구토, 복통, 설사, 홍반, 사망
	승홍($HgCl_2$)	• 독성 강함 • 주류의 방부	구토, 복통, 수양성 설사, 신장장애
	포름알데히드(Formaldehyde)(HCHO)	• 무색의 기체, 독성 강함 • 단백질 변성작용으로 살균 · 방부작용(0.1%용액 : 포자 억제, 0.002%용액 : 세균 억제) • 주류, 장류, 유제품에 부정 사용	• 단백질 불활성화 • 소화효소 작용 저해 • 두통, 구토, 식도 괴사
	포르말린(Formalin)	포름알데히드(기체) 35~37%가 물에 녹아 있는 강한 자극성의 냄새를 가진 무색투명한 수용액	–
	우로트로핀(Urotropin)	• formaldehyde+ammonia의 결합 • 수용성, 요도 살균제	피부 발진, 신장 · 방광 자극하여 혈뇨, 구토
	나프톨(β-naphtol)	• 곰팡이 발육 저지력 강함(간장 표면 흰 효모 방지에 사용) • 독성 강함	• 단백뇨, 신장장애 • 구토, 복통, 경련, 현기증

필 / 수 / 확 / 인 / 문 / 제

다음 중 허용된 감미료가 아닌 것은?

2015년 식품산업기사 제2회

① 사카린나트륨(Sodium Saccharin)
② 아스파탐(Aspartame)
③ D-소르비톨(D-Sorbitol)
④ 둘신(Dulcin)

해설

• 허용된 감미료 : Disodium Glycyrrhizinate, D-Sorbitol, Aspartame, Stevioside, Saccharin Sodium 등
• 유해성 감미료 : Dulcin(혈액독, 설탕의 약 200~300배의 감미도, 발암물질 생성), Cyclamete(설탕의 50배의 감미도, 발암성 물질 유발), ρ-nitro-o-toluidine, Ethylene Glycol, Perillartine(설탕의 2,000배의 감미도 신장장애)

 ④

다음 중 유해성 식품첨가물이 아닌 것은?

2017년 식품기사 제2회

① Cyclamate
② p-nitro-o-toluidine
③ Dulcin
④ D-sorbitol

해설

• 허용된 감미료 : D-소르비톨(D-sorbitol), 아스파탐(Aspartame), 사카린나트륨(Sodium saccharin), 글리실리진산이나트륨(Disodium glycyrrhizinate) 등
• 유해성 감미료 : 둘신(Dulcin), 시클라메이트(Cyclamate), 페릴라르틴(Perillartine), 에틸렌글리콜(Ethylene glycol), 니트로-o-톨루이딘(ρ-nitro-o-toluidine) 등

 ③

유해성 포름알데하이드(Formaldehyde)와 관계없는 물질은?

2016년 식품산업기사 제1회

① 요소수지 ② Urotropin
③ Rongalite ④ Nitrogen Trichloride

해설

유행성 포름알데하이드의 증상은 인체에 닿았을 경우 눈 · 입 · 코 · 호흡기도에 만성 자극, 눈꺼풀 염증 유발, 피부자극을 주며, 마셨을 경우 심한 통증, 구토, 혼수상태, 사망에 이른다.
④ Nitrogen Trichloride(삼염화질소) : 유해성 표백제, 과거에는 밀가루의 계량제(표백 · 숙성)로 사용, NCl_3 함유된 밀가루를 개가 먹고 히스테리 증상 보임
① 열경화성 수지인 페놀수지, 요소수지, 멜라민수지, polyacetal 등 제조 시 가열 · 가압조건이 부족할 때 미반응 원료인 페놀, 포름알데히드 용출
② Urotropin(우로트로핀) : 유해성 보존료, formaldehyde+ammonia의 결합
③ Rongalite(론갈리트) : 유해성 표백제, 아황산 · formaldehyde의 잔류

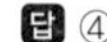 ④

필 / 수 / 확 / 인 / 문 / 제

식품가공 중 생성되는 유해물질이 아닌 것은?

2016년 식품산업기사 제3회

① 벤조피렌
② 아크릴아마이드
③ 에틸카바메이트
④ 옥소홍데나필

해설
④ 옥소홍데나필 : 발기부전 치료제 성분으로 인위적 합성·변형하여 식품에 혼입 시 안전성 문제·부작용 생김
① 벤조피렌 : 300~600℃의 유기물이 불완전 연소될 때 생성
② 아크릴아마이드 : 탄수화물 함량이 많은 식물성 식품을 120℃ 이상에서 장시간 가열할 때 발생
③ 에틸카바메이트 : 식품의 저장·숙성(발효) 과정 중 자연적 생성

답 ④

3,4-benzopyrene에 대한 설명 중 틀린 것은?

2016년 식품기사 제3회

① 식품 중에는 불로 구운 고기에만 존재한다.
② 다핵 방향족 탄화수소이다.
③ 발암성 물질이다.
④ 대기오염 물질 중의 하나이다.

해설
벤젠의 구조를 가진 방향족 탄화수소 화합물로서 석유와 관련된 생산품의 주요 성분이다. 독성을 지니고 있고 일부는 발암물질로 알려져 있다. 특히 3,4-Benzopyrene은 다환 방향족 탄화수소로써 숯으로 구운 고기나 훈연제품, 식용유 등에서 발견되고 공장 주변이나 도시에서 생산되는 생산물에서도 검출되고 있다.

답 ①

구운 육류의 가열·분해에 의해 생성되기도 하고, 마이야르(Maillard) 반응에 의해서도 생성되는 유독성분은?

2016년 식품기사 제1회

① 휘발성아민류(Volatile Amines)
② 이환방향족아민류(Heterocyclic Amines)
③ 아질산염(N-nitrosoamine)
④ 메틸알코올(Methyl Alcohol)

해설
이환방향족아민류는 단백질이나 지방질을 고열로 익힐 때 발생하는 발암물질이다.

답 ②

(5) 식품의 제조·조리 시 생성되는 유해물질

종 류	특 징	증 상
메탄올 (Methanol)	• 과실주 및 정제가 불충분한 증류주에 미량 함유 • Alcohol 발효 시 Pectin으로부터 생성 • 주류의 메탄올 허용량 : 0.5mg/ml↓, 과실주 : 1.0mg/ml↓	시각장애, 실명, 두통, 현기증, 구토, 심할 경우 정신이상, 사망
Nitroso 화합물	• 햄, 소시지 등의 발색제로 사용 (그 외 C.botulinum 억제효과) • 아질산염과 식품 중의 2급아민이 반응하여 생성	발암성 (Nitrosamine)
다환 방향족 탄화수소 (polycyclic aromatic hydrocarbons, PAHs) (3,4-Benzo(a)pyrene)	• 300℃ 이상 고온에서 촉진 • 석탄·석유·목재의 불완전한 연소 시 생성 • 식품 가열가공·훈연과정(훈연품, 구운 생선, 구운 육류 등)	발암성
Heterocyclic Amine류(HCAs)	• 아미노산이나 단백질의 열분해에 의하여 여러 종류가 생성 • 구운 생선·육류 등에서 다량 발견 • 가열온도 200~230℃↑시 HCAs 3배 증가	발암성, 돌연변이 유발
지질의 산화생성물	• 장기간 지나치게 가열을 받은 유지에서 다량 검출 • 산화생성물 Malonaldehyde는 발암성·돌연변이 유발 • 지질의 과산화물인 Hydroperoxide류는 급성 중독증	• 구토, 설사 • 만성중독 시 : 동맥경화, 간장 장애, 노화
아크릴아마이드 (Acrylamide)	전분 급원식품(감자, 고구마 등)을 120℃ 이상 고온에서 튀기거나 구울 때 생성(Maillard 반응에 의해 아크릴아마이드 생성)	발암성
아크롤레인 (Acrolein)	• 산패 및 지질의 가열 시 생성 • 코와 호흡기에 자극적인 냄새·맛	• 눈·점막 자극 • DNA 변이, 발암성
3-MCPD (3-Monochloropropane-1,2-diol)	간장의 산분해를 통해 제조되는 산분해 식물성 단백질을 성분으로 하는 식품을 제조할 때 발생되는 대사물질	인체에 독성 작용
에틸카바메이트 (Ethyl carbamate)	• 식품 저장 및 숙성과정 중 화학적인 원인으로 자연 발생 • urea, 아르기닌 등 + 알코올 → Ethyl carbamate • 알코올 음료(포도주, 청주, 위스키 등) • 발효식품(일본식 된장 미소, 일본식 청국장 낫토, 요구르트, 치즈, 김치, 간장 등) • 1943년에 에틸카바메이트의 동물에 대한 발암성 입증	구토, 의식불명, 출혈, 신장과 간손상

알아두기

에틸카바메이트(Ethyl carbamate)

- 전구체 : urea, 아르기닌, citrulline, DEPC 등
- 반응식
  - $O(CO_2C_2H_5)_2 + NH_3 \rightarrow H_2NCO_2C_2H_5$
  - $H_2NCO_2PO_3H_2 + C_2H_5OH \rightarrow H_2NCO_2C_2H_5$
  - $H_2NCONHR + C_2H_5OH \rightarrow H_2NCO_2C_2H_5$
  - $HOCN + C_2H_5OH \rightarrow K_2NCO_2C_2H_5$

(6) 합성수지 제품에 의한 유해물질

① 열경화성 수지 : 열을 가하여 성형시킨 후 경화되면 다시 유연해지지 않음. 페놀·멜라민·요소수지 제조 시 부적합한 열과 압력에 의해 포름알데히드 용출

② 열가소성 수지 : 열을 가하면 유연해져 가소성을 보이고, 냉각하면 단단해짐

③ 불소수지

㉠ 불소를 함유하는(모노머 50% 이상 함유) 중합체, 전기절연성 및 내열성 우수, 흡수성 없고 마찰계수가 작아 눌어붙지 않은 특성

㉡ 합성수지의 종류와 용도

분류	종류		특징	용도
열경화성 수지	페놀수지 (Phenol)	포름알데히드 용출	• 페놀+포름알데히드(축합반응) • 페놀 : 유독성, 부식성	냄비손잡이, 식기
	요소수지 (Urea)		• 요소+포름알데히드(축합반응) • 수분·열에 약함 • 장기간 사용 시 변질	화장품용기, 전화기, 쟁반
	멜라민수지 (Melamine)		• 멜라민+포름알데히드(축합반응) • 멜라민 : 내열성, 안전 • 방광결석 및 신장결석 등을 유발 • 식품용기에 사용에 대한 멜라민수지 용출규격 30mg/L 이하	단체급식용 식기
	에폭시수지 (Expoxy)		• 비스페놀A+에피크롤히드린(축합반응) • 내구성·접착성·전기적 성질 우수, 변형 적음	식품·음료수캔 보호용 코팅 소재, 건축자재, 접착제
열가소성 수지	PE수지 폴리에틸렌 (Polyethylene)		• 위생성·안정성·안전성 있음 • 재활용	병, 용기, 물통, 바구니, 과일·야채 포장

필 / 수 / 확 / 인 / 문 / 제

주로 와인과 같은 주류 발효 과정에서 생성되는 부산물로 아르기닌 등이 효모의 작용에 의해 형성된 요소(Urea)가 에탄올과의 반응으로 생성되며 발암성 물질이기도 한 것은?

2016년 식품산업기사 제1회

① 아크릴아마이드
② 벤조피렌
③ 에틸카바메이트
④ 바이오제닉아민

해설

식품의 저장·숙성과정 중 화학적인 원인으로 자연 발생하여 알코올음료(포도주, 청주, 위스키 등)와 발효식품(간장, 요구르트, 된장, 치즈 등 소량 함유)에서 자연적으로 생성되는 요소 등의 물질이 에탄올과 반응하여 생성된다.

답 ③

포르말린이 용출될 우려가 없는 플라스틱은?

2016년 식품산업기사 제2회

① 멜라민수지 ② 염화비닐수지
③ 요소수지 ④ 페놀수지

해설

- 열경화성 수지인 페놀수지, 요소수지, 멜라민수지는 제조 시 가열·가압조건이 부족할 때 미반응 원료인 페놀, 포름알데히드가 용출된다(* 포르말린 = formaldehyde의 30~40% 수용액).
- PVC(Polyvinyl chloride)는 열가소성 수지로 난연성, 전기절연성, 내약품성, 내수성, 내산성 강(알카리 약), 가격의 저렴, 열접착이 용이성이 특징이다. 병, 소스, 뚜껑, 식육제품 포장, 창틀, 파이프, 바닥재 등에 사용된다.

답 ②

멜라민수지 식기류에 대한 설명으로 틀린 것은?

2015년 식품산업기사 제3회

① 산성에 강하여 식초를 장기간 보관할 수 있다.
② 열에 강하고 잘 깨지지 않아 식기류에 많이 사용된다.
③ 전자레인지에 넣어 사용할 경우 원료물질이 용출될 수 있다.
④ DEHP(환경호르몬) 등의 가소제를 일반적으로 사용하지 않는다.

해설

멜라민과 포름알데히드의 가열축합반응으로 얻어진 열경화성 수지로 내열성, 내수성, 내용매성, 내마모성이 좋아 식기에 사용되나, 제조 시 부적합한 열과 압력에 의해 페놀·포름알데히드가 용출될 수 있다.

답 ①

필 / 수 / 확 / 인 / 문 / 제

식품에 용제의 휘발과 흡착으로 인해 위해를 일으키는 성분이 아닌 것은?
2015년 식품기사 제3회

① Toluene ② Ethylacetate
③ Isopropanol ④ Polyethylene

해설
④ 폴리에틸렌(Polyethylene, PE) : 가볍고 유연성이 있는 비교적 안전한 합성수지로 내습성이 있어 식품의 간이포장에 사용된다.

휘발성 유기용제
- Toluene : 신경계 영향 미침, 피로, 무력감, 기억상실, 구토, 식욕부진, 빈혈, 의식불명, 신장장애, 사망 등
- Ethylacetate : 두통, 피로, 현기증, 의식불명 등
- Isopropanol : 두통, 현기증, 구토, 혼수상태 등

답 ④

아래에서 설명하는 플라스틱 포장재료는?
2021년 식품기사 제3회

- 비중이 0.90~0.91로 가볍다.
- 무미, 무취, 무독의 안정성을 가진다.
- 가공이 용이하며 방습성, 투명도, 광택도가 좋다.
- 녹는점은 165℃이며, 하중하에서 연속사용은 110℃에서 가능하다.
- 산소투과도가 높고, 표면 젖음도가 낮아 인쇄 시 표면처리가 필요하다.

① 폴리에틸렌 ② 폴리프로필렌
③ 폴리스틸렌 ④ 폴리염화비닐

해설
폴리프로필렌(Polypropylene ; PP수지)
열가소성 수지로, 중합시킬 때 안정제를 사용하지 않으며 내열성과 광택이 있으며 재활용이 가능하고, 과자・빵의 포장 필름에 사용된다.

답 ②

과량의 방사선 물질에 오염된 식품을 먹을 때 나타나는 급성방사선증후군은 일반적으로 전신이 얼마 이상의 용량에 노출된 이후에 나타날 수 있는가?
2016년 식품산업기사 제1회

① 1mSv ② 10mSv
③ 100mSv ④ 1Sv

해설
급성방사선증후군(Acute Radiation Syndrome ; ARS)
신체에 1Sv(1년 동안 노출되는 자연방사선량의 약 300배 수준, 골수 손상과 관련된 용량) 이상의 방사선량이 노출되어 나타날 수 있는 증상이다.

답 ④

열가소성 수지	PP수지 폴리프로필렌 (Polypropylene)	• 중합시킬 때 안정제 사용 안 함 • 재활용 • 내열성이 있고 광택 있음	과자, 빵의 포장 필름
	PET수지 폴리에틸렌 테레프탈레이트 (Polyurethane terephthalate)	사용되는 가소제의 안전성이 높아 식품 포장제로 허용됨	페트병(음료수병)
	PC수지 폴리카보네이트 (Polycarbonate)	• 가볍고, 내산성, 내열・내한성, 내구성 좋음 • 비스페놀A 함유량 500ppm↓, 용출량 2.5ppm↓	유아 젖병, 장난감, 급식용기
	PVC수지 염화비닐 (Polyvinyl chloride)	• 폴리염화비닐수지 • 에너지 효율이 가장 높은 물질로 광범위하게 사용됨 • 내열성 나쁨(50~50℃에서 연화됨)	파이프, 철사, 케이블코팅, 포장재를 포함한 플라스틱 제품
	PVDC수지 염화비닐리덴 (Polyvinylidene chloride)	• 염화비닐리덴수지 • 수증기・산소・기체에 대한 투과성이 매우 낮아 식품포장 등에 사용	-
	PS수지 폴리스타이롤 = 폴리스티렌 (Polystyrol = polystyrene)	빙과 등의 저온보존이나 유통이 필요한 분야의 용기에 적합	발포성 컵라면 용기, 유산균 음료 용기
불소수지 PTFE (polytetrafluoroethylene)	테프론(Teflon)	• 내열성(260℃까지 안정) • hexafluoroethane 생성 (370℃↑ 가열 시 생성되는 발암성 물질)	프라이팬, 오븐용 조리기구, 반도체

(7) 방사성 동위원소 물질

① 방사능 식품오염 : 누출된 방사능이 농・축・수산물, 생물을 오염시켜 먹이사슬을 통해 인체에 축적시켜 각종 표적 장기에 장애를 일으킴

알아두기

방사능 관련 단위

단 위		특 징
방사능	베크렐 (Becquerel, Bq)	• 초당 붕괴 횟수 • 1Bq = 2.7×10^{-11}Ci(Ci : Curie, 라듐 1g당의 방사능에 상당)
조사선량	쿨롬/kg (Coulomb, C/kg)	• 공기에 대한 조사선량으로 γ선, x선에 사용 • 1C/kg = 3.88×10^{3}R(R : 뢴트겐)
등가선량	시버트 (Sivert, Sv)	• 생물학적으로 인체에 영향을 미치는 방사선량 • 1Sv = 1J/kg = 100rem(rem : 인체뢴트겐 당량)

② 방사성 물질

㉠ 방사성 물질의 특성

특 성	핵 종		반감기	표적조직	기 타
α 방출	^{235}U(우라늄)		45억 년	신장, 폐암, 골격계암, 간암, 혈액질환 등	핵폭탄, 원자력발전 원료
	^{239}Pu(플루토늄)		2만 4,300년	뼈	핵폭탄, 원자력발전 원료
β 방출	^{90}Sr (스트론튬)	식품 오염	29년	뼈(골육종), 조혈기능 저하(백혈병)	• 추적자·방사능표준에 사용 • 식물체 흡수량 : 뿌리 > 표면
	^{3}H 삼중수소		12일	전 신	일본 후쿠시마 원전 오염수
β, γ 방출	^{131}I (요오드)		8.0일	갑상선	핵폭발 → 오염된 사료 → 젖소 → 우유 → 사람
γ 방출	^{60}Co (코발트)		5.3년	췌 장	의료기구 멸균에 이용
	^{137}Cs (세슘)		30년	근육, 연조직	• 일본 후쿠시마 원자력 발전소 사고 • 식물체 흡수량 : 뿌리 < 표면

• 반감기 : 방사능의 효력이 원래 있던 양의 절반으로 줄어드는 데 걸리는 시간

• 전리작용 크기 : α > β > γ

㉡ 방사능 피복선량과 그 증상

피폭선량(mSv)	증 상	피폭선량(mSv)	증 상
250 이하	임상증상 없음	2,000	5% 사망
500	백혈구(림프구) 일시 감소	4,000	30일 내 50% 사망
1,000	구역, 구토, 전신권태, 림프구 현저히 감소	6,000	14일 내 90% 사망
1,500	50% 방사선 숙취	7,000	100% 사망

㉢ 방사능(방사성)과 방사선의 차이

• 방사능 : 방사능(방사성) 물질의 원자핵이 단위시간당 붕괴되는 수를 의미. 방사능 강도 측정 단위는 Bq

• 방사선 : 원자핵이 붕괴될 때 방출하는 알파선(α선), 베타선(β선), 감마선(γ선)과 같은 일종의 공간을 이동하는 에너지. 사람이 방사선을 쬐였을 경우의 영향 정도 측정단위는 Sv

필 / 수 / 확 / 인 / 문 / 제

생성량이 비교적 많고 반감기가 길어 식품에 특히 문제가 되는 핵종만으로 된 것은? 2014년 식품기사 제2회

① ^{131}I, ^{137}Cs ② ^{131}I, ^{32}P
③ ^{129}Te, ^{90}Sr ④ ^{137}Cs, ^{90}Sr

해설
식품오염에 문제가 되는 방사성 물질로 생성률이 비교적 크고 반감기가 긴 것으로는 Sr-90(28.8년), Cs-137(30.17년) 등이 있고, 반감기가 짧은 것으로는 I-131(8일), Ru-106(36.5일) 등이 있다. 특히 I-131(8일)은 피폭 직후 갑상선에 축적, 갑상선 장애를 일으킨다.

답 ④

식품의 방사능오염에서 가장 문제가 되는 핵종끼리 짝지어진 것은? 2015년 식품산업기사 제2회

① ^{60}Co, ^{89}Sr ② ^{55}Fe, ^{134}Cs
③ ^{59}Fe, ^{141}Ce ④ ^{137}Cs, ^{131}I

해설
식품의 방사능 오염에 문제가 되는 핵종은 ^{137}Cs(30년), ^{90}Sr(29년), ^{131}I(8.0일)이다.

답 ④

안전성에 문제가 될 가능성이 있는 식품 중 기준(국내 및 국제)이 설정되어있는 방사선 핵종이 아닌 것은? 2017년 식품기사 제1회

① ^{90}Sr ② ^{131}I
③ ^{12}C ④ ^{137}Cs

해설
식품의 방사능 오염에 문제가 되는 핵종
^{137}Cs, ^{131}I, ^{90}Sr 등

답 ③

반감기는 짧으나 젖소가 방사능 강하물에 오염된 사료를 섭취할 경우 쉽게 흡수되어 우유에서 바로 검출되므로 우유를 마실 때 문제가 될 수 있는 방사성 물질은? 2017년 식품기사 제3회, 2021년 식품기사 제2회

① ^{89}Sr ② ^{90}Sr
③ ^{137}Cs ④ ^{131}I

해설
④ ^{131}I은 반감기가 8일로 짧으며 피폭 직후 갑상선에 축적, 갑상선 장애를 일으킨다.

답 ④

필 / 수 / 확 / 인 / 문 / 제

식품 중 방사능 오염 허용기준치의 설정 기준은?

2016년 식품산업기사 제3회

① 해당 식품을 1년간 지속적으로 먹어도 건강에 지장이 없는 수준으로 설정
② 해당 식품을 1회 일시적으로 먹어도 건강에 지장이 없는 수준으로 설정
③ 해당 식품을 1년간 섭취하여 급성방사선 증후군이 나타나는 수준으로 설정
④ 해당 식품을 1회 일시적으로 섭취하여 일상생활에서 접하는 자연방사선량을 초과하지 않는 수준으로 설정

해설
식품 중 방사능 오염 허용기준치란 1년간 해당 식품의 지속적인 섭취에도 건강에 지장이 없는 수준으로 설정한 것이다.

답 ①

식품에서 특히 가장 문제되는 방사능 오염물질은?

2015년 식품산업기사 제3회

① ^{90}Sr　② ^{60}Co
③ ^{235}Ur　④ ^{238}Uc

해설
식품에 문제가 되는 핵종
^{137}Cs, ^{90}Sr, ^{131}I

답 ①

트리할로메탄(Trihalomethane)에 대한 설명으로 틀린 것은?

2016년 식품기사 제2회, 2021년 식품기사 제2회

① 수도용 원수의 염소 처리 시에 생성되며 발암성 물질로 알려져 있다.
② 생성량은 물속에 있는 총유기성 탄소량에는 반비례하나 화학적 산소요구량과는 무관하다.
③ 메탄의 4개의 수소 중 3개가 할로겐 원자로 치환된 것이다.
④ 전구물질을 제거하거나 생성된 것을 활성탄 등으로 처리하여 제거할 수 있다.

해설
트리할로메탄은 물속 유기물에 의해 소비되는 화학적 산소요구량(COD)과 생화학적 산소요구량(BOD)이 비례한다.

답 ②

㉣ 방사능 기준

핵 종	대상식품	기준(Bq/kg, L)
^{131}I	• 영아용·성장기용 조제식 • 영·유아용 곡류조제식·특수조제식품 • 기타 영·유아식	100 이하
	우유 및 유가공품	
	기타 식품	300 이하
$^{134}Cs + ^{137}Cs$	모든 식품	370 이하

※ 기타식품은 영아용 조제식, 성장기용 조제식, 영·유아용 곡류조제식, 기타 영·유아식, 영·유아용 특수조제식품, 우유 및 유가공품을 제외한 모든 식품을 말함
※ 일본산 음료수는 10Bq/kg, 우유·유제품은 50Bq/kg 기준 적용

(8) 트리할로메탄(Trihalomethanes ; THMs)

① **특징** : 수돗물 염소 소독 시 수중의 유기물질과 염소의 반응에 의해서 생기는 주요 부산물

② **종 류**

클로로포름 (Chloroform)	브로모디크롤로 메탄(BDCM)	디브로모클로로 메탄(DBCM)	브로모포름 (Bromoform)
THMs의 대표물질	–	–	–
인체 발암가능물질(Group 2B)		인체 발암미분류물질(Group 3B)	

③ **노출경로** : 식음수를 통해 노출

④ **증상** : 발암성, 중추신경계 기능 저하, 간·신장 손상 등

알아두기

먹는물의 수질기준(먹는물 수질기준 및 검사 등에 관한 규칙 별표 1)

소독제·소독부산물질에 관한 기준(샘물·먹는샘물·염지하수·먹는염지하수·먹는해양심층수·먹는물공동시설의 물의 경우에는 적용하지 않음)

• 총트리할로메탄 0.1mg/L
• 클로로포름 0.08mg/L
• 브로모디클로로메탄 0.03mg/L
• 디브로모클로로메탄 0.1mg/L

→ 를 넘지 아니할 것

적중예상문제

01 식중독의 역학조사 시 원인규명이 어려운 이유가 아닌 것은? 2017년 식품산업기사 제1회

① 조사 전에 치료가 되어 환자에게서 원인 물질이 검출되지 않는 경우가 발생하므로
② 식품의 냉동, 냉장보관으로 인해 원인물질(미생물, 화학물질 등)의 검출이 불가능하므로
③ 식중독을 일으키는 균이나 독소가 식품에 극미량 존재하므로
④ 식품이 여러 가지 성분으로 복잡하게 구성되어 있으므로

해설
식중독 역학조사 결과 원인규명의 제한점으로는 식품의 여러 가지 복잡한 구성성분, 식중독을 일으키는 균·독소 등은 식품에 극미량 존재하여 원인균이 검출되지 않는 경우, 환자 인체검체의 경우에도 검체(대변·구토물)의 채취 거부나, 항생제 치료에 의해 원인물질이 검출되지 않는 경우가 있다.

02 식중독균인 황색 포도상구균(Staphylococcus aureus)과 이 구균이 생산하는 독소인 Enterotoxin에 대한 설명 중 옳은 것은? 2017년 식품산업기사 제1회

① 이 구균은 Coagulase 양성이고 Mannitol을 분해한다.
② 포자를 형성하는 내열성균이다.
③ 독소 중 A형만 중독증상을 일으킨다.
④ 일반적인 조리방법으로 독소가 쉽게 파괴된다.

해설
포도상구균은 무아포의 구균이며, 코아굴라제(coagulase) 생성 능력과 만니톨(mannitol) 분해 능력이 있다. 독성이 가장 강한 A형은 내열성이 있어 120℃에서 20분간 가열에 파괴가 안 되어(기름을 이용해 218~248℃에서 30분간 가열 시 파괴) 일반적인 조리법에 의해 제거할 수 없는 장독소를 생산한다.

03 세균성 식중독의 특징으로 옳은 것은?

① 면역성이 있다.
② 체내독소가 원인이다.
③ 진염되지 않는다.
④ 잠복기가 전염병보다 길다.

해설
세균성 식중독의 특징
• 면역성이 없다.
• 잠복기간이 비교적 짧다.
• 균이 미량으로는 나타나지 않는다.
• 식품에서 사람으로 최종 감염되며 2차 감염은 거의 없다.
• 수인성 전파는 드물다.
• 원인식품에 기인한다.

04 세균성 식중독의 올바른 예방법은?

㉠ 신선한 식품재료 사용 ㉡ 식품의 저온보존 ㉢ 섭취 전에 식품의 충분한 가열 ㉣ 유독한 부위 제거

① ㉠, ㉡, ㉢ ② ㉠, ㉢
③ ㉡, ㉣ ④ ㉣

해설
세균성 식중독의 예방을 위하여 가장 좋은 방법은 냉동·냉장보관을 하거나 조리 후에 빨리 먹는 것이다. 또한 하절기 어패류의 생식은 피하고 조리 후에 시간이 경과한 식품이라도 재가열해서 먹으면 포도상구균 식중독 이외의 식중독은 모두 예방된다.

정답 1 ② 2 ① 3 ③ 4 ①

05 **세균성 식중독의 열에 대한 저항력을 표시한 다음 사항 중 틀린 것은?**

① 살모넬라균 - 62℃, 30분
② 보툴리누스균 - 100℃, 1~2분
③ 장구균 - 60℃, 30분
④ 포도상구균 - 80℃, 1시간

해설

④ 포도상구균의 장독소는 열에 대한 저항력이 매우 강하여 121℃, 8~16.4분 정도 가열해야 사멸되는 독소이다.

06 **세균성 식중독과 경구감염병의 차이는?**

① 세균성 식중독은 경구감염병에 비해 잠복기가 길다.
② 세균성 식중독은 2차 감염이 잘 일어나고 경구감염병은 일어나지 않는다.
③ 세균성 식중독은 식품의 역할이 증식매체이고 경구감염병은 운반매체이다.
④ 세균성 식중독은 격리의 필요성이 있고 경구감염병은 격리의 필요성이 없다.

해설

세균성 식중독과 경구감염병

항 목	세균성 식중독	경구감염병
감염원	식 품	물 · 식품
식품의 역할	증식매체	운반매체
식품의 빈도	관계 있음	관계 없음
식품에서 균검출	쉬 움	어려움(곤란)
감염양식	식품 중에서 대량 증식한 균이나 독소의 섭취로 발병	미량의 병원체에 의해서도 발병
병원균의 독력	약(대량 섭취 시 발병)	강(소량 섭취 시 발병)
병원균의 병원성	사람 이외 동물을 숙주로 하고 사람에 대한 병원성은 약함	사람을 숙주로 하고 강한 병원성을 갖음
2차 감염	없 음	많 음
잠복기	약 12~24시간(짧음)	2~7일(긺)
증 상	일과성	장기간
면역성	없 음	있는 경우 많음
격리의 필요성	없 음	있 음

07 **Y. enterocolitica균 식중독에 관한 사항 중 틀린 것은?**

① 잠복기가 1주 정도이다.
② 적정발육 온도는 25~35℃이다.
③ 냉장온도와 진공포장 상태에서도 증식할 수 있다.
④ 그람양성 구균으로 편모가 있다.

해설

Y. enterocolitica균은 그람음성 간균이며 주모성 편모를 가지고 있다.

08 **Botulinus 원인균에 대한 설명으로 옳지 않은 것은?**

① 호기성이다.
② 편성혐기성이다.
③ 포자형성균이다.
④ 소시지에서 잘 발육한다.

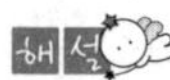

Botulinus균은 토양 중에 널리 분포하는 그람양성이며 편성혐기성 유포자균으로 내열성이다. 이 균이 생성하는 신경독소(neurotoxin)는 A~G형의 7형이 있고 통조림, 소시지 등의 식품 중에 잘 발육한다.

09 **알레르기(Allergy)성 식중독의 원인 물질은?**

① Ammonia
② Histamine
③ Formaldehyde
④ Tyrosine

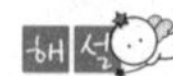

Proteus morganii 등의 미생물이 고등어 등의 붉은살 생선에 작용하여 일으키는 알레르기성 식중독은 히스티딘 탈탄산효소에 의하여 생성되는 히스타민이 생체 내에서 작용하여 발생한다.
allergy란 항원 · 항체반응의 영향이 병적 증상으로 생체에 나타나는 현상으로서 식중독과 같은 현상을 나타내며, 원인식품은 고등어, 정어리, 다랑어 등 어패류가 주(主)이고 기타 다른 식품도 원인식품이 되나 개인차가 심하다. 원인물에 대해서는 학설이 갈리나 유력한 설은 histamine설이다.

5 ④ 6 ③ 7 ④ 8 ① 9 ② 정답

10 **세균성 식중독의 원인이 되는 것으로 옳은 것은?**

> ㉠ Salmonella typhimurium
> ㉡ Aspergillus parasiticus
> ㉢ Staphylococcus aureus
> ㉣ Penicillium citrinum

① ㉠, ㉡, ㉢ ② ㉠, ㉢
③ ㉡, ㉣ ④ ㉣

해설

- 세균성 식중독의 원인균 : Salmonella typhimurium, Staphylococcus aureus, Vibrio parahaemolyticus, Clostridium welchii, Clostridium botulinum 등
- 곰팡이독에 의한 식중독(황변미) : Penicillium citrinum, Penicillium islandicum, Penicillium citreoviride 등

11 **병원성 리스테리아(Listeria monocytogenes)에 관한 설명으로 틀린 것은?**

① 열에 약하다.
② 약수터 등지에서 음용수를 생수로 먹으면 감염되기 쉽다.
③ 원인식품은 냉동피자, 아이스크림 및 어패류에서 검출된다.
④ 임산부와 노약자, 신생아는 수막염을 수반한다.

해설

병원성 리스테리아균 식중독(Listeria monocytogenes)

- 특징 : 그람양성의 주모성 간균, 통성혐기성, 인수공통감염병, 내염균, 저온균(냉장고에 저장된 진공포장에서도 생존 가능)
- 감염경로 : 자연계에 널리 상재해 있는 가축, 야생동물, 어패류, 식육류에 분포되어 있음
- 잠복기 : 1주~3개월
- 원인식품 : 냉동피자, 아이스크림, 치즈(특히 연성치즈)
- 증상 : 임산부, 노약자, 신생아는 패혈증, 수막염 수반
- 예방 : 음식물을 충분히 가열하여 섭취(열에 약하여 60℃에서 5~10분, 70℃에서 10초 가열 시 90% 사멸)

12 **Salmonella균의 주요한 감염원이 아닌 것은?**

① 쥐 ② 가금류
③ 사 람 ④ 진드기

해설

Salmonella균은 감염형 식중독의 대표적인 감염원이며, 식품 중 육류나 어패류(생선)를 통해서 감염된다. 쥐의 보균율은 2%, 가금류는 15~50%, 사람은 18%, 가축은 5~10%로 보고된다.

13 **황색포도상구균에 대한 식중독에 대한 설명으로 옳은 것은?**

① 치명률은 40% 정도이다.
② 마비성 중독을 일으킨다.
③ 혐기성 상태의 식품을 섭취할 때 발생한다.
④ 6℃ 이하에서는 독소의 생성이 억제된다.

해설

포도상구균 식중독

- Staphylococcus aureus이며 그람양성, 통성혐기성균이다.
- 식중독 증상의 원인이 되는 것은 enterotoxin이며 이것은 내열성이 강하여 121℃, 8~16.4분간 가열하여야 파괴되기 때문에 일반 가열 조리법으로는 파괴되지 않는다.
- 6℃ 이하에서는 4주, 9℃에서는 7일, 25~30℃에서는 5시간으로, 식품을 6℃ 이하에 저장하면 독소의 생성이 억제된다.
- 잠복기는 1~5시간으로 평균 3시간이며 증상은 구역질, 구토, 복통, 설사이며 열은 거의 없다. 일반적으로 증상이 가볍고 경과가 빨라 1~3일이면 회복되며 사망하는 경우는 거의 없다.

정답 10 ② 11 ② 12 ④ 13 ④

14 **감염형 식중독이란?**

① 세균이 분비하는 독소에 의한 것이다.
② 화학물질에 기인한다.
③ 원인세균에 오염되어 증식한다.
④ 자연독에 기인한다.

감염형 식중독
원인세균에 식품이 오염되어 증식한 것을 섭취함으로써 급성위장염 증상을 나타내는 식중독으로 살모넬라, 아리조나균, 장염비브리오 등이 있다.

15 **장염 Vibrio균의 식중독에 관한 설명 중 바른 것은?**

① 원인균은 열에 대한 적응력이 강하다.
② 이 식중독은 3~5월에 가장 많이 발생한다.
③ 여름철 어패류를 생식하는 경우 발생되기 쉽다.
④ 이 식중독은 독소형으로 치사율이 높다.

장염비브리오(Vibrio) 식중독
- 식중독의 원인균은 Vibrio parahaemolyticus로 3~4% 식염농도에서 잘 발육하며 그람음성의 무포자, 간균으로 통성혐기성균이다.
- 감염형 식중독으로 7~9월에 집중적으로 발생하며, 원인식품은 해산어패류로 생선회나 초밥 등이다.
- 주증상은 복통과 설사, 37~39℃의 열이 나는 경우가 많으며 경과는 일반적으로 좋지만 때에 따라서 사망하는 수도 있다.
- 이 균은 열에 약하여 60℃, 15분 이상(80℃, 7~8분) 가열하면 사멸되므로 가열 조리된 식품은 안전하다. 저온인 0~2℃에 보존하면 부착세균이 1~2일 만에 사멸되므로 냉동식품도 안전한 편이다. 또한, 민물에서는 저항성이 약하므로 잘 세척해도 어느 정도 도움이 된다.

16 **그람양성의 절대혐기성 간균으로 신경장애 증상을 나타내는 식중독균은?**

① Staphylococcus aureus
② Clostridium botulinum
③ Campylobacter jejuni
④ Listeria monocytogenes

Clostridium botulinum
- 그람양성, 편성혐기성균, neurotoxin(신경계 독소), 치명률 5~10%
- 원인식품 : 통조림, 병조림, 식육, 소시지 등
- 증상 : 신경장애, 두통, 호흡곤란 등

17 **다음 보기 중 Enterotoxin의 설명으로 옳지 않은 것은?**

① 식품 중에 생성되어 있을 때는 내열성이 현저하다.
② 정제독소는 Ether, Ethanol 등 유기용매에 용해된다.
③ 단백질분해효소인 Trypsin, Papain에 분해되지 않는다.
④ Enterotoxin의 생산은 온도에 민감하여 균증식온도와 일치하며, 저온한계는 10℃, 고온한계는 43℃이다.

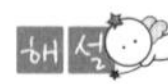

Enterotoxin
- 면역학적으로 A~F형의 6종으로 나누어진다.
- enterotoxin의 정제독소는 흡수성이 있고 물과 염류용액에는 용해되나 ether, ethanol 등 유기용매에는 불용이다.
- 이들 독소는 단순단백질임에도 불구하고 단백질분해효소인 trysin, chemotrypsin, papain 등에 대하여 안정하다.
- 독소의 형과는 관계없이 식중독을 발생시키며, 독소는 120℃에서 20분간의 가열에도 완전히 파괴되지 않고 121℃, 8~16.4분간 가열함으로써 활성을 잃는다.
- 내열성이 강하기 때문에 한 번 생성된 독소는 일반 조리과정에서는 도저히 파괴할 수 없다.

18 **통조림 등의 밀봉식품의 부패로 인한 식중독은 어떤 것인가?**

① 장염 비브리오 식중독
② Staphylococcus균에 의한 식중독
③ Clostridium welchii균에 의한 식중독
④ Botulinus균에 의한 식중독

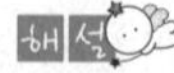

보툴리누스균은 통조림, 병조림 등 밀봉식품의 부패에 기인하며 또한, 소시지, 햄, 병·통조림에서 증식한 세균이 분비하는 독소에 의하여 발병한다.

14 ③ 15 ③ 16 ② 17 ② 18 ④ 정답

19 독소에 의해 식중독을 일으키는 세균이 아닌 것은?

① 보툴리누스균
② 웰치균
③ 캠필로박터 제주니
④ 황색포도상구균

해설

③ 캠필로박터 제주니 식중독은 감염형이며 독소를 생산하지 않는다.

20 Kanagawa 현상이란?

① 장염비브리오균이 1개에서 2개로 분열되는 현상
② 장염비브리오균이 10℃ 이하에서 발육되지 않는 현상
③ 장염비브리오균이 대장균보다 2배 속도로 증식하는 현상
④ 장염비브리오균이 특정한 조건에서 사람이나 토끼의 혈구를 용혈시키는 현상

해설

Kanagawa 현상이란 장염비브리오균이 특정한 조건에서 사람이나 토끼의 혈구를 용혈시키는 현상을 말한다.

21 우리나라 식중독 환자수의 약 85%는 6~9월 중에 발생하였다고 한다. 그 원인으로 옳은 것은?

> ㉠ 음식물 과다 섭취
> ㉡ 세균의 왕성한 증식
> ㉢ 자연독 함유 식품 섭취
> ㉣ 오염된 날음식 섭취

① ㉠, ㉡, ㉢　　② ㉠, ㉢
③ ㉡, ㉣　　④ ㉣

해설

여름에 식중독 환자가 많이 발생하는 이유
- 여름의 기후가 미생물의 생육조건에 적합하다.
- 다른 계절에 비해 오염된 날 음식을 많이 섭취한다.
- 사람의 체력이 저하되어 있다.

22 Salmonella균 식중독과 관계가 없는 사항은?

① 2차 감염이 가능하다.
② 인수공통감염병이다.
③ 난류에 의해서도 감염된다.
④ 주원인 식품은 해산성 어패류이다.

해설

살모넬라균
- 원인식품 : 육류 및 그 가공품이며, 난류에 의해서도 감염
- 그람음성, 무포자 간균으로 colony를 형성하는 호기성・통성혐기성 균이다.
- 최적온도 37℃, 최적 pH 7~8, 75℃, 1분(60℃, 20분 이상)간 가열로 사멸한다.
- 급성 위장염 증상을 나타내고 발열이 심해서 열이 상승(38~40℃)하고 오한이 나며 2차 감염이 가능하다.
- 연중 발생하지만 6~9월에 특히 많이 발생한다.
- 잠복기간은 6~48시간으로 광범위하며, 통상 12~24시간 정도에 대부분의 환자가 발병한다.
- 인수공통감염병이다.

23 Welchii균의 특성을 설명한 것이다. 틀린 것은?

① 편성혐기성이며 그람양성의 간균으로 아포를 형성한다.
② A형 균의 아포는 내열성이고 100℃에서 3시간 정도 가열해도 사멸되지 않는다.
③ 발육의 최적온도는 일반세균보다 높다.
④ 잠복기는 6~24시간, 평균 12시간이고, 구토와 발열이 주증상이며 설사는 거의 볼 수 없다.

해설

④ 잠복기는 6~24시간, 평균 12시간이고, 대표적인 증상은 복통과 설사로 발열과 구토는 거의 나타나지 않는다.

정답 19 ③ 20 ④ 21 ③ 22 ④ 23 ④

24 병원성 대장균의 일반적 특성으로 올바른 것은?

> ㉠ 독소원성 대장균은 Enterotoxin을 생산한다.
> ㉡ 병원성 대장균 식중독 때에 주증상은 급성위장염이다.
> ㉢ 그람양성, 무아포성의 단간균이다.
> ㉣ 분변오염의 지표균이다.

① ㉠, ㉡, ㉢ ② ㉠, ㉢
③ ㉠, ㉡, ㉣ ④ ㉣

해설

대장균군

- 그람음성, 무아포성의 단간균으로 유당을 분해하여 산과 가스를 형성하는 모든 호기성 또는 통성혐기성의 균을 말한다.
- 인수의 장관 내에 생존하고 있는 균이므로 분변성 오염의 지표가 된다.
- 시험법은 물의 분변성 오염의 유무를 아는 직접적인 시험법으로서 실시하는 것으로 위생학적 수질시험법(음료수 오염의 지표로 하는 세균) 중 가장 중요한 것이다.
- 대장균의 검출은 다른 유독병원균이 존재할 가능성을 보인다.
- 대장균 지수 : 그 물에서 대장균군을 검출할 수 있는 최소검수량의 역수로서 표시된다.
- 대장균군의 정량시험 : 검수의 동일희석도의 것을 수개씩 유당부이온 발효관에 이식하여 각각에 대한 추정시험, 확정시험, 완전시험을 하여 대장균군의 유무를 확정하고, 이것에 따라 확률적으로 대장균군의 수치를 산출하여 이것을 최확수(MPN)로 표시한다.
- 최확수(Most Probable Number) : 발효관을 사용한 대장균군을 검사에서 sample 1mL 중의 균수를 최확수(MPN)로써 표시한다.

25 병원성 대장균의 특징으로 옳은 것은?

① 그람음성, 아포, 구균
② 그람양성, 무아포, 간균
③ 그람음성, 무아포, 간균
④ 그람양성, 아포, 주모균

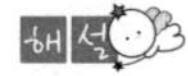

병원성 대장균

그람음성, 무포자, 간균, 호기·통성혐기성균

26 Neurotoxin의 설명 중 틀린 것은?

① Exotoxin으로 혐기성 상태에서 생육한다.
② 신경계 증상을 나타낸다.
③ 이열성으로 100℃에서 10분간의 가열로 무독화된다.
④ 독소를 생산하는 균은 Clostridium botulinus균이다.

해설

Clostridium botulinus균은 neurotoxin(신경독소)을 분비한다. neurotoxin은 신경마비와 시력장애, 동공확대, 언어장애 등을 일으키며, 이열성으로 85℃, 5분 정도면 파괴된다.

27 모시조개의 Venerupin에 대한 설명 중 옳지 않은 것은?

① 잠복기는 12시간~7일인데 대개는 1~2일의 잠복기를 거친다.
② pH 5~8에서 100℃로 1시간 가열하여도 파괴되지 않는다.
③ 물 또는 메탄올에는 잘 녹으나, 에테르 및 에탄올에는 녹지 않는다.
④ 치사율은 5% 이내로 낮은 편이다.

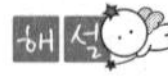

Venerupin

- 모시조개, 바지락, 굴 등의 이매패에 의하여 일어나는 식중독으로 venerupin은 유독플랑크톤의 식이와 깊은 관련이 있으며, 이 독소는 지역 특이성이 있어서 유독지역에서 무독지역으로 옮기면 무독화된다.
- 중독 증상 : 불쾌감, 권태감, 식욕부진, 복통, 오심, 구토, 변비, 피하에 반드시 출혈반점이 나타난다.
- 치사율 : 44~50% 정도로, 비교적 높다.

28 다음 중 감염형 식중독이 아닌 것은?

① Yersinia enterocolitica
② Staphylococcus aureus
③ Salmonella
④ Vibrio parahaemolyticus

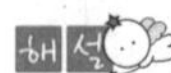

② 포도상구균 식중독 원인균이며 독소형이다.

24 ③ 25 ③ 26 ③ 27 ④ 28 ② 정답

29 **다음 중 PCB에 관한 설명으로 옳지 않은 것은?**

① 전기 절연성이 높아 절연유, 열매체, 콘덴서 등의 제조에 사용된다.
② 수용성 특성으로 체내에 흡수가 용이하다.
③ DDT와 화학적으로 구조가 유사하다.
④ 생물 농축에 의해 축적된다.

해설
② polychlorinated biphenyl(폴리염화비페닐)은 지용성(생체내 흡수 → 지방조직 축적)이다.

30 **다음 중 중금속과 이행되는 질병으로 옳은 것은?**

① 비소 – 흑피증
② 카드뮴 – 이타이이타이병
③ PCB – cholinesterase
④ 수은 – 미나마타병

해설
③ PCB : 카네미 유증

31 **다음 중 법랑 기구에 의해 용출로 이행되는 식중독 물질로 옳은 것은?**

① Pb ② Cu
③ Zn ④ Sb

해설
Sb(안티몬)
코팅의 벗겨짐으로 노출된 안티몬이 노출되어 식품으로 이행되어 식중독을 일으키며 구토, 설사, 호흡곤란, 복통 등의 증상을 일으킨다.

32 **Aflatoxin을 생성하는 곰팡이만으로 묶여진 것은?**

① Asp. flavus, Asp. parasiticus
② Pen. toxicarium, Pen. expansum
③ Asp. niger, Asp. glaucus
④ Pen. islandicum, P. citrinum

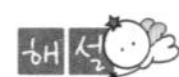

Aflatoxin
- Aspergillus flavus, Asp. parasiticus에 의하여 생성되는 형광성 물질로 간암을 유발하는 발암물질이다.
- 기질수분 16% 이상, 상대습도 80% 이상, 온도 25~30℃인 봄~여름 또는 열대지방환경의 전분질 곡류에서 Aflatoxin이 잘 생성된다.
- 열에 안정해서 270~280℃ 이상 가열 시에 분해된다.
- 유형은 자외선하에서 보여주는 형광색에 따라 B(blue), G(green)형이 있으며 생체 내에서 대사되어 생기는 M형도 있다.

33 **황변미독을 생성하는 곰팡이만으로 된 것은?**

① Pen. citreoviride, Pen. islandicum
② Asp. flavus, Pen. citrinum
③ Pen. toxicarium, Pen. expansum
④ Asp. flavus, Asp. parasiticus

해설
황변미독은 Penicillum 속의 곰팡이가 저장 중인 쌀에 번식할 때 생성하는 독소이다.
- islandia 황변미 독소
  - 간장독 : Islanditoxin, Luteoskyrin, Cyclochlorotin
  - 생산곰팡이 : Penicillium islandicum
- toxicarium 황변미 독소
  - 신경독 : Citreoviridin
  - 생산곰팡이 : Penicillium citreoviride
- thai 황변미 독소
  - 신장독 : Citrinin
  - 생산곰팡이 : Penicillium citrinum

정답 29 ② 30 ③ 31 ④ 32 ① 33 ①

34 식품을 섭취하기 전에 가열하면 대부분의 식중독 세균 및 독소는 열에 의하여 식중독을 예방할 수 있다. 다음 보기 중 섭취 전 가열하여 식중독의 예방을 기대할 수 있는 균은?

㉠ 병원성 대장균	㉡ 살모넬라균
㉢ 웰치균	㉣ 황색포도상구균

① ㉠, ㉡, ㉢, ㉣　② ㉢, ㉣
③ ㉠, ㉡　④ ㉠, ㉢

해설
살모넬라균[75℃, 1분(60℃, 20분)]과 병원성 대장균[60℃, 20분(육류 72℃ 이상)]은 가열처리에 의해 사멸하나 웰치균과 황색포도상구균 포자는 내열성이 강해 100℃에서 20분간 가열하여도 파괴되지 않는다.

35 해수, 플랑크톤, 어패류에 분포하고 있으며 중독 시 콜레라와 비슷한 증상이 나타나는 식중독 원인세균은?

2012년 식품산업기사 제2회

① 대장균
② 장염비브리오균
③ 살모넬라균
④ 시겔라균

해설
장염비브리오균
- 일반적으로 7~9월 사이에 많이 발생하며, 인간의 특정 혈구를 용해시키는 능력을 갖고 있고, 콜레라와 증상이 비슷하다. 세균성 식중독의 60~70% 정도가 이 균에 의하며, 염분 10~20%에서도 생육이 가능하다.
- 원인균 및 특징 : Vibrio parahaemolyticus(해수균)이며, 호염성, 그람음성, 무포자 간균, 단모균, 중온균(생육적온 37℃)이며, 최적조건은 3~4% 염분농도(호염성)에서도 잘 자란다.
- 감염경로 : 어패류(조개류나 채소의 소금 절임), 생선류, 생선회, 초밥류, 어패류를 손질한 도마(조리기구)나 손을 통한 2차 감염 등이다.

36 그람음성이며 호염성의 장염비브리오 식중독의 원인균은?

① Vibrio cholerae
② Salmonella typhi
③ Vibrio vulnificus
④ Vibrio parahaemolyticus

해설
① Vibrio cholerae : 콜레라
② Salmonella typhi : 장티푸스
③ Vibrio vulnificus : 비브리오 패혈증

37 다음 중 식물성 식중독 성분과 거리가 먼 것은?

① Tetrodotoxin　② Scopolamine
③ Cicutoxin　④ Mesaconitine

해설
① tetrodotoxin은 복어의 독소이다.
② 가시독말풀의 중독성분은 scopolamine이며, 몸의 저림 등의 증상을 갖는다.
③ 독미나리 속에는 cicutoxin이 0.2% 정도 존재하는데 위장증상과 호흡곤란을 일으킨다.
④ mesaconitine은 바꽃뿌리에 독성분이 있고 증상은 두통, 허탈, 혼수가 나타난다.

38 다음 중 Aspergillus flavus의 생육에 가장 적당한 조건은?

2017년 식품산업기사 제1회

① 25~30℃, 상대습도 80%
② 10~15℃, 상대습도 60%
③ 0~5℃, 상대습도 60%
④ −5~0℃, 상대습도 70%

해설
Aspergillus flavus
- Aflatoxin을 생성하며 간암을 유발
- 기질수분 16% 이상, 상대습도 80% 이상, 온도 25~30℃인 봄~여름 또는 열대지방 환경의 전분질 곡류에서 Aflatoxin이 잘 생성
- 열에 안정해서 270~280℃ 이상 가열 시에만 분해

34 ③　35 ②　36 ④　37 ①　38 ① 정답

39 **잠복기가 짧으며, 유제품이 원인식품이 되거나 손에 상처가 있는 식품취급자를 통하여 감염되기 쉬운 세균성 식중독은?**

① 살모넬라 식중독
② 장염비브리오 식중독
③ 황색포도상구균 식중독
④ 보툴리누스균 중독

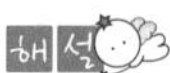

황색포도상구균(Staphylococcus aureus)

- 특징 : 그람양성의 구균, 포도송이 모양의 집단 형성, 비운동성 무아포, 통성혐기성균, 보통 한천배지에서 잘 생육되고 황색색소 생산
- 잠복기 : 평균 3시간
- 감염경로 : 조리인의 화농성질환, 소독이 불완전한 식기・기구 등에 의해 감염되며 황색포도상구균이 증식할 때 enterotoxin(장독소)이 생성
- 증상 : 구토, 메스꺼움, 설사, 복부경련 등이 빈발, 발열은 거의 없거나 있더라도 37.5℃의 미열

40 **진균독증에 대한 설명으로 옳지 않은 것은?**

① 곰팡이의 대사산물에 의한 급성 또는 만성의 질병을 말한다.
② 감염성이 없다.
③ 항생물질로 치료할 수 있다.
④ 원인식은 곡류가 대부분이다.

진균독증

- mycotoxin을 경구적으로 섭취하여 일어나는 급・만성의 건강장애이다.
- 쌀, 땅콩 등 특정식품의 섭취와 관련이 있다.
- 동물에서 동물로, 사람에서 사람으로 이행되지 않는다.
- 계절과 관계가 있다(봄・여름 : Aspergillus 속, Penicillium 속, 겨울 : Fusarium 속).
- 발병된 동물에게는 항생물질이나 약제요법을 사용해도 질병의 경과에 큰 효과는 없다.

41 **습기가 많은 식물성 배지에 잘 번식하며 산성에 강한 곰팡이균으로 유기산을 다량으로 생산하는 것은?**

① Aspergillus oryzae
② Aspergillus sojae
③ Aspergillus awamori
④ Aspergillus niger

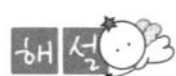

곰팡이균 중 습기가 많은 식물성 배지에 잘 번식하며 산성에 강한 곰팡이균으로 유기산을 다량으로 생산하는 균은 Aspergillus awamori이다.

42 **중독성 조개류의 일반적 성질에 대한 내용으로 바르게 묶인 것은?**

> ㉠ 조개가 유독 Plankton을 섭취하여 축적한다.
> ㉡ 조개의 서식지와 독성분의 축적은 관계가 없다.
> ㉢ 중독성 물질은 중장선이나 흡배수공에 축적된다.
> ㉣ 원인 독성물질은 조개의 체내에서 형성된다.

① ㉠, ㉡, ㉢ ② ㉠, ㉢
③ ㉡, ㉣ ④ ㉣

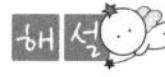

조개류의 중독

- 원인 : 유독물질은 플랑크톤에 의해 생성된 독소를 조개가 섭취하여 조개의 체내, 즉 중장선이나 흡배수공에 축적된다.
- 플랑크톤의 생성 : 유독 플랑크톤은 적조현상 시 많이 생성된다.

정답 39 ③ 40 ③ 41 ③ 42 ②

43 경피감염이 특징적이며 TCBS 배지 발육 시 녹색 집락을 형성하는 세균은?

① Vibrio vulnificus
② Vibrio cholerae
③ Vibrio parahaemolyticus
④ Salmonella choleraesuis

해설

Vibrio vulnificus(패혈증=괴저병)
- 제3급감염병
- 경피감염
- 급성패혈증
- TCBS agar 발육 시 녹색 집락 형성

44 다음 복어의 독성분에 대한 설명 중 맞지 않는 것은?

① 복어의 독성은 종류, 부위, 계절, 개체, 지역 등에 따라 달라진다.
② 난소와 간장은 대부분의 종류가 맹독 또는 강독으로 독력이 대단히 강하다.
③ 복어 중 매리복, 복섬, 검복 등은 독력이 비교적 약하고, 밀복 등은 아주 강하다.
④ 복어는 신경독소로서 끓여도 불활성되지 않으며 복어에 기생하는 Vibrio nereis류의 세균에 의하여 생산된다.

해설

우리나라에서 잡히는 복어 중 검복, 황복, 복섬, 졸복 등이 맹독을 나타내며, 밀복, 감복, 가시복 등은 무독하다. 주로 검은 색을 띠는 종류는 독이 약하고 갈색 계통은 독이 강하다.

45 다음 중 서로 관계없는 것으로 연결된 것은?

① 감염형 식중독 – 장염비브리오균
② 독소형 식중독 – 포도상구균
③ 식물성 식중독 – Tetrodotoxin
④ 동물성 식중독 – Saxitoxin

해설

tetrodotoxin은 복어의 독소로서 난소 부분에 가장 많고 다음으로 간장에 많다.

46 Tetrodotoxin과 유사 증상을 가진 중독은?

① Aflatoxin ② Muscarin
③ Solanine ④ Saxitoxin

해설

tetrodotoxin은 복어의 독으로 증상은 호흡중추의 마비로 사망에 이른다. saxitoxin은 대합이나 홍합 등에 함유되어 있으며 열에 안정하며 치사율이 높은 신경마비 독소이다. 증상은 어지러움, 전신쇠약, 두통, 호흡곤란 등이 차례대로 나타나고 2~24시간 후 호흡근 마비로 사망에 이른다.

47 식품의 식중독관계로 틀린 것은?

① 바지락 – Venerupin
② 청매 – Amygdalin
③ 땅콩 – Aflatoxin
④ 면실유 – Muscarine

해설

식물성 자연독 종류
- 감자독 : 감자의 발아 부위에 solanine이라는 독소가 함유됨, 부패된 감자는 sepsin($C_5H_{11}N_2O_2$)이라는 독소를 함유
- 면실유 : 정제를 하지 않는 면실유에는 gossypol이라는 유독성분이 함유
- 피마자기름 : ricin과 ricinine, allergen이라는 유독성분을 함유
- 청매 : 미숙한 열매에는 청상배당체인 amygdalin이 함유
- 수수 : dhurrin
- 미얀마콩(오색두) : phaseolunatin(일명 linamarin)
- 독미나리 : cicutoxin
- 독공목 : tutin($C_{15}H_{18}O_6$), coriamyrtin($C_{15}H_{18}O_5$)
- 붓순나무 : shikimin, shikimitoxin, hananomin
- 미치광이풀, 가시독말풀 : hyoscyamine, atropine, scopolamine
- 바꽃(오두) : aconitine, mesaconitine
- 꽃무릇 : lycorine
- 독보리 : temuline
- 디기칼리스 : digitoxin

43 ① 44 ③ 45 ③ 46 ④ 47 ④ 정답

48 다음 중 복어중독에 대한 설명이 틀린 것은?

① 원인독소는 Cicutoxin이다.
② 치사율이 매우 높다.
③ 독성분은 알칼리성에 약하다.
④ 혀의 지각마비, 운동마비, 호흡곤란 등이 나타난다.

해설

① cicutoxin은 독미나리의 원인독소이다. 복어독의 독성분은 tetrodotoxin으로 이는 물에 녹지 않고 열에 안정하다.
② 청산가리의 3배 독성을 갖고 있으며, 치사율이 매우 높다(치사율 60%).
③ 복어독소는 약염기성 물질로 106℃에서 4시간 정도 두어도 파괴되지 않고 산에 대하여 안정하나 4% NaOH 용액에서는 20분 내에 가수분해되어 무독화한 것으로 보아 알칼리에는 약하다.
④ 중독증상은 단계적으로 진행되는데, 혀의 지각마비, 구토, 감각둔화, 보행곤란 등으로 시작하여 골격근의 완전마비, 호흡곤란, 의식혼탁 등을 거쳐, 마지막으로 의식불명, 호흡정지로 사망한다.

49 다음 독성분에 대한 설명 중 틀린 것은?

① 적조현상과 관련된 패조류의 독은 Saxitoxin이다.
② 식중독 증상에서 Cyanosis 현상을 일으키는 어패류는 복어이다.
③ 마비성 패류의 독성분의 원인 물질은 플랑크톤이다.
④ 섭조개나 대합조개 등에 의해 발생하는 마비성 조개중독의 유독성분은 Tetrodotoxin이다.

해설

④ saxitoxin에 대한 내용이며, tetrodotoxin은 복어의 독성분이다.

50 독버섯의 일반적인 감별법으로 틀린 것은?

① 색이 아름답고 선명한 것이 유독하다.
② 악취가 나는 것은 유독하다.
③ 쓴맛, 신맛을 가진 것은 유독하다.
④ 버섯의 살이 세로로 쪼개지는 것은 유독하다.

해설

독버섯의 감별법

- 버섯의 줄기가 세로로 쪼개지기 쉬운 것은 식용버섯이고 그렇지 않은 것은 유독하다. 그러나 유독버섯도 줄기가 세로로 쪼개지는 것이 있기 때문에 주의하여야 한다.
- 색이 아름다운 것은 유독하다.
- 악취가 나는 것은 유독하다.
- 줄기가 거칠거나 점조성인 것은 유독하다.
- 쓴맛, 신맛을 가진 것은 유독하다.
- 버섯을 끓였을 때 나오는 증기에 은수저가 흑색으로 변하는 것은 유독하다.

51 독버섯의 독성분이 아닌 것은?

① Muscarine ② Muscaridine
③ Cicutoxin ④ Choline

해설

③ cicutoxin은 독미나리의 독성분이다.

독버섯의 유독성분

- muscarine : 맹독성, 땀버섯에 가장 많고 광대버섯, 마귀광대버섯(파리버섯) 등에도 함유되어 있다. 부교감신경을 흥분시켜 섭취 1.5~2시간 후에 군침과 땀이 나고 맥박이 느려지며 각종 체액의 분비항진, 호흡곤란, 구토, 설사, 위장의 경련성 수축, 방광 및 자궁 수축 등을 일으킨다.
- muscaridine : 뇌증상, 산동을 일으킨다.
- choline : 삿갓외대버섯 등 많은 독버섯에 들어 있으며 muscarine과 비슷한 작용이 있다.
- amanitatoxin : 알광대버섯, 독우산광대버섯, 흰알광대버섯 등에 함유, 생리 및 화학적 성상에 의해 amatoxin군과 phallotoxin군 등으로 구분된다. amatoxin군은 RNA 생합성을 저해하고 단백질 생합성의 저해작용으로 간장·신장의 조직을 파괴한다.

52 청매, 살구씨에 의해서 식중독을 일으키는 성분은?

① Lycorine ② Amygdalin
③ Solanine ④ Saponin

해설

매실, 살구씨, 오색콩에 함유된 amygdalin에 의해 호흡효소에 대한 억제작용, 두통, 소화불량, 구토, 설사, 복통, 호흡곤란 등의 증상이 발생한다. 청매에 존재하는 amygdalin은 emulsin에 의해 청산, 당, 벤조알데히드로 분해된다.

정답 48 ① 49 ④ 50 ④ 51 ③ 52 ②

53 **식물성 식중독에 관한 설명으로 옳지 않은 것은?**

① 시안배당체 함유식물에는 고편도, 살구씨, 복숭아씨, 수수, 리마콩, 미숙 매실 등이 있다.
② Solanine은 Alkaloid 배당체로 수용성이다. 발아부분에 함유되고 체내의 Cholinesterase 작용을 억제하고 용혈을 일으킨다.
③ Ricin은 피마자의 독성분이며 Gossypol은 면실유의 독성분이다.
④ 벌꿀과 관련있는 독성분은 Muscarine이다.

해설

벌꿀에는 andromedotoxin이라는 독성분이 미량 존재하며, muscarine은 독버섯의 독성분이다.

54 **장염비브리오균 식중독의 예방법으로 옳지 않은 것은?**

① 해수에 약하므로 3% 소금물에 잘 씻는다.
② 열에 약하므로 먹기 전에 가열한다.
③ 4℃ 이하에 냉장한다.
④ 여름철에 해산 어패류의 생식을 금한다.

해설

장염비브리오균(Vibrio parahaemolyticus) 예방법
• 60℃, 15분 이상/80℃, 7~8분 가열
• 생식 지양
• 냉장 보존
• 담수 세척(호염성균 제거)
• 손·조리기구 청결유지, 칼, 도마 등 교차오염 방지

55 **달걀에서 가장 문제가 되는 식중독균으로 옳은 것은?**

① Brucella suis
② Salmonella pullorum
③ Vibrio parahaemolyticus
④ Clostridium botulinum

해설

Salmonella 식중독
Salmonella pullorum은 추백리(병아리흰설사병)의 원인균이며 제2종 가축전염병으로 감염모계에서 낳은 보균란을 통해 전파된다.

56 **아우라민에 대한 다음 설명 중 틀린 것은?**

① 과자, 각종 면류, 단무지 등에 사용하고 있다.
② 다량 섭취 후 피부에 흑자색 반점이 생긴다.
③ 현재 많이 사용하고 있다.
④ 염기성, 황색색소이다.

해설

아우라민은 다량을 섭취하면 20~30분 후 피부에 흑자색 반점이 생기고 맥박 감소, 의식불명 등의 증상이 온다.

57 **붕산의 다량 섭취 시 나타나는 중독 증상 중 틀린 것은?**

① 구 토
② 허탈감
③ 홍 반
④ 심하면 3~5분 만에 사망

해설

붕산의 다량 섭취 시 구토, 호흡곤란, 홍반, 허탈감 등의 증상이 나타난다.

58 **식품에 사용이 금지된 유해성 표백제는?**

① 과산화수소　② 아황산나트륨
③ Rongalite　④ Dulcin

해설

유해성 식품첨가제
• 유해감미료 : dulcin(설탕의 250배 감미, 혈액독, 간장장애), cyclamate(설탕의 40~50배 감미, 발암성), ρ-nitro-o-toluidine(설탕의 200배 감미, 위통, 식욕부진, 메스꺼움, 권태), perillartine(설탕의 2,000배 감미, 신장염)
• 유해 착색료 : auramine, rhodamine B, ρ-nitroaniline
• 유해 보존료 : 붕산, formaldehyde, β-naphtol
• 유해 표백제 : rongalite, 삼염화질소(NCl_3)

53 ④　54 ①　55 ②　56 ③　57 ④　58 ③ 정답

59 Clostridium welchii균에 대한 설명으로 잘못된 것은?

① 그람양성, 간균으로 무포자균이다.
② 자연계에 널리 분포하며 특히 육류, 어패류에서 많이 발생·보고되고 있는 균이다.
③ 독소의 종류는 현재 A~F형까지 6형으로 분류되었는데, A형과 F형이 주요 식중독 원인독소로 알려져 있다.
④ welchii균의 아포는 90℃에서 30분 가열하면 완전히 사멸하나 내열변이주는 100℃에서 1~3시간에도 견디며 독소 생성능력은 약하다.

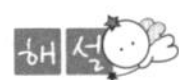

Clostridium welchii(= Clostridium perfringens)
그람양성, 간균, 아포 형성, 편모 없음(비운동성), 생체나 체액 함유 배지에서 협막을 만든다.

60 화학적 물질에 의한 식중독과 임상증상의 관계로 맞는 것은?

① 납 – 신장독
② 비소화합물 – 피부의 색소침착
③ 구리 – 신경독
④ 수은 – 이타이이타이병

해설
납은 신경독을 일으키며 구리는 효소작용을 저해, 간세포의 괴사 및 간에 색소침착을 일으킨다. 카드뮴은 이타이이타이병, 수은은 미나마타병을 일으킨다.

61 주요 중금속과 그 중독 증상으로 옳지 않은 것은?

① 납 – 빈혈, 발작적 복통
② 카드뮴 – 지능장애, 호흡곤란
③ 수은(Hg) – 중추·말초신경계, 신장장애
④ 아연 – 급성중독 시 복통, 설사, 경련

해설
카드뮴(Cd)
- 축전지 공장, 아연, 제련공장 등의 폐수에 함유, 이타이이타이(itaiitai)병
- 각종 식기 도금에서 용출, 특히 산성에서 용출 잘됨. 아연과 공존하여 용출 시 위험성이 큼
- 만성중독 때는 허리통증, 보행불능, 골연화증, 뼈연화, 단백뇨 등의 증상 나타남

62 두통, 현기증, 구토, 설사 등과 시신경 염증을 초래하여 실명의 원인이 되는 화학물질은?

① 사에틸납 ② 메탄올
③ 롱갈리트 ④ 비소화합물

해설
메탄올
과일주의 알코올 발효과정 중에 pectin으로부터 생성되며, 과일주 및 정제가 불충분한 증류주에 미량 함유되어 있다. 중독증상은 급성일 때 두통, 현기증, 구토, 복통, 설사 등을 일으키는 것 외에 시신경에 염증을 일으켜 눈을 멀게 하므로 실명하거나 사망에 이르게 된다.

63 PCB(Polychlorobiphenyl)에 의한 중독 증상을 모두 묶어 놓은 것은?

㉠ 안면부종	㉡ 관절통
㉢ 손톱변색	㉣ 신경마비

① ㉠, ㉡, ㉢ ② ㉠, ㉢
③ ㉡, ㉣ ④ ㉠, ㉡, ㉢, ㉣

해설
PCB
- 미강유 탈취공정에서 사용된 후 심각한 중독사건을 일으켰던 화합물로 매우 안정해 오랜 시간 동안 물, 토양 등에 잔류한다.
- 열매체, 접착제, 합성수지 등의 원료로 쓰이는 화합물이다.
- 중독 증상은 위장장애, 근육마비, 신경장애, 피부발진, 발한, 털구멍의 검은 색소 침착, 가려움증, 관절통, 안면부종, 피부의 각질화, 손톱변색 등이다.

정답 59 ① 60 ② 61 ② 62 ② 63 ④

64 열경화성 합성수지 용기에서 용출될 수 있는 유독 물질 중 가장 옳은 것은?

① 납 ② 히스타민
③ 메탄올 ④ 포르말린

해설

열경화성 수지인 페놀수지, 요소수지, 멜라민수지는 제조 시 가열·가압조건이 부족할 때 미반응 원료인 페놀, 포름알데히드가 용출된다(* 포르말린 = formaldehyde의 30~40% 수용액).

65 최근에 콩나물에서 발생되는 중금속은?

① 구 리 ② 아 연
③ 카드뮴 ④ 수 은

해설

수은(Hg)
- 원인 : 공장폐수에 오염된 농작물, 어패류 섭취 시 발생, 콩나물 배양 때 소독제로 오용
- 증상 : 말초신경마비, 연하곤란, 시력감퇴, 호흡마비

66 다음 화학성 식중독에 대한 설명 중 옳지 않은 것은?

① 자연계에서 매우 안정하여 잔류성이 강하고 식품과 함께 섭취하면 인체의 지방조직에 축적되어 신경계통에 독성을 나타내는 농약은 DDVP이다.
② N-nitrosamine은 햄, 소시지 등에 발색제로 사용되는 아질산염과 단백질 유도체들의 결합에 의해 생성되는 물질로 DNA구조를 변화시켜 발암을 일으킨다.
③ 메틸알코올과 롱갈리트(rongalit)는 유해한 화학물질이나 이들이 인체 내에서 각각 생성되는 유독물질로서 포름알데히드를 생성한다.
④ 이타이이타이병은 카드뮴에 의한 병으로서 골연화증이나 골절이 잘 일어나는 것이 특징이다.

해설

① 유기염소계는 대부분 자연계에서 매우 안정하며 잔류성이 길고 인체의 지방조직에 축적되어 신경독 증상을 나타낸다. 그중에서도 DDT는 특히 안정하여 잔류성이 가장 강하다.

67 이타이이타이병의 특징으로 옳은 것은?

> ㉠ 여성에게서 발병률이 높다.
> ㉡ 메틸수은이 원인이다.
> ㉢ 골연화증 현상을 보인다.
> ㉣ 근육위축, 언어장애 등의 증상을 보인다.

① ㉠, ㉡, ㉢ ② ㉠, ㉢
③ ㉡, ㉣ ④ ㉣

해설

이타이이타이병은 카드뮴(Cd)의 중독증으로 칼슘과 인이 소변으로 배출된다.

68 과일통조림으로부터 용출되어 다량 섭취 시 중독증상인 구토, 설사, 복통 등을 유발할 가능성이 있는 물질은?

① 안티몬(Sb) ② 망간(Mn)
③ 주석(Sn) ④ 구리(Cu)

해설

① 안티몬(Sb) : 에나멜코팅용 기구, 법랑제 식기에 담을 때 용출
② 망간(Mn) : 대기와 자연적으로 존재하는 지표수, 지하수, 채소, 견과류, 곡물 및 육류 등에 함유. 신부전, 신장병, 폐기능 손상 등
④ 구리(Cu) : 메스꺼움, 구토, 간세포의 괴사, 간에 색소 침착, 조리용기구 및 식기에서 용출되는 구리녹에 의한 식중독, 녹색채소 가공품의 발색제로 남용되어 효소작용 저해, 축적성은 없음

64 ④ 65 ④ 66 ① 67 ② 68 ③ 정답

69 김치독이나 설렁탕 등의 용기로 사용하는 옹기그릇으로부터 오염될 수 있는 유해금속은?

① 구 리 ② 아 연
③ 카드뮴 ④ 납

해설

납(Pb)
- 원인 : 통조림 땜납, 도자기 유약성분, 법랑제품 유약성분에서 검출, 산성식품을 담을 때 용출
- 증상 : 연연(잇몸에 녹흑색의 착색), 연산통, 복부의 선통, 구토, 설사, 사지마비, 빈혈, 중추신경장애, coproporpyrin이 요로 배설, 칼슘대사이상 등

70 화학적 식중독의 원인으로 옳지 않은 것은?

① 오염으로 첨가되는 유해물질
② 기구나 용기, 포장재 불량
③ 제조저장 중 식품에 혼입되는 유해물질
④ 대사과정 중 생기는 독성물질

해설

화학적 식중독의 원인물질
- 고의 또는 오용으로 첨가되는 유해물질(유해성 감미료, 인공착색료, 보존료, 표백료, 중량제 등)
- 재배 · 생산 · 제조 · 가공 및 저장 중에 본의 아니게 잔류 · 혼입되는 유해물질(농약)
- 색 · 맛이 비슷하여 식품으로 오인되는 유해물질(바리움, 메칠알코올)
- 기구 · 용기 · 포장재 등으로부터 용출, 이행되는 유해물질(납, 카드뮴, 비소, 아연 등)
- 제조 · 가공 및 저장 중에 생성되는 유해물질(지방산, nitrosamine)
- 환경오염물질에 의한 유해물질(수은, PCB)
- 기타 원인에 의하여 식품을 오염시키는 유해물질(방사능오염 등)

71 일본의 미나마타항을 중심으로 하여 집단적으로 발생한 공해병을 통하여 알 수 있는 사실은?

> ㉠ 공장 폐수를 강에 무단 방류하면 안 된다.
> ㉡ 해산물을 날것으로 먹어서는 안 된다.
> ㉢ 수은은 독성이 강하다.
> ㉣ 조개류에는 자연독이 있다.

① ㉠, ㉡, ㉢ ② ㉠, ㉢
③ ㉡, ㉣ ④ ㉣

해설

미나마타병
- 발병 : 1953~1960년 일본 미나마타만 연안 주변 어업가족에게 발생
- 원인 : 미나마타만 상류의 한 공장에서 흘러나온 폐수 중의 염화제2수은에 오염된 어패류를 섭취한 사람에게 발생
- 증상 : 팔 · 다리마비, 언어장애, 보행장애, 난청, 시야협착 등으로 6개월 후에 사망

72 화학물질의 중독 증상에 대한 설명 중 옳지 않은 것은?

① 다환성 방향족 탄화수소(Polycyclic Aromatic Hydrocarbon ; PAH)는 산소가 부족한 상태에서 식품이나 유기물을 가열 시 생기는 Tar상 물질의 성분으로 그중 Benzo[a]pyrene이 가장 강력한 발암성 물질이다.
② 나이트로소아민류는 발암물질로서 식품 중에 있는 2급 또는 3급 아민과 아질산염이 식품제조 · 가공 중 산성 조건에서 상호작용하여 생성된다.
③ 카드뮴은 산분해 아미노산 간장의 가수분해제인 염산이나 중화제인 탄산나트륨 중에 다량 함유되어 있어서 구토, 설사, 복통 등의 중독증상을 일으킬 수 있다.
④ 법랑제품이나 도기의 유약성분으로 사용되며 광산 폐수에 오염된 어패류나 농작물에 함유될 수 있는 중금속 물질은 이타이이타이병을 유발한다.

해설

③ 비소에 대한 설명이다.

정답 69 ④ 70 ④ 71 ② 72 ③

73 **병원성 대장균 O-157 특징이 아닌 것은?**

① 가열에 의해서는 사멸하나, 역성비누와 알코올 등의 소독제로는 사멸하지 않는다.
② 사람의 장관에 감염증식하여 Vero독소라는 강력한 독소를 생산한다.
③ 이 균을 보유한 가축 혹은 사람의 대변에 오염된 식품과 물에 의해 경구감염된다.
④ 식품의 비위생적인 취급 등에 의해 식품에서 식품으로의 2차 오염도 가능하다.

해설

병원성 대장균 O-157

- 특징 : 출혈성 장염을 일으키는 대장균으로 소·돼지 등의 장 내에 존재하며, 이들 동물이 배설하는 배설물을 통하여 육류·물 또는 채소류 등에도 오염되고 이들 오염된 식품을 먹을 경우 식중독을 일으킨다.
- 성질 : 사람의 장관에 감염되면 장관 내에서 증식하여 Verotoxin이라는 강력한 독소를 생산하며, 사람에게 설사를 유발하고 경우에 따라서는 용혈성요독증후군과 복통, 경련, 의식 장해를 일으킨다.
- 원인식품 및 오염경로
  - 기온이 높은 초여름부터 초가을에 걸쳐 발생률이 증가한다.
  - 이 균을 보유한 가축 혹은 사람의 대변에 오염된 식품과 물에 의해 경구감염된다.
  - 환자의 대변을 매개로 하여 사람으로부터 사람으로 2차 감염과 식품의 비위생적인 취급 등에 의해 식품에서 식품으로 2차 오염도 가능하다.
  - 원인식품으로는 햄버거, 로스트비프, 생우유, 사과주스, 요구르트, 치즈, 마요네즈, 상추, 무순 등이 있다.
- 증 상
  - 잠복기는 보통 1~3일이며, 출혈성 대장염을 일으켜 복통·구토·피가 묻은 설사 등을 일으키며 지속기간은 2~9일이다.
  - 어린이나 노약자 또는 면역력이 저하된 사람에게는 용혈성요독증을 일으켜 신장장애, 출혈, 빈혈 등으로 사망하기도 한다.
- 예방법
  - 음식물은 내부까지 65℃에서 10분 또는 75℃에서 30초 이상 가열·조리(식육 72℃, 가금육 83℃, 생선 72℃)
  - 채소·과일 식초 물에 5분 이상 침지 후 흐르는 물에 3회 이상 세척
  - 식품을 다루기 전 손세정제로 30초 이상 손 세척
  - 조리기구는 깨끗이 세척·소독해 사용(뜨거운 물, 락스 사용)
  - 칼·도마 등 교차오염 방지
  - 미살균 우유 섭취 금지

74 **다음 중 연결 관계가 옳지 않은 것은?**

① 유기인제 – Cholinesterase 작용 억제 : Parathion
② 유기염소제 – 잔류성, 인체 지방조직에 축적 : DDT
③ 유기불소제 – Aconitase 저해작용 : Fratol
④ 유기수은제 – 급성독성 : Drin제

해설

④ 유기수은제는 체내에서 수은이 SH기와 결합하여 안전한 mercaptide로 변해 체내에 축적(만성독성)되어 발병시킨다(* 무기수은제는 급성이다).

인체장애와 농약의 분류

증 상	농약의 종류
급성중독	유기인제, 강독성 carbamate제, 무기수은
만성중독	유기염소제, 유기수은
피부염, 알레르기를 포함한 피부장애	유기염소제, 유기수은제, 유기주석제, thiocarbamate제, 유기살균제, dichlorotriazine, 훈증제 등
결막염	유기인제, 유기염소제, PCB, 수은, 납 등
축적독	염소제, 수은, 주석, 납, 비소 등

75 **살충제 또는 제초제로 사용되며, 비교적 안정하여 식품에 잔류되는 기간이 길고, 특히 동물의 지방층이나 뇌신경에 축적되어 만성중독을 야기시키는 농약은?**

① 유기인제
② 유기수은제
③ 유기비소제
④ 유기염소제

해설

④ 유기염소제는 만성중독(독성 약함)을 일으키며 지방조직에 축적되어 중추신경계 이상 및 복통, 설사 등의 증상을 일으킨다.

73 ① 74 ④ 75 ④ 정답

76 세균성 식중독원인균 중 치사율이 높은 균은?

① 보튤리눔균
② 장염비브리오균
③ 황색포도상구균
④ 살모넬라균

해설
① 클로스트리디움 보튤리눔(Clostidium botulinum)은 사망률이 5~10%로 높다.

77 보튤리누스 중독증에 대한 설명 중 옳지 않은 것은?

① 100℃에서 10분간 가열로서 무독화된다.
② 독소는 Neurotoxin이다.
③ 그람음성, 편성혐기성균이다.
④ 원인식품은 병・통조림이다.

해설
③ 그람양성, 편성혐기성균이다.

78 카드뮴에 의하여 발생되는 병은? 2017년 식품기사 제1회

① 브루셀라병
② 미나마타병
③ 이타이이타이병
④ 탄저병

해설
③ 이타이이타이병 : 카드뮴(Cd)
① 브루셀라병(Brucella melitensis) : 인수공통감염병, 동물에게는 유산, 사람에게는 열병을 일으키는 파상열의 원인균
② 미나마타병 : 수은(Hg) 중독
④ 탄저병(Bacillus anthracis) : 인수공통감염병, 소・돼지・양 등에서 발병되며 경피・호흡기・소화기에 의한 감염이 이루어짐

79 황색포도상구균 식중독에 대한 설명 중 틀린 것은?

① 포도상구균은 생화학적 성상에 따라서 황색포도상구균, 표피포도상구균, 부패성포도상구균으로 나누어지며 이 중 엔테로톡신을 생산하는 식중독 원인균은 황색포도상구균이다.
② 균체의 독소인 Enterotoxin은 내열성이므로 120℃에서 20분간 가열하여도 독소가 완전히 파괴되지 않는다.
③ 감염원은 화농소, 손 등이고 감염경로는 손, 조리기구를 통한 2차 오염이다.
④ 잠복기간은 대개 12~36시간으로 가장 길다.

해설
④ 황색포도상구균 식중독은 증상의 발현이 극히 짧으며, 잠복기는 대개 1~5시간, 평균 3시간으로 대단히 짧다.

세균성 식중독의 잠복기간
- 웰치균 식중독 : 6~24시간
- 살모넬라균 식중독 : 12~36시간(균종에 따라 다양함)
- 보툴리누스균 식중독 : 8~36시간
- 포도상구균 식중독 : 1~5시간(평균 3시간)
- 장염비브리오균 식중독 : 평균 12시간

80 식중독을 일으키는 자연독소로서 어류, 패류 등과 같은 해산물로부터 검출되지 않는 자연독소는?

① Saxitoxin　② Ciguatoxin
③ Cicutoxin　④ Venerupin

해설
③ Cicutoxin : 독미나리 독소

81 장독소(Enterotoxin)의 형성에 의한 식중독은?

① 살모넬라 식중독
② 보튤리누스균 식중독
③ 황색포도상구균 식중독
④ 웰치균 식중독

해설
③ 장독소는 황색포도상구균이 생산하는 독소로 오염된 식품의 섭취 또는 작업자의 감염된 화농성 상처를 통해 감염된다.

정답 76 ① 77 ③ 78 ③ 79 ④ 80 ③ 81 ③

82 **동·식물성 식품에 존재하는 저온균으로 근육통, 유산, 세균성 수막염을 일으켜 치사율이 약 22%인 식중독균은?**

① Yersinia enterocolitica
② Clostridium welchii
③ Listeria monocytogenes
④ Vibrio parahaemolyticus

83 **버섯의 독성분은?**

① Muscarine
② Tetrodotoxin
③ Gossypol
④ Solanine

해설
② 복어독, ③ 면실유, ④ 감자에 해당한다.

84 **농약의 종류에 따른 중독현상에 대한 설명으로 옳지 않은 것은?**

① 유기인계 농약은 Cholinesterase를 억제함으로써 중독증상을 일으킨다.
② Carbamate계 농약은 Cholinesterase를 억제하나 유기인계 농약에 비하여 독성이 상대적으로 적다.
③ 유기인계 농약은 급성중독이 많고 만성중독을 일으키는 일은 거의 없다.
④ 유기염소계 살충제는 급성독성이 강하고, 환경 내에 잔류 기간이 짧다.

해설
④ 유기염소제는 만성중독(독성 약)을 일으키며 환경 내에 잔류기간이 길며, 지방조직에 축적되어 중추신경계 이상 및 복통, 설사 등의 증상을 일으킨다.

85 **살모넬라 식중독에 대한 설명 중 옳지 않은 것은?**

① 원인식품은 어패류나 그 가공품, 어육연제품, 유제품, 알류, 샐러드 등이다.
② 주요증상은 메스꺼움, 구토, 설사, 복통, 발열 등이다.
③ 세균에 오염된 식육이나 달걀을 사람이 섭취함으로써 발병하는 1차 오염과 쥐나 곤충에 의한 보균동물이나 보균자의 배설물이 식품에 오염되어 발생하는 2차 오염이 있다.
④ 균은 비교적 열에 강하여 80℃에서 가열하여도 사멸하지 않는다.

해설
④ 살모넬라균은 열에 약하여 62~65℃에서 20분간 가열로 사멸하므로 식품의 가열이 식중독 방지에 가장 효과적이다.

86 **살모넬라 식중독에 관한 내용 중 맞지 않는 것은?**

① 주요증상은 복통, 설사, 발열 등으로 전신권태, 식욕감퇴, 현기증 등을 수반한다.
② 대부분 5월에서 10월 사이에 발생한다.
③ 발열을 급격하게 시작하여 38℃ 전후에서 보통 4~5일이면 정상으로 회복된다.
④ 살모넬라균 식중독은 사망률이 높다.

해설
④ 살모넬라균은 치사율이 낮다.

87 **PVC에 대한 설명으로 틀린 것은?**

① 내수성이 좋다.
② 내산성이 좋다.
③ 가격이 저렴하다.
④ 열접착은 어렵다.

해설
열가소성 수지인 PVC(Polyvinyl chloride ; 염화비닐수지)
- 난연성, 전기절연성, 내약품성, 내수성, 내산성 강(알칼리 약), 저렴한 가격, 열접착의 용이성
- 병·뚜껑·식육제품 포장, 창틀, 파이프, 바닥재 등에 사용

82 ③ 83 ① 84 ④ 85 ④ 86 ④ 87 ④ 정답

88 식중독에 대한 설명으로 옳은 것은?

① Clostridium welchii는 음식물을 대량조리 후 저장하는 과정에서 독소를 생산하여 식중독을 일으킨다.
② E. coli O157:H7는 분변계 대장균으로 독소를 생산하지 않으며 장관병원성 대장균이라 한다.
③ Listeria는 고온균으로 생육하는 균이다.
④ Campylobacter jejuni는 그람양성의 신경친화성 균이다.

해설
② E. coli O157:H7는 장관출혈성 대장균이며 Verotoxin을 생산한다.
③ Listeria는 저온균이다.
④ Clostridium botulinum에 대한 설명이다.

89 다음 설명에 해당하는 식중독균은?

- 그람음성의 주모성 간균
- 편성혐기성
- 살모넬라와 유사 증상
- 가금류와 파충류의 정상 장내세균

① Salmonella typhimurium
② Salmonella arizonae
③ Listeria monocyogenes
④ Campylobacter jejuni

해설
② Salmonella arizonae에 대한 설명이다.

90 가축의 이상 발정증후군 증상을 나타내는 옥수수나 보리가 주요 기질인 독소로 옳은 것은?

① Zearalenone ② Ergotoxin
③ Citreoviridin ④ Aflatoxin

해설
Fusarium 속
- 독소 : zearalenone
- 균종 : F. graminearum, F. roseum
- 주요기질 : 옥수수, 보리
- 증상 : 가축의 이상 발정증후군, 불임, 태아 성장저해, 생식장애

91 다음 중 식육가공품의 발색제와 반응하여 형성되는 발암물질은? 2017년 식품산업기사 제2회

① 아세틸아민(Acetyl-amine)
② 소명반(Burnt alum)
③ 황산제일철(Ferrous sulfate)
④ 니트로소아민(Nitrosoamine)

해설
N-nitrosamine은 아질산염과 식품 중의 제2급 아민이 산성 하에서 생성되어 변이원성이나 발암성 물질을 형성된 것이다.

92 사용이 금지된 착색료가 아닌 것은?

① 로다민 B
② 파라니트로아닐린
③ 둘 신
④ 아우라민

해설
③ 둘신은 설탕의 250배 단맛을 지니며 혈액독을 가져 사용이 금지된 감미료이다.

93 염기성의 황색 색소이며 단무지에 사용되어 물의를 일으켰던 착색료는 어느 것인가?

① 로다민 B
② 아우라민
③ 수단 Ⅲ
④ 실크스칼렛

해설
Auramine
- 특징 : 염기성 황색 타르색소, 단무지, 과자, 카레가루 등에 사용
- 주요증상 : 두통, 구토, 사지 마비, 맥박 감소, 두근거림, 의식 불명

정답 88 ① 89 ② 90 ① 91 ④ 92 ③ 93 ②

94 포름알데히드(Formaldehyde) 용출과 관련이 없는 합성수지는?

2015년 식품산업기사 제1회

① 페놀수지 ② 요소수지
③ 멜라민수지 ④ 염화비닐수지

해설
- 열경화성 수지인 페놀수지, 요소수지, 멜라민수지는 제조 시 가열·가압조건이 부족할 때 미반응 원료인 페놀·포름알데히드가 용출된다.
- 폴리염화비닐수지[PVC(Polyvinyl chloride)]는 열가소성 수지로 난연성, 전기절연성, 내약품성, 내수성, 내산성 강(알칼리 약), 저렴한 가격, 열접착 등의 용이성이 특징이다(병, 뚜껑, 식육제품 포장, 창틀, 파이프, 바닥재 등에 사용).

95 다음 중 서로 관련이 있는 것으로 바르게 연결된 것을 모두 고른 것은?

> ㉠ PCB – 미강유사건
> ㉡ DDT – 유기인제
> ㉢ Chloropicrin – nitrosamine
> ㉣ Cd – 미나마타병

① ㉠, ㉡, ㉢ ② ㉠, ㉢
③ ㉡, ㉣ ④ ㉣

해설
㉠ PCB는 미강유 탈취공정 중에 열 매체로 사용되어 미세구멍을 통해 혼입되어 일어난 사건이다.
㉢ Chloropicrin은 훈연제로 아질산을 생성하여 2급 amine과 결합하여 nitrosamine을 만든다.

96 '이타이이타이병'과 관련이 깊은 중금속은?

2015년 식품산업기사 제2회

① 카드뮴(Cd) ② 구리(Cu)
③ 납(Pb) ④ 수은(Hg)

해설
② 구리 : 효소작용 저해, 간세포의 괴사 및 간에 색소침착
③ 납 : 신경독
④ 수은 : 미나마타병

97 다음은 어떤 물질에 관한 설명인가?

> - 화학적으로 안정하며 금속 부식성이 낮으며 산·알칼리에 강하다.
> - 일본 미강유사건의 원인이었으며 주요 증상은 흑피증, 간장비대 등이다.

① Formaldehyde ② Hg
③ Nitrosoamine ④ PCB

해설
④ PCB(Polychlorinated biphenyl, 폴리염화비페닐)에 관한 설명이다.

98 자연계의 환경오염 물질이 인체에 이행되는 과정을 옳게 표현한 것은?

2014년 식품산업기사 제1회

① 광합성 ② 천이현상
③ 먹이연쇄 ④ 약육강식

해설
- 천이현상 : 같은 장소에서 시간의 흐름에 따라 진행되는 식물 군집의 변화이다.
- 먹이연쇄 : 생물 군집을 이루고 있는 개체들 사이에서는 서로 먹고 먹히는 관계가 만들어지는데 이러한 관계를 순서대로 나열한 것이다.

99 다음 중 도금한 산성식품 통조림에서 용출되며 허용기준량이 200ppm 이하인 중금속은?

① Sn ② Cd
③ Pb ④ Sb

해설
주석(Sn)
- 도금한 통조림통에 산성 식품(과일 등) 보관 시 용출
- 고등류의 성전환 유발
- 위장염증상(구토, 복통, 설사)
- 허용기준 : 통조림식품 100ppm↓, 산성조리식품 200ppm↓
- 치사량 : 1,000ppm↓

정답: 94 ④ 95 ② 96 ① 97 ④ 98 ③ 99 ①

100 **과실주 및 정제가 불충분한 증류주에 생성되는 유해물질이며 시각장애, 실명, 두통, 현기증 증상이 일어나는 물질로 옳은 것은?**

① 아크롤레인
② 메탄올
③ 3-MCPD
④ 다환 방향족 탄화수소

해설
Methanol
- 과실주 및 정제가 불충분한 증류주에 미량 함유
- Alcohol 발효 시 Pectin으로부터 생성
- 주류의 메탄올 허용량 : 0.5mg/mL↓, 과실주 : 1.0mg/mL↓

101 **내분비계 장애물질에 대한 설명으로 틀린 것은?**
2014년 식품기사 제1회

① 체내의 항상성 유지와 발달과정을 조절하는 생체 내 호르몬의 작용을 간섭하는 내인성 물질이다.
② 일반적으로 합성 화합물로서 물질의 종류에 따라 교란시키는 호르몬의 종류 및 교란방법이 다르다.
③ 쉽게 분해되지 않고 화학적으로 안정하여 환경 혹은 생체 내에 지속적으로 수년간 잔류하기도 한다.
④ 수용체 결합과정에서 호르몬 모방작용, 차단작용, 촉발작용, 간접영향작용 등을 한다.

해설
① 외인성 화학물질이다.

102 **사용이 금지된 감미료인 것은?**

① Dulcin ② Aspartame
③ Sucralose ④ D-sorbitol

해설
① dulcin은 사용 금지된 감미료로 설탕의 약 250배이며 주요 증상은 소화효소 억제작용, 중추신경계 자극, 간 종양, 혈액독 등이 있다.

103 **반감기가 길며 칼슘과 유사해 뼈에 축적되어 백혈병을 유발할 수 있는 방사성 핵종으로 옳은 것은?**

① 요오드 131(I-131)
② 바륨 140(Ba-140)
③ 스트론튬 90(Sr-90)
④ 코발트 60(Co-60)

해설
방사성 핵종의 반감기
^{90}Sr – 29년, ^{131}I – 8.0일, ^{60}Co – 5.3년, ^{137}Cs – 30년, ^{140}Ba – 13일

104 **수돗물의 염소 소독 시 유기물과 염소의 반응에 의해 생성되는 발암물질은 무엇인가?**

① 염화나트륨 ② 트리할로메탄
③ 크레졸 ④ 메탄올

해설
② 발암성 유해물질인 Trihalomethane(THM)에 관한 설명이다.

105 **Amine과 아질산염의 반응으로 생성되는 발암물질로 옳은 것은?**

① Nitrosamine
② Heterocyclic amine
③ Formaldehyde
④ Perillartine

해설
② 식품 제조・조리 시 생성되는 유해물질
③ 유해성 보존료
④ 유해성 감미료

정답 100 ② 101 ① 102 ① 103 ③ 104 ② 105 ①

106 **방사선 조사와 방사능 물질이 인체 및 식품에 미치는 영향에 대한 설명으로 틀린 것은?**

① 생체기관의 감수성이 적을수록 위험하다.
② 방사능은 반감기가 길수록 위험하다.
③ 혈액 흡수율이 높을수록 위험하다.
④ 방사성 동위원소의 침착 장기의 기능 등에 따라 위험도의 차이가 있다.

해설
① 생체기관의 감수성이 클수록 위험하다.

107 **가금류·육류 및 그 가공품, 샐러드, 달걀 등을 섭취 후 설사, 고열, 복통의 증상이 나타나는 식중독은?**

① Vibrio cholerae
② Bacillus
③ Staphylococcus
④ Salmonella

해설
Salmonella는 포유동물·조류의 장관 내 서식한다. 오염된 생유, 유가공품, 육류, 육가공품, 달걀, 도시락 등으로 식중독이 일어나며 증상은 발열(38~40℃), 두통, 구토, 복통, 설사 등(치명률 0.3~1%)이다.

108 **프라이팬 등의 수지 가공에 이용되는 테프론(불소수지)은 수지 자체에 독성이 없으나 300℃ 이상의 가열 분해되면 맹독성 가스의 발생한다. 이 유독물질로 옳은 것은?**

① Hexafluoroethane
② Phenol
③ Benzo(a)pyrene
④ Methanol

해설
① hexafluoroethane : 불소수지
② phenol : 페놀수지
③ benzo(a)pyrene : 300℃ 이상 고온에서 촉진, 석탄·석유·목재의 불완전한 연소 시 생성, 식품 가열가공·훈연과정(훈연품, 구운생선, 구운 육류 등)
④ methanol : Alcohol 발효 시 Pectin으로부터 생성

109 **방사성 물질로 인체에 침착하여 장해를 주는 부위를 연결한 것 중 가장 거리가 먼 것은?**

① ^{137}Cs - 근육
② ^{90}Sr - 뼈
③ ^{131}I - 갑상선
④ ^{60}Co - 신장

해설
④ ^{60}Co : 췌장

110 **방사성 물질 중 ^{90}Sr이 생체 내 흡수되어 침착되어지는 표적조직으로 옳은 것은?**

① 근 육 ② 뼈
③ 췌 장 ④ 신 장

해설
② 스트론튬은 반감기가 29년이며 표적조직은 뼈이다.

111 **방사능 오염에 대한 설명이 잘못된 것은?**
2014년 식품산업기사 제1회, 2017년 식품산업기사 제3회

① 핵분열 생성물의 일부가 직접 또는 간접적으로 농작물에 이행될 수 있다.
② 생성율이 비교적 크고, 반감기가 긴 ^{90}Sr과 ^{137}Cs이 식품에서 문제가 된다.
③ 방사능 오염 물질이 농작물에 축적되는 비율은 지역별 생육 토양의 성질에 영향을 받지 않는다.
④ ^{131}I는 반감기가 짧으나 비교적 양이 많아서 문제가 된다.

해설
③ 생육 토양의 성질에 영향을 받는다.

106 ① 107 ④ 108 ① 109 ④ 110 ② 111 ③ 정답

112 **반감기가 길고 생성량이 비교적 많아 식품에 특히 문제가 되는 핵종으로 바르게 묶인 것은?**

① ^{131}I, ^{137}Cs
② ^{131}I, ^{32}P
③ ^{129}Te, ^{90}Sr
④ ^{137}Cs, ^{90}Sr

④ ^{137}Cs : 30년, ^{90}Sr : 29년

113 **반감기가 가장 짧으면서도 생성량이 많아서 식품위생상 문제가 되는 방사능은?**

2016년 식품기사 제2회

① 스트론튬 90 ② 세슘 137
③ 요오드 131 ④ 우라늄 238

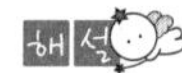

방사능 반감기
• 방사성 동위원소의 첫 방사능이 절반이 될 때까지 걸리는 시간
• ^{131}I : 8.0일, ^{238}U : 45억 년, ^{90}Sr : 29년, ^{137}Cs : 30년

114 **방사능 물질과 방사선 조사에 의한 인체와 식품의 영향에 대한 설명으로 틀린 것은?** 2015년 식품기사 제1회

① 반감기가 짧을수록 위험하다.
② 동위원소의 침착 장기의 기능 등에 따라 위험도의 차이가 있다.
③ 혈액 흡수율이 높을수록 위험하다.
④ 생체기관의 감수성이 클수록 위험하다.

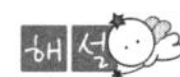

① 반감기는 첫 방사능 물질의 양이 절반이 될 때까지 걸리는 시간으로 방사능 반감기가 길수록 위험하다.

115 **포유류에 있어서 독성이 낮은 유기인계 살충제는?**

① Malathion ② Parathion
③ Endrin ④ DDT

① 포유류에게 독성이 가장 낮은 것은 말라티온(Malathion)이다.

116 **다이옥신과 관계없는 것은?** 2016년 식품기사 제3회

① 제초제 등 농약 중 불순물로 존재
② 생활쓰레기 소각장
③ 발암성 물질
④ 중금속

다이옥신(Dioxin)
베트남 전쟁에서 고엽제로 쓰여 피부독성이 문제되었던 것으로 화학적 구조가 매우 안정하며 유기용매(지방)에 잘 녹는 특성이 있다. 제초제 생산, 종이 표백, 쓰레기 소각(850℃ 이하 소각) 등으로 발생되는 독성(발암성)이 강한 유기염소화합물 환경호르몬이다.

117 **식품에서 생성되는 아크릴아마이드(Acrylamide)에 의한 위험을 낮추기 위한 방법으로 잘못된 것은?**

① 감자는 8℃ 이상의 음지에서 보관하고 냉장고에 보관하지 않는다.
② 튀김의 온도는 160℃ 이상으로 하고, 오븐의 경우는 200℃ 이상으로 조절한다.
③ 빵이나 시리얼 등의 곡류 제품은 갈색으로 변하지 않도록 조리하고, 조리 후 갈색으로 변한 부분은 제거한다.
④ 가정에서 생감자를 튀길 경우 물과 식초의 혼합물(1:1 비율)에 15분간 침지한다.

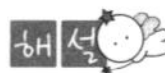

② 튀김온도는 160℃, 오븐온도는 200℃ 이하에서 조리한다.

정답 112 ④ 113 ③ 114 ① 115 ① 116 ④ 117 ②

118 다음 설명에 해당하는 독버섯의 유독성분으로 옳은 것은?

> • 맹독성, 알칼로이드의 일종이다.
> • 주요증상 중 PSL증후군이 있다.
> • 길항제로는 Atropine이 사용된다.
> • 독버섯의 종류는 광대버섯, 마귀버섯 등이 있다.

① Choline ② Muscarine
③ Muscaridine ④ Amanitatoxin

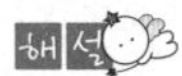

PSL증후군(Perspiration, Salivation, Lacrimation)
발한, 타액분비, 눈물 흘림 등의 복합증상

119 다음 중 시안배당체 함유한 식물에 의한 중독증상을 일으키는 것이 아닌 것은?

① Amygdalin
② Dhurrin
③ Phaseolunatin
④ Cicutoxin

④ 독미나리의 독성물질이다.

시안배당체 함유 식물
amygdalin(청매 · 살구씨), dhurrin(수수), phaseolunatin(버마콩) 등

120 생고사리를 먹은 소가 비뇨기와 장관의 출혈로 사망한 중독사례가 있는 발암성의 독성물질로 옳은 것은?

① Ptaquiloside ② Shikimin
③ Temuline ④ Sepsin

① 생고사리의 발암성 독성물질인 프타퀼로사이드(ptaquiloside)는 비타민 B_1을 파괴하고, 열에 약한 성질을 가지고 있다.
② shikimin : 붓순나무
③ temuline : 독보리
④ sepsin : 썩은 감자

121 다음 중 황변미 독소로 신장독의 증상을 나타내는 것은?

① Citrinin ② Citreoviridin
③ Luteoskyrin ④ Islanditoxin

Penicillium 속	황변미	islanditoxin	• 균종 : P. islandicum • 속효성 독소 • 수용성 • 이집트산 쌀에서 분리	간세포 변성, 간경변, 간암	간장독
		luteoskyrin	• 균종 : P. islandicum • 지효성 독소 • 지용성	간 암	
		citrinin	• 균종 : P. citrinum • 페놀화합물, 자외선 조사 시 레몬형광색 • 신장에서 수분 재흡수 저해 • 태국산 쌀에서 분리	신장염	신장독
		citreoviridin	• 균종 : P. citreoviride • 대만 황변미에서 분리	경련, 호흡장애, 상행성 마비	신경독

122 폴리카보네이트와 에폭시수지의 원료로 사용되어 유아용 젖병 · 생수용기 · 장난감 등에 사용되며 고온에서 Polymer 구조가 파괴되어 용출되는 내분비계 장애물질은?

① Bisphenol A ② DES
③ Phthalates ④ Styrene

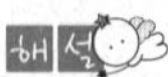

Bisphenol A
• 에스트로겐성 작용
• 용출기준 : 국내 2.5ppm↓, 국외 32.5ppm↓
• 중독증상 : 발암성, 태아 발육이상, 수정률 감소, 알레르기

118 ② 119 ④ 120 ① 121 ① 122 ① 정답

123 **맥아근 사료를 먹인 젖소가 식중독에 걸린 사례로 Aspergillus 속 독소 Maltoryzine의 증상은?**

① 간장독　　② 신장독
③ 신경독　　④ 피부독

- 신장독 : Penicillum 속(citrinin)
- 신경독 : Penicillum 속(citreoviridin, patulin), Aspergillus 속(maltoryzine)
- 간장독 : Penicillum 속(rubratoxin, islanditoxin, luteoskyrin), Aspergillus 속(aflatoxin, ocharatoxin, sterigmatocystin)
- 피부독 : Fusarium 속(T–2 toxin)

124 **산패 및 지질의 가열 시에 생성되며 코, 호흡기, 눈, 점막에 자극을 주는 발암성 유해물질은?**

① PAH　　② Acrylamide
③ 3–MCPD　　④ Acrolein

① 다환 방향족 탄화수소 : 석탄・석유・목재의 불완전한 연소 시 생성(식품에서는 훈연품, 구운 생선, 구운 육류 등에서 생성)
② 아크릴아마이드 : 전분 급원식품을 고온에서 튀기거나 구울 때 생성
③ 3–MCPD : 간장의 산분해 제조 공정 시 발생되는 대사물질

125 **열가소성 수지로 옳지 않은 것은?**

① Polyethylene
② Polystyrene
③ Polycarbonate
④ Expoxy

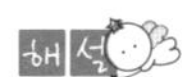

④ 열경화성 수지에 해당한다.

126 **다음 중 맥각독의 유독성분으로 옳은 것은?**

① Bilobol　　② Aconitine
③ Ergotoxin　　④ Temuline

① 은행, ② 바꽃, ④ 독보리에 해당한다.

127 **다음 설명으로 옳지 않은 것은?**

① 벌꿀과 관련이 있는 유독성분은 Andromedotoxin이다.
② Ricin은 피마자의 독성분이다.
③ Sepsin은 감자의 발아 부위와 녹색 부위에 많이 함유되어 있다.
④ Ciguatoxin은 Ciguatera의 신경계를 마비시키는 유독성분이며 Dry ice sensation 증상을 일으킨다.

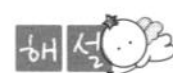

③ Sepsin은 썩은 감자의 독성물질이다.

128 **가열조리된 근육식품에서 관찰되는 유해물질로서 아미노산, 크레아틴 등이 결합해서 생성되는 물질은?**

2017년 식품기사 제3회

① Polycyclic aromatic hydrocarbon
② Ethylcarbamate
③ Heterocyclic amine
④ Nitrosamine

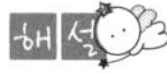

Heterocyclic amine류(HCAs)
아미노산이나 단백질의 열분해에 의하여 생성되는 것으로, 구운 생선・육류 등에서 다량 발견되며 돌연변이 유발 및 발암성의 위해가 있다.

정답 123 ③　124 ④　125 ④　126 ③　127 ③　128 ③

식품과 감염병

필 / 수 / 확 / 인 / 문 / 제

다음 감염병 중 세균성 병원체에 의한 것은?

① A형간염
② 장티푸스
③ 이즈미열
④ 급성회백수염

해설
①·③·④ 바이러스에 의한다.

답 ②

수인성 전염병에 속하지 않는 것은? 2016년 식품기사 제2회

① 장티푸스
② 이 질
③ 콜레라
④ 파상풍

해설
- 수인성 전염병 : 오염된 물을 매개로한 질병으로 콜레라, 세균성이질, 장티푸스, A형간염 등이 있다.
- 파상풍 : 제3급 법정감염병으로 흙·먼지·동물의 대변 등에 포함된 파상풍의 아포(Clostridium tetani가 생산하는 독소)에 의해 경피감염(피부의 상처를 통한 침투·전파)된다.

답 ④

수인성 감염병의 특징이 아닌 것은? 2017년 식품산업기사 제1회

① 단시간에 다수의 환자가 발생한다.
② 동일 수원의 급수지역에 환자가 편재된다.
③ 잠복기가 수 시간으로 비교적 짧다.
④ 원인 제거 시 발병이 종식될 수 있다.

해설
수인성 감염병은 물에 의해 전파되는 감염병으로 같은 급수계통의 물을 다수의 사람이 사용하여 발생하기 때문에 폭발적으로 유행한다.

답 ③

1 감염병의 개요

알아두기

감염병이란

병원성 미생물이 숙주에 감염을 일으키고 전파되어 가는 질병을 말하며 제1급감염병, 제2급감염병, 제3급감염병, 제4급감염병, 기생충감염병, 세계보건기구 감시대상 감염병, 생물테러감염병, 성매개감염병, 인수(人獸)공통감염병 및 의료관련 감염병으로 분류됨

식중독과 감염병의 비교

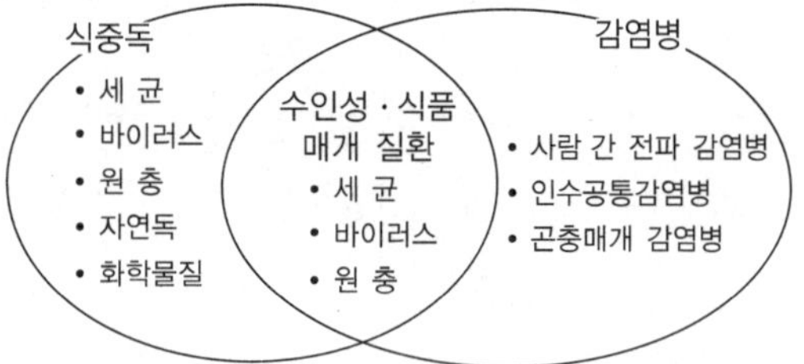

감염병 감시체계

- 전수감시(Infectious disease Surveillance) : 의사, 치과의사, 한의사, 의료기관의 장, 부대장(군의관), 감염병병원체 확인기관 장의 신고의무를 갖는 감시체계로 관할 보건소에 신고
- 표본감시(Sentinel Surveillance) : 지정된 표본감시기관의 신고를 받아 관리하는 감시체계
- 보완감시(Supplementary Surveillance) : 감염병 감시체계의 보완, 법정감염병에 속하지 않는 발생상황·추이에 대한 모니터링이 필요한 감염병을 능동적·신속하게 대처하기 위한 감시체계

(1) 법정 감염병의 분류

① 법정 감염병

		분 류	종류 및 특징
전수 감시	즉시 신고	제1급 감염병	• 생물테러감염병, 치명률이 높거나 집단 발생 우려가 커서 발생 또는 유행 즉시 신고 • 음압격리와 같은 높은 수준의 격리가 필요한 감염병

구분	신고	등급	내용
			• 에볼라바이러스병 • 마버그열 • 라싸열 • 크리미안콩고출혈열 • 남아메리카출혈열 • 리프트밸리열 • 두 창 • 페스트 • 탄 저 • 보툴리눔독소증 • 야토병 • 신종감염병증후군 • 중증급성호흡기증후군(SARS) • 중동호흡기증후군(MERS) • 동물인플루엔자 인체감염증 • 신종인플루엔자 • 디프테리아
	24시간 이내 신고	제2급 감염병	• 전파가능성을 고려하여 발생 또는 유행 시 24시간 이내에 신고 • 격리가 필요한 감염병
			• 결 핵 • 수 두 • 홍 역 • 콜레라 • 장티푸스 • 파라티푸스 • 세균성이질 • 장출혈성대장균감염증 • A형간염 • 백일해 • 유행성이하선염 • 풍진(선천성 · 후천성) • 폴리오 • 수막구균 감염증 • b형헤모필루스인플루엔자 • 폐렴구균 감염증 • 한센병 • 성홍열 • 반코마이신내성황색포도알균(VRSA) 감염증 • 카바페넴내성장내세균속균종(CRE) 감염증 • E형간염 • 원숭이두창 • 코로나바이러스감염증-19
		제3급 감염병	발생을 계속 감시할 필요가 있어 발생 또는 유행 시 24시간 이내에 신고하여야 하는 감염병
			• 파상풍 • B형간염 • 일본뇌염 • C형간염 • 말라리아 • 레지오넬라증 • 비브리오패혈증 • 발진티푸스 • 발진열 • 쯔쯔가무시증 • 렙토스피라증 • 브루셀라증 • 공수병 • 신증후군출혈열 • 후천성면역결핍증(AIDS) • 지카바이러스 감염증 • 크로이츠펠트-야콥병(CJD) 및 변종크로이츠펠트-야콥병(vCJD) • 황 열 • 뎅기열 • 큐 열 • 웨스트나일열 • 라임병 • 진드기매개뇌염 • 유비저 • 치쿤구니야열 • 중증열성혈소판감소증후군(SFTS)
표본감시	7일 이내 신고	제4급 감염병	제1급~제3급 감염병 외에 유행 여부를 조사하기 위하여 표본감시 활동이 필요한 감염병
			• 인플루엔자 • 매독(1기 · 2기 · 선천성) • 회충증 • 편충증 • 요충증 • 간흡충증 • 폐흡충증 • 장흡충증 • 수족구병 • 임 질 • 클라미디아감염증 • 연성하감 • 성기단순포진 • 첨규콘딜롬

필 / 수 / 확 / 인 / 문 / 제

A군 β-용혈성 연쇄상구균에 의해서 발병하는 경구전염병은? 2015년 식품기사 제1회

① 디프테리아
② 성홍열
③ 전염성설사증
④ 천 열

해설
성홍열
• 제2급 법정감염병
• 병원체 : Group A β-hemolytic Streptococci(A군 β-용혈성 연쇄상구균)
• 감염경로 : 경구감염, 비말감염
• 증상 : 인후염, 성홍열 및 농가진 등
• 접촉감염지수 : 두창 95%, 홍역 95% > 백일해 60~80% > 성홍열 40% > 디프테리아 10% > 폴리오 0.1%

답 ②

환자의 소변에 균이 배출되어 소독에 유의해야 되는 감염병은? 2014년 식품기사 제2회

① 장티푸스
② 콜레라
③ 이 질
④ 디프테리아

해설
장티푸스는 환자나 보균자의 배설물에 오염된 음식이나 물 또는 환자가 직접 조리한 음식 등에 장티푸스균이 묻어서 감염된다. 증상은 초기에는 독감과 유사(고열, 오한, 두통), 이후 복통, 변비, 위장관 증상, 설사(설사는 특징적인 증상이 아니기에 판단 주의)이다.

답 ①

		• 반코마이신내성장알균(VRE) 감염증 • 메티실린내성황색포도알균(MRSA) 감염증 • 다제내성녹농균(MRPA) 감염증 • 다제내성아시네토박터바우마니균(MRAB) 감염증 • 장관감염증[살모넬라감염증, 장염비브리오균감염증, 장독소성대장균(ETEC)감염증, 장침습성대장균(EIEC)감염증, 장병원성대장균(EPEC)감염증, 캄필로박터균감염증, 클로스트리듐퍼프리젠스감염증, 황색포도알균감염증, 바실루스세레우스균감염증, 예르시니아엔테로콜리티카감염증, 리스테리아모노사이토제네스감염증, 그룹A형로타바이러스감염증, 아스트로바이러스감염증, 장내아데노바이러스감염증, 노로바이러스감염증, 사포바이러스감염증, 이질아메바감염증, 람블편모충감염증, 작은와포자충감염증, 원포자충감염증] • 급성호흡기감염증(아데노바이러스감염증, 사람보카바이러스감염증, 파라인플루엔자바이러스감염증, 호흡기세포융합바이러스감염증, 리노바이러스감염증, 사람메타뉴모바이러스감염증, 사람코로나바이러스감염증, 마이코플라스마균감염증, 클라미디아균감염증) • 해외유입기생충감염증(리슈만편모충증, 바베스열원충증, 아프리카수면병, 주혈흡충증, 샤가스병, 광동주혈선충증, 악구충증, 사상충증, 포충증, 톡소포자충증, 메디나충증) • 엔테로바이러스감염증 • 사람유두종바이러스감염증

※ 신고 : 의사, 치과의사, 한의사, 의료기관의 장 → 관할 보건소

※ 보고 : 보건소장 → 특별자치도지사 또는 시장・군수・구청장 → 특별시장・광역시장・도지사 → 질병관리청

② 그 외 법정감염병

㉠ 생물테러감염병 : 고의 또는 테러 등을 목적으로 이용된 병원체에 의하여 발생된 감염병 중 질병관리청장이 고시하는 감염병

㉡ 성매개감염병 : 성 접촉을 통하여 전파되는 감염병 중 질병관리청장이 고시하는 감염병

㉢ 인수공통감염병 : 동물과 사람 간에 서로 전파되는 병원체에 의하여 발생되는 감염병 중 질병관리청장이 고시하는 감염병

㉣ 의료관련감염병 : 환자나 임산부 등이 의료행위를 적용받는 과정에서 발생한 감염병으로서 감시활동이 필요하여 질병관리청장이 고시하는 감염병

㉤ 고위험병원체 : 생물테러의 목적으로 이용되거나 사고 등에 의하여 외부에 유출될 경우 국민 건강에 심각한 위험을 초래할 수 있는 감염병 병원체

㉥ 관리대상 해외 신종감염병 : 기존 감염병의 변이 및 변종 또는 기존에 알려지지 아니한 새로운 병원체에 의해 발생하여 국제적으로 보건문제를 야기하고 국내 유입에 대비하여야 하는 감염병

(2) 감염병 발생 3요소

발생 3요소	생성 6요소	수단 및 요건
감염원 ※ 양·질적으로 질병을 일으킬 수 있을 만큼 충분해야 함	병원체	병을 일으키는 미생물(세균, 리케치아, 바이러스, 원생동물 등)
	병원소	병원체가 생존·증식·질병 전파 가능 상태로 저장되는 장소
		인간병원소(환자, 보균자)
		동물병원소
		기타(토양 등)
감염경로 ※ 병원체가 감염될 수 있는 환경 조건이 구비되어야 함	병원소로부터 병원체 탈출	
	전 파	
	새로운 숙주 침입	
감수성 ※ 병원체에 대한 면역성이 없어야 하며 감수성이 있어야 함	숙주의 감수성	

※ 접촉감염지수 – 두창 95%, 홍역 95% > 백일해 60~80% > 성홍열 40% > 디프테리아 10% > 폴리오 0.1%

(3) 감염병 신고 보고체계

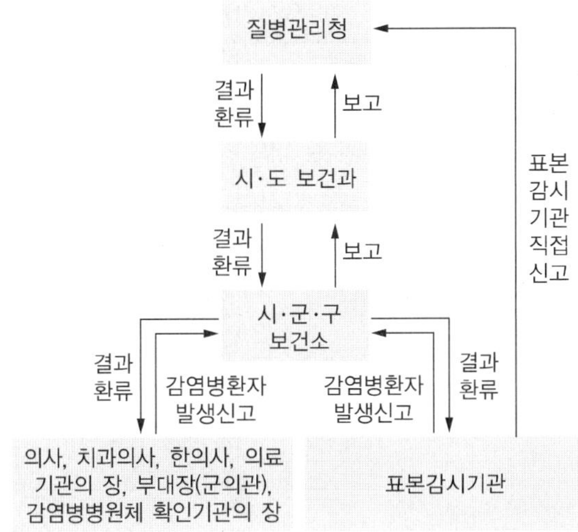

필 / 수 / 확 / 인 / 문 / 제

다음 설명은 감염병 발생 3요소 중 무엇인가?

> 양적, 질적으로 질병을 일으킬 수 있을 만큼 충분해야 하며, 환자, 보균자, 토양, 매개물 등 인간에게 병원체를 가져다 주는 것을 말한다.

① 감염원　② 감염경로
③ 감수성　④ 환경적 요인

답 ①

역학의 3대 요인이 아닌 것은?

2015년 식품기사 제1회, 2021년 식품기사 제3회

① 감염경로　② 숙 주
③ 병 인　④ 환 경

해설
역학의 3대 요인은 병인·숙주·환경적 인자이다.

답 ①

필 / 수 / 확 / 인 / 문 / 제

경구감염병의 특징에 대한 설명 중 틀린 것은?

2016년 식품기사 제1회

① 감염은 미량의 균으로도 가능하다.
② 대부분 예방접종이 가능하다.
③ 잠복기가 비교적 식중독보다 길다.
④ 2차 감염이 어렵다.

해설
경구감염병과 세균성 식중독의 차이

구 분	경구감염병	세균성 식중독
균의 양	미량이라도 감염	다량이어야 발생
독 력	강	약
2차 감염	2차 감염 많고 파상적	거의 없고 최종감염은 사람
잠복기	길	비교적 짧음
면역성	있는 경우가 많음	일반적으로 없음
음료수와의 관계	흔히 일어남	비교적 관계가 없음

답 ④

감염병 중 바이러스에 의해 감염되지 않는 것은?

2016년 식품기사 제1회

① 장티푸스 ② 폴리오
③ 인플루엔자 ④ 유행성간염

해설
① 장티푸스는 병원체인 살모넬라 타이피균(Salmonella typhi)에 의한 제2급 법정감염병(세균성)이다.

감염병의 분류
- 세균성 감염병 : 세균성이질, 파라티푸스, 장티푸스, 콜레라, 성홍열, 디프테리아, 결핵, 파상열, 백일해, 임질 등
- 바이러스성 감염병 : 급성회백수염(폴리오, 소아마비), 유행성간염, 유행성이하선염, 전염성설사증, 일본뇌염, 홍역, 천연두, 공수병 등

답 ①

세균에 의한 경구감염병은? 2016년 식품산업기사 제1회

① 유행성간염 ② 콜레라
③ 폴리오 ④ 전염성설사증

해설
바이러스성 감염병
급성회백수염(폴리오, 소아마비), 유행성간염, 유행성이하선염, 전염성설사증, 일본뇌염, 홍역, 천연두, 공수병 등

답 ②

2 경구감염병

병원체가 음식물・음료수・손・완구류 등 매개체로 입을 통해 소화관으로 들어가 병을 일으키는 감염병(소화기계통 감염병)

(1) 병원체 종류에 따른 분류

① 세균 : 세균성이질, 장티푸스, 파라티푸스, 콜레라, 성홍열, 디프테리아, 렙토스피라, 백일해, 파상풍

② 바이러스(Virus) : 로타・아데노바이러스, 유행성간염, 급성회백수염(폴리오), 인플루엔자, 일본뇌염, 천열, 홍역

구 분	세 균	바이러스	비 고
특 성	균에 의한 것 또는 균이 생산하는 독소에 의하여 식중독 발병	크기가 작은 DNA 또는 RNA가 단백질 외피에 둘러 싸여 있음	–
증 식	온도, 습도, 영양성분 등이 적정하면 자체 증식 가능	자체 증식이 불가능하며 반드시 숙주가 존재하여야 증식 가능	–
발병량	일정량(수백~수백만) 이상의 균이 존재하여야 발병 가능	미량(10^1~10^2) 개체로도 발병 가능	–
증 상	설사, 구토, 복통, 메스꺼움, 발열, 두통 등	메스꺼움, 구토, 설사, 두통, 발열 등	증상은 유사함
치 료	항생제 등을 사용하여 치료 가능하며 일부 균은 백신이 개발되었음	일반적 치료법이나 백신이 없음	–
2차 감염	2차 감염되는 경우는 거의 없음	대부분 2차 감염됨	–

③ 리케치아 : Q열, 발진열, 발진티푸스

④ 원생동물 : 아메바성이질

(2) 식품을 매개로 질병을 발생하는 경구감염병 종류 및 비교

분 류	병원체		특 징	감염경로 및 증상	예방 및 치료
세균성	디프테리아 (Corynebacterium diphtheriae)	제1급 감염병	• Gram(+), 간균, 포자 ×, 편모 ×, 호기성 • 잠복기 : 2~5일 • 호흡기 점막과 피부의 국소 질환 • exotoxin(외독소) 생성	• 비말감염 • 접촉감염(환자·보균자), 오염된 우유 • 발열, 편도선 부음, 기도폐쇄(호흡 곤란), 인두통	예방접종
	세균성이질 (적리균, Shigella dysenteriae)	제2급 감염병	• Gram(−), 간균, 포자 ×, 편모 ×, 통성혐기성 • 잠복기 : 2~3일 • 감염량 : 10^1~10^2 • 열에 약 • shiga toxin 생산 • 10세 이하 발생 ↑	• 오염된 물 → 섭취·식품세척, 오염된 수영장 • 매개체 : 파리 • 발열, 설사(혈변), 패혈증 • 용혈성 요독증 증후군(shigatoxin) : 사망률 20%	• 설파제 치료 • 60℃ 15분 가열 • 개인위생 철저 • 예방접종 ×
	장티푸스 (Salmonella typhi)		• Gram(−), 간균, 포자 ×, 운동성 • 급성 전신성 열성 질환 • 잠복기 : 1~3주 • 감염량 : 1백만~10억 개 • 열에 약 • 완치 후 2~5%는 영구 보균자	• 환자·보균자 배설물 → 오염된 물·음식물 → 보균자의 접촉 • 매개체 : 파리 • 고열(40℃ 전후, 1~2주간) • 독감과 유사, 장미진(피부 발진)	• 보균자 격리·소독(크레졸 3%) • 물·음식물 위생관리 철저 • 파리 구제 • 조기 항생제 치료
	파라티푸스 (Salmonella paratyphi A, B, C)		• Gram(−), 간균, 포자 ×, 운동성 • 잠복기 : 1~3주 • 감염량 : 1백만~10억 개 • 임상적으로 장티푸스와 유사(장티푸스보다 증상 가벼움) • S. paratyphi A와 C는 사람에게만 기생	• 환자·보균자 배설물 → 오염된 물·음식물 • 발열, 설사, 쇠약감	• 물·음식물 위생관리 철저, 개인위생 철저 • 항생제, 수액요법 • 예방접종
	콜레라 (Vibrio cholerae)		• Gram(−), 간균(콤마모양), 포자 ×, → 단모성, 저온 저항력 강 • 잠복기 : 3시간 • 급성설사질환 • 여름철 발생	• 환자·보균자 배설물 → 오염된 물·음식물 • 간접감염(환자·보균자의 손과 파리 등) • 수양성 설사, Cyanosis, 위장 장애 • 구토, 맥박 저하, 탈수, 미열, 체온 저하	• 철저한 검역 • 56℃에서 15분 가열 • 수분·전해질 보충
	성홍열 (세균성인후염, Group A β-hemolytic streptococci)		• Gram(+), 포자 × • A군 β-용혈성사슬알균(병원성 가장 강) • 발열외독소를 생산하는 Streptococcus pyogenes • 잠복기 : 1~3일	• 비말감염(호흡기 분비물) • 환자·보균자와 접촉 • 오염된 우유·아이스크림·음식물 • 발열, 두통, 홍반, 딸기혀, 인후염 및 농가진	화농성 분비물과 오염된 물건은 소독
	장출혈성 대장균감염증 (E.coli O157:H7)		• 잠복기 : 2~8일 • 내산성 • 장점막 부착성 • 유아에게 많이 발생	• 분변에 오염된 쇠고기, 물, 우유 • 환자·보균자와의 직접감염 • 설사, 복통, 혈변	• 예방접종 × • 환자·보균자 감염원 차단 • 70℃에서 2분 가열
바이러스성	천열(이즈미열)		• 잠복기 : 2~10일 • 성홍열과 비슷한 증상	• 오염된 물·음식물 • 고열(39℃), 발진, 위장증상	물·음식물 위생관리, 개인위생 철저
	급성회백수염 (소아마비, 폴리오, Enterovirus속 poliovirus)	제2급 감염병	• 신경친화성 virus • 잠복기 : 7~14일 • 약품 저항성 강, 열에 약 • 소아감염증 • 불현성 감염 90%, 이완성 마비 1%, 무균성 수막염 1%	• 비말감염(인두, 후두 분비물) • 경구감염(대변-구강감염) • 감기와 유사 증상, 발열, 권태감, 두통, 구토, 설사, 근육통, 신경증상, 사지마비	예방접종 : Sabin Vaccine(생백신)
	유행성 A형간염 (Hepatitis A virus)		• 잠복기 : 15~50일 • 급성감염(회복 후 영구면역) • 소아 : 가벼운 감기증상 • 성인 : 급성간염 증상	• 경구감염{분변 오염된 음식물, fecal-oral route(대변-구강경로)} • 발열, 황달, 간비대, 오심, 구토, 피로감	• 접촉자 관리, 개인위생, 85℃↑ 가열섭취, 예방접종 • γ-globulin(수동면역) 근육 주사 • 술잔 돌리지 말기
원충성	아메바성이질 (Entamoeba histolytica)		• 외계 저항력 약(배출 시 사멸) • 건조 저항력 약	• 아메바 포낭에 오염된 물·음식물 • 발열 ×, 설사(점액), 복통	적절한 분뇨처리, 음료수 위생 철저, 식품의 가열섭취

필 / 수 / 확 / 인 / 문 / 제

아래에서 설명하는 경구감염병은? 2017년 식품기사 제2회

감염원은 환자와 보균자의 분변이며, 잠복기는 일반적으로 1~3일이다. 주된 임상증상은 잦은 설사로 처음에는 수양변이지만 차차 점액과 혈액이 섞이며, 발열은 대개 38~39℃이다.

① 콜레라 ② 장티푸스
③ 유행성간염 ④ 세균성이질

답 ④

경구전염병의 특성에 대한 설명으로 틀린 것은? 2016년 식품기사 제2회

① 경구전염병은 병원성 미생물이 음식물, 손, 기구 등에 의해 입을 통하여 체내 침입·증식하여 주로 소화기계통에 질병을 일으켜 소화기계 전염병이라고도 한다.
② 경구전염병은 전염원, 전염경로, 감수성 숙주가 있어야 하나, 일반 식중독은 종말 감염이다.
③ 세균성이질은 여름철에 어린이들이 많이 걸리는 경구전염병으로 병원체는 Salmonella typhi, Salmonella paratyphi이다.
④ 대표적인 수인성 전염병으로는 콜레라가 있으며 병원체는 Vibrio cholerae이다.

해설

③ 세균성이질의 병원체는 시겔라(Shigella)로 운동성과 협막이 없고, 비교적 크기가 작은 그람음성 막대균이다.

세균성이질(적리균)

- 제2급 법정감염병으로 오염된 물과 식품을 통한 경구감염병
- 병원체 Shigella dysenteriae에 의한 급성 감염성 대장염을 일으키는 질환
- Shigella균의 O항원과 당을 이용한 발효특성에 따른 분류 : Shigella dysenteriae(혈청군 A), Shigella flexneri(혈청군 B), Shigella boydii(혈청군 C), Shigella sonnei(혈청군 D)

답 ③

식품을 매개로 하여 전파될 수 있는 바이러스성 질환이 아닌 것은? 2015년 식품기사 제3회

① A형간염 ② 파라티푸스
③ 노로바이러스 식중독 ④ 소아마비

해설

파라티푸스(Paratyphoid fever)는 오염된 식품을 매개로 발생하는 경구감염병으로 세균성 질환이다.

답 ②

알아두기

- 이 질

이질의 종류	병원체	변의 특징
세균성이질	Shigella 속(그람음성 막대균)	농점혈변
아메바성이질	E.histolytica(이질아메바 원충)	딸기젤리모양 점혈변

- 바이러스성 간염

감염형태		유 형	전파경로	증 상
경구감염	급 성	A형 (HAV ; Hepatitis A virus)	• 분변, 오염된 음식물 • 발병 직후의 타액	황달, 간비대
비경구감염	만 성	B형 (HBV ; Hepatitis B Virus)	• 우리나라 만성 간질환 • 수혈, 주사, 장기이식, 성접촉, 모자 간 수직감염 10%	• 혈청감염 • 황달, 간경변, 간암
		C형 (HCV ; Hepatitis C virus)	수혈, 주사, 장기이식, 성접촉, 모자 간 수직감염	• 혈청감염 • 간경변, 간암

(3) 경구감염병의 예방 방법

① 병원체의 제거
㉠ 환자의 분비물과 환자가 사용한 물품을 철저히 소독·살균
㉡ 음료수의 철저한 소독
㉢ 생식 섭취 주의·금지

② 병원체 전파의 차단
㉠ 환자와 보균자의 조기발견·격리·치료
㉡ 쥐, 파리, 바퀴 등의 매개체 구제
㉢ 식품·음료수 철저한 위생관리

③ 인체의 저항력 증강 : 예방접종, 충분한 영양 섭취·휴식

알아두기

경구감염병과 세균성 식중독의 차이

구 분	경구감염병	세균성 식중독
발병 균량	미 량	다 량
잠복기간	길	짧 음
2차 감염	O	X(드물며, 사람이 종말감염)
독 력	강	약
음용수 관련	O	X(거의 없음)
면역성 관련	O	X
예방법	X(불가능)	O(균 증식 억제 시 가능)

3 인수공통감염병

동물과 사람 간 전파 가능한 질병을 말하며 질병관리청장 고시로 11종이 지정되어 있음(장출혈성대장균감염증, 일본뇌염, 브루셀라증, 탄저, 공수병, 동물인플루엔자 인체감염증, 중증급성호흡기증후군(SARS), 변종크로이츠펠트-야콥병(vCJD), 큐열, 결핵, 중증열성혈소판감소증후군(SFTS)

(1) 인수공통감염병의 종류

감염병 및 병원체		특 징	감염경로 및 증상	예방 및 치료	구 분
질병관리청장 고시 11종	탄저 – Bacillus anthracis (탄저균)	• Gram(+), 간균, 불리한 환경조건(동물·인체 밖)에서 포자 형성(살아있는 숙주에서 포자 형성 ×), 호기성, 내열성, 내건성, 운동성 × • 잠복기 : 1일~8주(평균 5일) – 피부탄저 : 1~12일(평균 5~7일) – 폐탄저 : 1~60일(평균 5일) – 위장관탄저 : 1~6일	• 소, 돼지, 양, 산양 등에서 발병 • 피부탄저(경피감염) : 목축업자·도살업자·피혁업자 피부 → 악성농포 → 침윤, 부종, 궤양 • 폐탄저(호흡기탄저) : 포자 흡입 → 폐렴·감기와 유사증상 • 위장관탄저(소화기탄저) : 감염된 수육 섭취 → 구토·설사	• 이환동물 사체 철저한 소독(소각, 고압증기 등) • 가축의 예방접종 • 작업복 착용	
	동물인플루엔자 인체감염증 – Avian influenza virus(AI) (조류인플루엔자 바이러스)	• 사람(H1·H2·H3와 N1·N2 감염), 조류(H5·H7 감염) • 고병원성 대부분 H5N1형 조류인플루엔자 • 열에 약함 • 잠복기 : 2~7일(최대 10일)	• 급성호흡기감염병 • 감염된 조류의 콧물 등 호흡기 분비물, 대변 → 다른 조류의 섭취, 전파 → 배출된 바이러스가 사람의 코나 입으로 침투되는 것으로 감염 추정 • 결막염, 발열(38℃ 이상), 기침, 인후통, 근육통 등 전형적인 인플루엔자 유사증상, 폐렴	• 유행지역 출입 피하기 • 개인위생 철저 • 75℃ 이상 5분 가열 • 치료 : 항바이러스제 투여, 인공호흡기·체외막산소화장치(중증치료)	제1급 감염병
	중증급성호흡기 증후군(SARS) – SARS-associated coronavirus (사스코로나바이러스)	잠복기 : 2~10일 (평균 4~6일)	• 호흡기 비말감염 • 오염된 매개물을 통해 점막의 직접·간접접촉 • 발열, 기침, 호흡곤란, 폐렴, 권태감, 근육통, 두통 등	철저한 개인위생관리 (손씻기 등)	
	장출혈성대장균 감염증 – Enterohemorrhagic escherichia coli (장출혈성대장균)	• Gram(–), 혐기성, 막대균, 소량으로도 감염 • 소가 가장 중요한 병원소 • 발열을 동반하지 않음 • 잠복기 : 2~3일(평균 3~4일)	• 소고기로 가공된 음식물, 멸균되지 않은 우유, 균에 오염된 야채·샐러드 • 급성혈성 설사와 경련성 복통 • 집단발생 사례 : 조리가 충분하지 않은 햄버거 섭취로 발생	• 환자와 격리 • 우유의 살균처리, 생야채 섭취 시 깨끗한 세척, 육류의 충분한 조리 • 개인위생관리(손씻기 등)	제2급 감염병
	결핵 – Mycobacterium tuberculosis complex * M.bovis만 해당	• Gram(+), 간균, 호기성 • 건조·산, 알칼리 강 • 열·햇빛 약 • 다른 균에 비해 증식속도 느림 • 잠복기 : 명확하지 않음	• 호흡기계감염(공기전파) • 사람(인형), 소(우형), 조류(조형) 등에 감염 • 인형결핵균 : 사람 → 폐결핵 • 우형결핵균(경구감염) : 소의 유방(1차) → 우유(2차) → 뼈·관절 침범	• 정기적 투베르쿨린검사 실시(결핵감염 여부 조기발견) • BCG 예방접종 • 오염된 식육과 우유의 식용 금지 및 살균	
	일본뇌염 – Japanese encephalitis virus (일본뇌염바이러스)	잠복기 : 7~14일	• 급성 중추신경계 감염 질환 • 매개체 : 작은빨간집모기(Culex tritaenio-rhynchus) → 야간에 동물·사람을 흡혈, 주로 돼지가 증폭숙주 → 사람 간 전파 × • 고열(39~40℃), 두통, 현기증, 구토, 복통, 지각 이상, 급성뇌염, 무균성 수막염 등	• 예방접종 • 모기 흡혈 주의	제3급 감염병

질병관리청장 고시 11종	브루셀라증 (Brucellosis) – Brucella melitensis	= 파상열 • Gram(–), 간균, 호기성, 포자 ×, 운동성 × • 사람 : 열성질환 • 종말숙주 : 사람 • 잠복기 : 2~4주	• 사람 : 불현성감염(간 · 비장 비대) • 동물 : 유산 – Brucella melitensis : 양, 염소 감염. 사람에게 병원성이 가장 높음 – Brucella suis : 돼지 감염 – Brucella abortus : 소 감염 – Brucella canis : 개, 여우 감염(사람 이환 드묾) • 경피 · 경구감염(저온살균되지 않은 우유 · 유제품 섭취 • 불규칙한 발열(파상열), 발한, 근육통, 불면, 관절통, 두통, 패혈증 • 감염가축의 분비물 · 태반에 의한 피부상처 등	• 우유 · 유제품 살균처리 • 이환된 동물조직 접촉 주의 • 고위험군 작업자 보호복 착용	제3급 감염병
	변종크로이츠펠트–야콥병(vCJD) – 변형prion 단백질	* 크로이츠펠트–야콥병은 미해당 • 속칭 : 인간광우병 • 프리온단백(PrPSc)의 축적에 의한 신경세포의 변성 • 잠복기 : 2~30년 이상	• 변형프리온의 경구섭취(광우병에 감염된 소의 골, 뇌부산물 등 섭취) • 뇌에 스펀지처럼 구멍이 뚫려 신경세포가 죽음으로써 해당되는 뇌기능을 잃게 되는 '전염성해면양뇌병증' • 정신증상(우울증 · 공격적 성향 · 초초감), 팔 · 다리 감각이상과 통증, 인지장애, 무언증 등	• 철저한 방역대책 · 검역 • 감염된 소의 부산물 등 섭취 금지	
	공수병 – Rabies virus	• 향신경성 바이러스 • 자외선에 쉽게 파괴 • 열에 약함(60℃, 5분 가열 시 사멸) • 감염동물의 뇌조직 속 4℃에서 수주 생존 및 –70℃에서 수년간 보존 가능 • 잠복기 : 5일~수년(평균 2~3개월)	• 감염된 가축 · 야생동물에게 물림 → 상처에 타액 침입(바이러스 감염) → 전파 • 뇌염, 신경증상 등 중추신경계 이상 • 격노형 공수(불안, 흥분, 불면, 바람에 민감), 마비형 공수(근력약화) * 사람 → 공수병(제3급감염병), 동물 → 광견병(제2종가축전염병)	• 야생동물 교상 주의 • 동물예방접종 철저(교상 직후 15분 내 상처 세척 → 의료기관 처치) • 백신 · 면역글로빈 투여(교상동물 관찰 불가능 시) • 종사자(수의사 등) 백신 투여	
	큐(Q)열 – Coxiella burnetii	• 리케치아(rickettsiae)과 Coxiella 속 • Gram(–), 간균, 운동성 × • 건조 저항성 강 • 급성열성질환 • 잠복기 : 3일~1개월(평균 2~3주)	• 쥐 · 소 · 염소 → 진드기 흡혈 → 패혈증 • 사람 → 오염된 우유 섭취 • 감염된 동물의 분비물에 오염된 먼지 흡입(공기전파, 흡입전파) • 직접 접촉 • 고열(38~40℃), 두통, 오한, 근육통, 체중감소 등 • 사람 종말숙주 • 황달 · 간장애	• 흡혈곤충(진드기) 박멸 • 우유 · 유제품 살균 • 가축감염 시 조기발견 및 치료 • 항생제 치료 • 이환동물 사체 철저한 소독(소각, 매몰처리)	
	중증열성혈소판감소증후군(SFTS) – SFTS virus	잠복기 : 1~2주(6~14일)	• 감염된 매개체(작은소피참진드기, 개피참진드기 등)가 사람을 물어 감염 • 사람 간 전파는 일반적으로 발생하지 않음 • 호발 시기 : 6~10월 • 치사율 : 10~30% 정도 • 고열 3~10일 지속, 혈소판 · 백혈구 감소, 구토 · 설사 • 림프절 종대, 다발성 장기부전	진드기에 물리지 않도록 주의	

유비저 – Burkholderia pseudomallei	잠복기 : 1~21일	• 사람 : 입, 피부 및 기도를 통하여 감염(치사율 95%) • 동물 : 고열, 호흡기 · 폐 궤양(말 · 당나귀 · 노새 · 산양 · 고양이), Farcy 피부형(임파관 종대, 농양)	의심동물과 직접접촉 금지	기 타
렙토스피라증 (Leptospirosis) – Leptospira interrogans	= Weil's disease(웨일씨병) • Gram(–), 나선형 • 가을철 발열성 질환 • 잠복기 : 2~14일(평균 10일)	• 소 · 개 · 돼지 · 쥐 등의 오줌 – 감염된 쥐의 오줌 → 오염된 물 · 식품(경구감염) → 풀, 토양, 물(경피감염) → 흡입(비말감염) • 39~40℃ 정도의 고열, 오한, 두통, 근육통, 심장 · 신장장애 • 황달 · 간장애 • 저항성 : 오염된 토양을 지나는 물(19일), 호수 표면(10일), 쓰레기(3일), 실온의 소변(5시간)에서 생존 가능	• 사균백신 • 손 · 발 소독 • 쥐의 구제 • 벼베기 작업 시 보호구(장화, 긴 옷) 착용	
돈단독증 – Erysipelothrix rhusiopathiae	• Gram(+), 간균, 통성혐기성, 포자 ×, 운동 × • 돼지감염병 • 잠복기 : 5일~2주	• 경구 · 경피감염 • 패혈증 • 발열, 피부발적, 임파절 염증	이환동물의 조기발견, 격리치료 및 철저한 소독과 예방접종	
리스테리아증(Listeriosis) – Listeria monocytogenes	• Gram(+), 간균, 주모성, 통성혐기성 • 저온균(5℃ 이하 생존) • 잠복기 : 3일~수일	• 경구감염 : 오염된 식육, 유제품 등을 섭취 • 경피감염 : 동물과 직접 접촉(소 · 말 · 양 등 가축 · 가금류) • 경기도감염 : 오염된 먼지 흡입 • 임산부 유산, 패혈증, 뇌척수막염, 신생아 감염 시 높은 사망률	• 식품의 가열섭취 • 가축위생관리 및 예방접종	
톡소포자충증 – Toxoplasmosis	• 원충류 • 톡소포자충(Toxoplasma gondii) • 잠복기 : 2주~수년간	• 낭포를 가진 덜 익힌 고기 · 음식물 섭취 • 감염된 고양이(과) 충란 배설 분변(직접접촉 감염) • 임산부 : 초기–유산 · 사산, 중 · 후기–톡소포자충아 분만 • 종숙주 : 고양이	• 교차오염 주의 • 조리섭취 • 고양이분변 위생적 관리(분변 접촉 ×)	
야토병(Tularemia) – Francisella tularensis	= rabbit fever • Gram(–), 간균, 호기성, 편모 ×, 포자 × • 산저항력 강, 열에 약 • 잠복기 : 1~14일(평균 3~7일)	• 매개체 : 동물병원소(설치류 · 토끼류), 진드기, 등에 • 경피 · 경구감염 • 두통, 오한, 두통, 발열, 근육통, 피부궤양, 림프절 종창	• 토끼고기 조리 시 충분한 가열 • 유행지역 생수음용 금지 • 상처 주의	

필 / 수 / 확 / 인 / 문 / 제

파상열에 대한 설명으로 틀린 것은? 2017년 식품기사 제1회

① 건조 시 저항력이 강하다.
② 특이한 발열이 주기적으로 반복된다.
③ Brucella 속이 원인균이다.
④ 원인균은 열에 대한 저항성이 강하다.

해설
브루셀라균의 특징
• 호기성, 그람음성, 무포자, 막대알균, 운동성·피막 없음
• 햇빛·이온화 방사선·가열·저온 살균법에 저항성 약, 냉동·건조 저항성 강

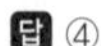 ④

인수공통감염병에 대한 설명 중 틀린 것은? 2017년 식품기사 제2회

① 질병의 원인은 모두 세균이다.
② 원인 세균 중에는 포자(Pore)를 형성하는 세균도 있다.
③ 약독생균을 예방수단으로 쓰기도 한다.
④ 접촉감염, 경구감염 등이 있다.

해설
인수공통감염병은 동물과 사람 간에 서로 전파되는 감염병으로 장출혈성대장균감염증, 일본뇌염, 브루셀라증, 탄저, 공수병, 동물인플루엔자 인체감염증, 중증급성호흡기증후군(SARS), 변종크로이츠펠트-야콥병(vCJD), 큐열 등이 세균과 바이러스에 의해 발병한다.

 ①

야토병의 원인균은? 2015년 식품기사 제1회

① Bacillus anthracis
② Brucella melitensis
③ Erysipelothrix rhusiopathiae
④ Francisella tularensis

해설
④ Francisella tularensis : 야토병의 원인균으로 설치류·토끼류를 통해 경구·경피감염되어 두통, 발열, 근육통 등 증상이 발현된다.
① Bacillus anthracis : 탄저병의 병원체이다.
② Brucella melitensis : 브루셀라증의 병원체이다.
③ Erysipelothrix rhusiopathiae : 돈단독증의 병원체이다.

 ④

(2) 인수공통감염병 예방 방법

① 병에 걸린 동물의 조기발견·격리 치료·예방접종
② 병에 걸린 동물의 사체·배설물 소독(고압살균·소각)
③ 우유의 살균 처리(브루셀라증, 결핵, Q열의 예방상 중요)
④ 병에 걸린 가축의 고기, 뼈, 내장, 혈액의 식용 삼갈 것
⑤ 항구와 공항 등의 수입된 가축·고기·유제품의 검역·감시

알아두기

광우병(소해면뇌상증, BSE ; Bovine Spongiform Encephalopathy)

• 특 징
  - 제2종 가축감염병
  - 변형 프리온 단백질(PrPsc 또는 PrPres)에 의함
  - 소에서 발생하는 전염성해면상뇌증(TSE ; Transmissible Spongiform Encephalopathy)
  - 미친 소처럼 행동한다고 하여 붙여진 이름
• 감염경로 및 증상
  - 스크래피에 걸린 면양이나 소해면상뇌증에 감염된 소의 육골분 등이 함유된 사료 섭취
  - 접촉감염 ×, 수직전파 가능성 낮음
  - 침울, 불안, 경련, 과민반응, 후지마비(기립불능)
• 예 방
  - 철저한 방역대책·검역
  - 의심되는 반추동물과 그 생산물 섭취 금지
  - 134~138℃ 18분간
  - 육골분(133℃ 3기압 20분)

구 분	전염성해면상뇌증 질병명	잠복기
소	광우병(mad cow disease), 또는 소해면상뇌증(Bovine Spongiform Encephalopathy)	2~8년
양 및 산양	스크래피(Scrapie)	2~5년
사슴류	만성소모성질병(Chronic Wasting Disease ; CWD)	3~5년
사 람	크로이츠펠트-야콥병(Creutzfeldt-Jakob Disease ; CJD)	수개월~수년

크로이츠펠트-야콥병(Creutzfeldt-Jakob disease, CJD)

• 산발성(sporadic CJD) : 약 90%
• 유전성(가족성 크로이츠펠트-야콥병, familial CJD) : 약 2% 감염(드묾)
※ 인수공통 지정감염병에서는 변종 크로이츠펠트-야콥병(vCJD)만 해당되며 크로이츠펠트-야콥병(CJD)은 미해당됨

적중예상문제

01 감염원에 대한 대책이 아닌 것은?

① 환자의 조기발견 ② 보균자의 조기발견
③ 손 씻기 ④ 환자의 치료

해설

예방대책

- 감염원에 대한 대책 : 병원소인 환자, 보균자 및 감염동물의 조기발견, 치료, 격리와 토양의 소독 등이며 또한 환자와 보균자를 식품의 제조・취급・조리 등에 종사시키지 말아야 한다.
- 감염경로 대책 : 음료의 위생적 관리와 소독, 하수・변소의 위생적 관리, 위생해충, 쥐의 구제
- 숙주의 대책 : 위생적인 식생활, 건강관리, 예방접종

02 경구감염병과 세균성 식중독의 차이에 대한 내용으로 틀린 것은?

① 병원균의 독력은 경구감염병이 더 강하다.
② 잠복기는 세균성 식중독이 짧다.
③ 세균성 식중독은 사람에서 사람으로 전염된다.
④ 경구감염병은 예방접종으로 면역된다.

해설

경구감염병과 세균성 식중독의 차이

구 분	경구감염병	세균성 식중독
균의 양	미량이라도 감염	다량이어야 발생
독 력	강	약
2차 감염	2차 감염 많고 파상적	거의 없고 최종감염은 사람
잠복기	길	비교적 짧음
면역성	면역성이 있는 경우가 많음	일반적으로 없음
음료수와 의 관계	흔히 일어남	비교적 관계가 없음

03 사람에게는 열병, 동물에게는 유산을 일으키는 인수공통감염병은?

① 탄 저 ② 파상열
③ Q 열 ④ 야토병

해설

파상열

- brucella균에 의하여 주로 소, 양, 돼지 및 염소 등에 발병한다.
- 인수공통감염병의 하나로 오염된 동물의 유즙이나 고기를 통해 감염되며 동물에게는 전염성 유산을 일으키고 사람에게는 열성질환을 나타낸다.

04 감염병에 대한 설명 중 틀린 것은?

① 사람의 감염이 포낭에 의해서 이루어지는 경구감염병은 아메바성이질이다.
② 탄저병은 병원체가 Gram 양성 간균으로 호기성이고 아포를 형성하며, 1876년경 Koch에 의해 발견・동정된 인수공통감염병이다.
③ 병든 가축의 고기를 식용으로 했을 때 생기는 질병은 결핵, 탄저, 야토병, 돈단독 등이 있다.
④ 환자는 질병에서 회복하면 평생 면역을 획득할 수 있으나 보균자로서 평생 발열성 감염병을 전파시킬 수 있는 균은 Vibrio cholerae이다.

해설

Salmonella typhi 균주는 장티푸스를 일으키는 병원균으로서 장티푸스에 걸려 자신은 면역을 획득하였으나 보균자로서 많은 사람에게 장티푸스를 전염시킨다.

정답 1 ③ 2 ③ 3 ② 4 ④

05 **다음 감염병에 대한 설명 중 옳지 않은 것은?**

① 들쥐의 벼룩에 의하여 흔히 전염되는 병은 유행성출혈열이다.
② Francisella tularensis 병원체에 의해서 발생되는 인수공통감염병은 야토병이다.
③ 동물에게는 별 증상이 없으나 사람이 옮으면 열과 호흡기 증상을 나타내는 질병은 Q열이다.
④ 진드기류에 의해 발병할 수 있는 것은 이질이다.

해설

진드기류는 곡류나 고춧가루, 과자, 저장식품 등에 많이 기생한다. 진드기류에 의해 발생할 수 있는 질병은 기관지천식이다.

06 **다음 중 경구감염병으로 바르게 묶인 것은 어느 것인가?**

㉠ 소아마비	㉡ 콜레라
㉢ 적 리	㉣ 말라리아

① ㉠, ㉡, ㉢, ㉣　② ㉢, ㉣
③ ㉡, ㉢　④ ㉠, ㉡, ㉢

해설

경구감염병

구 분	종 류
세균성 감염	세균성이질(적리), 장티푸스, 파라티푸스, 콜레라, 브루셀라병 등
바이러스성 감염	폴리오, 급성회백수염(소아마비), 전염성설사증, 유행성간염, 천열, 인플루엔자, 홍역, 트리코마, 유행성이하선염(볼거리) 등
기생충성 감염	아메바성이질 등

07 **보균자에 대한 설명으로 옳지 않은 것은?**

① 보균자는 회복기, 잠복기, 건강보균자 등이 있다.
② 질병 회복 후 보균상태로 있을 때 병후 보균자라 한다.
③ 증상은 없어도 균을 배출할 때 건강보균자라 한다.
④ 보균자는 절대로 그 질병에 이환되지 않는다.

해설

④ 보균자는 회복기, 잠복기, 건강보균자 등이 있는데 그 질병에 감염될 우려가 가장 높다.

08 **최근 소, 돼지 등의 가축이나 가금류에 많이 감염될 뿐 아니라 사람에게도 감염되며, 수막염과 패혈증을 수반하는 경우가 많고 임산부에게는 자궁 내 염증을 유발하여 태아사망을 초래하는 인수공통감염병은?**

① 장티푸스　② 콜레라
③ 부르셀라증　④ 리스테리아증

해설

리스테리아증(listeriosis) : 소, 양 등의 가축에 많이 감염

- 병원체 : Listeria monocytogenes
- 감염 : 사람은 감염동물과의 직접접촉에 의해 감염, 오염된 식육, 유제품 등
- 증상 : 증상은 다양하며, 수막염, 림프종
- 예방과 치료 : 사람의 경우는 penicillin, tetracycline으로 임상적 치유가 가능

09 **감염병에 대한 설명 중 옳지 않은 것은?**

① 유행성간염을 일으키며 주로 오염된 음식물을 통하여 감염되는 Virus병원균은 Hepatitis virus C이다.
② 천연두, 백일해, 디프테리아 등과 같은 감염병은 한 번의 예방접종으로 평생면역을 획득할 수 있지만 콜레라, 일본뇌염, 인플루엔자 등은 임시면역 획득이므로 유행할 때마다 고려해야 된다.
③ 우유로부터 감염되기 쉬운 질병은 결핵과 Q열이다.
④ 들쥐의 오줌으로부터 감염되기 쉬운 질병은 렙토스피라증이다.

해설

① Hepatitis virus B 또는 C는 환자에게서 배설된 바이러스가 신체의 상처로 들어와 전염되는 경우가 일반적이나 A형은 주로 식품을 통하여 전염되고 급성으로 진행되며 치유도 빠르다.

5 ④ 6 ④ 7 ④ 8 ④ 9 ① 정답

10 **인수공통감염병과 그 감염에 대한 연결이 잘못되어 있는 것은?**

① 탄저 – 가축 사육 농부에 감염
② 브루셀라증 – 이환동물의 유즙·고기 등의 경구감염
③ 야토병 – 산토끼의 혈액에 의한 경피감염
④ Q열 – 사람에게서 사람에게로 감염

해설

Q 열
- rickettsia성 질환으로 Coxiella burnetii가 병원체이다.
- 감염경로 : 병든 동물 생유의 섭취나 조직 또는 배설물 접촉 시 발생
- 잠복기 및 증상 : 2~3주 잠복하여, 고열, 오한, 두통, 중증 시 폐에 반점, 황달 등
- 예방 : 진드기 등 흡혈곤충 박멸, 유제품 살균 등

11 **감염병 설명 중 틀린 것은?**

① 경구감염병은 면역 형성이 안 된다.
② 살모넬라균은 식품의 취급과정 중 쥐, 파리, 바퀴벌레와 같은 곤충 또는 고양이, 가금류 및 개 등의 가축에 의해 주로 감염된다.
③ 콜레라균은 주로 여름철 여행자를 통하여 국내에 유입되는 수인성 감염병균이다.
④ 폴리오는 급성회백수염 또는 소아마비라고도 하며 바이러스에 의하여 일어난다.

해설

경구감염병은 보균자에게서 배출된 병원균이 토양 등을 숙주로 자연계에 존재하다가 음식물 등을 매개체로 전염된다. 대부분 면역성이 있으나 전염을 예방하기에는 어렵고 병원균의 독력이 강하다.

12 **인수공통감염병이 아닌 것은?**

① 돈단독증, Q열
② 야토병, 리스테리아증
③ 탄저, 요네병
④ 결핵, 파상열

해설

- 요네병 : 소, 양, 산양 등의 만성 장염을 일으키는 감염병
- 인수공통감염병 : 탄저(Anthrax), 파상열(Brucellosis), 야토병(Tularemia), 결핵(Tuberculosis), Q열, 돈단독증(Swine erysipelas) 등이 있으며, 최근에는 리스테리아증이 인수공통감염병으로 주목되고 있다.

13 **경구감염병의 특징이라고 할 수 없는 것은?**

2017년 식품산업기사 제1회

① 소량 섭취하여도 발병한다.
② 지역적인 특성이 인정된다.
③ 환자 발생과 계절과의 관계가 인정된다.
④ 잠복기가 짧다.

해설

④ 경구감염병은 잠복기가 길고, 세균성 식중독은 잠복기가 비교적 짧다.

14 **「감염병의 예방 및 관리에 관한 법률」상 제1급감염병은?**

① A형간염
② 파라티푸스
③ 세균성이질
④ 보툴리눔독소증

해설

제1급감염병
에볼라바이러스병, 마버그열, 라싸열, 크리미안콩고출혈열, 남아메리카출혈열, 리프트밸리열, 두창, 페스트, 탄저, 보툴리눔독소증, 야토병, 신종감염병증후군, 중증급성호흡기증후군(SARS), 중동호흡기증후군(MERS), 동물인플루엔자 인체감염증, 신종인플루엔자, 디프테리아

정답 10 ④ 11 ① 12 ③ 13 ④ 14 ④

15 구제역에 대한 설명으로 틀린 것은?

2017년 식품기사 제1회

① 병인체는 작은 RNA바이러스이다.
② 공기를 통한 전파는 이루어지지 않는다.
③ 바이러스의 생존 기간은 온도, 습도, pH, 자외선 등에 영향을 받는다.
④ 감염은 일반적으로 감염된 동물의 이동에 의해 이루어진다.

해설

구제역

- 소, 양, 사슴 등 발굽이 둘로 갈라진 동물에 감염되는 전염성이 강한 제1종 가축전염병
- 병인체 : Picornaviridae aphthovirus
- 감염경로 : 접촉감염(콧물, 분변, 의복, 사료 물 등), 공기전파

16 제2급감염병에 해당하는 것은?

① 홍역, 풍진
② 유행성이하선염, 발진열
③ 장티푸스, 파상풍
④ 두창, 일본뇌염

해설

2급감염병

결핵, 수두, 홍역, 콜레라, 장티푸스, 파라티푸스, 세균성이질, 장출혈성대장균감염증, A형간염, 백일해, 유행성이하선염, 풍진(선천성·후천성), 폴리오, 수막구균감염증, b형헤모필루스인플루엔자, 폐렴구균감염증, 한센병, 성홍열, 반코마이신내성황색포도알균(VRSA)감염증, 카바페넴내성장내세균속균종(CRE)감염증, E형간염, 코로나바이러스감염증-19, 원숭이두창

17 다음 중 수인성 감염병과 관련이 적은 것은?

① 페스트 ② 콜레라
③ 세균성이질 ④ 장티푸스

해설

페스트는 감염된 쥐벼룩에 물려 감염되며, 감염된 야생동물을 취급하거나 페스트 환자가 배출하는 비말을 통해 감염될 수 있는 감염병이다.

18 감염병 종류 중 바이러스에 의한 것으로 짝지어진 것은?

① 유행성간염, 급성회백수염
② 성홍열, 장티푸스
③ 장티푸스, 전염성설사증
④ 결핵, 홍역

해설

바이러스 감염병

소아마비(급성회백수염), 전염성설사증, 유행성간염, 홍역, 코로나바이러스, 노로바이러스 등

19 감염병의 감수성 지수로 옳게 연결된 것은?

① 소아마비 – 10%
② 홍역, 천연두 – 60%
③ 디프테리아 – 0.1%
④ 성홍열 – 40%

해설

감염병 감수성

홍역, 천연두(95%) > 백일해(60~80%) > 성홍열(40%) > 디프테리아(10%) > 소아마비(0.1%)

20 수동면역으로 γ-Globulin 주사가 효과적인 감염병으로 옳은 것은?

① A형간염 ② 백일해
③ 말라리아 ④ 장티푸스

해설

A형간염

- 경구감염
- 오심·구토·설사·피로감·무력감·발열·황달 증상
- A형간염에서 회복되면 영구면역 획득
- B형·C형간염과 달리 만성으로 진행되지 않음

15 ② 16 ① 17 ① 18 ① 19 ④ 20 ① 정답

21 제3급감염병에 해당하는 것은?

① 장출혈성대장균감염증
② 파라티푸스
③ 결 핵
④ 파상풍

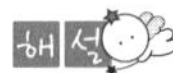

제3급감염병
파상풍, B형간염, 일본뇌염, C형간염, 말라리아, 레지오넬라증, 비브리오패혈증, 발진티푸스, 발진열, 쯔쯔가무시증, 렙토스피라증, 브루셀라증, 공수병, 신증후군출혈열, 후천성면역결핍증(AIDS), 크로이츠펠트-야콥병(CJD) 및 변종크로이츠펠트-야콥병(vCJD), 황열, 뎅기열, 큐열, 웨스트나일열, 라임병, 진드기매개뇌염, 유비저, 치쿤구니야열, 중증열성혈소판감소증후군(SFTS), 지카바이러스 감염증

22 다음의 설명에 해당하는 경구감염병은?

- 외래감염병으로 Gram 음성 콤마형이다.
- 열에 약하여 56℃에서 15분간 가열 시 균이 사멸한다.
- 발열과 복통이 있으며 수양성 설사 증상이 있다.
- 원인균은 Vibrio cholerae이다.

① 장티푸스　② 콜레라
③ 세균성이질　④ 파라티푸스

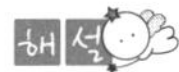

Vibrio cholerae(콜레라)에 대한 내용이다.

23 다음 중 파라티푸스 원인균으로 옳은 것은?

① Salmonella enteriditis
② Salmonella typhi
③ Salmonella paratyphi
④ Salmonella cholerae-suis

① Salmonella enteriditis : 살모넬라 식중독
② Salmonella typhi : 장티푸스
④ Salmonella cholerae-suis : 돼지콜레라

24 24시간 이내 신고를 해야 하는 바이러스성 제3급감염병으로 옳은 것은?

① 유행성이하선염　② 폴리오
③ 후천성면역결핍증　④ A형간염

③ 후천성면역결핍증(AIDS)은 24시간 이내 신고를 해야 하는 바이러스성 제3급감염병이다.

25 Cyanosis(청색증) 증상과 관련되는 감염병으로 옳은 것은?

① 콜레라　② 살모넬라
③ 파라티푸스　④ 웰치균

Cyanosis는 혈액 내의 산소가 부족하여 입술, 손·발가락이 검푸르게 변하는 현상으로, 콜레라와 관련이 있다.

26 용혈성 연쇄구균이며 음식물로 감염되는 경구감염과 비말감염되는 것은?

① 소아마비　② 성홍열
③ 인플루엔자　④ 디프테리아

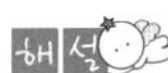

성홍열의 병원체는 Group A β-hemolytic streptococci(A군 β-용혈성 연쇄구균)이며 증상은 인후염, 성홍열 및 농가진이다.

27 설치류·토끼류를 통해 경구·경피감염이 되어 두통, 발열, 근육통 등 증상이 발현되는 야토병의 원인균으로 옳은 것은?

① Pasteurella tularensis
② Brucella melitensis
③ Erysipelothrix rhusiopathiae
④ Bacillus anthracis

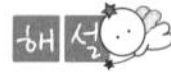

② 브루셀라증, ③ 돈단독증, ④ 탄저의 원인균에 해당한다.

정답 21 ④ 22 ② 23 ③ 24 ③ 25 ① 26 ② 27 ①

28 **감염된 고양이과에 의해 접촉감염이 되며 고위험군 임산부에게 감염되면 유산이나 조산을 일으키는 기생충은?**

① 갈고리촌충 ② 톡소플라스마
③ 선모충 ④ 민촌충

해설

톡소플라스마(톡소포자충증, Toxoplasmosis)
감염된 고양이(과)의 배설된 충란에 직접 접촉감염되며 주요 증상은 임산부에게서 유산・사산, 톡소포자충아기 분만 등이 있다.

29 **인수공통감염병의 원인 세균이 아닌 것은?**

① 디프테리아균 ② 브루셀라균
③ 탄저균 ④ 결핵균

해설

① 디프테리아는 제1급감염병으로 비말・접촉감염, 오염된 우유 섭취로 발생하는 세균성 감염병이다.

30 **콧물, 기침 등의 분비물에 의한 비말감염과 경구감염으로 이행되는 세균으로 옳은 것은?**

① 성홍열 ② 디프테리아
③ A형간염 ④ 세균성이질

해설

② 디프테리아의 병원균은 Corynebacterium diphtheriae이며, 비말감염・접촉감염(환자・보균자)으로 주요 증상은 발열, 편도선 부음, 기도폐쇄(호흡 곤란), 인두통 등이다.

31 **Mycobacterium tuberculosis에 대한 설명으로 옳지 않은 것은?**

① 예방법으로 정기적 투베르쿨린 검사를 실시한다.
② BCG 예방접종이 있다.
③ 열과 햇빛에 강하여 고온에서 살균해야 균이 사멸된다.
④ 그람양성의 호기성 간균이다.

해설

③ 열과 빛에 약하며 저온에서 살균하여도 사멸되는 균이다.

32 **다음 보기의 감염원으로 옳은 것은?**

• Leptospirosis	• 서교열
• 유행성출혈열	• 쯔쯔가무시병

① 돼 지 ② 쥐
③ 진드기 ④ 벼 룩

해설

보기는 쥐에 의해 감염되는 질병이다.

33 **파상열에 관한 설명으로 옳은 것은?**

① 양과 염소에 유산을 일으키는 병원체는 Brucella melitensis이다.
② 인수공통감염병이 아니다.
③ 사람에게는 유산, 동물에게는 열병을 일으킨다.
④ 감염원은 바이러스에 의한 공기 전파이다.

해설

② 인수공통감염병이다.
③ 사람에게는 열병, 동물에게는 유산을 일으킨다.
④ 오염된 유제품, 육류에 의한 경구감염이다.

34 **제1급감염병이며 목축업자, 피혁업자 등의 피부 상처를 통해 감염되는 인수공통감염병으로 옳은 것은?**

① 탄 저 ② 결 핵
③ 파상열 ④ 비 저

해설

탄 저
• 병원체 : Bacillus anthracis
• 특징 : Gram(+), 간균, 유포자(땅에서 수년간 생존), 호기성, 내열성
• 감염경로
  – 피부탄저(경피감염) : 목축업자, 도살업자, 피혁업자 피부 → 악성농포 → 침윤, 부종, 궤양
  – 폐탄저(호흡기탄저) : 포자 흡입 → 폐렴, 감기와 유사 증상
  – 위장관탄저(소화기탄저) : 감염된 수육 섭취 → 구토・설사

28 ② 29 ① 30 ② 31 ③ 32 ② 33 ① 34 ① 정답

35 다음 중 경피감염이 아닌 것은?

① 톡소플라스마　② 탄 저
③ 렙토스피라증　④ 홍 역

해설
④ 공기전파(기침 · 재채기)로 감염되는 급성 발진성 바이러스 질환으로 전염성이 매우 높다.

36 감염병과 병원균과의 연결이 옳지 않은 것은?

① 탄저 – Bacillus anthracis
② 큐열 – Coxiella burnetii
③ 결핵 – Mycobacterium tuberculosis
④ 웨일씨병 – Burkholderia pseudomallei

해설
④ 유비저 : Burkholderia pseudomallei

37 다음 중 감수성 지수가 가장 낮은 감염병은?

① 소아마비　② 백일해
③ 디프테리아　④ 천연두

해설
감수성 지수
홍역, 천연두(95%) > 백일해(60~80%) > 성홍열(40%) > 디프테리아(10%) > 소아마비(0.1%)

38 외래감염병으로 주 발생 지역은 동남아이며 검역이 필요한 수양성 설사의 증상을 동반하는 감염병은?

① 장티푸스　② 콜레라
③ 병원성 대장균　④ 세균성이질

해설
② 제2급감염병으로서 분변, 오염된 식품 등을 통해 감염되며 급성 설사와 중증탈수 증상을 나타낸다.

39 불현성감염의 신경친화성 Virus로 주로 어린이에게 많이 발생하며 경구용 생백신과 주사용 사백신으로 예방접종이 가능한 질병은?

① 급성회백수염　② 유행성간염
③ 장티푸스　④ 결핵

해설
급성회백수염
- 감염경로 : 비말감염(인두, 후두 분비물), 경구감염(대변–구강 감염)
- 주요증상 : 감기와 유사 증상, 발열, 권태감, 두통, 구토, 설사, 근육통, 신경증상, 사지마비

40 장티푸스에 관한 설명으로 옳지 않은 것은?

① 원인균은 Salmonella typhi이다.
② 장티푸스를 앓고 나면 영구면역을 얻기 힘들다.
③ 매개체는 물, 식품, 파리 등이다.
④ 그람음성의 간균이다.

해설
② 영구면역을 얻는다.

41 호흡기를 통한 감염병으로 바르게 묶인 것은?

① 결핵, 장티푸스
② 백일해, 인플루엔자
③ 황열, 페스트
④ 세균성이질, 디프테리아

해설
- 백일해 : 백일해균(Bordetella pertussis) 감염에 의한 급성호흡기 질환
- 인플루엔자 : 호흡기 비말감염으로 전파

정답 35 ④ 36 ④ 37 ① 38 ② 39 ① 40 ② 41 ②

42 말과 당나귀 등의 직접접촉으로 감염되는 Burkholderia pseudomallei가 병원체인 것은?

① 돈단독증　② 야토병
③ 결 핵　④ 유비저

43 프리온 단백의 축적에 의한 신경세포의 변성으로 잠복기는 수개월에서 길게는 수년에 이르며 해면뇌병증, 무력감, 정신이상 등의 증상을 나타내는 감염병은?

① 공수병
② 중증급성호흡기증후군
③ 조류인플루엔자 인체감염증
④ 크로이츠펠트-야콥병

해설

인간광우병(크로이츠펠트-야콥병 ; CJD, 변종크로이츠펠트-야콥병 ; vCJD)
광우병에 감염된 소의 골, 뇌부산물 등 섭취에 의해 감염되며, 증상은 뇌에 스펀지처럼 구멍이 뚫려 신경세포가 죽음으로써 해당되는 뇌기능을 잃게 되는 해면뇌병증으로 무력감, 정신이상, 동통성 감각이상, 운동실조, 근육 간 경련, 치매 등의 증상이 있다.

44 분변과 오염된 식품으로 이행되는 바이러스성 급성 경구감염병으로 황달과 간비대 증상을 일으키는 것은?

① A형간염　② B형간염
③ 폴리오　④ C형간염

해설

B형과 C형간염은 수혈 및 주사로 이행되는 혈청 감염이다.

45 검역법에서 규정된 검역감염병으로 바르게 묶인 것은?

① 페스트, 유행성출혈열, 신종인플루엔자감염증
② 황열, 페스트, 콜레라
③ 콜레라, 말라리아, 중증급성호흡기증후군
④ 에볼라, 두창, 페스트

해설

검역감염병
콜레라, 페스트, 황열, 중증 급성호흡기 증후군(SARS), 동물인플루엔자 인체감염증, 신종인플루엔자, 중동 호흡기 증후군(MERS), 에볼라바이러스병, 외국에서 발생하여 국내로 들어올 우려가 있거나 우리나라에서 발생하여 외국으로 번질 우려가 있어 질병관리청장이 긴급 검역조치가 필요하다고 인정하여 고시하는 감염병

46 포유동물의 장에만 분포하는 균은?

① Pichia 속　② Sarcina 속
③ Shigella 속　④ Proteus 속

해설

③ Shigella 속은 비운동성으로 이질병의 원인균이고 포유동물의 장에만 기생한다.

47 감염병 발생 즉시 신고해야 하는 감염병은?

① 제1급감염병　② 제2급감염병
③ 제3급감염병　④ 제4급감염병

해설

감염병병원체 확인기관의 장은 제1급감염병의 경우에는 즉시, 제2급감염병 및 제3급감염병의 경우에는 24시간 이내에, 제4급감염병의 경우에는 7일 이내에 질병관리청장 또는 관할 보건소장에게 신고하여야 한다.

48 병원성 대장균 중 Verotoxin을 생산하며 적은 균으로도 감염되는 제2급감염병으로 옳은 것은?

① 장관병원성　② 장관출혈성
③ 독소원성　④ 장관침입성

해설

① 유아설사증
③ enterotoxin 생산(콜레라 유사 증상)
④ 이질균과 유사 증상

42 ④　43 ④　44 ①　45 ②　46 ③　47 ①　48 ②　정답

49 **식품을 통해 감염될 수 있는 Virus성 감염병은?**

2017년 식품기사 제3회

① 콜레라 ② 장티푸스
③ 유행성간염 ④ 이 질

해설

콜레라, 장티푸스, 이질은 세균성 감염병이다.

50 **다음 중 이질균은?**

① Shigella
② Salmonella
③ Staphylococcus
④ Clostridium

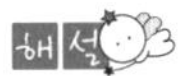

Shigella(적리균)
- 그람음성의 간균
- 열대지방에서 많이 발생
- 소화기관의 점막을 상하게 하는 급성전염병
- 증상 : 복통 → 점액질의 혈변

51 **Bacillus 속의 탄저병을 일으키는 인수공통감염병은?**

① B. cereus ② B. subtilis
③ B. natto ④ B. anthracis

해설

④ 소・말・염소 등 가축의 탄저병을 유발시킨다.

52 **다음 중 분변 오염에서 오는 감염병이 아닌 것은?**

① 콜레라 ② 세균성이질
③ 공수병 ④ 콜레라

해설

③ 공수병은 향신경성 바이러스이며 감염된 동물에게서 물려 상처의 타액을 통해서 전파된다.

53 **인수공통감염병이 아닌 것은?**

① 브루셀라 ② Q 열
③ 결 핵 ④ 광우병

해설

- 광우병(소해면뇌상증, BSE ; Bovine Spongiform Encephalopathy) : 소에게서 일어나는 제2종 가축감염병
- 인간 광우병[변종크로이츠펠트-야콥병(vCJD] : 인수공통감염병

54 **다음 중 진드기가 매개가 되는 감염병으로 옳은 것은?**

① Q 열 ② 공수병
③ 탄 저 ④ 렙토스피라증

해설

① Q열은 쥐, 소, 염소 등이 진드기의 흡혈에 의해 감염이 되며 패혈증을 유발시킨다.

55 **다음 중 인수공통감염병이 아닌 것은?**

2016년 식품산업기사 제1회

① 야토병 ② 탄저병
③ 급성회백수염 ④ 파상열

해설

③ 급성회백수염(폴리오, 소아마비)은 식품을 매개로 질병을 발생하는 경구감염병이다.

56 **내열성이 강해 가열에도 쉽게 사멸되지 않는 것은?**

① 결 핵 ② 브루셀라
③ 탄 저 ④ 비 저

해설

③ Bacillus anthracis(탄저)는 그람양성의 유포자 간균으로 내열성이 있는 것이 특징이다.

정답 49 ③ 50 ① 51 ④ 52 ③ 53 ④ 54 ① 55 ③ 56 ③

57 다음 중 가축감염병으로 옳지 않은 것은?

① 구제역 ② 돼지콜레라
③ 가금인플루엔자 ④ 공수병

해설
④ 공수병은 인수공통감염병이며 광견병이 제2종 가축감염병이다.

58 바이러스에 의하여 발생하는 전염병은?

① 디프테리아 ② 성홍열
③ 폴리오 ④ 이 질

해설
감염병의 분류
- 세균성 감염병 : 세균성이질, 파라티푸스, 장티푸스, 콜레라, 성홍열, 디프테리아, 결핵, 파상열, 백일해, 임질
- 바이러스성 감염병 : 급성회백수염(폴리오, 소아마비), 유행성간염, 유행성이하선염, 전염성설사증, 일본뇌염, 홍역, 천연두, 광견병
- 리케치아성 감염병 : 발진티푸스, 발진열, Q열
- 원충성 감염병 : 아메바성이질

59 인수공통감염병으로 묶이지 않은 것은?

① 탄저, 성홍열
② 렙토스피라증, 결핵
③ 야토병, Q열
④ 리스테리아증, 돈단독

해설
인수공통감염병
탄저, 브루셀라, 야토병, 돈단독, 리스테리아, 결핵, Q열, 렙토스피라증, 인간광우병, 공수병, 조류인플루엔자인체감염증, SARS, 장출혈성대장균, 유비저 등

60 식품을 매개로 감염되는 질병으로 옳지 않은 것은?

① 두창, 장티푸스
② 야토병, 성홍열
③ 세균성이질, 콜레라
④ 돈단독, 결핵

해설
두창은 감염 환자의 호흡기 분비물과 공기 중 비말을 통해 이행되며 열감, 피로감, 두통, 등(어깨) 빠근함, 복통과 구토 등의 증상이 있으며 예방백신이 있다.

61 대장균군의 주 감염경로 옳은 것은?

① 공 기 ② 물
③ 식 품 ④ 분 변

해설
대장균군의 주 감염경로는 분변에 의한 오염이며 이후 식품, 물 등에 오염되어 감염이 일어난다.

62 다음 중 호흡기계 감염병인은?

① Avian influenza virus
② Burkholderia pseudomallei
③ Francisella tularensis
④ Shigella dysenteriae

해설
① 동물인플루엔자 인체감염증 : 호흡기 감염
② 유비저 : 경구 · 경피감염
③ 야토병 : 경구 · 경피감염
④ 세균성이질(적리균) : 경구감염

63 경구 · 접촉 · 비말 감염이 모두 이루어지는 제1급의 세균성 감염병은?

① Salmonella typhi
② Corynebacterium diphtheriae
③ Salmonella paratyphi
④ Streptococcus hemolyticus

해설
② 디프테리아에 관한 설명이다.

57 ④ 58 ③ 59 ① 60 ① 61 ④ 62 ① 63 ② 정답

64 다음 보기에서 설명하는 감염병으로 옳은 것은?

- 그람음성의 무포자 간균이다.
- 임상적으로 장티푸스와 유사하다.
- 증상이 가벼운 것이 특징이다.
- A와 C형은 사람에게만 기생한다.
- 예방접종이 가능하다.

① Salmonella paratyphi
② Salmonella typhi
③ Vibrio cholerae
④ Shigella dysenteriae

해설
① 파라티푸스에 관한 설명이다.

65 다음 중 동물에게는 유산, 사람에게는 열병을 일으키는 파상열의 원인균으로 옳은 것은?

① Bacillus anthracis
② Coxiella burnetii
③ Poliovirus
④ Brucella melitensis

해설
④ 인수공통감염병인 브루셀라에 관한 설명이다.

66 바이러스성 감염병으로 옳은 것은?

① SARS, A형간염
② 디프테리아, 파라티푸스
③ 장티푸스, 성홍열
④ 세균성이질, 폴리오

해설
- 바이러스성 : 소아마비(폴리오), A형간염, SARS-CoV 등
- 세균성 : 장티푸스, 파라티푸스, 콜레라, 세균성이질, 디프테리아, 장출혈성대장균감염증, 성홍열 등

67 콜레라의 임상적 증상이 아닌 것은?

① 수양성 설사를 한다.
② Cyanosis 증상이 있다.
③ 위장장애가 있으며 고열이 나타난다.
④ 구토, 맥박 저하, 탈수 증상이 있다.

해설
③ 약간의 미열은 있으나 고열은 나지 않으며 체온이 저하된다.

68 다음 중 감염 증상으로 황달이 나타나지 않는 것은?

① 간디스토마 ② 유행성간염
③ 결 핵 ④ 큐 열

해설
③ Tuberculosis(결핵)는 호흡기계 감염병으로 폐결핵이 주 증상으로 나타난다.

69 경구감염병에 대한 설명으로 옳지 않은 것은?

① 환자의 발생은 계절적인 특성이 있으며 음용수와 관련이 깊다.
② 병원체는 주로 식품을 통한 감염된다.
③ 환경·지역의 위생에 의한 영향을 받는다.
④ 다량의 균이 체내에 들어와야 증상이 발현된다.

해설
④ 소량의 균으로도 발병된다.

70 성인에게는 발병을 하는 경우가 적으며 주로 소아에게 많이 감염되고 이질 모양의 설사를 하는 것은?

① 장관병원성 대장균
② 장관출혈성 대장균
③ 장관침입성 대장균
④ 독소원성 대장균

해설
① Entero-pathogenic E. coli : 급성위장염 발병, 유아 설사증

정답 64 ① 65 ④ 66 ① 67 ③ 68 ③ 69 ④ 70 ①

71 다음 중 감염병과 감염증상이 옳지 않은 것은?

① 인간광우병 – 마비, 불안, 흥분, 바람에 민감
② 야토병 – 피부궤양, 림프절 종창, 발열, 근육통
③ 탄저병 – 폐렴, 구토, 설사, 피부의 부종과 궤양
④ 돈단독증 – 발열, 임파절 염증, 패혈증

① 공수병 증상이다.

72 탄저균에 대한 설명으로 옳은 것은?

① 그람음성의 무포자 간균이다.
② 감염된 수육을 섭취 시 폐렴 및 감기와 유사한 증상을 일으킨다.
③ 목축업자, 피혁업자들이 주로 감염이 되는 경피감염으로 피부의 궤양을 일으킨다.
④ 60℃에서 5분간 가열하여 섭취를 하고 가축의 예방접종을 하는 것이 예방법이다.

① 그람양성의 유포자 간균이다.
② 감염된 수육 섭취 시 장탄저를 일으킨다.
④ 내열성을 갖는 유포자 균이기 때문에 이환된 동물의 사체를 소각하거나 고압증기로 살균한다.

73 렙토스피라증에 관한 설명으로 옳지 않은 것은?

① 잠복기는 평균 10일이다.
② 들쥐의 오줌을 통해 감염된 물과 식품을 통해 경구감염된다.
③ 경피감염 증상은 나타나지 않는다.
④ 근육통, 고열, 오한, 두통 등의 주요증상이 있다.

③ 감염된 쥐의 오줌에 오염된 풀·토양·물의 피부접촉 시 경피감염이 이루어진다.

74 콜레라에 대한 설명 중 맞지 않는 것은?

① 원발생지가 인도의 갠지스강 삼각주인 외래감염병이다.
② 독소에 의해 격심한 위장증세를 일으키고 심한 전신증상을 보이는 급성감염병이다.
③ 잠복기는 보통 1~3개월이다.
④ 저항력이 약해서 햇빛에서는 1시간, 분변 중에서는 1~2일이면 사멸된다.

콜레라(Cholera) – 외래감염병

- 병원체 : Vibrio cholerae
- 잠복기 : 10시간~5일인데 보통 1~3일
- 증상 : 설사(쌀뜨물 모양), 구토, 탈수에 의한 구갈, 근육통, 피부건조, 무뇨, 무성, 체온의 저하 등
- 치사율 : 절적한 치료 시 1% 미만, 미치료 시 약 50%
- 감염원 : 환자의 구토물과 환자나 보균자의 분변으로 인해 오염된 음식물·음료수 등에 의함
- 예방 및 치료 : 외래감염병이기 때문에 철저한 검역 및 경구용 사균 백신에 의한 예방접종 이용(콜레라 유행·발생지역 방문 시 백신접종 권고)

75 인수공통감염병을 일으키는 병명과 병원균의 연결이 틀린 것은?

① 결핵 : Mycobacterium tuberculosis
② 파상열 : Brucella
③ 야토병 : Pasteurella tularensis
④ 인간광우병 : Listeria monocytogenes

- 인간광우병(vCJD) : 변형 prion 단백질(발병원인은 병원균이 아님)
- Listeria monocytogenes : 리스테리아증, 임산부 유산, 패혈증, 뇌척수막염, 신생아 감염 시 높은 사망률

71 ① 72 ③ 73 ③ 74 ③ 75 ④ 정답

76 다음 중 몸이 누렇게 되는 황달의 주요증세로 나타나지 않는 감염병으로 옳은 것은?

① Q 열
② 간디스토마
③ 돈단독증
④ 유행성 A형간염

해설
③ 돈단독증의 주요 증상은 패혈증이다.
황달 증세의 감염병 종류로는 Q열, 렙토스피라증, 간디스토마, 베네루핀, 유행성 A형간염 등이 있다.

77 질병과 관련이 없는 동물의 연결은?
2015년 식품기사 제2회

① 결핵 – 소
② 탄저 – 소, 말
③ 파상열 – 양, 소
④ 폐디스토마 – 담수어(붕어, 잉어)

해설
④ 폐디스토마의 중간숙주 : 다슬기 – 게, 가재

78 Q열(Q–fever)의 병원체는? 2015년 식품기사 제2회

① Salmonella pullorum
② Bacillus tuberculosis
③ Coxiella burnetii
④ Streptococcus lactis

해설
Q열 : 리케치아속(rickettsiae)
- 병원체 : Coxiella burnetii
- 특징 : 쥐, 소, 염소 → 진드기 흡혈 → 패혈증, 사람 → 우유 섭취
- 감염경로 : 감염된 동물의 분비물에 오염된 먼지 흡입(공기전파, 흡입전파), 직접접촉
- 증상 : 황달, 간장애, 고열, 두통, 오한, 근육통

79 유산을 일으킨 양에서 분리된 균이며 미호기성의 인수공통감염병인 것은?

① Campylobacter jejuni
② Clostridium perfringens
③ Salmonella arizonae
④ Yersinia enterocolitica

해설
① 캠필로박터 제주니(Campylobacter jejuni)는 대기의 산소 농도보다 25% 낮은 산소 농도대에서 증식하는 미호기성 세균이다.

80 음료수에 대한 염소소독으로 사멸되지 않는 병원체는?

① 장티푸스균 ② 세균성이질균
③ 콜레라균 ④ 유행성간염균

해설
음료수에 대한 염소 소독 시 사멸이 어려운 균은 유행성간염균과 이질아메바균 등이다.

81 다음 설명에 해당하는 감염병은?

- 변형된 프리온 단백질(PrPSc)에 의해 신경세포의 변성이다.
- 감염경로 : 소해면뇌상증(BSE, '광우병')에 걸린 소의 신경조직의 섭취
- 증상 : 우울증, 초초감, 공격성 성향, 무력감, 운동 실조증, 근경련, 인지장애

① Avian influenza virus
② Rabies virus
③ SARS
④ vCJD

해설
변종 크로이츠펠트_야콥병(vCJD)
- 속칭 '인간광우병'이라고 한다.
- 광우병에 감염된 소의 골 · 뇌부산물 등을 섭취함으로써 뇌에 스펀지처럼 구멍이 뚫려 신경세포가 죽어 뇌기능을 잃게 되는 전염성 해면양 뇌병증이다.

정답 76 ③ 77 ④ 78 ③ 79 ① 80 ④ 81 ④

CHAPTER
06

식품과 기생충

필 / 수 / 확 / 인 / 문 / 제

1 기생충의 개요 및 감염 예방

(1) 기생충 분류

원충류
이 질
아메바
톡소플라스마
말라리아원충
윤충류
선충류
회 충
요 충
구충(십이지장충)
편 충
말레이사상충
동양모양선충
흡충류
페디스토마(폐흡충)
간디스토마(간흡충)
요코가와흡충
조충류
유구조충
무구조충
왜소조충
광절열두조충

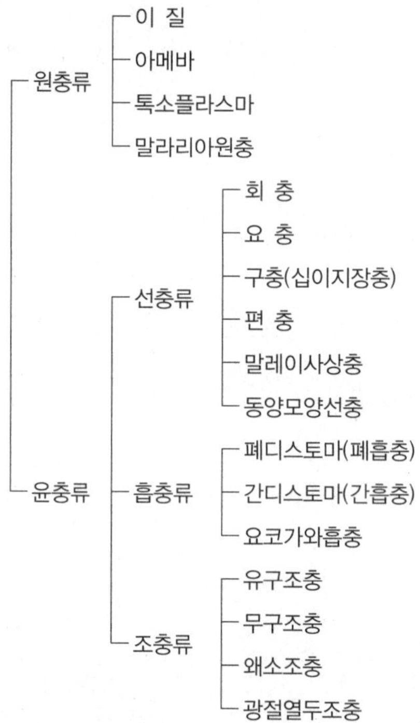

(2) 기생충 감염 예방

① 감염원의 차단

② 식품과 식수의 위생적 관리

③ 화장실, 가축분뇨 처리, 하수위생

④ 개인위생

2 식품 매개체에 따른 기생충의 분류

(1) 채소류에서 감염되는 기생충

① 종류 및 특징

분류	종류	기생	특징	증상	예방법
선충류	회충(Ascaris lumbricoides)	소장(창자)	• 소장에 기생 • 어린이 : 이미증	• 복통, 권태, 피로감, 두통, 발열 • 장폐색증, 복막염	• 채소의 세척 • 손 청결 • 분뇨의 위생적 처리
	구충(십이지장충, Ancylostoma duodenale)		• 흡혈 기생충(맨발로 다니지 말기), 채독증 • 경구·경피감염	심한 빈혈, 두근거림, 전신 권태, 부종, 피부 건조, 손톱의 변화 등	
	동양모양선충(Trichostrongylus orientalis)		구충보다 피부 감염력은 약하며 작은창자에 기생	소화기계 증상과 빈혈	
	편충(Trichuris trichiura)	맹장(직장)	성충의 형태는 굵은 채찍 모양	무증상이나 빈혈, 신경 증상, 맹장염	
	요충(Enterobius vermicularis)		• 접촉감염, 자가감염 • 항문 주위에 산란(주로 밤에 출몰, 검사 – Scotch Tape 검출법 사용) • 집단생활 장소 감염률 높음	• 항문 주위 가려움, 불면증, 신경증, 야뇨증 • 2차 세균감염(피부농양)	• 집단관리(구충제 실시) • 손·항문 근처·속옷 등 청결유지 • 침구류 등 일광소독

② 선충류의 생활사

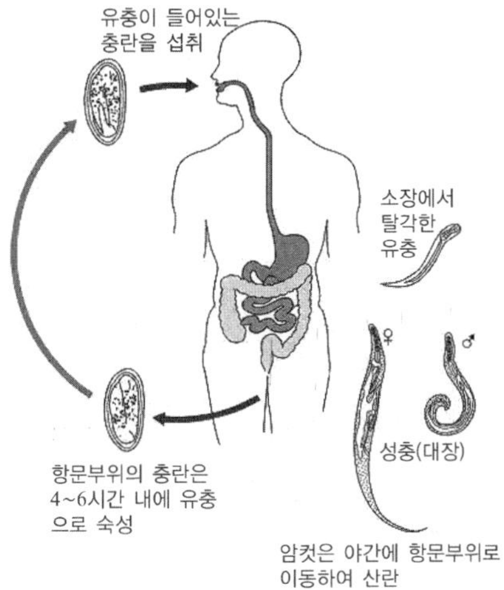

[요충의 생활사]

필 / 수 / 확 / 인 / 문 / 제

채소를 통하여 감염되는 기생충이 아닌 것은?
2018년 식품산업기사 제3회

① 십이지장충 ② 선모충
③ 요 충 ④ 회 충

해설
• 육류에서 감염되는 기생충 : 유구조충(돼지고기), 무구조충(소고기), 선모충(돼지고기), 톡소플라스마(돼지고기)
• 채소류에서 감염되는 기생충 : 십이지장충(구충), 회충, 동양모양선충, 편충, 요충

답 ②

채소류로부터 감염되는 기생충은? 2016년 식품기사 제3회

① 폐흡충 ② 회 충
③ 무구조충 ④ 선모충

해설
식품 매개체에 따른 기생충
• 채소류 : 구충, 회충, 동양모양선충, 편충, 요충
• 육류 : 유구조충, 무구조충 선모충, 톡소플라즈마
• 어패류 : 페디스토마, 간디스토마, 요코가와흡충, 주혈흡충, 유극악구충, 아니사키스 등

답 ②

인체의 감염경로는 경구감염과 경피감염이며, 대변과 함께 배출된 충란은 30℃ 전후의 온도에서 부화하여 인체에 감염성이 강한 사상유충이 되고, 노출된 인체의 피부와 접촉으로 감염되어 소장상부에서 기생하는 기생충은?
2015년 식품기사 제2회

① 구 충 ② 회 충
③ 요 충 ④ 편 충

해설
구충(십이지장충)
• 특징 : 경구, 경피감염
• 증상 : 채독증, 철분결핍성 빈혈증(피를 빨아 먹음)

답 ①

필 / 수 / 확 / 인 / 문 / 제

민물고기의 생식에 의하여 감염되는 기생충증은?

2017년 식품산업기사 제2회

① 간흡충증　② 선모충증
③ 무구조충　④ 유구조충

해설
② 선모충(Trichinella spp.) : 중간숙주–날것이나 덜 익힌 돼지고기
③ 무구조충(민촌충, Taenia saginata) : 중간숙주–날것이나 덜 익힌 소고기
④ 유구조충(갈고리촌충, Taenia solium) : 중간숙주–날것이나 덜 익힌 돼지고기

답 ①

다음 중 채소매개 기생충이 아닌 것은?

2016년 식품산업기사 제2회

① 동양모양선충　② 편 충
③ 톡소플라즈마　④ 요 충

해설
톡소플라즈마(톡소포자충증, Toxoplasmosis)
• 낭포를 가진 덜 익힌 고기나 음식물 섭취, 배설분변(직접 접촉감염)을 통해 감염되고, 고위험군인 임산부에게 감염되면 유산이나 조산을 일으키기도 하는 기생충
• 예방법 : 교차오염 주의・조리하여 섭취・고양이 분변 위생적 관리(분변 만지지 말기)

답 ③

임산부에게 감염되면 유산이나 조산을 일으키기도 하는 기생충은?

2015년 식품산업기사 제2회

① 갈고리촌충　② 민촌충
③ 선모충　④ 톡소플라스마

해설
톡소플라즈마(톡소포자충증, Toxoplasmosis)
인수공통감염병으로 감염된 고양이(과)의 배설된 충란에 직접 접촉감염되며, 주요 증상은 임산부에게서 유산・사산, 톡소포자충아기 분만 등이 있다.

답 ④

기생충 질환과 중간숙주의 연결이 잘못된 것은?

2018년 식품기사 제2회, 2021년 식품기사 제1회

① 유구조충 – 돼지
② 무구조충 – 양서류
③ 회충 – 채소
④ 간흡충 – 민물고기

해설
② 무구조충(민촌충)의 중간숙주는 소이다.

답 ②

(2) 육류에서 감염되는 기생충

① 종류 및 특징

분류	종류	기생	특징	임상증상	예방법
조충류	무구조충 (민촌충, Taenia saginata)	소장	• 중간숙주 – 소 (날것, 덜 익힌 것) • 종숙주 – 사람 • 충란은 목초지에서 8주 이상 생존 • 갈고리 없음	• 소화기계 증상(복통, 소화 불량, 구토) • 배변 시 편절에 의해 항문주의 불쾌함 호소	• 생식 금지(충분한 가열 후 섭취) • 분뇨관리(토양의 인분오염, 배설물 처리 위생)
조충류	유구조충 (갈고리촌충, Taenia solium)	소장	• 중간숙주 – 돼지 (날것, 덜 익힌 것) • 종숙주 – 사람 • 갈고리 있음 • 근육, 피하조직 침범 • 안구・중추신경계 침범	• 소화불량, 오심, 설사, 영양불량 등 • 중추신경장애 (간질환)	
선충류	선모충 (Trichinella spp.)	소장	• 인수공통감염병 • 돼지, 쥐, 고양이, 사람 등 다숙주성 기생충 • 덜 익힌 돼지고기 등의 섭취를 통해 감염 • 유충이 혈액을 타고 근육으로 이행 • 감염사례 : 야생 멧돼지 날것 섭취	고열, 근육통, 설사, 구토, 부종, 호흡장애	돼지고기, 야생동물 근육 생식 금지(충분한 가열 후 섭취)
원충류	톡소플라스마 (Toxoplasma gondii)	소장	온혈동물(고양이, 개) 기생	• 근육통, 림프샘 팽창, 열, 두통 • 임산부 : 태반감염 (유산, 조산, 기형아)	• 생식 금지(충분한 가열 후 섭취) • 식기류 위생적 처리

② 조충류의 생활사

㉠ 무구조충 생활사

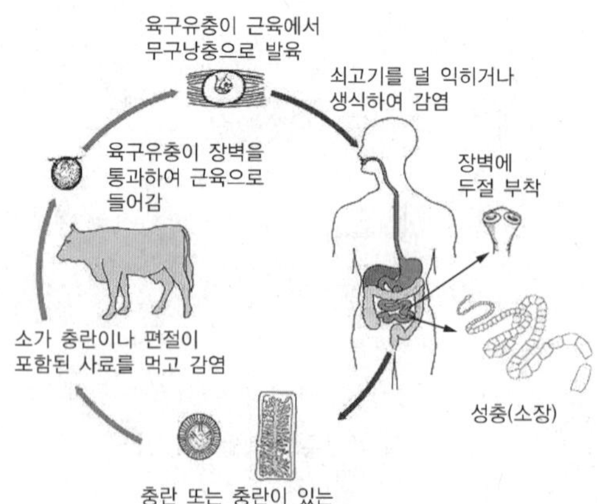

ⓛ 유구조충 생활사

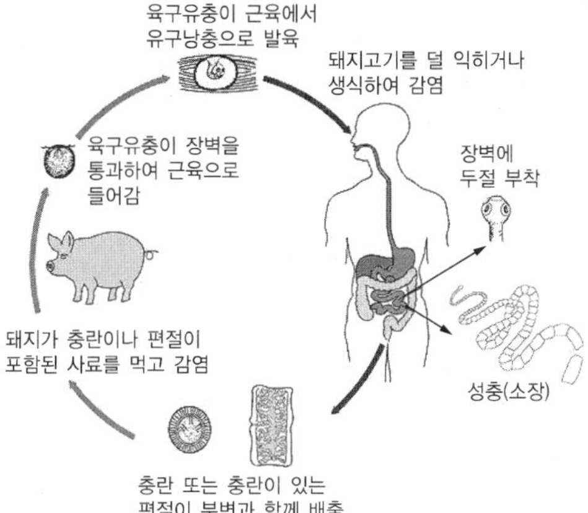

ⓒ 선모충 생활사

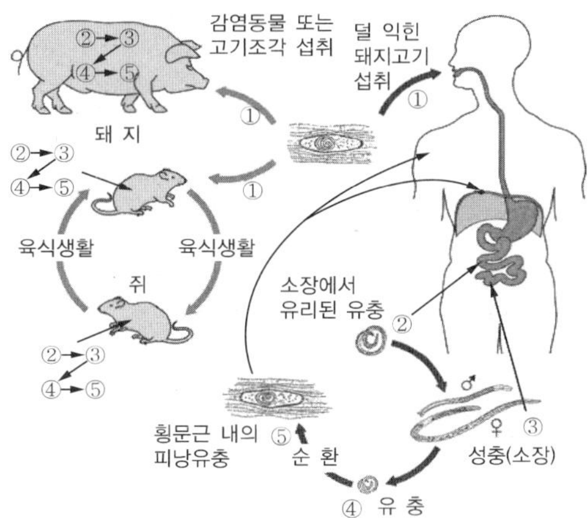

(3) 어패류에서 감염되는 기생충

① 종류 및 특징

분 류	종 류	제1중간숙주	제2중간숙주	특 징	증 상	예방법
흡충류	간디스토마(간흡충, Clonorchis sinensis)	왜우렁이	담수어(참붕어, 잉어)	• 담관 기생 • 피낭유충으로 경구적 도입	간비대, 간경화, 간·위장장애, 복수, 황달, 야맹증, 담즙색소 양성	• 생식 금지(가열섭취) • 유행 지역의 생수 음용 금지 • 오염된 도마 위생관리
	폐디스토마(폐흡충, Paragonimus westermani)	다슬기	갑각류(게, 가재 등)	• 폐에 기생 • 피낭유충으로 경구적 도입	흉막염, 폐렴, 전신경련, 발작, 경부강직, 시력장애 등	

민물의 게 또는 가재가 제2중간숙주인 기생충은?

2015년 식품산업기사 제2회

① 폐흡충 ② 무구조충
③ 요 충 ④ 요코가와흡충

해설

폐디스토마(폐흡충, Paragonimus westermani)

- 감염전파방식 : 다슬기(제1중간숙주) → 민물고기, 바닷가재, 게(제2중간숙주) → 사람(최종숙주)
- 예방 : 바닷가재, 게, 가재, 다슬기 등을 날것으로 먹지 말고, 가열하여 먹도록 한다.

답 ①

간디스토마의 제1중간숙주는?

2015년 식품기사 제2회

① 다슬기 ② 붕 어
③ 왜우렁이 ④ 잉 어

해설

간디스토마의 중간숙주

왜우렁이(제1중간숙주) – 잉어, 붕어(제2중간숙주)

답 ③

필 / 수 / 확 / 인 / 문 / 제

기생충과 일반적인 숙주의 연결이 잘못된 것은?

2015년 식품기사 제3회

① 폐디스토마 － 게
② 요코가와흡충 － 은어
③ 간디스토마 － 잉어
④ 아니사키스 － 가물치

해설

아니사키스
제1중간숙주[소형 갑각류(게, 가재, 크릴새우)] → 제2중간숙주(오징어, 해산어류) → 종말숙주[해산포유류(고래)]
아니사키스충이 기생된 어류를 먹으면 사람에게는 이행되지만 인체 내에서는 유충상태로 있다가 사멸한다.

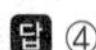 ④

완전히 익히지 않은 닭고기 섭취로 감염될 수 있는 기생충은?

2016년 식품산업기사 제2회

① 구 충 ② Mansoni 열두조충
③ 선모충 ④ 횡천흡충

해설

만손열두조충(스파르가눔증, S. mansoni)
- 감염경로
  - 물벼룩 → 설치류, 개구리(올챙이 포함)·뱀·조류(닭 등)
  - 충미충에 감염된 뱀 등의 근육 → 안부 습포용 사용 → 피부 뚫고 인체에 감염
- 증상 : 중추신경계 장애(두통·동통·간질·마비), 안구손상(결막염·유루) 부종, 홍반, 육아종, 충수염, 위궤양, 구토, 설사
- 예방 : 생식금지, 오염된 도마 위생관리

 ②

간디스토마(간흡충)는 제2중간숙주인 민물고기 내에서 어떤 형태로 존재하다가 인체에 감염을 일으키는가?

2015년 식품산업기사 제2회

① 유모유충(Miracidium)
② 레디아(Redia)
③ 유미유충(Cercaria)
④ 피낭유충(Metacercaria)

해설

제1중간숙주(우렁이)의 먹이가 되어 무성생식 후 세르카리아(cercaria)가 됨 → 제2중간숙주(민물고기)에 침입하여 주머니를 형성하여 메타세르카리아(metacercaria, 피낭유충)가 됨

 ④

흡충류	요코가와흡충(횡천흡충, Metagonimus yokogawai)	다슬기	담수어(잉어, 붕어, 은어)	• 공장 기생 • 피낭유충으로 경구적 도입	복통, 설사, 식욕 이상, 두통, 신경 증세, 만성장염 등	
흡충류	주혈흡충(Schistosomiasis)	패 류	종말숙주 : 사람	• 자웅이체 • schistosomule(오염된 물 접촉 시 유충의 꼬리가 떨어진 몸통만 사람 피부로 침입) • 문맥, 골반 정맥총 기생	• 방광질환, 간비종대, 간경화, 복부팽만, 장질환 • 접촉감염 주의	
선충류	유극악구충(Gnathostoma spinigerum)	물벼룩	• 민물고기(가물치, 메기, 미꾸라지, 뱀장어) • 종말숙주 : 고양이, 개	사람은 종말숙주가 아니기에 유충이 기생하더라도 성충이 되지 못함	피부 종양, 복통, 구토, 발열 등	• 생식 금지(가열섭취) • 유행 지역의 생수음용 금지 • 오염된 도마 위생관리
선충류	아니사키스(고래회충, Anisakis spp.)	소갑각류(크릴새우)	• 고등어, 대구, 오징어 • 종말숙주 : 고래	• 포유동물 기생 • 가시모양 돌기 • −20℃↓ 냉동	• 육아종, 충수염, 위궤양 • 구토, 설사	
조충류	광절열두조충(긴촌충, Diphyllobothrium latum)	물벼룩	담수어(연어, 송어, 농어)	• 가장 긴 촌충(긴촌충) • 소장 기생 • B_{12} 흡수 방해 → 빈혈	소화기장애(복통·설사), 빈혈, 영양장애, 장폐색 등	
조충류	만손열두조충(스파르가눔증) − S. mansoni	물벼룩	• 설치류, 개구리(올챙이 포함), 뱀 • 사람, 조류, 포유류	• 소장 기생 • 충미충에 감염된 뱀 등의 근육 → 안부 습포용 사용 → 피부 뚫고 인체에 감염	• 중추신경계 장애(두통, 간질, 마비) • 안구손상(결막염, 유루) 부종, 홍반, 염증, 동통	

② 흡충류의 생활사

㉠ 간흡충 생활사

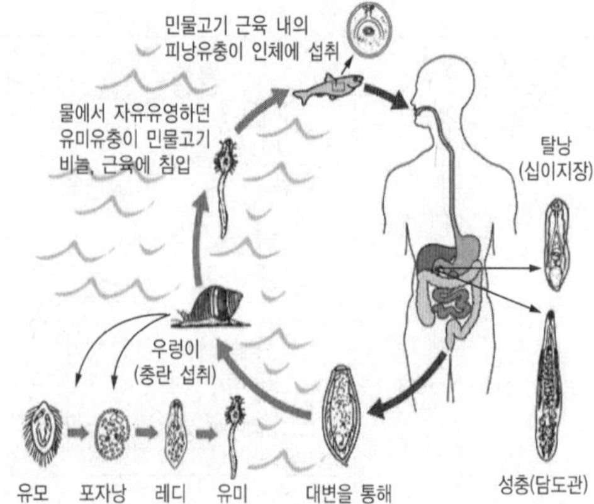

오염된 음료수(원미충에 감염된 물벼룩), 개구리, 뱀, 돼지고기(충미충 기생) 날것 섭취 → 충미충의 근육으로 이행 → 인체 감염

ⓛ 요코가와흡충 생활사

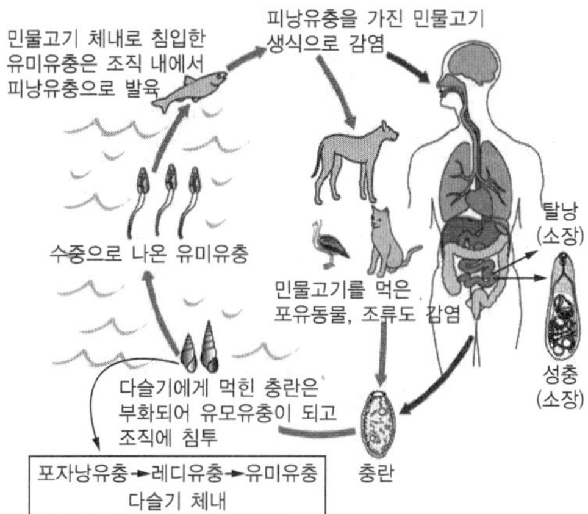

알아두기

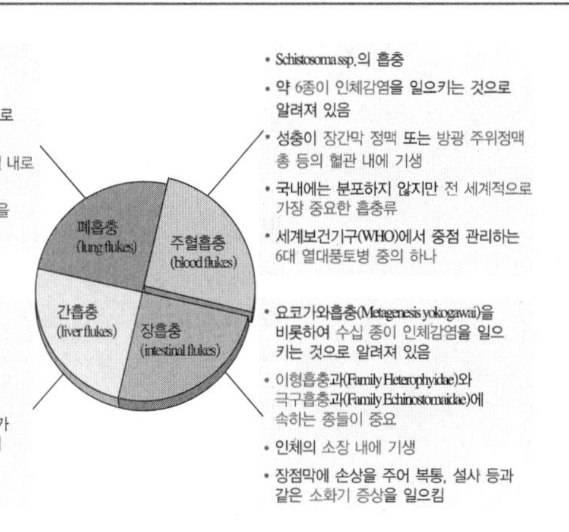

- 폐흡충(Paragonimus westermani) 대표 종
- 전 세계적으로 40여 종 이상이 보고
- 10여 종이 인체감염을 일으키는 것으로 알려져 있음
- 인체감염 시 정상 기생부위인 폐실질 내로 침입하여 병을 일으킴
- 다른 부위로 이행하여 이소폐흡충증을 야기하기도 함

- Schistosoma ssp.의 흡충
- 약 6종이 인체감염을 일으키는 것으로 알려져 있음
- 성충이 장간막 정맥 또는 방광 주위정맥총 등의 혈관 내에 기생
- 국내에는 분포하지 않지만 전 세계적으로 가장 중요한 흡충류
- 세계보건기구(WHO)에서 중점 관리하는 6대 열대풍토병 중의 하나

- 간흡충(Clonorchis sinensis), 타이간흡충(Opisthorchis viverrini), 고양이간흡충(Opisthorchis felineus), 간질(Fasciola hepatica) 등과 같이 간 및 담도에 기생하는 흡충류
- 우리나라의 대소 하천유역에 유행지가 형성되어 있어 높은 유병률을 나타냄
- 현재 우리나라에서 임상적으로 가장 중요한 기생충

- 요코가와흡충(Metagenesis yokogawai)을 비롯하여 수십 종이 인체감염을 일으키는 것으로 알려져 있음
- 이형흡충과(Family Heterophyidae)와 극구흡충과(Family Echinostomaidae)에 속하는 종들이 중요
- 인체의 소장 내에 기생
- 장점막에 손상을 주어 복통, 설사 등과 같은 소화기 증상을 일으킴

적중예상문제

01 기생충에 대한 설명 중 옳지 않은 것은?

① -20℃ 이하의 냉동처리로 기생충의 유충이 사멸될 수 있는 것은 Anisakis이다.
② 개나 고양이와 관련이 있는 기생충은 톡소플라즈마이다.
③ 경피감염이 가능한 기생충은 십이지장충이다.
④ 쇠고기를 생식할 때 감염되기 쉬운 기생충은 유구조충이다.

해설

④ 쇠고기를 생식하면 무구조충에 감염되기 쉽다. 무구조충(민촌충)은 소의 근육에서 낭충으로 기생하다가 사람에게로 와서 소장점막에 흡착하여 기생한다.

02 채소에 의해 감염될 수 있는 기생충은?

① 유구조충, 무구조충
② 광절열두조충, 아니사키스
③ 간흡충, 폐흡충
④ 동양모양선충, 십이지장충

해설

채소류에서 감염되는 기생충
회충, 구충(십이지장충), 편충, 요충, 동양모양선충 등

03 다음 중 사람에게 일어날 수 있는 기생충의 장애와 관계되는 것은?

㉠ 영양물질의 유실	㉡ 조직의 파괴
㉢ 유독성 물질의 장애	㉣ 마비성 장애

① ㉠, ㉡, ㉢, ㉣ ② ㉢, ㉣
③ ㉡, ㉢ ④ ㉠, ㉡, ㉢

해설

기생충의 장애
영양물질의 유실, 조직의 파괴, 기계적 장애(사상충의 임파관 폐쇄), 자극과 염증, 미생물 침입의 조장(회충, 아메바성이질 등), 유독물질의 산출 등

04 다음 중 육류로부터 감염되는 기생충은?

① 회 충 ② 편 충
③ 간흡충 ④ 무구조충

해설

육류로부터 감염되는 기생충은 무구조충(소고기), 유구조충(돼지고기), 선모충(돼지고기) 등이 있다.

05 간디스토마의 제1, 제2중간숙주 순서로 옳은 것은?

① 왜우렁이 - 게, 가재
② 크릴새우 - 고등어, 청어
③ 왜우렁이 - 붕어, 잉어
④ 다슬기 - 게, 가재

해설

기생충과 중간숙주
- 간디스토마 : 왜우렁이・다슬기 → 잉어・붕어
- 폐흡충 : 다슬기 → 게・가재
- 광절열두조충 : 물벼룩 → 담수 및 반담수어(연어, 농어)
- mansoni 열두조충 : 물벼룩 → 담수어・조류・포유류(개, 고양이 제외)
- 아니사키스 : 갑각류(크릴새우) → 해산어류(오징어, 가다랑어, 대구, 청어 등) → 고래
- 요코가와흡충 : 다슬기 → 은어・잉어・붕어
- 유극악구충 : 물벼룩 → 뱀장어・가물치・미꾸라지・도루묵・조류

1 ④ 2 ④ 3 ④ 4 ④ 5 ③ 정답

06 회충란의 특성에 대한 내용으로 옳지 않은 것은?

① 대변 중에서 300일간 생존한다.
② 알은 외계에서 분열과정을 거치며, 자충란은 외부에서 부화한다.
③ 무잎 소금절임에서 15일 이상, 식초 중에서 7일 이상 생존한다.
④ 60℃ 이하에서는 10시간 이상을 생존한다.

해설

② 회충은 중간숙주를 갖지 않으며, 분변과 함께 외계로 배출된 수정란이 분열과정을 거친 후 감염능력이 있는 자충기란이 된다. 이를 섭취하게 되면 장에서 부화하고 허파를 거쳐 소장에 이르러 성장한다.

07 다음 기생충에 대한 설명 중 맞지 않은 것은?

① 채소류의 기생충알을 죽이는 데 가장 효과적인 것은 차아염소산나트륨이다.
② 야채 섭취 시 기생충란 등을 없애기 위하여 사용하는 중성세제의 농도는 0.2~0.5%가 가장 적당하다.
③ 채소류의 기생충알을 제거하기 위한 세척방법 중 가장 좋은 것은 수돗물을 틀어놓고 씻는 것이다.
④ 기생충증에 이환된 환자의 대변에서 기생충의 알을 검출할 수 없는 것은 무구조충이다.

해설

④ 유극악구충은 사람에게 감염되면, 성충으로 자라지는 못하고 피부종양을 일으킨다.

08 채소류를 통하여 감염되는 기생충이 아닌 것은?

① 십이지장충 ② 선모충
③ 동양모양선충 ④ 요 충

해설

선모충은 돼지, 개, 고양이, 쥐에 공통으로 기생하다가 덜 익은 돼지고기를 먹었을 때 사람들에게 감염되어 근육과 작은창자에서 기생한다.

09 어패류에 의해서 감염되는 기생충 중, 특히 은어를 날로 먹었을 때 감염될 우려가 높은 것은?

① 간디스토마 ② 광절열두조충
③ 유극악구충 ④ 요코가와흡충

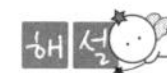

식품과 기생충 종류

<table>
<tr><th>종 류</th><th>제1중간숙주</th><th colspan="3">제2중간숙주 및 종숙주</th></tr>
<tr><td>간디스토마</td><td>왜우렁이</td><td colspan="2">잉어, 붕어 등 다수</td><td rowspan="5">어 류</td></tr>
<tr><td>요코가와흡충</td><td>다슬기</td><td colspan="2">은어 등 다수</td></tr>
<tr><td>아니사키스</td><td>크릴새우</td><td colspan="2">고등어, 대구, 청어 등 대부분의 해산어류</td></tr>
<tr><td>광절열두조충</td><td>물벼룩</td><td colspan="2">연어, 송어 등 반담수어</td></tr>
<tr><td>유극악구충</td><td>물벼룩</td><td colspan="2">가물치, 메기, 뱀장어, 미꾸라지</td></tr>
<tr><td>유구조충, 선모충, 톡소플라스마</td><td>–</td><td>돼지</td><td rowspan="2">* 톡소플라스마(톡소포자충)는 주로 고양이가 종숙주</td><td rowspan="2">육 류</td></tr>
<tr><td>무구조충, 톡소플라스마</td><td>–</td><td>소</td></tr>
<tr><td>폐디스토마</td><td>다슬기</td><td colspan="2">참게, 가재</td><td>갑각류</td></tr>
<tr><td>만손열두조충</td><td>물벼룩</td><td colspan="2">뱀, 개구리</td><td>파충류</td></tr>
<tr><td>회충, 구충, 편충, 동양모양선충</td><td colspan="3">오염된 과일・채소류</td><td>–</td></tr>
<tr><td>이질아메바, 람블편모충</td><td colspan="3">기타 (오염된 물 등)</td><td>–</td></tr>
</table>

10 다음 중 기생충과 중간숙주와의 연결이 틀린 것은?

① 간흡충 : 왜우렁이 – 게 – 사람
② 광절열두조충 : 물벼룩 – 송어 – 사람
③ 폐흡충 : 다슬기 – 게・가재 – 사람
④ 무구조충 : 쇠고기 – 사람

해설

간흡충 감염경로

물속의 충란에서 유충된 유충 → 제1중간숙주 → 왜우렁이의 간에서 포자낭충 레디아 상태를 거쳐 유미자충 → 제2중간숙주 → 담수어(붕어, 잉어, 피라미드) 기생 → 사람 생식

정답 6 ② 7 ④ 8 ② 9 ④ 10 ①

11 **다음 기생충에 대한 설명 중 맞지 않는 것은?**

① 기생충장해는 영양물질의 유실, 조직의 파괴, 기계적 장애, 자극과 염증, 미생물 침입의 조장, 유독성 물질의 산출 등을 나타낸다.
② 설익은 돼지고기를 통하여 선모충이 체내로 들어올 수 있으므로 돼지고기에 대하여 선모충 검사를 실시할 필요가 있다.
③ 아니사키스는 향유고래나 돌고래에 기생하며, 이들 충란이 오징어, 대구, 청어, 명태 등의 제2중간숙주로 감염되어 기생한다.
④ 채독증의 원인이 되기도 하고 피부감염이 가능한 기생충은 편충이다.

해설

④ 십이지장충(구충)은 공장에 기생하며 빈혈 및 전신권태를 일으키고, 인체 내의 침입은 경구적으로 이루어지지만 피부를 뚫음으로써 이루어지기 때문에 피부감염이 가능하며 채독증의 원인이 되기도 한다.

12 **주로 채소류에 의해서 감염되는 기생충은?**

① 간흡충, 선모충
② 동양모양선충, 편충
③ 무구조충, 구충
④ 회충, 유구조충

해설

식품 매개체에 따른 기생충
- 채소류 : 회충, 구충, 동양모양선충, 편충, 요충
- 육류 : 무구조충, 유구조충, 선모충, 톡소플라스마
- 어패류 : 간디스토마, 폐디스토마, 요코가와흡충, 주혈흡충, 유극악구충, 아니사키스, 광절열두조충, 만손열두조충 등

13 **충분히 가열하여 섭취하지 않을 경우 인체에 감염될 수 있는 기생충들에 대한 설명으로 옳지 않은 것은?**

① 돼지고기를 충분히 가열하지 않고 섭취할 경우 유구조충이나 선모충에 감염될 수 있다.
② 분변에 오염된 채소를 생식함으로써 회충에 감염될 수 있다.
③ 소고기를 충분히 가열하지 않고 섭취할 경우 유극악구충에 감염될 수 있다.
④ 어패류를 생식할 경우 간디스토마, 아니사키스, 요코가와흡충 등에 감염될 수 있다.

해설

- 유극악구충 : 민물고기
- 무구조충(민촌충) : 소고기

14 **가열이 불충분한 돼지고기의 섭취로 감염될 수 있는 기생충은?**

① 유구조충, 선모충
② 회충, 십이지장충
③ 무구조충, 아니사키스
④ 선모충, 무구조충

해설

식품 매개체에 따른 기생충
- 육류에서 감염되는 기생충
  - 돼지고기 : 유구조충(갈고리촌충), 선모충
  - 소고기 : 무구조충(민촌충)
- 채소류에서 감염되는 기생충 : 회충, 구충, 동양모양선충, 편충, 요충
- 어패류에서 감염되는 기생충 : 간디스토마(간흡충), 폐디스토마(폐흡충), 아니사키스(고래회충)

15 **무구조충의 중간숙주로 옳은 것은?**

① 돼지고기　② 민물고기
③ 소고기　④ 다슬기

해설

③ 무구조충(민촌충)의 중간숙주는 소고기이다.

11 ④ 12 ② 13 ③ 14 ① 15 ③ 정답

16 **다음 기생충과 그 감염 원인이 되는 식품의 연결이 잘못된 것은?** 2014년 식품산업기사 제1회

① 쇠고기 – 무구조충
② 오징어, 가다랑어 – 광절열두조충
③ 가재, 게 – 폐흡충
④ 돼지고기 – 유구조충

해설
② 광절열두조충(긴촌충, Diphyllobothrium latum) – 제1중간숙주(물벼룩) – 제2중간숙주(담수어 : 연어, 송어, 농어)

17 **다음 중 불충분한 가열로 돼지고기를 섭취하였을 때 감염될 수 있는 기생충으로 옳지 않은 것은?**

① 선모충 ② 톡소플라스마
③ 민촌충 ④ 유구조충

해설
돼지고기를 통해 감염되는 기생충은 유구조충(갈고리촌충), 톡소플라스마, 선모충 등이 있다.

18 **아니사키스(Anisakis) 기생충에 대한 설명으로 틀린 것은?**

① 새우, 대구, 고래 등이 숙주이다.
② 유충은 내열성이 약하여 열처리로 예방할 수 있다.
③ 냉동 처리 및 보관으로는 예방이 불가능하다.
④ 주로 소화관에 궤양, 종양, 봉와직염을 일으킨다.

해설
아니사키스(고래회충)
• 감염경로 : 소갑각류(제1중간숙주, 가재・새우) → 고등어・대구・오징어(제2중간숙주) → 고래(종말숙주)
• 증상 : 육아종, 충수염, 위궤양, 구토, 설사
• 예방 : –20℃ 이하로 냉동시켜 사멸, 생식금지

19 **채소로부터 감염되며 채소밭을 맨발로 들어가게 되어 경피감염으로 이행되는 기생충은?**

① 구 충 ② 회 충
③ 요 충 ④ 편 충

20 **바다생선회를 원인식으로 발생한 식중독 환자를 조사한 결과 기생충의 자충이 원인이라면 관련이 깊은 것은?** 2017년 식품기사 제2회, 2021년 식품기사 제2회

① 선모충 ② 동양모양선충
③ 간흡충 ④ 아니사키스충

해설
아니사키스충
제1중간숙주[소형 갑각류(게, 가재, 크릴새우)] → 제2중간숙주[오징어, 해산어류(고등어, 대구)] → 종말숙주[해산포유류(고래)]
아니사키스충이 기생된 어류를 먹으면 사람에게는 이행되지만 인체 내에서는 유충상태로 있다가 사멸한다.

21 **고위험군인 임산부에게 감염되면 유산이나 조산을 일으키기도 하는 기생충으로 옳은 것은?**

① 톡소플라스마 ② 민촌충
③ 선모충 ④ 유구조충

해설
톡소플라스마(톡소포자충증, Toxoplasmosis)
• 원충류
• 병원체 : 톡소포자충(Toxoplasma gondii)
• 종숙주 : 고양이과
• 감염 경로 : 낭포를 가진 덜 익힌 고기・음식물 섭취, 감염된 고양이(과) 충란 배설 분변(직접 접촉감염)
• 위험군 : 임산부, 임신초기 – 유산・사산, 임신 중・후기 – 톡소포자충아 분만
• 예방법 : 교차오염 주의, 조리하여 섭취, 고양이 분변 위생적 관리(분변 만지지 말기)

22 **두비니구충이라고도 하며 공장에 기생하며 흡혈을 하여 빈혈증을 일으키는 기생충은 무엇인가?**

① 편 충 ② 회 충
③ 요 충 ④ 구충(십이지장충)

해설
④ 구충(십이지장충)에 관한 내용이다.

정답 16 ② 17 ③ 18 ③ 19 ① 20 ④ 21 ① 22 ④

23 **접촉감염성이며 어린이집 등의 집단 발생 빈도가 높은 기생충으로 예방법으로 집단구충과 항문을 청결히 하고 침구와 속옷을 고온 세탁처리를 해야하는 기생충으로 옳은 것은?**

① 세균성이질 ② 회 충
③ 요 충 ④ 십이지장충

해설

요 충
- 접촉감염, 자가감염
- 항문 주위에 산란(주로 밤에 출몰, 검사 – Scotch Tape 검출법 사용)
- 집단생활 장소 감염률 높음
- 항문 주위 가려움, 불면증, 신경증, 야뇨증
- 2차 세균감염(피부농양)
- 집단관리(구충제 실시)
- 손·항문 근처·속옷 등 청결유지
- 침구류 등 일광소독

24 **민물의 게 또는 가재가 제2중간숙주인 기생충은?**

2015년 식품산업기사 제2회

① 폐흡충 ② 무구조충
③ 요 충 ④ 요코가와흡충

해설

폐디스토마의 중간숙주
제1중간숙주 : 다슬기, 제2중간숙주 : 게, 가재

25 **다음 중 채독증과 관련이 있는 기생충으로 옳은 것은?**

① 회 충 ② 톡소플라스마
③ 십이지장충 ④ 요코가와흡충

해설

③ 채독증은 구충(십이지장충)의 유충에 오염되어 있는 채소를 섭취하였을 때 식도가 붓고 가려우며 기침 등을 발생하는 질병이다.

26 **다음 중 회충에 대한 특성으로 옳지 않은 것은?**

① 저온, 건조, 소독 약제에 대한 저항력이 강하다.
② 습도, 열, 일광에 약하다.
③ 경피감염으로 일어난다.
④ 건조와 한랭에 강하다.

해설

③ 경구감염으로 일어난다.

27 **다음 중 흡충류에 속하지 않는 것은?**

① 페디스토마 ② 간디스토마
③ 요코가와흡충 ④ 동양모양선충

해설

④ 선충류에는 회충, 편충, 구충(십이지장충), 요충, 동양모양선충 등이 있다.

28 **주로 열대지역에서 감염률이 높으며 성충의 모양은 긴 채찍 모양을 하고 있으며 맹장에 기생하는 기생충은?**

① 편 충 ② 위립조충
③ 동양모양선충 ④ 요코가와흡충

해설

① 경구감염으로 이행되는 편충에 대한 설명이다.

29 **가물치, 뱀장어 등을 생식하였을 때 감염되는 기생충은 어느 것인가?**

① 아니사키스 ② 광절열두조충
③ 두비니구충 ④ 유극악구충

30 **충미충에 감염된 뱀 등으로부터 사람의 피부를 뚫고 인체에 감염되어 스파르가눔증을 일으키는 기생충은?**

① 주혈흡충 ② 만손열두조충
③ 횡천흡충 ④ 유극악구충

해설

② 만손열두조충(스파르가눔증) : 물벼룩 – 설치류, 개구리, 뱀

23 ③ 24 ① 25 ③ 26 ③ 27 ④ 28 ① 29 ④ 30 ② 정답

31 WHO가 정한 6대 열대병의 하나로 말라리아 다음으로 중요한 질병으로 다른 흡충류와 달리 종숙주 이외에 패류 중간숙주 한가지만을 필요로 하는 흡충류는?

① 요코가와 흡충 ② 간흡충
③ 폐흡충 ④ 주혈흡충

주혈흡충

- 역학적 특성 : 전 세계에 걸쳐 매우 광범위하게 분포되어 있으나 충체 종류별 분포 양상은 전혀 다르다. 일본주혈흡충증은 동남아시아 지역, 즉 중국, 일본, 필리핀 등지에 널리 분포하고 있으며 인도네시아까지 분포하고 있다. 중국의 양자강 유역은 세계적으로 농후한 유행지역이며, 약 1억 명에 가까운 감염자가 있을 것으로 추산되고 있다. 만손주혈흡충은 아프리카의 나일 삼각주 지역에 농후한 유행지를 형성하고 있으며, 아프리카 전역에서 발견된다.
- 종류 : 일본주혈흡충, 만손주혈흡충, 방광주혈흡충 등이 있으며 암수가 쌍을 이루어 기생한다.
- 특징 : 패류를 중간 매개체로 하여 인체 감염 단계인 cercaria의 침입으로 감염되며, 우리나라의 수생생태에는 중간 매개체인 패류 종류가 존재하지 않아 국내 감염사례는 없다.
- 주요 증상 : 사람의 정맥 혈관, 특히 상・하 장간막 정맥 또는 골반 및 방광정맥총, 문맥 등에 기생하면서 간 질환, 이질성 증상 또는 혈뇨를 동반한 방광의 만성 질환 등을 일으킨다.
- 성장사 : 감염자의 대변・소변으로 나온 충란 → 물속에서의 단시간 내 섬유모충으로 부화 → 패류숙주 속으로 뚫고 들어가 발육 → 체내에서 발육한 유미유충이 패류 몸속에서 탈출 → 수중에 노출된 종숙주(사람)의 피부에 갈래꼬리 부분을 떨어뜨리고 몸통 부분만 침입 → 침입한 유미유충은 소정맥・림프관을 경유하여 혈류를 타고 폐모세혈관 통과 → 폐정맥 경유 → 문맥・장간 정맥・골반부 정맥층에 기생하여 성충으로 발육

32 폐흡충의 제2중간숙주로 옳은 것은?

① 다슬기 – 가재, 게
② 물벼룩 – 붕어, 잉어
③ 다슬기 – 잉어, 은어
④ 왜우렁이 – 가재, 게

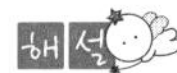

페디스토마(폐흡충)

다슬기(제1중간숙수) – 갑각류(가재, 게)(제2중간숙수)

33 다음 그림은 기생충의 생활사이다. 두 개의 흡반과 돌출된 원형의 두절 돌출부를 가진 갈고리가 있는 기생충으로 옳은 것은?

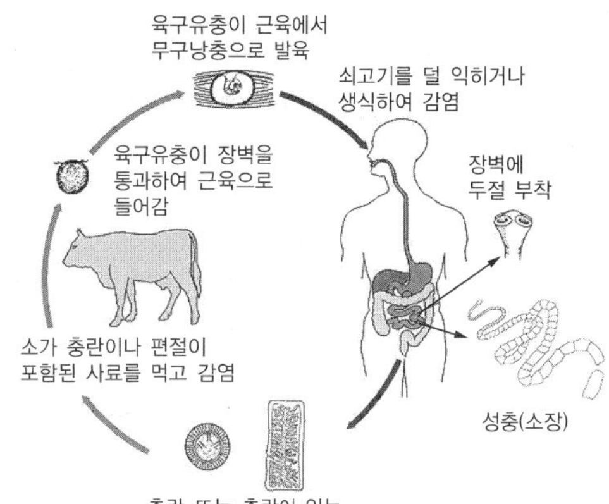

① 무구조충 ② 선모충
③ 유구조충 ④ 횡천흡충

① 무구조충(민촌충)의 생활사이다.

34 맹장 부위에 기생하며 항문의 소양감을 일으키며, scoth tape로 검사하는 기생충은?

① 회 충 ② 요 충
③ 편 충 ④ 촌 충

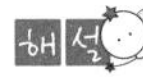

요 충

- 사람 – 사람으로 직접 전파되는 접촉감염성 연충(감염률 : 어른 < 어린이, 열대・아열대 < 온대・한대 지역, 여름 < 겨울철, 인구 밀집 지역, 집단 생활하는 곳)
- 자궁 내에 충란이 가득 찬 암컷이 밤에 항문 밖으로 기어 나와 항문 주위에 산란 → 가려움증 유발
- 전파방식
  - 손가락에 묻은 충란 → 입
  - 침실, 거실, 교실 등의 공간 대기에 먼지와 함께 떠다니는 충란 → 호흡 시 흡입
  - 항문 주위에 산란된 충란의 발육・부화 → 유충이 항문으로 거슬러 올라가 감염

정답 31 ④ 32 ① 33 ① 34 ②

35 **분뇨 · 채소 · 개인의 위생적 처리가 불충분하여 채소류를 매개로 경구감염으로 일어나는 식중독으로 이미증을 유발하는 선충류의 종류는?**

① 구 충　　② 회 충
④ 편 충　　③ 동양모양선충

해설

회 충
- 특징 : 소장에 기생, 이미증 유발
- 증상 : 복통, 권태, 피로감, 두통, 발열

36 **다음의 설명에 해당하는 선충류는?**

- 중간숙주 : 물벼룩 – 가물치, 뱀장어, 미꾸라지 등의 민물고기
- 종말숙주 : 개, 고양이
- 사람은 종말숙주가 아니기에 유충이 기생하더라도 성충이 되지 못함
- 증상 : 피부 종양, 복통, 구토 등

① 아니사키스　　② 유극악구충
③ 만손열두조충　　④ 광절열두조충

해설

- 조충류 : 광절열두조충, 만손열주도충
- 선충류 : 유극악구충, 아니사키스
- 흡충류 : 간디스토마, 폐흡충, 요코가와흡충, 주혈흡충

37 **유구조충의 설명으로 옳은 것은?**

① 다른 명칭은 민촌충이다.
② 감염된 소에 의한 것이다.
③ 갈고리촌충이라고도 불린다.
④ 배변 시 편절에 의해 불쾌감을 준다.

해설

①·②·④ 무구조충에 관한 설명이다.

38 **기생충에 관한 설명으로 옳지 않은 것은?**

① –20℃ 이하 냉동처리로 기생충의 유충을 사멸되는 것은 고래회충이다.
② 채독증의 원인이 되는 것은 회충의 경구적 섭취에 의한 것이다.
③ 기생충의 장애는 영양물질의 유실, 자극과 염증, 미생물 침입의 조장 등이다.
④ 유극악구충은 가물치를 생으로 섭취하였을 때 감염률이 높다.

해설

② 회충은 경구 · 경피감염으로 이행되며 채독증은 경피감염에 의한 것이다.

39 **채소류를 통해 섭취되어 사람의 맹장에 서식하며 말의 채찍 모양을 갖는 기생충은?**

① 유구조충　　② 회 충
③ 편 충　　④ 십이지장충

40 **기생충 예방대책으로 옳지 않은 것은?**

① 위생적으로 처리한 인분은 비료로 사용한다.
② 야채류는 흐르는 물에 여러 번 세척한다.
③ 충분한 가열 · 조리하여 섭취한다.
④ 보통 경구감염으로 감염이 되나 경피감염의 우려가 있는 기생충은 주의하여 취급한다.

해설

① 인분은 되도록이면 사용을 자제한다.

41 **붕어와 잉어를 날것으로 섭취한 후 황달, 간비대, 담즙색소가 양성되는 증상을 보이는 기생충은?**

① 폐디스토마　　② 간디스토마
③ 광절열두조충　　④ 유극악구충

해설

② 간디스토마(간흡충) : 왜우렁이 – 담수어(붕어, 잉어)

35 ② 36 ② 37 ③ 38 ② 39 ③ 40 ① 41 ② 정답

42 **종말숙주는 고래이며 예방법은 70℃ 이상의 가열 또는 -20℃ 이하에서 24시간 냉동시키는 것으로 포유동물에 기생하는 기생충은?**

① 선모충 ② 톡소플라스마
③ 고래회충 ④ 긴촌충

해설

아니사키스충
제1중간숙주[소형 갑각류(게, 가재, 크릴새우)] → 제2중간숙주[오징어, 해산어류(고등어, 대구)] → 종말숙주[해산포유류(고래)]
아니사키스충이 기생된 어류를 먹으면 사람에게는 이행되지만 인체 내에서는 유충상태로 있다가 사멸한다.

43 **다음 중 감염경로로 옳은 것은?**

① 선모충 - 경피, 경구
② 편충 - 경피, 경구
③ 폐흡충 - 경구, 경피
④ 요충 - 경구, 경피

해설

- 선모충, 구충 : 경구 · 경피감염
- 편충, 폐흡충, 회충, 요충 : 경구감염

44 **톡소플라스마에 대한 설명으로 옳은 것으로 묶인 것은?**

> ㉠ 고위험군인 임산부의 감염 시 유산, 사산, 기형아를 출산한다.
> ㉡ 돼지에는 감염 증상이 없다.
> ㉢ 예방법으로는 생식을 금한다.
> ㉣ 감염경로는 경구감염만 이루어지기 때문에 식품의 위생적 관리가 필요하다.

① ㉠, ㉡, ㉢, ㉣ ② ㉡, ㉢, ㉣
③ ㉠, ㉡, ㉢ ④ ㉡, ㉣

해설

㉣ 경구 · 경피감염 모두 이행된다.

45 **날것 또는 덜 익힌 돼지고기의 섭취로 인해 감염이 되어 중추신경계 장애를 일으키는 기생충은?**

① 유구조충 ② 무구조충
③ 십이지장충 ④ 유극악구충

해설

무구조충 - 소고기, 십이지장충 - 채소류, 유극악구충 - 민물고기

46 **날 멧돼지의 섭취로 인한 감염사례로 유충이 혈액을 통해 근육으로 이완되어 근육통을 일으키는 인수공통감염병의 기생충은?**

① 유구조충 ② 톡소플라즈마
③ 선모충 ④ 만손열두조충

해설

유구조충 - 돼지고기, 톡소플라즈마 - 고양이, 개, 만손열두조충 - 설치류, 뱀

47 **아니사키스(Anisakis)란 어디에 기생하는 기생충인가?**

2017년 식품기사 제3회

① 담수어 ② 해산어
③ 일반가축 ④ 채소류

해설

아니사키스(고래회충)
제1중간숙주 : 갑각류(크릴새우) → 제2중간숙주 : 해산어류(오징어, 가다랑어, 대구, 청어 등) → 종말숙주 : 포유류(고래 등)

48 **연어나 송어를 생식함으로써 감염되는 기생충은?**

2017년 식품산업기사 제3회

① 무구조충 ② 광절열두조충
③ 스파르가눔증 ④ 선모충

해설

② 광절열두조충 : 물벼룩 → 담수 · 반담수어(연어 · 농어)

정답 42 ③ 43 ① 44 ③ 45 ① 46 ③ 47 ② 48 ②

식품과 위생동물

필 / 수 / 확 / 인 / 문 / 제

1 위생곤충 · 동물의 개요

위생곤충과 위생동물은 질병의 매개체 역할을 하며 식품을 오염시켜 식중독과 경구감염병을 일으키고, 병원체를 전파시켜 인체에 질병을 일으킴

(1) 위생곤충의 역할

① 위생곤충에서 오는 반응

㉠ 알레르기 반응 : 독나방의 가루가 피부에 닿으면 알레르기 반응이 일어남. 가루에 의한 항원 작용으로 기관지 천식이 발생(민족과 개인의 차에 따라 감수성 다름)

㉡ 곤충 공포증 : 벌레, 거미, 개미 등을 혐오(심하면 감각적 환상 느낌)

㉢ 피부염 : 이, 벼룩, 벌레 등에 물림(아픔, 가려움 → 긁은 상처 부위 2차 감염 발생)

㉣ 식품의 오염 : 파리, 쥐, 벼룩 등 식품에 이물질 혼입 또는 분뇨, 오물 등을 옮겨서 불결함 유발, 경제적 손실 가져옴

(2) 곤충의 피해

① 직접피해

㉠ 기계적 외상 : 절지동물이 흡혈할 때 피부를 뚫고 들어가 생긴 상처

㉡ 2차 감염 : 물린 상처에 균이 들어가 염증을 일으키는 경우

㉢ 인체 기생

- 파리유충은 위나 피부에 기생, 구더기증 유발
- 옴진드기, 모낭진드기, 모래벼룩 등은 피부에 기생
- 옴, 구진, 농포 등과 같은 피부병의 원인

㉣ 독성 물질의 주입 : 독나방의 독모가 피부에 접촉했을 때 독성물질이 주입되어 나타나는 증상(지네 · 벌 · 전갈 · 독거미 등)

㉤ 알레르기성 질환 : 미세한 물질이 체내에 주입 또는 피부에 접촉되었을 때 면역학적인 과민 반응(집먼지진드기, 바퀴, 깔따구 등)

② 간접피해 : 절지동물이 감염병의 원인이 되는 병원체를 인체 내에 주입하는 경우

㉠ 기계적 전파(물리적 전파)
- 곤충에 의해 병원체를 다른 장소로 운반
- 곤충의 체내에서 증식이나 발육을 하지 않는 병원체
- 위생곤충 : 집파리, 가주성 바퀴 등
- 질병 : 소화기질환(장티푸스, 이질, 콜레라 등), 살모넬라증, 결핵 등

㉡ 생물학적 전파
- 곤충 체내에서 발육이나 증식 등 생물학적 변화로 인체에 감염
- 감염성 질병의 병원체를 획득하여 다른 사람에게 병원체를 옮기는 것

분 류	특 징	질 병
증식형	병원체가 수적으로 증식한 후 전파	흑사병(페스트), 발진티푸스, 발진열, 뇌염, 황열, 재귀열(이), 뎅기열
발육형	병원체가 증식은 하지 않고 발육만 하는 경우	사상충증(모기), 로아사상충(등에)
발육증식형	곤충 내에서 증식과 발육을 함께 하는 경우	말라리아, 수면병(체체파리)
경란형 (증식형)	• 병원체 일부가 난소알 내에서 증식 • 감염된 알에서 부화하여 다음 세대로 자동 감염	진드기매개 감염병, 양충병(쯔쯔가무시병), 록키산홍반열

③ 곤충매개질병

말라리아, 사상충, 뎅기열, 황열, 일본뇌염, 페스트, 발진티푸스, 발진열, 참호열, 재귀열, 수면병, 쯔쯔가무시병, 록키산홍반열, 중증열성혈소판감소증후군(SFTS), 페스트(흑사병) 등

2 위생곤충

(1) 파리(Fries)

파리는 위생해충으로 중요시되고 있음(병원체의 매개·운반, 흡혈, 승저증 원인, 불쾌감 및 정신적인 피해)

① 특 징

㉠ 완전변태 : 알 → 유충 → 번데기 → 성충

㉡ 산란 : 5~10월경 산란, 1회 50~150개, 평생 4~5회 산란(성충이 되기까지 2~3개월)

㉢ 수명 : 약 30일

파리에 의하여 전파되는 질병과 가장 관계가 먼 것은?

2014년 식품기사 제1회

① 장티푸스 ② 파라티푸스
③ 이 질 ④ 발진티푸스

해설

파 리
- 잡식성으로 병원균을 기계적으로 체포면에 묻히거나, 각종 음식물, 사람, 동물의 배설물을 먹었던 것을 다시 뱉어내어 전파하며 변으로 배설한다.
- 감염시키는 질병으로는 이질, 장티푸스, 콜레라, 살모넬라, 아메바성이질, 결핵, 소아마비, 나병 등이 있다.
- 구제 방법으로 발생원(서식처)을 제거하는 것이다. 파리의 활동범위인 쓰레기, 변소, 퇴비, 축사 등을 위생적으로 철저히 관리한다.

답 ④

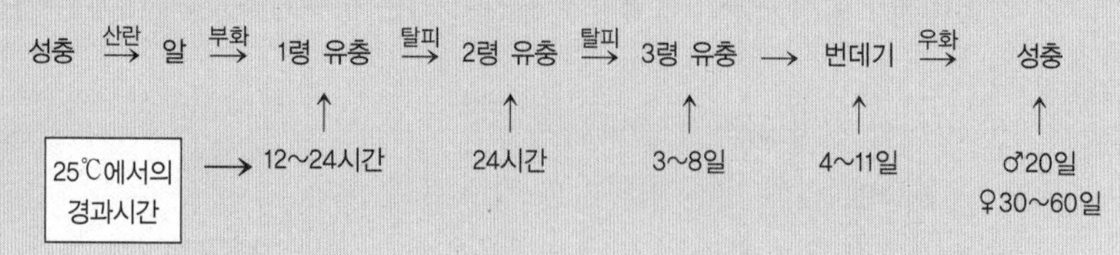

② 종 류

㉠ 대형파리 : 집파리과, 쉬파리과, 금파리과, 큰검정파리과

㉡ 소형파리 : 초파리과, 벼룩파리과

③ 매개질병

㉠ 소화기계 감염병 : 이질, 콜레라, 장티푸스, 파라티푸스

㉡ 호흡기계 감염병 : 결핵

㉢ 식중독 : 살모넬라

㉣ 기타 : 나병, 화농성 질환, 회충·편충 등의 충란 운반

㉤ 수면병 : 체체파리(아프리카형)

④ 예방 및 구제법

㉠ 환경적(생태적) 구제 : 환경개선위생, 발생원 제거(이중문)

㉡ 화학적 구제 : 훈증제, 살충제(Pyrethrin, Diazinon)

㉢ 기계적(물리적) 구제 : 파리채, 끈끈이, 천적이용(기생벌)

구리금파리	나방파리	노랑초파리	벼룩파리	쉬파리

(2) 바퀴(Cockroaches)

우리나라에 서식하는 바퀴는 5속 7종으로 주로 가주성 바퀴인 독일바퀴가 많으며 일본바퀴도 다소 있음

① 특 징

㉠ 불완전변태 : 알 → 유충 → 성충의 3기(유충과 성충의 서식처가 같음)

㉡ 유충기간 : 4~5개월 소요

㉢ 성충이 되는 과정

알에서 부화(1령)	→	1회 탈피	→	2령	→	3령	→	4령	→	5령	→	6령	→	마지막 탈피	→	성충
		1주일 후		10일		2주일		1개월		40일		50일		1~2주 후		

- 산란 장소 : 어둡고 구석진 마룻바닥, 벽 틈, 천장 구석, 부엌 등
- 활동 장소 : 야간 활동성, 질주성, 군거성, 잡식성, 가주성

필 / 수 / 확 / 인 / 문 / 제

다음 중 바퀴벌레의 생태가 아닌 것은?

2017년 식품산업기사 제3회

① 야간활동성 ② 독립생활성
③ 잡식성 ④ 가주성

해설
바퀴는 기계적 전파를 하며 야간활동성, 군거성, 잡식성, 가주성, 질주성 곤충이다.

답 ②

바퀴벌레에 대한 설명으로 옳은 것은?

2015년 식품산업기사 제1회

① 완전변태를 한다.
② 알에서 성충이 될 때까지 1주일 정도가 소요된다.
③ 성충의 수명은 보통 5년 이상이다.
④ 야행성으로 군거생활을 한다.

해설
바퀴벌레
바퀴벌레는 사람의 배설물이나 각종 음식물, 오물을 먹고 묻혀서 활동하므로 불결하다. 군집성이며, 악취를 낸다. 피부병, 알레르기, 불쾌감, 콜레라, 장티푸스, 이질 등의 소화기계 감염병을 전파시키고 기생충의 중간숙주 역할도 한다. 바퀴벌레의 구제방법으로 트랩설치, 살충제 등으로 방제하고, 서식처와 발생원 등을 철저하게 위생관리하며, 음식물의 관리도 철저히 한다.

답 ④

② 종 류

㉠ 독일바퀴 : 소형, 황갈색(우리나라 많이 서식)

㉡ 미국바퀴 : 대형·적갈색 또는 암갈색(이질바퀴)

㉢ 일본바퀴 : 중형, 흑갈색

㉣ 검정바퀴 : 일명 먹바퀴, 흑갈색

③ 종류별 특징

㉠ 독일바퀴

- 가주성 바퀴 중 가장 소형, 성충의 크기 10~15mm 정도
- 암컷은 교미 수일 후 난협이 생겨나오고 1~2일 후 완성
- 난협 : 껍질이 얇음 → 건조에 약하므로 암컷의 생식낭에 붙어있으면서 수분을 공급받다가 부화 직전에 떨어짐
- 알의 부화기간 : 2~4주(온도에 따라 달라짐)
- 난협 속 알의 수 : 37~44개
- 암컷의 난협 생산 : 평생 4~8개
- 약충은 5회 탈피, 30~60일 만에 성충이 됨
- 성충 생존 기간 : 보통 100일

㉡ 이질바퀴(미국바퀴)

- 가주성 바퀴 중 가장 대형, 성충의 크기는 35~40mm 정도
- 암컷의 난협 생산 : 4~5일 간격
- 난협 : 껍질이 단단 → 수분증발이 거의 없기 때문에 생성 즉시 은신처 주변의 물질에 점착성물질로 단단히 부착시킴
- 알의 부화기간 : 평균 30~45일
- 난협 안에는 14~18개의 알이 2열로 배열되어 있음
- 암컷의 난협 생산 : 평생 21~59개
- 약충은 평균 11회 탈피, 7~13개월 만에 성충이 됨
- 성충 생존 기간 : 보통 1년 정도

㉢ 먹바퀴

- 대형, 성충의 크기는 30~38mm 정도
- 성충은 우화 후 약 1주일 만에 교미, 10일 후에 난협을 만듦
- 난협 : 껍질이 단단 → 수분증발이 거의 없기 때문에 생성 즉시 은신처 주변의 물질에 점착성물질로 단단히 부착시킴
- 알의 부화기간 : 평균 40~60일
- 난협 속 알의 수 : 18~22개
- 암컷의 난협 생산 : 평생 20개 내외
- 약충은 평균 9~12회 탈피, 10~14개월 만에 성충이 됨
- 성충 생존 기간 : 보통 1년 정도

필 / 수 / 확 / 인 / 문 / 제

한국을 비롯한 전 세계에 가장 널리 분포된 바퀴로 다른 종에 비하여 매우 작으며 황갈색을 띠는 것은?

2015년 식품산업기사 제3회

① 이질바퀴
② 독일바퀴
③ 미국바퀴
④ 집바퀴

해설

- 이질바퀴(미국바퀴) : 한국에 서식하는 가장 큰 바퀴벌레 종류로 미국바퀴라고도 한다. 황색에 짙은 흑색 무늬가 있고 전 세계에 널리 분포한다.
- 집바퀴 : 약간 납작한 모양에 윤기가 흐르고 암갈색에 앞가슴 위쪽은 황갈색을 띤다. 숲의 나무에서도 종종 발견할 수 있다.

답 ②

필 / 수 / 확 / 인 / 문 / 제

식품업소에 서식하는 바퀴와 관계가 없는 것은?

2014년 식품산업기사 제1회

① 오물을 섭취, 식품, 식기에 병원체를 옮긴다.
② 부엌 주변, 습한 곳, 어두운 구석을 깨끗이 청소해야 한다.
③ 붕산가루를 넣은 먹이, DDVP나 Pyrethrine 훈증 등으로 살충 효과가 있다.
④ 곰팡이류를 먹고, 촉각은 주걱형이다.

해설

바퀴는 인분이나 오물 등을 섭취한다.

답 ④

각 위생동물과 관련된 식품, 위해와의 연결이 틀린 것은?

2016년 식품산업기사 제3회

① 진드기 : 설탕, 화학조미료 - 진드기뇨증
② 바퀴 : 냉동 건조된 곡류 - 디프테리아
③ 쥐 : 저장식품 - 장티푸스
④ 파리 : 조리식품 - 콜레라

해설

바 퀴
- 잡식성(분변, 비듬, 음식찌꺼기, 오물 등)
- 매개질병
  - 소화기계 감염병 : 장티푸스, 이질, 콜레라
  - 호흡기계 감염병 : 결핵, 디프테리아
  - 식중독 : 살모넬라
  - 기타 : 기생충 질환, 알레르기 유발

답 ②

㉣ 집바퀴
- 크기는 20~25mm로 중형
- 암컷은 3~4개월 생존하면서 14개 정도의 난협을 생산
- 난협 속 알의 수 : 12~17개
- 알의 부화기간 : 평균 24~35일
- 약충은 평균 9회 탈피, 6개월 만에 성충이 됨

④ 매개질병
㉠ 소화기계 감염병 : 장티푸스, 이질, 콜레라
㉡ 호흡기계 감염병 : 결핵, 디프테리아
㉢ 식중독 : 살모넬라
㉣ 기타 : 기생충 질환, 알레르기 유발

④ 예방 및 구제법
㉠ 환경적(생태적) 구제 : 위생환경 개선, 발생원 제거
㉡ 화학적 구제
- 붕산 독먹이법
- 살충제(Dieldrin, Chlordane, DDVP, Diazinone)
- 훈증법(밀폐된 실내 : 유황, 이황화탄소, Chlorpycrin)

㉢ 기계적(물리적) 구제 : 방충시설

[바퀴류]

경도바퀴	독일바퀴	먹바퀴	미국바퀴	일본바퀴(집바퀴)

[독일바퀴와 미국바퀴(이질바퀴)의 비교]

구 분	독일바퀴	미국바퀴
분 포	전국적	남부 지방
크 기	10~15mm	35~40mm
체 색	수놈은 밝은 황갈색, 암놈은 약간 검은색	광택 있는 적갈색
전흉배판	두 줄의 흑색 종대	가장자리 황색무늬 윤상
날 개	수놈은 복부 전단에 약간 노출, 암놈은 복부 전면을 덮음	수놈은 복부보다 약간 길고, 암놈은 복부 길이와 같음
난협생성	부화기간 동안 생식낭에 붙어 있다가 부화 직전 떨어짐(3주)	4~10일 간격으로 생성
난협생성수	4~8개	21~59개
알 수	37~44개	21~59개
알부화기간	2~4주	24~100일(평균 35~45일)
자충기간	30~60일	7~13개월
자충탈피횟수	5~7회	7~13회
성충수명	100일	1년
최적온도	30℃	28℃

알아두기

곤충의 변태

완전변태 (Complete Metamorphosis)	• 4단계의 형태적 변화를 거쳐 성충이 되는 과정 • 발육 과정 : 알(Egg) → 유충(Larva) → 번데기(Pupa) → 성충(Adult)의 변화 (예 모기, 파리, 벼룩, 나방, 등에 등)
불완전변태 (Incomplete Metamorphosis)	• 번데기 과정을 거치지 않고 성충이 되는 경우로 외시류(外翅類)라고도 함 • 발육 과정 : 알(Egg) → 유충(Larva) → 성충(Adult)의 변화 (예 이, 바퀴, 빈대, 진드기 등)
무변태	약충과 성충이 크기만 다를 뿐 형태적으로 같음(예 좀)

(3) 빈대(Bedbug)

빈대류

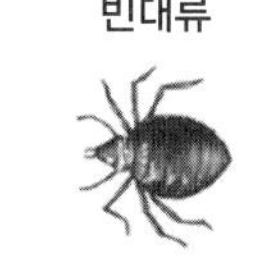

열대·온대 지방에 많이 분포되어 있으며, 사람을 흡혈하는 집빈대, 인디안빈대 등과 동물에 기생하는 빈대 등이 있음

① 특 징

㉠ 불완전변태
㉡ 자충은 탈피할 때마다 흡혈(자충은 5령기를 거쳐 성충이 됨)
㉢ 발육기간 : 6~8주
㉣ 군거성, 야간활동성(1일 5개, 일생 동안 보통 50~190개 산란)
㉤ 약충과 성충은 형태·습성 비슷
㉥ 사람, 가축, 가금 등에 흡혈기생
㉦ 복부는 난형으로 8개의 복절로 구성
㉧ 수놈 : 복부 끝에 뾰족하고 약간 구부러진 강한 음경이 나와 있음
㉨ 암놈 : 제4복판에 각질로 된 홈이 있어서 그 속에 베레제기관(정자의 일시 보관장소)이 있음

② **매개질병** : 재귀열, 자교·흡혈 등에 의한 발작, 소양감, 염증, 수포 등

③ **예방 및 구제법** : 침구류를 뜨거운 물로 세탁 후 햇볕에 말리기, 다리미로 다리기(이런 방법으로 처리할 수 없는 침구류의 경우 비닐백에 밀봉 후 −18℃의 냉동고에 24시간 동안 방치)

알아두기

샤가스병(Chagas's disease, American trypanosomiasis)

• Tripanosoma cruzi 감염에 의해 발생하는 원충성 질환의 인수공통감염병
• 감염경로
 – 흡혈 빈대(Triatoma빈대 ; kissing bugs)에 물려서 감염
 – 감염자의 혈액을 수혈하거나 산모를 통해 선천적으로 감염
• 예방법
 매개곤충인 빈대의 방제가 가장 중요하고, 빈대에 물리지 않도록 주의

다음 중 빈대에 대한 설명으로 옳지 않은 것은?

① 매개질병은 재귀열이다.
② 완전변태를 한다.
③ 구제방법으로는 피페트린류, 포르말린 훈증 등이 있다.
④ 군거성·야간활동성이 있으며 사람, 가축 등에 기생하여 흡혈을 한다.

해설
빈대는 불완전변태를 한다.

답 ②

- 증상
  - 급성 : 무증상, 몸살, 고열, 두통, 림프절증, 심장이상 등
  - 만성 : 관상조직의 팽창인데, 심근경색은 심장비대(cardiomegaly), 부정맥, 충혈성 심장쇠약 등은 갑작스런 죽음의 원인

다음 중 이가 매개하는 질병으로 옳지 않은 것은?

① 참호열
② 발진티푸스
③ 재귀열
④ 발진열

해설
발진열은 벼룩이 매개하는 질병이다.

답 ④

(4) 이(Lice)

이는 전 세계적으로 500여 종이 있으며, 사람에 기생하는 이는 옷엣니, 머릿니, 털이 등이 있음(옷엣니는 숙주 특이성이 강해 사람만을 흡혈)

① 특 징

㉠ 불완전변태

㉡ 알은 보통 1주일 내에 부화 → 유충 → 3회 탈피(16~18일에 성충)

㉢ 산란
- 최적 온도는 30~34℃(20℃ 이하에서는 산란할 수 없음)
- 1회 산란 수 : 옷엣니 70개, 머릿니 40개, 털이 10개로, 일생 동안 300여 개를 산란

㉣ 계절적으로 4~6월에 번식력이 강함, 5~10℃에서는 휴면 상태, 20℃ 이하에서는 운동력은 있지만 생식력이 없음

㉤ 흡혈 및 생존
- 성충 : 사람에게서 1일 4~5회 흡혈하여 생존(몸니 : 1일 평균 2회, 머릿니 : 2시간 간격 자주 흡혈, 24시간만 굶어도 죽음, 1회 흡혈량 약 : 1~2mg)
- 암컷 : 최장 46일 생존
- 수컷 : 32일 생존하지만, 흡혈을 하지 않아도 약 10일간 생존하는 것이 특징

② **매개질병** : 발진티푸스, 참호열, 재귀열

③ **예방 및 구제법**

㉠ 개인위생 : 세탁, 목욕

㉡ 옷엣니 : 60℃에서 30분간, 100℃에서 15분

㉢ 살충제 : 1% lindane 분말, permethrin lotion, 0.5% malathion lotion

알아두기

사면발니
- 전각이 중각과 후각에 비해 빈약
- 제1복절의 기문은 옆으로 3쌍 배열, 각 복절에는 측융돌기 있음
- 산란 수 약 30개 이하, 자충기간 13~17일
- 대체로 음부털이 있는 피부의 한 곳에 고정한 채 흡혈

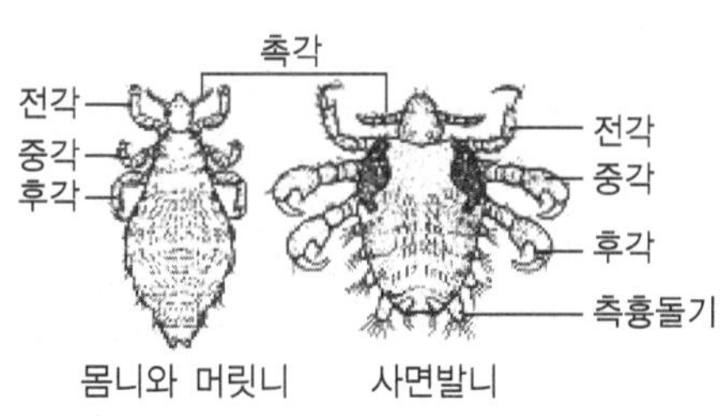

(5) 진드기(Tick)

식품에 관계되는 것은 100여 종이며, 사람이나 가축, 식물, 식품에 기생하여 식량손실 및 식중독 등 피해를 끼침

① 특 징

㉠ 불완전변태(알 → 유충 → 약충 → 성충)

㉡ 변온동물

㉢ 최적증식환경 : 20℃↑, 습도70%↑, 수분함량 13%↑(건조에서 증식 안 됨)

㉣ 병원균은 진드기와 공생 관계를 가지며, 증상이 없으며 병원소로서의 역할을 함

② 종 류

분 류	종 류	특 징
가루 진드기	긴털가루진드기	• 곡류, 곡분, 빵, 과자, 건조과일 등의 식품 • 식품 중 가장 흔히 볼 수 있음
	수중다리가루진드기	• 저장식품, 종자, 치즈, 건조과일 등 • 곰팡이 냄새 발생으로 식품의 가치↓
	보리가루진드기	건어물 등
	설탕진드기	조제 설탕, 된장 표면
	집고기진드기	• 설탕, 치즈 등 • 미국 등지
	작은가루진드기	밀가루, 건조달걀, 흑설탕 등
먼지 진드기	보리먼지진드기	• 곡물, 곡분, 건물 등 • 사람 분뇨

③ 매개질병

㉠ 진드기 : 진드기 뇌염, Q열, 재귀열, 록키산 홍반열 등

㉡ 좀진드기 : 양충병, 유행성 출혈열 등

㉢ 집먼지진드기 : 기관지천식, 비염, 아토피성 피부염

㉣ 옴진드기 : 피부병

㉤ 모낭진드기(여드름진드기) : 사람의 모낭에 서식, 피지는 먹이로 함

저장식품에 흔히 볼 수 있으며 가장 광범위하게 볼 수 있는 진드기류는? 2012년 식품산업기사 제2회

① 긴털가루진드기
② 보리가루진드기
③ 작은가루진드기
④ 설탕가루진드기

해설

긴털가루진드기

여름 장마 때면 주위에서 가장 흔히 볼 수 있는 진드기로 곡류, 과자, 빵 건조과일, 초콜릿, 치즈 등에서 다양하게 발견되며 집안 기구나 사람 배설물에서도 발견되는 등 광범위하게 볼 수 있다.

답 ①

필 / 수 / 확 / 인 / 문 / 제

진드기류의 번식 억제 방법이 아닌 것은?

2015년 식품산업기사 제2회

① 밀봉 포장에 의한 방법
② 습도를 줄이는 방법
③ 냉장하는 방법
④ 30℃ 정도로 가열하는 방법

해설

진드기

식품, 음식물, 진드기의 사체, 배설물에 등에 의해 오염을 발생시키고, Q열, 양충병, 재귀열 등의 질병을 전파시킨다. 진드기를 구제하는 방법은 주방, 수납장, 식품 창고 등에 통풍이 잘되도록 방습에 힘쓰고, 식품보존을 철저히 한다. 식품수분의 함량이 13% 이하이면 억제된다.

답 ④

④ 예방 및 구제법
- ㉠ 환경적(생태적) 구제 : 환경개선(서식처 제거), 애완동물 구충
- ㉡ 화학적 구제 : 창고(인화수소, Chloropicrin), 외부(유기인제)
- ㉢ 기계적(물리적) 구제 : 수분함량 13%↓, 가열, 냉동, 저온보존, 포장

세로무늬집먼지진드기	참진드기

⑤ 진드기 매개 감염병

구 분	종 류
제3급 감염병	쯔쯔가무시증(털진드기 유충), 진드기매개뇌염(참진드기 등), 중증열성혈소판감소증후군(SFTS ; 작은소피참진드기 등), 라임병(참진드기 등)

(6) 벼 룩

사람·가축·쥐 등을 흡혈하는 곤충으로 우리나라에는 인도쥐벼룩이 가장 많음

① 특 징
- ㉠ 완전변태 : 알 → 유충 → 번데기 → 성충
- ㉡ 알은 따뜻한 곳에서 1주일이면 부화하여 유충이 됨
- ㉢ 수명 : 6개월
- ㉣ 성충은 주야의 구별 없이 암수가 모두 흡혈
- ㉤ 흡혈 후 암컷은 한번에 8~10개의 알을 낳음(일생 동안 약 800개 산란)
- ㉥ 서식 장소 : 저온 고습한 곳, 성충은 인축의 몸이나 의복
- ㉦ 형태 : 날개가 없는 대신 뛰기에 적합하도록 되어 있음(자신의 100배를 높이 뛰고 170배를 멀리 뜀)

② 종 류

구분	종류	특징
즐치벼룩(협즐치와 전흉즐치 중 하나 또는 모두를 갖고 있는 벼룩)	• 개벼룩 • 고양이벼룩	• 숙주는 개와 고양이이나 사람도 공격 • 협즐치와 전흉즐치가 잘 발달되어 있음
	유럽쥐벼룩	• 협즐치 없음 • 숙주는 사람이나 쥐 • 흑사병·발진열 전파
	생쥐벼룩	• 쥐에 기생 • 사람은 드물게 흡혈
무즐치벼룩	사람벼룩	• 사람에게 기생 • 흑사병 전파
	모래벼룩	• 사람·가축에 기생 • 암놈은 일생을 숙주 피부에 파묻혀 지냄
	닭벼룩	• 피부를 뚫고 들어가 기생 • 몸에 다수 극모를 갖고 있음
	열대쥐벼룩	• 흑사병(페스트) • 발진열의 매개종 • 숙주는 쥐·사람

③ **매개질병** : 페스트, 발진열

④ **예방 및 구제법**

㉠ 환경 개선(서식처 제거)

㉡ 의복, 주거지, 몸 청결히 함

㉢ 애완동물 구충, 쥐의 박멸

㉣ 화학 약제의 살포{Carbaryl과 Tetramethrin(열대쥐벼룩), 10% DDT, HCH 등}

(7) 모기(Mosquitoes)

우리나라에 알려져 있는 종류만도 48종에 이르며, 이 중에서 인체에 흡혈하여 위생상 피해를 주는 것은 약 12종

① **특 징**

㉠ 완전변태

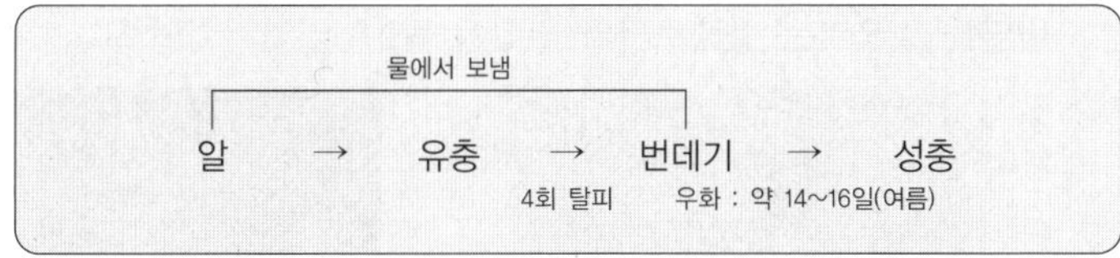

㉡ 산란 : 1회 약 50~150개(평균 100개)

㉢ 부화기간 : 약 1~2일

㉣ 수명 : 수컷(1개월), 암컷(10~20일)

㉤ 교미 : 일몰 직후나 일출 직전(암모기 : 일생 동안 한 번만 교미)

㉥ 열대·온대지방에 많이 분포(우리나라의 경우 온도가 높은 여름철 발생률 높음)

㉦ 월동 방법 : 주로 암놈이 월동(학질모기, 집모기 – 성충으로 월동, 숲모기 – 알로 월동)

㉧ 흡혈 : 산란을 목적으로 암컷만 흡혈

- 중국얼룩날개모기(말라리아) : 야간 흡혈
- 작은빨간집모기(일본B형뇌염) : 일출·일몰 직전 흡혈
- 숲모기 : 주로 주간에 흡혈

② **매개질병** : 말라리아(중국얼룩날개모기), 사상충증(토고숲모기), 일본뇌염(작은빨간집모기), 황열·뎅기열(이집트숲모기, 흰줄숲모기) 등

다음 중 모기와 매개질병의 연결이 옳지 않은 것은?

① 중국얼룩날개모기 – 말라리아
② 흰줄숲모기 – 일본뇌염
③ 토고숲모기 – 사상충증
④ 이집트숲모기 – 뎅기열

해설

일본뇌염 : 작은빨간집모기
뎅기열 : 이집트숲모기, 흰줄숲모기

답 ②

③ 예방 및 구제법

㉠ 환경적(생태적) 구제

- 포식 동물, 불임 웅충의 방산 등
- 환경 개선(유충의 서식처 제거)

㉡ 화학적 구제

- 유충 구제 : 발생원에 살포(DDT, BHC, 더스반, 펜티온, 말라티온 등)
- 성충 구제 : 공간 살포(DDVP, 피레트린, 알레트린, 린덴)

㉢ 기계적(물리적) 구제 : 방충시설 설치

질병을 매개하지 않으며 사람에게 불쾌감, 혐오감 등을 주는 곤충으로 옳은 것은?

① 등 에
② 깔따구
③ 파 리
④ 모 기

해설

질병을 매개하지 않으며 사람에게 불쾌감, 혐오감, 공포감을 주는 곤충을 뉴슨스라고 하며 깔따구, 노린재 등이 있다.

 ②

(8) 깔따구(Non-biting Midges)

모기 아목의 깔따구과에 속하며 유충은 수중 생활을 하며, 성충의 외부 형태가 모기와 유사하여 모기붙이라고도 함. 기관지 천식, 아토피성 피부염 및 비염을 일으키는 알레르기의 원인이 됨

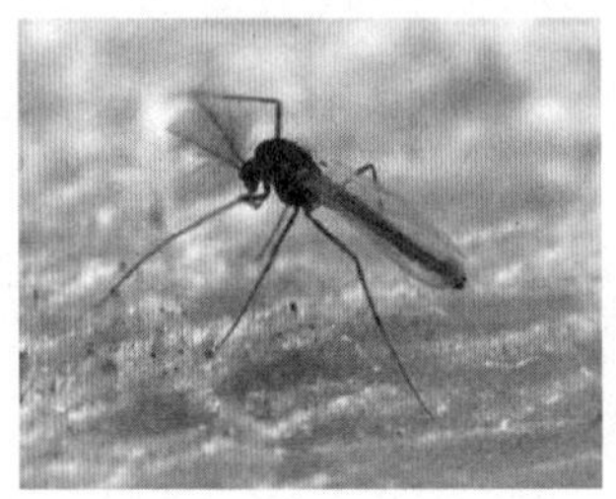

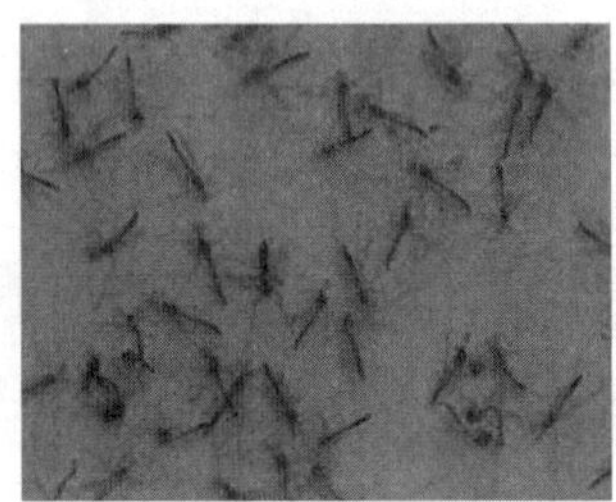

① 특 징

㉠ 완전변태

유충	→	번데기	→	성충
20~30일 수서생활 핏속에 적혈구를 가지고 있어 몸 전체가 붉은 색을 띰		1~2일		2~7일

㉡ 형 태

- 체장 : 2~15mm 정도
- 촉각의 마디는 6~15절로 되어 있음
- 날개를 포함한 몸에 비늘(인편)이 없음
- 구기는 완전히 퇴화, 촉수(palp)만 발달
- 흉부에 날개 1쌍, 평균곤 1쌍과 긴 다리 3쌍, 복부는 9절이 뚜렷하게 구별, 제9절에 외부생식기가 있음

㉢ 뉴슨스(Nuisance insect ; 불쾌곤충)로 취급 : 사람을 물거나 흡혈하지 않음, 비행으로 인해 혐오감, 불쾌감, 공포감 줌, 질병을 매개하지 않으나 알레르기원으로 방제 대상

② 예방 및 구제법 : 천적인 잉어, 미꾸라지 등 저서성인 물고기를 이용

(9) 등 에

① 특 징

㉠ 암컷의 흡혈은 난발육에 필수적, 자충만이 동물을 공격(옥외흡혈성)

㉡ 주간 활동성, 물에 잠긴 나무토막 · 수초 · 진흙 위에 산란

② 예방 및 구제법 : 살충제, 발생원 제거, 천적이용

(10) 흡혈노린재(kissing bugs)

① 특 징

㉠ 불완전변태, 병원체 : Trypanosoma cruzi(크루스파동편모충)

㉡ 노린재목에 속하는 침노린재과(29아과) 중요 매개종(triatoma 속)

㉢ 겸염경로 : 직접적 흡혈에 의한 것 ×. 흡혈 과정 중 · 후 항문으로 액체 배설 → 분변에 병원체 섞여 배설 → 자교 부위 및 손상된 피부에 접촉 → 인체 내 병원체 침입

㉣ 흡혈과정을 거쳐야만 탈피(흡혈 → 10~14일 후 산란), 야간활동성(야간흡혈)

㉤ 가주성(주택 벽, 가구 등), 야외종(흡혈 대상 숙주동물 서식처 부근 생활)

② 매개질병 : 샤가스병(American trypanosomiasis)

③ 예방 및 구제법 : 살충제, 발생원 제거, 천적 이용

3 위생동물

(1) 쥐

① 특 징

㉠ 잡식성, 야간성

㉡ 문치(門齒)가 빠른 속도로 자라서 갉는 습관 있음

㉢ 색맹이나 촉각, 청각, 후각 예민함

㉣ 한 번에 약 5~12마리의 새끼 낳음

㉤ 20여 마리씩 집단생활

㉥ 수명 : 약 1~3년

생후 3일 후	→	10일 후	→	2주 후	→	3주까지	→	4~5주
귀가 뜨이기 시작		귀가 완전히 뜨임		눈을 뜨고 움직임 앞니가 완전히 자람		젖먹이 생활		독립적인 생활

쥐로 인하여 매개되는 병명이 아닌 것은?

2014년 식품기사 제2회

① 렙토스피라증(Leptospirosis)
② 레지오넬라증(Legionellosis)
③ 페스트(Pest)
④ 발진열(Typhus Fever)

해설

쥐

- 쥐는 설치동물로 쥐벼룩에 의한 페스트(흑사병), 발진열, 살모넬라증, 렙토스피라증(Leptospirosis), 웨일증(Weil's Disease) 등이 있으며, 배설물로 식품을 오염시키고 경구감염병이나 식중독을 전파한다.
- 쥐는 야간성(활동)이고 잡식성이며, 갉는 성질이 있으므로 식품, 음식물, 곡류, 농작물 등을 섭취하고, 생활기구 및 기물을 갉아서 파손시킨다. 또한 기생충이 있어서 사람에게 옮긴다.
- 구서작업은 살서제, 쥐덫, 트랩을 이용하면 효과적이고, 쥐의 서식처, 통로 및 먹이 등을 제거하는 환경적 개선을 철저히 한다.

답 ②

② 종 류

서식장소와 번식력, 생활형태에 따른 분류

- 들쥐
  논·밭·산림 등 먹이를 구할 수 있는 곳에 서식
  (갈밭쥐, 쇠갈밭쥐, 대륙밭쥐, 등줄쥐 등)
- 가주성 쥐
  마을 내 가옥 안팎에서 서식하는 쥐
  (곰쥐, 시궁쥐, 애급쥐, 생쥐, 올도긴꼬리쥐 등)

분 류	종 류	특 징	기 타
가주성	집쥐 (Rattus norvegicus, 시궁쥐)	• 400~500g • 가장 크고 무거운 종 • 꼬리길이 : 두동장보다 짧거나 같음 • 귀 : 작아서 앞으로 접어도 눈에 닿지 않음 • 눈 : 몸집에 비해 작음 • 코 : 비교적 뭉뚝 • 1회 출산 : 8~12마리	서식장소 : 가옥 내(창고, 부엌, 천장), 야외(쓰레기장, 하수구 주변)
	곰쥐 (Rattus rattus, 지붕쥐·애급쥐)	• 300~400g • 집쥐보다 약간 가볍고 동체가 날씬 • 꼬리길이 : 몸통보다 길 • 귀 : 얇고 커서 앞으로 접으면 눈까지 도달함 • 1회 출산 : 6~8마리	• 고층건물·대형건물에 많이 서식 • 항구도시 주변에 높은 밀도를 보임 • 높은 곳 잘 오르내림
	생쥐 (Mus musculus)	• 20g • 꼬리길이 : 미장과 두동장 길이 같음 • 귀 : 머리에 비해 큼, 발 : 작음, 꼬리 : 가늚 • 1회 출산 : 5~6마리	• 일반가옥, 고층건물 서식 • 0.7cm의 좁은 틈만 있으면 내부로 침입할 수 있으며 1km까지 수영 • 형태적으로 애급쥐·집쥐 새끼와 생쥐 성체가 비슷
들쥐	등줄쥐	• 머리로부터 꼬리 아래쪽까지 등면의 검은 줄 있음 • 꼬리길이 : 몸길이보다 짧음 • 귀 : 작아서 앞으로 접어도 눈에 닫지 못함	• 농작물을 재배하는 농경지 및 황무지, 산 밑, 산중턱 서식 • 유행성출혈열 원인

※ 쥐의 개체군을 결정하는 3대 요인 : 출산, 이동, 사망

[집쥐와 애급쥐 그리고 집쥐와 애급쥐 새끼와 생쥐의 형태적 차이 비교]

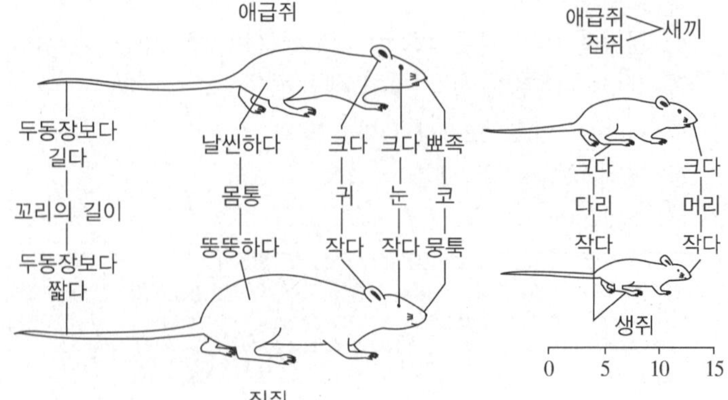

③ 매개질병

분 류	종류 및 병원체		특 징
세균성	식중독	살모넬라증(Salmonella typhimurium, S. enteritidis, S. heidelberg, S. infantis)	쥐 분뇨 → 오염된 식품
	페스트(Yersinia pestis)		쥐벼룩
	서교열(Spirillum minus)		쥐에 물려서 감염
	렙토스피라증(웨일씨병, Leptospira)		쥐 분뇨(상처를 통한 경피감염)
리케치아성	발진열(Rickettsia typhi)		열대쥐벼룩
	양충병(쯔쯔가무시병, Tsutsugamushi disease, scrub typhus)		털진드기
	리케치아폭스(Rickettsialpox)		생진드기
바이러스성	유행성 출혈열(신증후군출혈열, Hantaan virus)		등줄쥐 분뇨(건조 → 호흡기 흡입)
기생충성	아메바성이질		

④ 예방 및 구제법

㉠ 환경적(생태적) 구제 : 발생원 및 서식처 제거, 천적 이용(고양이)

㉡ 화학적 구제

- 살서제
  - 만성 : 와파린(Warfarin : 인수 안전성 큼, 살서율 높음, 혈중의 용혈소가 감소하여 사망하는 만성살서제)
  - 급성 : fratol, 황인제(yellow phosphorus), 아비신(arsenous oxide) 등
- 훈증제 : 인화수소, chloropicrin 등(선박, 창고 등 밀폐 공간에 이용)
- 불임약제 이용

㉢ 기계적(물리적) 구제 : 쥐덫, 접착판, 끈끈이 등

필 / 수 / 확 / 인 / 문 / 제

쥐와 관련되어 감염되는 질병이 아닌 것은?

2013년 식품산업기사 제1회

① 유행성 출혈열 ② 살모넬라증
③ 페스트 ④ 폴리오

해설

급성 회백수염(소아마비, 폴리오, Poliomyelitis)

- 원인 병원체 : 폴리오 바이러스, 급성 회백수염 바이러스(장관계 바이러스)
- 감염원 및 감염전파방식 : 바이러스가 입을 통하여 침입하여 인후 점막에서 증식하다가 전신으로 퍼진다. 즉 구강과 식도 사의 소화관(인두) 분비액과 직접적인 접촉 시 감염되고(비말 감염), 불현성 감염자나 환자의 분변에 바이러스가 혼합되어 배출된다. 오염된 식품, 음료수, 음식물을 통해서 경구 감염된다.
- 증상 : 감기와 같은 증상으로 시작하여 2~3일 후에는 열이 내려가면서 근육통, 피부지각 이상 등의 신경증상이 발생한다. 발열, 현기증, 두통, 설사, 소화불량, 근육통, 사지마비가 있다.
- 잠복기 : 평균 10~12일(5~10세 어린이에게 잘 감염된다)이다.
- 예방 : 예방접종이 가장 좋으며, 강한 면역을 가진 생백신을 접종하면 소아마비의 예방이 가능하다.

답 ④

쥐에 의해 생길 수 있는 병과 그 원인의 연결이 틀린 것은?

2017년 식품산업기사 제3회

① Weil씨병 – 쥐의 오줌으로부터 감염
② 서교증 – 쥐에 물려서 감염
③ 유행성출혈열 – 쥐의 분변에 의한 감염
④ Kwashiorker – 쥐벼룩에 의한 감염

해설

④ Kwashiorker(콰시오커)는 단백질 결핍으로 생기는 영양실조증이다.

답 ④

적중예상문제

01 쥐에 의해 전염되는 전염병은?

① 페스트, 파라티푸스
② 유행성 출혈열, 페스트
③ 쯔쯔가무시병, 성홍열
④ 서교증, 전염성설사증

해설

쥐 매개 질병

렙토스피라증, 서교열, 발진열, 페스트, 살모넬라 식중독, 선모충증, 유행성 출혈열, 두창, 쯔쯔가무시병, 결핵, 장티푸스, 이질 등

02 다음 중 아래의 설명과 관계 깊은 인수공통 질병은?

2015년 식품기사 제1회

> 쥐가 중요한 병원소이며, 감염 시에 나타나는 임상 증상으로는 급성열성질환, 폐출혈, 뇌막염 등이 있다. 농부의 경우는 흙이나 물과의 직접적인 접촉을 피하기 위하여 장화를 사용하는 것도 예방법이 될 수 있다.

① 리스테리아증 ② 렙토스피라증
③ 돈단독 ④ 결 핵

해설

렙토스피라증(Leptospirosis) = 웨일씨병(Weil's disease)

- 크기가 0.1μm×6~20μm가 되는 아주 가늘고 촘촘히 꼬인 나선형 모양을 하고 활발히 움직이는 세균
- 쥐의 분뇨에 의한 경피감염으로 렙토스피라균에 감염되어 발생하는 급성 열성 전신성 증상

03 바퀴벌레에 대한 설명으로 옳은 것은?

① 완전변태를 한다.
② 알에서 성충이 될 때까지 1주일 정도가 소요된다.
③ 성충의 수명은 보통 5년 이상이다.
④ 야행성으로 군거생활을 한다.

해설

바퀴(Cockroaches)

- 불완전변태 : 알 → 유충 → 성충의 3기(유충과 성충의 서식처가 같음)
- 유충기간 : 4~5개월 소요
- 성충의 수명 : 보통 3개월~1년

04 다음의 위생해충과 연결이 잘못된 질환은?

① 모기 – 사상충 ② 바퀴 – 장티푸스
③ 이 – 페스트 ④ 벼룩 – 발진열

해설

③ 이 : 참호열, 재귀열, 발진티푸스 등

05 숙주는 쥐와 사람이며 흑사병을 전파하는 곤충은?

① 벼 룩 ② 모 기
③ 깔따구 ④ 진드기

해설

흑사병(페스트)

- Yersinia pestis에 의해 수직적으로 증식한 후 전파되는 증식형의 급성 전염병으로 인수공통전염병
- 사람 간 전파, 비말감염으로도 전파 가능
- 림프절이 심하게 부어오르고 열, 오한, 두통, 심한 탈진, 패혈증 등

06 위나 피부에 기생하며 승저증을 유발시키는 곤충으로 옳은 것은?

① 바 퀴 ② 파 리
③ 노린재 ④ 진드기

1 ② 2 ② 3 ④ 4 ③ 5 ① 6 ② 정답

해설

승저증(구더기증)
파리류의 유충인 구더기에 의해 동물 등의 피하조직에 상처를 입어 일어나는 피부병

07 **발진티푸스를 일으키는 매개 곤충으로 옳은 것은?**

① 파 리 ② 모 기
③ 이 ④ 벼 룩

해설

① 파리 : 장티푸스, 소아마비, 결핵, 파라티푸스
② 모기 : 사상충, 황열, 말라리아
④ 벼룩 : 페스트, 발진열

08 **진드기에 대한 설명으로 바르게 묶인 것은?**

> ㉠ 식품에 관계되는 것은 100여 종이 있으며 사람・가축・식물・식품에 기생하여 식량손실 및 식중독 등 피해를 끼친다.
> ㉡ 불완전변태
> ㉢ 완전변태
> ㉣ 잡식성이며 야간 활동성이다.
> ㉤ Q열, 양충병, 기관지천식을 일으킨다.

① ㉠, ㉢, ㉣ ② ㉠, ㉡, ㉤
③ ㉡, ㉣, ㉤ ④ ㉡, ㉢, ㉣

해설

㉢ 완전변태로는 벼룩, 모기, 깔따구가 있으며, ㉣ 바퀴에 관한 내용이다.

09 **질병을 매기하지 않으며 사람에게 불쾌감, 혐오감, 공포감을 주는 곤충으로 옳지 않은 것은?**

① 깔따구 ② 노린재
③ 파 리 ④ 귀뚜라미

해설

뉴슨스(Nuisance)는 질병을 매개하지 않으며 사람에게 불쾌감, 혐오감, 공포감을 주는 곤충을 깔따구, 노린재, 귀뚜라미 등이 있다.

10 **진드기의 구제 방법으로 옳지 않은 것은?**

① 수분함량 13% 이하 유지
② 가열처리
③ 냉동처리
④ 천적 이용

11 **다음 중 생물학적 전파를 하여 질병을 일으키는 곤충으로 옳지 않은 것은?**

① 바 퀴 ② 벼 룩
③ 모 기 ④ 진드기

해설

바퀴와 파리는 기계적(물리적) 전파를 한다.

12 **다음 중 완전변태의 단계로 옳은 것은?**

① 알 – 유충 – 번데기 – 성충
② 알 – 성충 – 유충
③ 알 – 번데기 – 성충
④ 알 – 유충 – 자충 – 성충

해설

• 완전변태 : 알 – 유충 – 번데기 – 성충(파리, 모기, 벼룩 등)
• 불완전변태 : 알 – 유충 – 성충(이, 노린재, 바퀴 등)

13 **다음 중 병원체가 증식하지 않고 발육만 하는 발육형인 곤충의 질병으로 옳은 것은?**

① 사상충증 ② 록키산홍반열
③ 뎅기열 ④ 말라리아

해설

② 경란형, ③ 증식형, ④ 발육증식형에 해당한다.

14 **발육증식형으로 수면병을 일으키는 곤충으로 옳은 것은?**

① 체체파리 ② 작은빨간집모기
③ 노린재 ④ 숲모기

해설

① 수면병을 일으키는 것은 아프리카형 체체파리이다.

정답 7 ③ 8 ② 9 ③ 10 ④ 11 ① 12 ① 13 ① 14 ①

15 **모기에 의해 일어나는 질병이 아닌 것은 어느 것인가?**

① 말라리아 ② 뎅기열
③ 발진열 ④ 사상충증

해설

③ 벼룩에 의해 매개되는 질병이다.

16 **다음 설명과 관련되는 곤충으로 옳은 것은?**

- 몸과 다리가 가늘며 길다.
- 구기가 퇴화되어 있다.
- 유충의 핏속에 적혈구가 있다.
- 야간 활동성, 추광성이 있다.

① 쇠파리 ② 모 기
③ 나 방 ④ 깔따구

해설

④ 깔따구는 위생해충 중 질병을 매개하지 않으며 사람에게 불쾌감, 혐오감을 주는 뉴슨스 곤충이다.

17 **우리나라에 많이 서식하며 소형의 황갈색 바퀴로 옳은 것은?**

① 독일바퀴 ② 이질바퀴
③ 먹바퀴 ④ 집바퀴

해설

- 일본바퀴 : 대형의 적・암갈색
- 먹바퀴(검정바퀴) : 흑갈색
- 이질바퀴(미국바퀴) : 대형의 가슴에 황색무늬가 윤상 있음

18 **모기의 매개 질병이 아닌 것은?**

① 말라리아 ② 로하사상충증
③ 아프리카 수면병 ④ 뎅기열

해설

③ 아프리카형 수면병은 체체파리가 매개하는 질병이다.

19 **다음의 설명의 특징과 관련 깊은 질병 매개 진드기의 종류는?**

- 증증열성혈소판감소증후군(SFST)을 일으킨다.
- 다른 명칭으로는 살인진드기라고 한다.
- 예방법은 야외 활동 시 긴 소매・바지를 착용하여 피부노출을 줄이는 것이다.
- 증상은 발열, 구토, 복통, 혈소판감소, 백혈구 감소 등이며 심하면 사망한다.

① 작은소참진드기 ② 집먼지진드기
③ 옴진드기 ④ 작은가루진드기

해설

작은소참진드기(Haemaphysalis longicornis)
- 분류 : 거미강 – 진드기목 – 참진드기과
- 생활사 : 풀숲 등의 야외 → 숙주 부착・흡혈 → 소화・탈피 → 성충 → 산란(수 주간 3,800개 알) → 사멸
- 흡혈시간 : 1~4주간

20 **다음 중 쥐와 관련이 있는 감염병은?**

㉠ 페스트 ㉡ 살모넬라
㉢ 세균성이질 ㉣ 장티푸스
㉤ 렙토스피라증

① ㉠, ㉢, ㉣ ② ㉠, ㉡, ㉤
③ ㉡, ㉢, ㉤ ④ ㉣

21 **다음 설명의 감염원으로 옳은 것은?**

- Leptospirosis
- 서교열
- 유행성출혈열
- 쯔쯔가무시병

① 돼 지 ② 쥐
③ 진드기 ④ 벼 룩

해설

② 보기는 쥐에 의해 감염되는 질병이다.

15 ③ 16 ④ 17 ① 18 ③ 19 ① 20 ② 21 ② 정답

22 **시궁쥐에 대한 설명으로 옳지 않은 것은?**

① 400~500g으로 가장 크다.
② 1회에 8~12마리를 출산한다.
③ 서식장소는 창고, 부엌, 쓰레기장 등이다.
④ 유행성 출혈열의 원인이 되며 농경지 등이 서식처이다.

해설
④ 등줄쥐(들쥐)에 관한 설명이다.

23 **쥐의 급성살서제에 대한 설명으로 옳은 것은?**

① 단시간 내에 구제 시 효과가 뛰어나다.
② 독성은 약하여 염려가 없다.
③ 기피성이 생기지 않는다.
④ 만성살서제보다 시간, 비용이 많이 든다.

해설
급성살서제
- 소량의 투약으로 단시간 내에 구서 효과를 높이므로 여러 번 투약하는 만성살서제보다는 시간, 비용, 노력을 절약할 수 있다.
- 인간, 쥐 , 동물에 대한 독성의 염려가 있고 기피성이 높아 먹이에 대한 기피성이 생긴 쥐가 출현 시 다른 방법을 강구해야 한다.

24 **쥐의 방제를 위해 사용되는 급성살서제는?**

① Fratol ② Warfarin
③ Sumithion ④ DDVP

해설
- Fratol : 급성살서제
- Warfarin : 혈중의 응혈소가 감소하여 사망시키는 쥐의 만성살서제

25 **일본뇌염을 일으키는 모기의 종류로 옳은 것은?**

① 숲모기 ② 작은빨간집모기
③ 학질모기 ④ 중국얼룩날개모기

해설
① 숲모기 : 뎅기열, 지카바이러스감염증(흰줄숲모기), 황열
③ 학질모기 : 말라리아(학질) * 학질모기아과 얼룩날개모기속
④ 중국얼룩날개모기 : 말라리아(학질)

26 **다음 중 모기의 특성을 바르게 설명한 것은?**

① 학질모기는 일본B형뇌염을 일으킨다.
② 중국얼룩날개모기는 말라리아를 매개한다.
③ 숲모기는 주로 야간에 흡혈한다.
④ 모기는 암컷과 수컷 모두 흡혈을 한다.

해설
① 작은빨간집모기는 일본B형뇌염을 매개한다.
③ 숲모기는 주로 주간에 흡혈을 한다.
④ 산란을 목적으로 암컷만 흡혈을 한다.

27 **들쥐의 오줌이 상처를 통해 경피감염되기 쉬운 질병은?**

① 렙토스피라증 ② 유행성출혈열
③ 페스트 ④ 발진열

해설
① 쥐의 오줌으로부터 전파되는 감염증은 웨일씨병(렙토스피라증)이다.

28 **완전변태를 하며 흡혈을 하여 페스트, 발진열을 일으키는 곤충은 무엇인가?**

① 벼 룩 ② 빈 대
③ 진드기 ④ 이

해설
벼룩은 알 → 유충 → 번데기 → 성충의 완전변태를 하며 암수 모두 흡혈을 하며 자신의 몸보다 100배를 높이 뛰고 170배를 멀리 뛰는 특징이 있다.

29 **파리의 구제방법으로 최우선적인 것은?**

① 트랩 설치 ② 끈끈이줄 설치
③ 파리통 설치 ④ 서식처의 발생원 제거

해설
④ 위생 해충과 동물의 가장 이상적인 구제방법으로는 발생원 및 서식처 제거이다.

정답 22 ④ 23 ① 24 ① 25 ② 26 ② 27 ① 28 ① 29 ④

30 진드기가 매개하는 질병으로 옳지 않은 것은?

① Q 열 ② 양충병
③ 아토피성 피부염 ④ 재귀열

해설
④ 재귀열은 이가 매개하는 질병이다.

31 다음 중 곤충과 매개 질병으로 바르게 설명된 것은?

① 쥐 – 렙토스피라증, 유행성출혈열
② 바퀴 – 장티푸스, 결핵, 콜레라
③ 이 – 참호열, 재귀열, 발진열
④ 벼룩 – 페스트, 발진티푸스

해설
② 바퀴 : 장티푸스, 결핵, 살모넬라
③ 이 : 참호열, 재귀열, 발진티푸스
④ 벼룩 : 페스트, 발진열

32 바퀴에 대한 설명으로 틀린 것은?

① 군집성 ② 질주성
③ 잡식성 ④ 주간 활동성

해설
④ 바퀴는 야간 활동성 곤충이다.

33 다음 설명과 관련된 곤충으로 옳은 것은?

- 암컷이 흡혈을 하며 자충만이 동물을 공격한다.
- 주간 활동성이다.
- 물에 잠긴 나무토막 · 수초 · 진흙 위에 산란한다.

① 깔따구 ② 사면발니
③ 노린재 ④ 등 에

34 쥐가 매개하는 질병 중 리케치아성 감염으로 옳은 것은?

① 발진열 ② 성홍열
③ 페스트 ④ 살모넬라증

해설
쥐에 의한 질병의 전파작용
- 리케치아성 : 발진열, 양충병, 리케치아폭스
- 세균성 : 살모넬라, 페스트, 서교열, 렙토스피라증
- 바이러스성 : 유행성 출혈열
- 기생충성 : 아메바성이질

35 쥐의 살서제 중 야외나 창고 등에 가장 효과적인 것으로 옳은 것은?

① 클로로피크린 ② Warfarin
③ Fratol ④ DDT

해설
훈증제
클로로피크린, 인화수소, 메틸브로마이드

36 다음 설명의 해충으로 옳은 것은?

- 불완전변태를 하며 산란의 최적온도는 30~40℃이다.
- 숙주의 특이성이 강해 사람만 흡혈한다.
- 2시간 간격으로 흡혈을 한다.
- 기아에 약해 24시간만 굶어도 아사한다.
- 매개 질병은 발진티푸스, 페스트, 재귀열이 있다.

① 벼 룩 ② 이
③ 빈 대 ④ 모 기

해설
② 이에 대한 설명이다.

30 ④ 31 ① 32 ④ 33 ④ 34 ① 35 ① 36 ② 정답

37 **쥐가 매개하는 질병 중 식중독과 관련한 것으로 옳은 것은?**

① Staphylococcus
② Salmonella
③ E.coli
④ Botulinum

38 **벼룩의 구제를 위한 살충제가 아닌 것은?**

① Carbaryl ② Tetramethrin
③ HCH ④ Fratol

해설
④ Fratol은 쥐의 급성살서제이다.

39 **쥐의 구제 방법으로 옳지 않은 것은?**

① 접착제, 끈끈이 설치
② 환경위생
③ 끈끈이줄 사용
④ 불임약제 이용

해설
③ 파리 구제 방법 중 하나이다.

40 **다음 중 바퀴와 관련이 없는 것은?**

① 촉각은 주걱형이다.
② 오물을 섭취한 후 식품과 식기에 병원체를 옮긴다.
③ 붕산가루를 넣은 독먹이와 DDVP·Pyrethrine을 훈증으로 살충한다.
④ 서식지는 어두운 틈새와 구석, 부엌 주변이다.

해설
① 촉각은 가늘고 긴 실모양이다.

41 **생물학적 전파로 연결이 틀린 것은?**

① 중국얼룩날개모기 – 말라리아 – 발육증식형
② 작은빨간집모기 – 일본뇌염 – 증식형
③ 진드기 – 양충병 – 경란형
④ 토고숲모기 – 뎅기열 – 발육형

해설
④ 토고숲모기 – 사상충증 – 발육형

42 **다음 중 기계적 전파를 하는 위생곤충으로 옳은 것은?**

① 파 리 ② 진드기
③ 모 기 ④ 이

해설
① 기계적 전파를 하는 위생곤충은 파리와 바퀴가 있다.

43 **유충과 성충의 서식지가 다른 위생곤충은?**

① 바 퀴 ② 빈 대
③ 모 기 ④ 진드기

해설
③ 모기는 유충(수중)과 성충(지상)의 서식지가 다르다.

44 **다음의 설명 중 Nuisance에 관한 설명으로 옳은 것은?**

① 뉴슨스는 질병을 매개한다.
② 뉴슨스 관련 곤충으로는 귀뚜라미, 깔따구, 모기 등이 있다.
③ 도시보다 농촌 생활에서 혐오감과 불쾌감 등의 문제가 더 크다.
④ 사람마다 불쾌감, 혐오감의 차이가 있다.

해설
뉴슨스(Nuisance)
질병을 매개하지 않으며 사람에게 불쾌감, 혐오감, 공포감을 주는 곤충으로 깔따구, 노린재, 귀뚜라미 등이 있다. 농촌에서는 크게 문제가 되지 않으나 도시에서는 혐오·불쾌감 등 문제가 되고 있다.

정답 37 ② 38 ④ 39 ③ 40 ① 41 ④ 42 ① 43 ③ 44 ④

45 **다음의 설명으로 맞는 곤충은?**

> • 야간흡혈성을 갖는다.
> • 샤가스병(아메리카 수면병)을 일으킨다.
> • 불완전변태를 한다.
> • γ-HCH를 사용하여 살충을 한다.

① 빈 대 ② 등 에
③ 모 기 ④ 트리아토민 노린재

해설

샤가스병(Chagas's disease, American trypanosomiasis)
- 정의 : Tripanosoma cruzi 감염에 의해 발생하는 원충성 질환의 인수공통감염증
- 감염경로
  - 트리파노소마(Trypanosoma cruzi) 기생충을 갖고 있는 흡혈 빈대(Triatoma 빈대 ; kissing bugs)에 물려서 감염
  - 감염자의 혈액을 수혈하거나 산모를 통해 선천적으로 감염
- 예방법 : 매개곤충인 빈대의 방제가 가장 중요하고, 빈대에 물리지 않도록 주의
- 증 상
  - 급성 : 무증상, 몸살, 고열, 두통, 림프절증, 심장이상 등
  - 만성 : 관상조직의 팽창, 심근경색, 심장비대(cardiomegaly), 부정맥, 충혈성 심장쇠약 등은 갑작스러운 죽음의 원인

46 **다음 설명의 감염병을 매개하는 위생곤충으로 옳은 것은?**

> 발진티푸스, 참호열, 재귀열

① 벼 룩 ② 진드기
③ 이 ④ 바 퀴

해설

③ 이는 발진티푸스, 참호열, 재귀열을 매개한다.

47 **진드기의 박멸에 의해 예방이 되는 감염병으로 옳은 것은?**

① 파상열 ② 발진티푸스
③ 큐 열 ④ 페스트

해설

① 파상열은 B. melitensis균에 의해 감염되는 인수공통감염병이다.
② 발진티푸스는 이에 의한 질환이다.
④ 페스트(흑사병)는 벼룩이 전파하는 감염병이다.

48 **다음 중 쥐에 의해 전파되는 질병과 매개 곤충으로 바르게 연결된 것은?**

① 페스트 – 생진드기
② 재귀열 – 진드기
③ 양충병 – 털진드기
④ 리케치아폭스 – 쥐벼룩

해설

① 페스트(흑사병) : 쥐벼룩
② 재귀열 : 이
④ 리케치아폭스 : 생진드기

49 **등줄쥐의 건조된 분뇨의 흡입에 의한 감염으로 바이러스성의 병원체는 무엇인가?**

① Yersinia pestis
② Hantaan virus
③ Rickettsial pox
④ Spirillum minus

해설

② Hantaan virus : 유행성출혈열

50 **진드기 구제 방법에 대한 설명으로 틀린 것은?**

① 밀봉 포장한다.
② 0℃ 전후의 저온에서 냉동하여 사멸시킨다.
③ 곡물을 저장할 때 습도를 85% 이하로 하면 진드기 번식이 예방된다.
④ 대부분의 진드기는 50℃ 이상에서 가열 시 사멸한다.

해설

③ 습도는 70% 이하로 한다.

45 ① 46 ③ 47 ③ 48 ③ 49 ② 50 ③ 정답

51 **바퀴벌레의 화학적 구제 방법은?**

① 붕 산 ② 알코올
③ 크레졸 ④ 포름알데히드

해설
① 바퀴는 껍질층이 두꺼워 살충제보다는 독먹이법 사용이 효과적이다.

52 **진드기에 의해 감염되는 질병으로 옳지 않은 것은?**

① 유행성 출혈열 ② 뎅기열
③ 재귀열 ④ 록키산홍반열

해설
② 뎅기열은 모기에 의해 감염되는 질병이다.

53 **식품 중 가장 흔히 볼 수 있는 진드기로 곡류, 곡분, 빵, 건조과일 등의 식품에서 볼 수 있는 것은?**

① 수중다리가루진드기
② 설탕진드기
③ 긴털가루진드기
④ 보리가루진드기

해설
① 저장식품 · 치즈
② 조제 설탕 · 된장 표면
④ 건어물

54 **위생곤충에 대한 설명으로 옳지 않은 것은?**

① 위생곤충학에서 곤충은 절지동물을 말한다.
② 질병 대부분이 세균이다.
③ 사상충증, 흑사병, 뎅기열 등을 일으킨다.
④ 질병의 매개체 역할을 한다.

해설
② 질병 대부분이 바이러스에 의한 것이다.

55 **다음 중 쥐의 방제 방법으로 가장 효과적인 것은?**

① 천적의 이용
② 쥐덫 사용
③ 살서제 투여
④ 서식처 제거와 주변환경의 위생적 관리

56 **다음 중 곤충의 생활사로 틀린 것은?**

① 벼룩 : 알 – 유충 – 성충
② 진드기 : 알 – 유충 – 약충 – 성충
③ 모기 : 알 – 유충 – 번데기 – 성충
④ 이 : 알 – 유충 – 성충

해설
① 벼룩 : 알 – 유충 – 번데기 – 성충

57 **가주성 쥐가 아닌 것은?**

① 생 쥐 ② 시궁쥐
③ 지붕쥐 ④ 등줄쥐

해설
④ 등줄쥐는 들쥐이다.

58 **위생곤충이 주는 직접적인 피해가 아닌 것은?**

① 인체 내 감염병 병원체 주입
② 기계적 외상과 2차 감염
③ 인체 기생
④ 알레르기성 질환

해설
① 간접 피해에 대한 설명이다.

정답 51 ① 52 ② 53 ③ 54 ② 55 ④ 56 ① 57 ④ 58 ①

식품첨가물

필 / 수 / 확 / 인 / 문 / 제

식품첨가물에 대한 설명 중 옳은 것은?
2012년 식품기사 제2회

① 식품첨가물의 안전성 검토에는 1일 섭취허용량을 고려한다.
② 잼류에 식품첨가물인 보존료를 첨가한 경우 다른 가열공정을 하지 않고 안전하게 유통시킬 수 있다.
③ 식품첨가물 공전으로 해당식품에 사용하지 못하도록 한 합성보존료, 색소 등의 식품첨가물에 대하여 사용을 하지 않았다는 표시를 할 수 있다.
④ 식품첨가물 제조업은 영업허가를 받아야 한다.

해설
식품첨가물은 식품의 대량 생산, 영양가치 향상, 보존기간 증가, 기호성 향상, 품질 향상 등을 목적으로 사용하나 그 안전성이 문제시되는 경우가 많으므로 충분히 검토하여야 한다[(2) 식품첨가물의 구비조건 참조].

답 ①

식품첨가물의 구비조건으로 옳지 않은 것은?
2015년 식품산업기사 제3회

① 체내에 무해하고 축적되지 않아야 한다.
② 식품의 보존효과는 없어야 한다.
③ 이화학적 변화에 안정해야 한다.
④ 식품의 영양가를 유지시켜야 한다.

해설
식품첨가물이란 식품을 조리·가공 또는 제조과정에서 식품의 상품적 가치의 향상, 식욕 증진, 보존성, 영양 강화 및 위생적 가치를 향상시킬 목적으로 식품 본래의 성분 이외에 첨가되는 화학적 합성품을 말한다.

답 ②

1 식품첨가물의 개념

(1) 식품첨가물의 정의

식품을 조리·가공 또는 제조과정에서 식품의 상품적 가치의 향상, 식욕 증진, 보존성, 영양 강화 및 위생적 가치를 향상시킬 목적으로 식품 본래의 성분 이외에 첨가되는 화학적 합성품을 말하며 다음과 같이 정의되고 있음

① 식품위생법 제1장 제2조 : 식품을 제조·가공 또는 보존하는 과정에서 감미, 착색, 표백 또는 산화방지 등을 목적으로 식품에 사용되는 물질을 말함

② 세계보건기구 : 식품의 외관, 향미, 조직 또는 저장성을 향상시키기 위한 목적으로 식품에 의도적으로 보통 미량으로 첨가되는 비영양물질

(2) 식품첨가물의 구비 조건

① 식품의 대량 생산, 영양 가치 향상, 보존 기간 증가, 기호성 향상, 품질 향상 등을 목적으로 사용하나 그 안전성이 문제시되는 경우가 많으므로 충분히 검토하여야 함

② 값이 저렴하고 미량으로도 충분한 효과를 나타낼 수 있으며, 사용 방법이 간편할 것

③ 국제적으로 안전성 평가가 완료되어 안전성에 문제가 없는 것이 확인된 것(국제적으로 널리 사용되고 있는 것)

④ 과학적으로 검토 가능한 자료를 구비하고 있는 것

⑤ 그 사용이 소비자에게 이점이 되는 것
㉠ 식품의 제조·가공에 필수적인 것
㉡ 식품의 영양가를 유지시킬 수 있는 것
㉢ 부패·변질·기타 화학 변화 등을 방지할 수 있는 것
㉣ 이미 지정되어있는 것과 비교하여 동등하거나 다른 효과를 나타낼 수 있는 것

(3) 식품첨가물 사용 목적

① 제조 및 가공

② 품질 향상

③ 영양소 보충 및 강화

④ 보존성 향상 및 식중독 예방

⑤ 풍미 및 외관 향상

(4) 식품첨가물의 안정성 평가

① 일반독성시험

㉠ 급성독성시험

- 실험동물에게 시험물질을 1회만 투여하여 단기간에 독성의 영향 및 급성중독 증상 등을 관찰하는 시험방법
- 실험동물 50%가 사망할 때의 투여량(LD_{50} 수치 낮을수록 독성이 강함)

㉡ 아급성독성시험 : 실험동물 수명의 10분의 1 정도의 기간에 걸쳐 치사량 이하의 여러 용량으로 연속 경구투여하여 사망률 및 중독 증상을 관찰하는 시험방법

㉢ 만성독성시험

- 식품첨가물의 독성 평가를 위해 가장 많이 사용됨
- 시험물질을 장기간 투여했을 때 일어나는 장애나 중독을 알아보는 시험
- 식품첨가물이 실험동물에게 어떠한 영향도 주지 않는 최대의 투여량인 최대무작용량(最大無作用量)을 구하는 데 목적

② 특수독성시험

㉠ 번식 시험 : 암수의 생식능력, 임신, 분만, 보육뿐만 아니라 차세대 번식과정에 미치는 영향을 조사하는 시험

㉡ 최기형성 시험 : 임신 중인 실험동물에게 해당물질을 투여하여 최기형성, 태아의 생존성, 발생, 발육에 대한 영향을 조사하기 위한 시험

㉢ 발암성 시험 : 안전성 평가에서 가장 중요한 시험으로, 해당물질의 발암성을 조사하는 시험조사 결과 발암성이 확인된 경우에는 그 물질의 사용을 금지함

㉣ 항원성 시험 : 알레르기 유무를 조사하는 시험

㉤ 변이원성 시험 : 세포의 유전자(DNA)에 돌연변이를 일으키는지를 조사하는 시험(발암성 시험의 예비시험으로 이용)

필 / 수 / 확 / 인 / 문 / 제

식품첨가물 사용방법에 대한 설명으로 틀린 것은?

2017년 식품기사 제1회

① 식품의 성질과 제조 방법을 고려하여 적합한 첨가물을 선택한다.
② 어떤 식품이나 관계없이 첨가물의 사용은 법정허용량만큼을 사용한다.
③ 식품첨가물공전 총칙에 의해 도량형은 미터법을 따른다.
④ 식품의 유통조건(온도, 빛 등)을 고려하여 첨가물의 효과를 과신하지 말아야 한다.

해설

② 식품첨가물은 법정허용량 이하를 사용하되, 되도록 원하는 효과를 이루기 위한 최소한의 양을 사용해야 한다.

답 ②

어떤 첨가물의 LD_{50}의 값이 높을 경우 이것이 의미하는 것은 무엇인가?

2021년 식품기사 제3회

① 독성이 약하다.
② 독성이 강하다.
③ 보존성이 작다.
④ 보존성이 크다.

해설

반수치사량(LD_{50} ; Lethal Dose 50)
시험동물 집단의 50%를 죽일 수 있는 유독물질의 양으로, 값이 낮을수록 독성 강하다.

답 ①

실험물질을 사육동물에게 2년 정도 투여하는 독성실험방법은?

2016년 식품산업기사 제1회

① LD_{50}
② 급성독성실험
③ 아급성독성실험
④ 만성독성실험

해설

④ 만성독성(Chronic Toxicity)실험 : 임상적 질병으로 인식하기까지의 수개월 또는 수년간 시험물질을 연속적으로 투여하여 독성을 평가하는 방법
① LD_{50}(반수치사량, Lethal Dose 50%)실험 : 투여용량에서 동물 개체의 50%가 죽는 평가되는 용량
② 급성독성(Acute Toxicity)실험 : 시험물질을 1회 투여하거나 24시간 내에 몇 번에 걸쳐 투여로 나타나는 독성 반응을 조사하는 시험(체중, 식이섭취량, 생화학적, 병리학적 변화 등을 14일간 관찰하는 시험으로 흔히 반수치사량으로 나타냄)
③ 아급성독성실험 : 시험물질을 실험동물 수명의 1/10 정도 기간 동안 시험물질을 계속 주어 독성을 평가하는 방법(rat의 경우 보통 90일간 평가)

답 ④

필 / 수 / 확 / 인 / 문 / 제

식품첨가물과 관련된 설명으로 적합하지 않은 것은?

2017년 식품기사 제3회

① 사용목적에 따른 효과를 소량으로도 충분히 나타낼 수 있는 첨가물질
② 저장성을 향상시킬 목적의 의도적 첨가물질
③ 식욕증진 목적의 첨가물질
④ 포장의 적응성을 높일 목적으로 식품에 첨가하는 물질

해설
식품첨가물
식품을 조리·가공 또는 제조과정에서 식품의 상품적 가치의 향상, 식욕 증진, 보존성, 영양 강화 및 위생적 가치를 향상시킬 목적으로 식품 본래의 성분 이외에 첨가되는 화학적 합성품을 말한다.

답 ④

보존료의 사용에 따른 효과는? 2015년 식품산업기사 제3회

① 항균작용　② 소독작용
③ 영양강화　④ 기호성 증진

해설
보존료(방부제)
미생물에 의한 식품의 정균작용·효소 발효작용 억제 역할을 통한 부패·변질을 방지하기 위해 사용하는 식품첨가물의 하나로 벤조산, 소브산, 데하이드로아세트산, 파라옥시벤조산과 그들의 염류, 프로피온산 등이 있다. pH 4.5 이하의 산성 영역에서 효과가 크다.

답 ①

2 식품첨가물의 분류와 종류

(1) 첨가물의 분류

① 식품의 변질·변패를 방지하는 첨가물 : 보존료, 살균제, 산화방지제, 피막제

② 식품의 기호성을 높이고 관능을 만족시키는 첨가물 : 조미료, 산미료, 감미료, 착색료, 착향료, 발색제, 표백제

③ 식품의 품질 개량·품질유지에 사용되는 첨가물 : 밀가루개량제, 품질개량제, 호료, 유화제, 이형제, 용제

④ 식품의 영양 강화에 사용되는 첨가물 : 영양강화제

⑤ 식품 제조에 필요한 첨가물 : 팽창제, 소포제, 추출제, 껌 기초제

⑥ 기타 : 여과보조제, 산제, 중화제, 흡착제, pH조정제, 가수분해제

(2) 식품첨가물의 종류와 용도

① 보존료·방부제(Chemical Preservatives)

식품 중의 미생물이 증식하는 것을 방지할 목적으로 사용되는 것으로, 식품의 부패를 방지하여 보존성을 높이고 식중독 예방 및 식량자원 확보에 도움이 되고 있음

㉠ 특징 : 살균 작용보다 부패 미생물에 대하여 정균 작용 및 효소의 발효 억제 작용을 함(부패 미생물의 증식 억제 효과가 커야함)

㉡ 종 류

분 류	종 류	사용기준	
산형보존료 (산성식품에 유효)	• 안식향산 (Benzoic acid) • 안식향산나트륨 (Sodium benzoate)	• pH에 효과 좌우됨(pH ↓시 항균력 강, pH 4.5 이상 식품에는 효과 적음) • 곰팡이보다 효모, 박테리아에 효과적 억제 • 방사선처리 병행 시 상승효과	
		0.6g/kg 이하	과일·채소류음료(비가열제품 제외. 다만, 농축과실즙의 경우 안식향산과 소르빈산 병용 시 사용량 합계 1.0g/kg 이하, 그중 안식향산 사용량 0.6g/kg 이하)
			탄산음료류(탄산수 제외)
			기타음료(분말제품 제외. 인삼·홍삼음료. 안식향산과 파라옥시안식향산 병용 시 사용량 합계 0.6g/kg 이하, 그중 파라옥시안식향산 사용량 0.1g/kg 이하)
			한식간장, 양조간장, 산분해간장, 효소분해간장, 혼합간장(안식향산과 파라옥시안식향산 병용 시 사용량 합계 0.6g/kg 이하, 그중 파라옥시안식향산 사용량 0.25g/kg 이하)
		0.5g/kg 이하	알로에 전잎(겔 포함) 건강기능식품{단, 두 가지 이상의 건강기능식품원료를 사용하는 경우에는 사용된 알로에 전잎(겔 포함) 건강기능식품 성분의 배합비율을 적용. 안식향산과 소르빈산 병용 시 사용량 합계 1.5g/kg 이하, 그중 소르빈산 사용량 1.0g/kg 이하}

	• 안식향산 (Benzoic acid) • 안식향산나트륨 (Sodium benzoate)	0.25g/kg 이하	망고처트니(안식향산과 파라옥시안식향산 병용 시 사용량 합계 0.25g/kg 이하)
		1g/kg 이하	마요네즈
			식초절임(안식향산과 소르빈산 병용 시 사용량 합계 1.5g/kg 이하, 그중 소르빈산 사용량 0.5g/kg 이하)
			잼류(안식향산과 소르빈산, 파라옥시안식향산 및 프로피온산 병용 시 사용량 합계 1.0g/kg 이하)
			마가린(안식향산과 소르빈산 병용 시 사용량 합계 1.0g/kg 이하)
		2g/kg 이하	저지방마가린(지방스프레드. 안식향산과 소르빈산 병용 시 사용량 합계 2.0g/kg 이하, 그중 소르빈산 사용량 1.0g/kg 이하)
산형보존료 (산성식품에 유효)	• 소르빈산 (Sorbic acid) • 소르빈산칼륨 (Potassium sorbate)	• 무미·무취, 사용하기 가장 쉬움 • 항균력 강하지 않으나 호기성균, 효모, 곰팡이 등 광범위하게 유효성 나타냄	
		0.05g/kg 이하	발효음료류(살균한 것은 제외)
		0.5g/kg 이하	건조과실류, 토마토케첩, 당절임(건조당절임 제외)
			식초절임(소르빈산과 안식향산 병용 시 사용량의 합계 1.5g/kg 이하, 그중 안식향산 사용량 1.0g/kg 이하)
		0.2g/kg 이하	과실주
		0.1g/kg 이하	콜라겐케이싱
		1g/kg 이하	젓갈류(단, 염분 8% 이하의 제품에 한함), 한식된장, 된장, 조미된장, 고추장, 조미고추장, 춘장, 청국장(단, 비건조 제품에 한함), 혼합장, 어패건제품, 팥 등 앙금류, 절임류(식초절임 제외), 플라워페이스트, 드레싱
			당류가공품(당류를 주원료로하여 제조한 것으로 과자, 빵류, 아이스크림류 등 식품에 도포, 충전 등의 목적으로 사용되는 시럽상 또는 페이스트상에 한함)
			향신료조제품(건조제품 제외)
			잼류(파라옥시안식향산과 프로피온산 병용 시 사용량의 합계가 1g/kg 이하)
			농축과실즙(소르빈산과 안식향산 병용 시 사용량의 합계 1g/kg 이하, 그중 안식향산 사용량 0.6g/kg 이하)
			마가린(소르빈산과 안식향산 병용 시 사용량 합계 1.0g/kg 이하)
			알로에전잎(겔포함) 건강기능식품{단, 두 가지 이상의 건강기능식품원료를 사용하는 경우에는 사용된 알로에전잎(겔포함) 건강기능식품성분의 배합비율을 적용. 소르빈산과 안식향산 병용 시 사용량 합계 1.5g/kg 이하, 그중 안식향산 사용량 0.5g/kg 이하}
		2g/kg 이하	식육가공품(포장육, 양념육류, 분쇄가공육제품, 갈비가공품, 식육추출가공품, 식용우지, 식용돈지 제외), 고래고기제품, 어육가공품, 성게젓, 땅콩버터, 모조치즈(다만, 콜라겐케이싱을 사용한 소시지류의 경우, 소르빈산으로서 사용량의 합계가 2g/kg 이하)
			저지방마가린(지방스프레드. 소르빈산과 안식향산 병용 시 사용량 합계 2g/kg 이하, 그중 안식향산 사용량 1.0g/kg 이하)
		3g/kg 이하	자연·가공치즈(소르빈산과 프로피온산 병용 시 사용량 합계 3g/kg 이하)
	• 데히드로초산나트륨 (DHAS ; Sodium Dehydroacetate)	• 백색의 결정성분말, 냄새가 없거나 조금 냄새 있음 • 빛·열에 비교적 안정 • 아세톤, 벤젠에 거의 녹지 않음 • 철·구리와 같은 금속과 작용하여 색이 변함 • 과산화수소와 함께 사용 시 효력을 잃음 • 해리되기 쉬움(중성 부근에서도 효력 높음) • pH가 낮을수록 효과 증대 • 곰팡이, 효모, 혐기성 그람양성균 등 효과 있음(혐기성 유산균·Clostridium 속에는 효과 없음)	
		0.5g/kg 이하	자연·가공치즈, 버터류, 마가린류

산형보존료 (산성식품에 유효)	• 프로피온산 (Propionic acid) • 프로피온산칼륨 (Calcium propionate) • 프로피온산나트륨 (Sodium propionate)	• 항균력 · 독성 비교적 낮음 • 곰팡이 및 호기성 아포균의 발육 저지 • 무색 투명한 액체, 불쾌하고 자극적인 냄새, 다소 부식성 있음, 물과 유기용매에도 잘 녹음	
		2.5g/kg 이하	빵 류
		1g/kg 이하	잼류(프로피온산, 소르빈산, 안식향산, 파라옥시안식향산 병용 시 사용량 합계 1.0g/kg 이하)
		3g/kg 이하	자연치즈, 가공치즈(프로피온산과 소르빈 병용 시 사용량 합계 3.0g/kg 이하)
비해리형 보존료 (pH 영향 미치지 않음)	• 파라옥시안식향산에스테류 • 파라옥시안식향산에틸 (Ethyl ρ-hydroxybenzoate) • 파라옥시안식향산메틸 (Methyl ρ-hydroxybenzoate)	0.012g/kg 이하	과실류(표피부분에 한함)
			채소류(표피부분에 한함)
		0.1g/L 이하	식 초
		0.25g/kg 이하	망고처트니(파라옥시안식향산과 안식향산 병용 시 사용량 합계 0.25g/kg 이하)
			한식간장, 양조간장, 산분해간장, 효소분해간장, 혼합간장(파라옥시안식향산과 안식향산 병용 시 사용량 합계 0.6g/kg 이하이며, 그중 파라옥시안식향산 사용량 0.25g/kg 이하)
		0.2g/kg 이하	소스류
		0.1g/kg 이하	기타음료(분말제품 제외), 인삼 · 홍삼음료(파라옥시안식향산과 안식향산 병용 시 사용량 합계 0.6g/kg 이하, 그중 파라옥시안식향산 사용량 0.1g/kg 이하)
		1g/kg 이하	캡슐류
			잼류(파라옥시안식향산, 소르빈산, 안식향산 및 프로피온산 병용 시 사용량 합계가 1.0g/kg 이하)

안식향산이 식품첨가물로 광범위하게 사용되는 이유는?

2015년 식품기사 제3회

① 물에 용해되기 쉽고 각종 금속과 반응하지 않기 때문이다.

② 값이 싸고 방부력이 뛰어나며 독성이 낮기 때문이다.

③ pH에 따라 항균효과가 달라지지 않아 산성식품뿐만 아니라 알칼리식품까지도 사용할 수 있기 때문이다.

④ 비이온성물질이 많은 식품에서도 항균작용이 뛰어나고 비이온성 계면활성제와 함께 사용하면 상승효과가 나타나기 때문이다.

해설

안식향산(Benzoic acid ; 벤조산)

식품첨가물 중 하나로 식품의 보존료로 사용된다. 냉수에는 녹이기 어렵고, 온수에는 잘 용해되며 pH 4.5 이하에서 항균효과가 강해진다.

사용기준

- 마가린류 · 오이초절임 · 마요네즈 · 잼류 : 1g/kg 이하
- 과실 · 채소류음료(비가열제품 제외), 탄산음료류(탄산수 제외), 기타음료, 인삼음료, 홍삼음료 · 간장 : 0.6g/kg 이하
- 식용알로에겔농축액 · 알로에겔가공식품 : 0.5g/kg이하
- 발효음료류 : 0.05g/kg 이하

답 ②

알아두기

품질인증 어린이기호식품에 금지되어 있는 식품첨가물

구 분		식품첨가물
합성보존료		
빵 류		프로피온산, 프로피온산나트륨, 프로피온산칼슘
어육가공품	어육소시지	소르빈산, 소르빈산칼슘, 소르빈산칼륨
음료류	과 · 채주스	안식향산, 안식향산나트륨, 안식향산칼륨, 안식향산칼슘
	과 · 채음료	안식향산, 안식향산나트륨, 안식향산칼륨, 안식향산칼슘
	탄산음료	안식향산, 안식향산나트륨, 안식향산칼륨, 안식향산칼슘
	유산균음료	안식향산, 소르빈산, 소르빈산칼슘, 소르빈산칼륨
	혼합음료	안식향산, 안식향산나트륨, 안식향산칼륨, 안식향산칼슘
즉석섭취식품	김밥, 햄버거, 샌드위치	프로피온산, 프로피온산나트륨, 프로피온산칼슘, 소르빈산, 소르빈산칼슘, 소르빈산칼륨

조리식품	제과・제빵류	프로피온산, 프로피온산나트륨, 프로피온산 칼슘
	햄버거, 피자	프로피온산, 프로피온산나트륨, 프로피온산칼슘, 소르빈산, 소르빈산칼슘, 소르빈산 칼륨
기타 식품첨가물		
어육가공품	어육소시지	아질산나트륨, 질산나트륨, 질산칼륨
면류 (용기면만 해당)	유탕면류 및 국수	L-글루타민산나트륨

② 살균제(bactericides)

미생물을 단시간 내에 사멸시키는 작용을 하는 식품첨가물

종 류	사용기준
차아염소산나트륨 (NaClO, Sodium hypochlorite)	• 과실류, 채소류 등 식품의 살균 목적 이외에 사용하여서는 안 됨 • 최종식품의 완성 전에 제거 • 참깨에 사용하여서는 안 됨 • 살균작용 : ClO^-보다 비해리형 HClO의 농도에 좌우됨 • pH가 낮을수록 비해리형 HClO의 비율이 증가하여 살균력 증대 ※ 염소농도 – 채소, 과일 살균(50~100ppm) – 식기류, 장치류 살균・소독(100ppm) – 수돗물 살균제(0.3~1ppm)
이산화염소수 (Aqueous chlorine dioxide)	• 과실류, 채소류 등 식품의 살균 목적으로 사용 • 최종식품의 완성 전에 제거
고도표백분 (Calcium hypochlorite)	
오존수(Ozone water)	
차아염소산수 (Hypochlorous acid water)	

③ 산화방지제

산화로 인한 지방의 산패와 색깔 변화의 품질 저하를 방지하여 식품의 저장기간을 연장시키기 위해 사용되는 식품첨가물

㉠ 특징 : 효력증강제 첨가 시 산화방지 작용을 상승시킴(구연산, 말레인산, 폴리인산염 등)

※ 효력증강제(= synergist) : 자신은 산화방지 작용은 없으나 산화방지 작용을 증강시키는 역할을 한다.

필 / 수 / 확 / 인 / 문 / 제

식품첨가물 중 보존료가 아닌 것은?

2015년 식품기사 제2회

① 안식향산 ② 차아염소산나트륨
③ 소르빈산 ④ 데히드로초산나트륨

해설
② 차아염소산나트륨(NaClO)은 살균제, 표백제로 사용되며 참깨에는 쓸 수 없다.

답 ②

아래의 반응식에 의한 제조방법으로 만들어지는 식품첨가물명과 주요 용도를 옳게 나열한 것은?

2017년 식품기사 제3회, 2021년 식품기사 제2회

$$CH_3CH_2COOH + NaOH \rightarrow CH_3CH_2COONa + H_2O$$

① 카르복시메틸셀룰로오스 나트륨 – 증점제
② 스테아릴젖산나트륨 – 유화제
③ 차아염소산나트륨 – 합성살균제
④ 프로피온산나트륨 – 보존료

해설
④ 프로피온산나트륨은 빵이나 케이크류, 치즈, 잼류 등에 사용하는 보존료로 곰팡이나 호기성 포자형성균에 효과가 있다.

답 ④

Sodium L-ascorbate는 주로 어떤 목적에 이용되는가?

2016년 식품기사 제2회

① 살균작용은 약하나 정균작용이 있으므로 보존료로 이용된다.
② 산화방지력이 있으므로 식용유의 산화방지 목적으로 사용된다.
③ 수용성이므로 색소의 산화방지에 이용된다.
④ 영양 강화의 목적에 적합하다.

해설
L-아스코르빈산나트륨(Sodium L-ascorbate)
백색의 냄새가 없는 알갱이 또는 결정성 분말로 비누맛이 나며 수용성{용해도 89%(25℃)}의 영양강화제・산화방지제이다.

답 ③

미생물과 관련된 식품보존료로 사용되지 않는 것은?

2015년 식품기사 제1회

① 데히드로초산(Dehydroacetic acid)
② 소르빈산(Sorbic acid)
③ 안식향산(Benzoic acid)
④ 몰식자산(Propyl gallate)

해설
몰식자산프로필(propyl gallate)은 산화방지제이다.

답 ④

㉡ 종 류

<table>
<tr><td rowspan="4">수용성</td><td colspan="4">색소의 산화방지(과일가공품, 절임식품의 변색 방지)</td></tr>
<tr><td>에리소르빈산
(Erythorbic acid)</td><td colspan="3" rowspan="2">• 사용기준 없음
• 산화 방지 목적 이외 사용금지</td></tr>
<tr><td>에리소르빈산나트륨
(Sodium erythorbate)</td></tr>
<tr><td>아스코르빈산
(비타민 C, Ascorbic acid)</td><td colspan="3">• 사용기준 없음
• 식육(햄, 소시지) 제품에 사용
• 과일 통조림의 변색 방지, 기타 식품의 풍미 유지에 사용
• 비타민 C 영양강화제로도 사용</td></tr>
<tr><td rowspan="15">지용성</td><td colspan="4">유지 식품 산화방지</td></tr>
<tr><td rowspan="5">• 디부틸히드록시톨루엔
(BHT ; Dibutyl hydroxy toluene)
• 부틸히드록시아니졸
(BHA ; Butylated hydroxy anisole)
• 터셔리부틸 히드로퀴논
(TBHQ ; Tert-butylhydroquinone)</td><td>0.006g/kg 이하</td><td>마요네즈</td><td rowspan="2">TBHQ 제외</td></tr>
<tr><td>0.1g/kg 이하</td><td>식육(가금류)지방 함량기준</td></tr>
<tr><td>0.05g/kg 이하</td><td colspan="2">체중조절용 조제식품, 시리얼류(BHA와 병용 시 사용량 합계 0.05g/kg 이하)</td></tr>
<tr><td>0.2g/kg 이하</td><td colspan="2">유지, 버터, 어패건제품, 어패염장품, 우지, 돈지(BHA와 TBHQ 병용 시 사용량 합계 0.2g/kg 이하)</td></tr>
<tr><td>1g/kg 이하</td><td colspan="2">어패냉동품(생식용 냉동선어・패류・굴 제외) 및 고래냉동품(생식용 제외)의 침지액(BHA와 TBHQ 병용 시 사용량 합계 1g/kg 이하)</td></tr>
<tr><td>몰식자산(Propyl gallate)</td><td>0.1g/kg 이하</td><td colspan="2">유지류(향미유 제외), 유지, 돈지, 버터</td></tr>
<tr><td>토코페롤
(비타민 E, DL-α-tocopherol)</td><td>0.01~0.03%</td><td colspan="2">유지, 버터, 비타민 E 영양강화제로도 사용</td></tr>
<tr><td rowspan="5">아스코르빌 팔미테이트
(Ascorbyl palmitate)</td><td>0.5g/kg 이하</td><td colspan="2">식용유지류, 식용우지, 식용돈지</td></tr>
<tr><td>0.5g/kg 이하</td><td colspan="2">마요네즈</td></tr>
<tr><td>0.05g/L 이하</td><td colspan="2">조제유류, 영아용 조제식, 성장기용 조제식, 영・유아용 특수조제식품</td></tr>
<tr><td>0.2g/L 이하</td><td colspan="2">영・유아용 곡류조제식, 기타 영・유아식</td></tr>
<tr><td>1.0g/kg 이하</td><td colspan="2">기타식품(다만, 건강기능식품의 경우는 해당 기준 및 규격에 따름)</td></tr>
<tr><td rowspan="2">L-아스코르빌 스테아레이트
(L-Ascorbyl stearate)</td><td>0.5g/kg 이하</td><td colspan="2">식용유지류, 식용우지, 식용돈지</td></tr>
<tr><td></td><td colspan="2">건강기능식품</td></tr>
<tr><td rowspan="8">금속제거</td><td rowspan="8">• EDTA 2나트륨
(Disodium ethylenediaminetetraacetate)
• EDTA 칼슘2나트륨
(Calcium Disodium ethylenediaminetetraacetate)</td><td>0.035g/kg 이하</td><td colspan="2">음료류(캔 또는 병제품)</td></tr>
<tr><td>0.075g/kg 이하</td><td colspan="2">드레싱류, 소스류</td></tr>
<tr><td>0.265g/kg 이하</td><td colspan="2">건조과실류(바나나에 한함)</td></tr>
<tr><td>0.365g/kg 이하</td><td colspan="2">서류가공품(냉동감자에 한함)</td></tr>
<tr><td>0.1g/kg 이하</td><td colspan="2">땅콩버터</td></tr>
<tr><td>0.1g/kg 이하</td><td colspan="2">마가린류</td></tr>
<tr><td>0.22g/kg 이하</td><td colspan="2">오이초절임, 양배추초절임</td></tr>
<tr><td>0.25g/kg 이하</td><td colspan="2">통조림식품, 병조림식품</td></tr>
</table>

④ 조미료 · 정미료(Seasoning Agent)

식품의 가공 · 조리 시 식품 본래의 맛을 한층 돋우거나 기호에 맞게 조절하여 맛과 풍미를 좋게 하기 위하여 첨가하는 것

㉠ 특징 : 사용기준이 규정되지 않아 대상식품이나 사용량의 제한을 받지 않음

㉡ 종 류

	분 류	종 류	특 징
지미 (감칠맛)	핵산계	5'–이노신산이나트륨 (Disodium 5'–inosinate)	• 어육, 수육 등에 함유 • L–글루타민산나트륨과 병용 시 상승 효과
		5'–구아닐산이나트륨 (Disodium 5'–guanylate)	• 표고버섯에 함유 • L–글루타민산나트륨과 병용 시 상승 효과
		5'–리보뉴클레오티드이나트륨 (Disodium 5'–ribonucleotide)	• 효모의 핵산을 효소분해 • 건조표고버섯을 우려낸 즙 중에 다량 발견
		5'–리보뉴클레오티드칼슘 (Calcium 5'–ribonucleotide)	• 어육 연제품과 같이 효소를 함유하고 있는 식품의 조미료로서 적합 • 건조표고버섯을 우려낸 즙 중에 다량 발견
	아미노계	L–글루타민산 나트륨 MSG (Monosodium L–glutamate)	• 다시마의 정미성분 • D–형은 맛이 없고, L–형은 맛이 강하여 조미료로 사용됨
		L–글루타민산 (L–glutamic acid)	천연 단백질 중에 널리 존재(소맥의 단백질 글루텐에 약 45% 함유, 카제인에 약 23% 함유)
		DL–알라닌(DL–alanine)	• L–alanine의 합성품 • glycine보다 단맛이 강, glycine과 같이 완충작용 • 항산화 효과 등의 작용이 있어 단맛 부여 이외 목적으로 식품에 사용
		글리신(Glycine)	• 오징어, 새우, 게의 정미성분, 동물성 단백질에 비교적 많이 함유 • 칼슘이온과 킬레이트하는 성질이 있음 • 제균작용, 완충작용, 산화방지 작용이 있음 • 양조제품, 과자류, 합성청주, 절임식품 등에 사용
염 미	유기산계	• L–주석산나트륨 (Disodium L–tartrate) • DL–주석산나트륨 (Disodium DL–tartrate)	• 산미완충제(부드러운 맛, 깊은 맛) • 합성청주 등에 사용
		구연산 나트륨(Citric acid)	• 청량음료 등 구연산의 신맛 완화를 위해 사용 • pH 조정제(잼, 젤리, 캔디 등), 산패방지제(유제품), 증점제(치즈, 어육제품), 유화제 · 안정제(셔벗, 아이스크림)
		DL–사과산 나트륨 (Sodium DL–malate)	• 신맛을 내는 산미료지만 짠맛 내는 조미료로도 사용 • 소금 섭취 제한된 심장병, 당뇨병 환자에게 소금 대신 사용 • DL–사과산 나트륨의 짠맛은 L–형에 존재하고 D–형에는 존재하지 않음 • 청량음료 등 신맛 완화에 이용
		호박산이나트륨 (Disodium succinate)	• 조개 국물맛 나타냄 • 조개류 가공품, 양조식품 등에 사용 • 글루타민산나트륨이나 핵산계 조미료와 병용 시 상승효과
		호박산(Succinic scid)	• 조개류의 정미성분(조개 국물맛 가짐) • 청주, 된장, 간장 등의 조미료로 사용

필 / 수 / 확 / 인 / 문 / 제

다음과 같은 목적과 기능을 하는 식품첨가물은?

2013년 식품기사 제1회, 2018년 식품기사 제2회

- 식품의 제조과정이나 최종제품의 pH 조절
- 부패균이나 식중독 원인균을 억제
- 유지의 항산화제 작용이나 갈색화 반응 억제 시의 상승제 기능
- 밀가루 반죽의 점도 조절

① 산미료 ② 조미료
③ 호 료 ④ 유화제

해설
산미료
식품에 적합한 신맛을 부여하고 미각에 청량감과 상쾌한 자극을 주기 위하여 사용되는 첨가물로 식품에 신맛을 부여할 뿐 아니라 향미료, pH 조절을 위한 완충제, 산성에 의한 식품보존제, 항산화제나 갈변 방지에 있어서의 시너지스트(상승제), 제과・제빵에서의 점도 조절제 등의 목적으로도 사용되고 있으며 사용제한은 없다. 허용 산미료는 초산(Acetic acid) 및 빙초산, 구연산(Citric acid), 무수 및 결정, D-주석산(Tartaric acid) 및 DL-주석산, 푸말산(fumaric acid) 등이 있다.

답 ①

주요 용도가 산도조절제가 아닌 것은?

2017년 식품기사 제1회, 2021년 식품기사 제2회

① Sorbic acid ② Lactic acid
③ Acetic acid ④ Citric acid

해설
소르빈산(Sorbic acid)은 산성식품에 유효한 산형 보존료이다.

답 ①

식품에 사용이 허용된 감미료는? 2016년 식품산업기사 제1회

① Sodium saccharin ② Cyclamate
③ Nitrotoluidine ④ Ethylene glycol

해설
유해성 감미료
- 시클라메이트(Cyclamate) : 설탕의 약 40~50배의 감미료, 쥐 실험에서 방광암의 의심이 있어 사용이 금지된 청량감이 있는 인공감미료
- 니트로-o-톨루이딘(ρ-Nitro-o-toluidine) : 설탕의 약 200배의 발암성 감미료, 2차 세계대전 후 일본에서의 설탕대용 중독사고(살인당・원폭당)를 일으킴
- 에틸렌글리콜(Ethylene Glycol) : 단맛을 지니고 있으며 자동차 엔진의 냉각수 부동액으로 사용
- 둘신(Dulcin) : 설탕의 약 250배이며 혈액독을 가진 금지된 감미물질
- 페릴라르틴(Perillartine) : 설탕의 약 2,000배 단맛, 독성이 강함

답 ①

⑤ 산미료(Acidulants)

식품에 적합한 신맛을 부여하여 맛을 조정하기 위한 식품

㉠ 특 징
- 부패세균, 병원균 증식 억제
- 보존료로서 역할
- 갈변 방지 및 항산화제의 상승제 역할
- 사용기준 없음

㉡ 종류 : 인산과 탄산가스의 무기산을 제외하고 모두 유기산에 속함

분 류	종 류	특 징
유기산	초산(Acetic acid)	• 원액(초산 29~31%, 빙초산 99% 이상) 물로 희석하여 사용 • 식초, 절임 등에 사용
	빙초산(Glacial acetic acid)	
	구연산(Citric acid)	• 감귤류에 존재 • 항산화제와 병용 시 상승제 역할 • 주석산, 사과산에 비해 맛이 부드럽고 상쾌하며 순하여 산미료로 널리 사용
	아디핀산(Adipic Acid)	• 단용하기보다는 유기산과 병용하여 사용함 • 청량음료, 젤리의 gel화제 등에 사용
	• L-주석산(L-tartric acid) • DL-주석산 (DL-tartaric acid)	• 포도 등 식물계 분포 • 신맛 강도 : 구연산의 1.2~1.3배 • 청량음료수, 과즙, 캔디 등(특히 포도주스 산미료 적당)에 사용
	글루코노델타락톤 (Glucono-δ-deltalactone)	산은 아니지만 수용액을 가열하면 산성이 되기 때문에 이 성질을 이용하여 연제품의 pH를 낮추는 데 이용
	젖산(Lactic acid)	발효양조식품, 절임, 우유제품, 빵, 치즈, 육류, 맥주, 포도주 등에 널리 함유
	푸마르산(Fumaric acid)	• 유기산과 병용하여 사용 • 분말발포음료, 팽창제 등에 산성물질로 사용
	푸마르산일나트륨 (Monosodium fumarate)	• 후말산이 물에 잘 녹지 않아 용해도를 증가시킨 것 • 유기산과 병용하여 사용 • 합성청주, 청량음료, 주스, 캔디, 과자 등에 사용
	DL-사과산 (DL-malic acid)	• 포도, 사과 천연계 존재 • 청량음료, 젤리, 젖산균 음료 등에 다른 유기산과 병용하여 사용
무기산	이산화탄소 (Carbon dioxide)	• 청량음료 청량료로 사용 • 물에 녹아 탄산이 되어 상쾌한 산미 냄
	인산(Phosphoric acid)	• 청량음료(콜라)의 산미료로 사용 • 양조용 pH 조정제로 쓰임

⑥ 감미료(Sweeteners)

식품에 단맛을 주기 위해 사용되는 식품첨가물

㉠ 특징 : 설탕 대용으로 당뇨병 환자나 비만인 사람에게 주로 이용

ⓛ 종 류

종 류	감미도(설탕을 1로 기준)	사용기준	
사카린나트륨 (Sodium saccharin)	200~700배	0.08g/kg 이하	탁 주
			소 주
		0.1g/kg 이하	어육가공품
			시리얼류
		0.16g/kg 이하	양조간장
			소스류
			토마토케첩
		0.2g/kg 이하	음료류(발효음료류, 인삼·홍삼음료 제외)(다만, 5배 이상 희석하여 사용하는 것은 1.0g/kg 이하)
			김치류
			조제커피
			잼 류
			특수의료용도등식품
		0.3g/kg 이하	체중조절용조제식품
		0.5g/kg 이하	뻥튀기
		1g/kg 이하	젓갈류, 절임식품, 조림식품(단, 팥 등 앙금류의 경우에는 0.2g/kg 이하)
		1.2g/kg 이하	건강기능식품 영양소제품(단, 두 가지 이상의 건강기능식품원료를 사용하는 경우에는 사용된 영양소 성분의 배합비율을 적용)
			추잉껌
아스파탐 (Aspartame)	180~200배	0.8g/kg 이하	체중조절용 조제식품
		1g/kg 이하	시리얼류
			특수의료용도 등 식품
		5g/kg 이하	빵류, 과자, 빵류 제조용 믹스, 과자 제조용 믹스
		5.5g/kg 이하	건강기능식품 영양소제품(두 가지 이상의 건강기능식품원료를 사용하는 경우 사용된 영양소 성분의 배합비율 적용)
		기타식품	제한받지 않음
글리실리진산 2나트륨 (Disodium Glycyrrhizinate)	200배	• 된장, 간장 외의 식품에는 사용금지 • 발포성 있음 • 유화, 분산 도움, 생선비린내 억제, 초콜릿 블루밍 방지, 거품 안정, 항산화, 비발효성 등의 기능	
수크랄로스 (Sucralose)	600배	0.32g/kg 이하	체중조절용 조제식품
		0.4g/kg 이하	잼 류
		0.4g/kg 이하	음료류, 가공유류, 발효유류, 조제커피(희석하여 음용하는 제품에 있어서는 희석한 것으로서)
		0.4g/kg 이하	특수의료용도 등 식품
		0.58g/kg 이하	기타 식품
		1.25g/kg 이하	건강기능식품 영양소제품(두 가지 이상의 건강기능식품원료를 사용하는 경우에는 사용된 영양소 성분의 배합비율을 적용)
		1.8g/kg 이하	과 자
		1g/kg 이하	시리얼류
		2.6g/kg 이하	추잉껌
		12g/kg 이하	설탕대체식품

필 / 수 / 확 / 인 / 문 / 제

스테비올배당체 (Stevioside)		200~300배	• 국화과 스테비아잎에서 추출 • 백설탕, 갈색설탕, 포도당, 물엿, 벌꿀, 캔디류, 식빵, 유가공품, 영·유아 곡류 조제식, 기타 영·유아식, 조제유류에는 사용해서는 안 됨
당알코올류	자일리톨(Xylitol)	설탕과 동등	사용기준 없음
	D-소르비톨 (D-sorbitol)	0.5배	
	D-소르비톨액 (D-sorbitol solution)		
	만니톨(D-mannitol)	0.4~0.5배	
	말티톨(D-maltitol)	0.7~0.9배	
	이소말트(Isomalt)	0.45배	

D-sorbitol에 대한 설명으로 틀린 것은?

2015년 식품산업기사 제1회

① 당도가 설탕의 약 절반 정도인 감미료이다.
② 상업적으로 이용하기 위해서 포도당으로부터 화학적으로 합성한다.
③ 다른 당알코올류와 달리 생체 내에서 중간대사산물로 존재하지 않는다.
④ 묽은 산·알칼리 및 식품의 조리온도에서도 안정하다.

해설
다른 당알코올류와 달리 생체 내에서 중간대산물로 널리 존재한다.

답 ③

기타 영·유아식에 사용할 수 있는 첨가물이 아닌 것은?

2017년 식품산업기사 제1회

① L-시스틴 ② 젤라틴
③ 스테비오사이드 ④ 뮤 신

해설
스테비오사이드
식빵, 조제유류, 영아용 조제식, 성장기용 조제식, 영·유아용 곡류조제식, 기타 영·유아식, 백설탕, 갈색설탕, 포도당, 물엿, 캔디류, 벌꿀, 유가공품(아이스크림류, 아이스크림분말류, 아이스크림믹스류 제외)의 식품에서는 사용하여서는 안 된다.

답 ③

※ 수크랄로스 : 같은 중량의 설탕에 비해 600배의 단맛을 내기 때문에 소량 사용으로도 단맛을 낼 수 있고, 열량이 거의 없어 설탕대체 용도로 식품의 제조·가공에 널리 사용되고 있다.

⑦ 착색료(Coloring agents)

가공공정·보관·저장 중 환경요인(pH, 산소, 수분, 열과 빛, 금속이온을 비롯하여 식품자체 성분의 상호반응)에 의해서 변색, 퇴색되는 것을 복원시키기 위해 사용되는 식품첨가물

㉠ 특 징

• 식용 타르(Tar)색소 알루미늄레이크
  - 착색료 중 사용빈도 가장 많음
  - 수용성(Na염으로 물에 잘 용해)
  - 내광성, 내열성, 불용성, 난용성(산·알칼리 함유한 물에 서서히 용해), 분산성, 견뢰성, 은폐성 우수
  - 미세한 색소입자를 분산시켜 착색(분말식품, 유지식품 등 사용)
• 천연색소
  - 인체에 무해하고 살균이나 가열공정에서 퇴색, 변색되지 않는 것으로 내열성이 좋아야 함
  - 빛에 대한 내광성, 내약품성 등이 좋아야 함
  - 이미, 이취 등이 없는 것이어야 함
  - 식품 속의 성분과 상호 반응하여 형성된 부산물이 식품 자체의 품질 손상시키지 않고 안정해야 함
  - 구하기 쉽고, 값이 싸며, 색이 선명

ⓛ 종 류

구 분				색소종류	
식용색소 70품목	합성색소 26품목	타르계 색소 (16품목)		적색 제2호·제3호·제40호·제102호	• 아래의 식품에 사용금지 – 천연식품{식육류, 어패류(고래고기 포함), 채소류, 과실류, 해조류, 콩류 등 및 그 단순가공품(탈피, 절단 등)} – 식빵, 카스텔라, 코코아매스, 코코아버터, 코코아분말 – 잼류(기타 잼류 제외), 유가공품(아이스크림류, 아이스크림분말류, 아이스크림믹스류 제외), 식육가공품(소시지류 제외), 추출가공식품류, 알가공품, 어육가공품(어육소시지 제외), 땅콩 또는 견과류가공품류 – 두부류, 묵류, 식용유지류, 면류 – 다류, 커피, 과일·채소류음료(과·채음료 제외), 두유류, 발효음료류, 인삼·홍삼음료 – 장류, 식초, 소스류, 토마토케첩, 마요네즈, 카레, 향신료가공품{고추냉이(와사비)가공품 및 겨자가공품 제외}, 복합조미식품, 고춧가루, 실고추, 김치류, 젓갈류(명란젓 제외) – 절임식품(밀봉 및 가열살균 또는 멸균처리한 절임제품은 제외), 조림식품, 단무지, 과채가공품류, 조미김, 벌꿀 – 즉석조리·레토르트·특수용도·건강기능식품(정제의 제피 또는 캡슐은 제외) – 빵류, 시리얼류, 탄산음료, 혼합음료, 즉석섭취·편의식품, 캔디류, 빙과류 : 적색 제2호·102호 한함
				녹색 제3호	
				청색 제1호·제2호	
				황색 제4호·제5호	
			알루미늄 레이크	적색 제2호·제40호	
				녹색 제3호	
				청색 제1호·제2호	
				황색 제4호·제5호	
		비타르계 색소 (10품목)		삼이산화철(적색·적갈색)	바나나(꼭지 절단면), 곤약 이외에 사용금지
				이산화티타늄(Titanium dioxide) 백색	• 아래의 식품에 사용금지 – 천연식품[식육류, 어패류(고래고기 포함), 채소류, 과실류, 해조류, 콩류 등 및 그 단순가공품(탈피, 절단 등)] – 식빵, 카스텔라, 코코아매스, 코코아버터, 코코아분말, 잼류, 유가공품(아이스크림류, 아이스크림분말류, 아이스크림믹스류 제외), 식육가공품(소시지류, 식육추출가공품 제외), 알가공품, 어육가공품(어육소시지 제외), 두부류, 묵류, 식용유지류, 면류, 다류, 커피, 과일·채소류음료(과·채음료 제외), 두유류, 발효음료류, 인삼·홍삼음료, 장류, 식초, 소스류, 토마토케첩, 카레, 고춧가루, 실고추, 천연향신료, 복합조미식품, 마요네즈, 김치류, 젓갈류, 절임식품(밀봉 및 가열살균 또는 멸균처리한 절임제품은 제외), 단무지, 조림식품, 땅콩 또는 견과류가공품류, 조미김, 벌꿀, 즉석조리식품, 레토르트식품, 특수용도식품, 건강기능식품(정제의 제피 또는 캡슐은 제외)
				카르민(Carmine) 적~암적색	• 아래의 식품에 사용금지 – 천연식품{식육류, 어패류(고래고기 포함), 과실류, 채소류, 해조류, 콩류 등 및 그 단순가공품(탈피, 절단 등)} – 다류, 커피, 고춧가루, 실고추, 김치류, 고추장, 조미고추장, 식초 – 향신료가공품(고추 또는 고춧가루 함유제품에 한함) : 안나토, 카르민에 한함
				β–아포–8'–카로티날(β–Apo–8'–Carotenal)	
				β–카로틴(적자색·암적색, 비타민 A의 효과)	
				철클로로필린나트륨(Sodium Iron Chlorophyllin) 녹색	
				수용성 안나토(적갈·갈색)	
				• 동클로로필(Copper Chlorophyll) 흑청·흑녹색 • 동클로로필칼륨(Potassium copper Chlorophyllin) 흑청·흑녹색 • 동클로로필린나트륨(Sodium Copper Chlorophyllin) 흑청·흑녹색	• 0.0004g/kg 이하 완두콩통조림 중의 한천, 0.05g/kg 이하 추잉껌, 캔디류 • 0.1g/kg 이하 과실류의 저장품, 채소류의 저장품, 0.15g 이하(무수물 1kg에 대하여) 다시마
	천연색소 44품목	식물성 색소		• 치자황색소(Gardenia Yellow) 황~등황적색 • 비트레드(Beet Red) 등 적자~암자색	• 아래의 식품에 사용금지 – 천연식품{식육류, 어패류(고래고기 포함), 과실류, 채소류, 해조류, 콩류 등 및 그 단순가공품(탈피, 절단 등)} – 다류, 커피 – 고춧가루, 실고추 : 홍국·치자황색소에 한함 – 향신가공품(고추 또는 고춧가루 함유제품에 한함) – 김치류, 고추장, 조미고추장, 식초
		동물성 색소		코치닐추출색소(Cochineal Extract) 적~암적갈색	
				락색소(Lac Color) 등 적~암적갈색	
		미생물 색소		홍국색소(Monascus Yellow) 등 황·암황갈색	
		기 타		금박(Gold Leaf) 등 황금색	• 금(Au)으로서 95.0% 이상 사용 • 아래의 식품 외에 사용금지 – 주류, 과자류, 빵 또는 떡류, 초콜릿류 및 잼류(외부코팅에 한한다)

필 / 수 / 확 / 인 / 문 / 제

치즈나 마가린에 사용이 가능한 첨가물은?

2015년 식품산업기사 제2회

① 식용색소 황색 제5호
② 식용색소 적색 제2호
③ 베타 카로틴
④ 식용색소 황색 제4호

해설

β-카로틴(β-carotene)

착색제. 당근 등에 있는 오렌지 또는 붉은 색소의 하나로 비타민 A의 전구물질(비타민 A의 효과)이다.

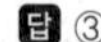 ③

DL-멘톨은 식품첨가물 중 어떤 종류에 해당되는가?

2014년 식품기사 제1회

① 보존료
② 착색료
③ 감미료
④ 착향료

해설

멘 톨

독특한 상쾌감이 있는 냄새가 나는 무색의 침상 결정으로 화장품, 의약품, 과자 등에 첨가하며 진통제, 가려움증을 멈추는 데에도 사용한다. L-멘톨, D-멘톨, DL-멘톨도 알려져 있으나, 천연으로는 존재하지 않는다.

 ④

발색제에 대한 설명으로 틀린 것은?

2017년 식품기사 제2회

① 염지 시 사용되는 식품첨가물이다.
② 발색뿐만 아니라 육제품의 보존성이나 특유의 향미를 부여하는 효과를 나타낸다.
③ 보툴리누스균 등의 일반 세균의 생육에는 영향을 미치지 않고 곰팡이의 생육을 저해한다.
④ 강한 산화력을 나타내어 메트미오글로빈 혈증을 일으키는 등 급성 독성을 갖고 있다.

해설

육제품 발색제인 아질산나트륨(Sodium Nitrite)은 보툴리누스균의 생성 억제효과가 있어 식중독 예방에 효과적이다.

 ③

ⓒ 타르색소의 사용 제한 : 허용된 종류라 할지라도 사용대상 식품이 제한되어 있음(면류, 겨자류, 다류, 과일주스, 잼, 케첩, 벌꿀, 건강보조식품, 특수영양식품, 식빵, 장류, 젓갈, 식초, 소스, 고춧가루, 후춧가루, 햄, 식용유, 버터, 마가린 등)

⑧ 착향료(Flavoring agents)

식품 특유의 향 첨가·제조공정 중 손실된 향을 첨가하여 식품 본래의 향을 유지시키기 위해 사용되는 식품첨가물

㉠ 천연 향료 : 레몬 오일, 오렌지 오일, 천연과즙 등
㉡ 합성 향료 : 지방산, 알코올 에스테르, 계피알데히드, 바닐린 등

⑨ 발색제·색소 고정제(Color fixing agents)

그 자체에는 색이 없으나 식품 중의 색소 단백질과 반응하여 식품 자체의 색을 고정(안정화)시키고, 선명하게 하거나 발색시키게 하는 물질

분 류	종 류	특 징	사용기준
육제품 발색제	아질산나트륨 (Sodium Nitrite)	보툴리누스균 생성 억제효과 (식중독 예방)	• 아래 식품 이외에 사용금지(아질산이온 잔존량) – 0.005g/kg 이하 명란젓, 연어알젓 – 0.05g/kg 이하 어묵소시지 – 0.07g/kg 이하 식육가공품(포장육, 식육추출가공품, 식용우지, 식용돈지 제외), 고래고기제품
	질산나트륨 (Sodium Nitrate)	청주의 발효 조정제로도 사용	• 0.05g/kg 이하 자연치즈, 가공치즈 • 0.07g/kg 이하 식육가공품(포장육, 식육추출가공품, 식용우지, 식용돈지 제외), 고래고기제품
	질산칼륨 (Potassium Nitrate)		• 0.05g/kg 이하 자연치즈, 가공치즈 • 0.07g/kg 이하 식육가공품(포장육, 식육추출가공품, 식용우지, 식용돈지 제외), 고래고기제품 • 0.2g/kg 이하 대구알 염장품
식물성 식품 발색제	황산제일철 (Ferrous Sulfate)	• 된장에 사용금지 • 한식된장, 된장, 조미된장에 사용하여서는 아니된다.	
	황산알루미늄칼륨 (소명반, Aluminium Potassium Sulfate)		

⑩ 표백제(Bleaching agents)

식품 본래의 색을 없애거나 퇴색・변색 또는 잘못 착색된 식품에 대하여 화학 분해로 무색이나 백색으로 만들기 위하여 사용하는 첨가물

<table>
<tr><th>분 류</th><th colspan="2">종류 및 사용기준</th></tr>
<tr><td rowspan="7">환원
표백제</td><td colspan="2">• 환원작용에 의한 색소 파괴
• 식품 내에 표백제가 사라지면 공기 중의 산소에 의한 색이 복원됨</td></tr>
<tr><td>메타중아황산칼륨
(Potassium metabisulfite)</td><td rowspan="6">• 아래 식품 이외에 사용금지(이산화황 잔존량)
– 0.02g/kg 설탕
– 0.03g/kg 건조채소류, 기타식품{참깨, 콩류, 서류, 과실류, 채소류 및 그 단순가공품(탈피, 절단 등), 건강기능식품 제외}
– 0.1g/kg 발효식초, 새우・냉동생게(껍질을 벗긴 살로서)
– 0.2g/kg 물엿, 기타엿
– 0.3g/kg 당밀, 소스류
– 0.35g/kg 과실
– 0.5g/kg 건조감자
– 0.9g/kg 곤약분
– 1g/kg 건조과실류(단, 「대한민국약전」(식품의약품안전처고시) 또는 「대한민국약전외한약(생약)규격집」(식품의약품안전처고시)에 포함되어 식품원료로 사용가능한 과실류(건조한 것에 한함)는 상기 고시의 이산화황 기준에 따른다)
– 0.15g/kg 과실주스, 농축과실즙, 과・채가공품(단, 5배 이상 희석하여 음용하거나 사용하는 제품에 한함)
– 5g/kg 박고지(박의 속을 제거하고 육질을 잘라내어 건조시킨 것을 말한다)</td></tr>
<tr><td>메타중아황산나트륨
(Sodium metabisulfite)</td></tr>
<tr><td>무수아황산
(Sulfur dioxide)</td></tr>
<tr><td>아황산나트륨
(Sodium sulfite)</td></tr>
<tr><td>차아황산나트륨
(Sodium hydrosulfite)</td></tr>
<tr><td>산성아황산나트륨
(Sodium bisulfite)</td></tr>
<tr><td rowspan="2">산화
표백제</td><td colspan="2">• 산화작용에 의한 색소 파괴
• 색이 복원되지 않음
• 조직을 손상시킬 수 있음</td></tr>
<tr><td>과산화수소
(H_2O_2, Hydrogen peroxide)</td><td>과산화수소는 최종식품의 완성 전에 분해하거나 또는 제거</td></tr>
</table>

※ 아황산이 붙는 것들은 대체로 색이 복원

⑪ 밀가루(소맥분)개량제(Flour improving agents)

밀가루나 반죽에 추가되어 제빵의 품질이나 색을 증진시키기 위해 사용되는 식품첨가물

㉠ 특 징

- 제분된 밀가루의 표백과 숙성 기간을 단축
- 제빵 효과의 저해 물질을 파괴시켜 분질(粉質) 개량
- 산화작용에 의한 표백작용과 숙성작용(표백작용 없고 숙성작용만 갖는 것도 있음)

필 / 수 / 확 / 인 / 문 / 제

식품첨가물인 표백제를 설명한 것 중 틀린 것은? 2014년 식품기사 제2회

① 과산화수소는 환원성 표백제이다.
② 아황산염류에 의한 표백은 표백제가 잔류하는 동안에만 효과가 있다.
③ 무수아황산은 과실주의 표백제이다.
④ 아황산염류는 천식환자에게 민감한 반응을 나타낼 수 있다.

해설
① 과산화수소는 산화작용에 의한 표백제이다.

답 ①

다음 중 환원성 표백제가 아닌 것은? 2015년 식품기사 제3회

① 아황산나트륨 ② 무수아황산
③ 차아염소산나트륨 ④ 메타중아황산칼륨

해설
차아염소산나트륨(NaClO ; sodium hypochlorite)
유효염소 4% 이상 들어있는 산화성 표백제 식품첨가물로 살균제・표백제로 사용하며, 참깨에는 사용 불가하다.

답 ③

포도주 양조나 전분 제조 시 살균 효과와 건조과일 등의 갈변방지 효과가 있지만 천식환자에게 그 독성이 문제될 수 있는 것은? 2012년 식품산업기사 제1회

① 사이클로덱스트린 ② 벤조피렌
③ 아질산염 ④ 아황산염

해설
아황산염
유해성 표백료로 포도주, 천연과즙, 건조과일 등의 탈색, 표백에 사용하지만 천식환자 같은 호흡기 질환이 있는 사람이나, 알레르기가 있는 사람의 경우에는 문제가 될 수 있는 유해첨가물이다.

답 ④

식품에 사용할 수 있는 표백제가 아닌 물질은? 2021년 식품기사 제1회

① 차아황산나트륨 ② 안식향산나트륨
③ 무수아황산 ④ 메타중아황산칼륨

해설
② 안식향산나트륨(Sodium benzoate)은 식품 중의 미생물이 증식하는 것을 방지할 목적으로 사용되는 보존료이다.

답 ②

필 / 수 / 확 / 인 / 문 / 제

다음 중 허용 살균제 또는 표백제가 아닌 것은?

2017년 식품기사 제1회

① 고도표백분
② 차아염소산나트륨
③ 무수아황산
④ 옥시스테아린

해설

④ 옥시스테아린(Oxystearin) : 안정제, 소포제로서 식용유지류 · 식용우지 · 식용돈지(0.125% 이하) 외에는 사용이 금지된다.

- 허용 살균제 : 차아염소산나트륨, 이산화염소수, 고도표백분, 오존수, 차아염소산수
- 허용 표백제 : 환원표백제(메타중아황산칼륨 · 메타중아황산나트륨 · 무수아황산 · 아황산나트륨 · 차아황산나트륨 · 산성아황산나트륨), 산화표백제(과산화수소)

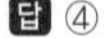 ④

식육가공에서 품질개량제로 인산염을 이용하는 주된 이유는?

2013년 식품산업기사 제2회

① 살균효과
② 발효촉진
③ 보수성, 결착성 증대
④ 표백효과

해설

품질개량제

식품 특히 육가공품(햄, 소시지) 등의 결착력 향상, 갈변, 변질방지, 풍미향상, 조직 개선 등을 위하여 사용하는 첨가물이다. 허용된 종류는 다음과 같다.

- 인산염 : 제1 · 2 · 3 인산나트륨(결정), 제1 · 2 · 3 인산나트륨(무수), 제3인산칼륨
- 중합인산염 또는 축합인산염 : 피로인산나트륨(결정, 무수), 피로인산칼륨 및 나트륨, 폴리인산칼륨 및 나트륨, 메타인산칼륨 및 나트륨

 ③

- 밀가루의 표백과 글루텐의 성질을 강화하여 제빵 · 제면의 적성을 좋게 개량

㉡ 종 류

종 류	특 징	사용기준
과산화벤조일 (희석, Diluted benzoyl peroxide)	• 밀가루 중 carotenoid계 색소 산화표백 • 효소 · 미생물 사멸시킴 • 글루텐 질을 좋게 함 • 과용 시 비타민류 파괴 · 노화촉진 및 점착력 · 색깔 약해지며 품질 저하됨	• 밀가루류 이외의 식품에 사용 금지 • 0.3g 이하 밀가루류 1kg에 대하여
과황산암모늄 (Ammonium persulfate)	밀가루 색소 산화 · 탈색	
아조디카르본아미드 (Azodicarbonamide)	표백과 숙성	• 밀가루류 이외의 식품에 사용 금지 • 45mg 이하 밀가루류 1kg에 대하여
염소(Chlorine)	• 표백과 숙성 • 음료수의 살균 소독제로 이용	• 밀가루류 이외의 식품에 사용 금지 • 2.5g 이하 밀가루류 1kg에 대하여
이산화염소 (Chlorine dioxide)	표백과 숙성	30mg 이하 빵류 제조용(밀가루류 1kg에 대하여)(다만, 이산화염소수는 과실류, 채소류 등 식품의 살균 목적으로 사용하여야 하며, 최종식품의 완성 전에 제거)
스테아릴젖산칼슘 (Calcium stearoyl lactylate)	• 글루텐 안정성 · 탄력성 증가 • 노화 방지	• 아래 식품 이외에 사용금지 – 빵류 및 이의 제조용 믹스, 식물크림, 난백, 과자(한과류 제외)
스테아릴젖산나트륨 (Sodium stearoyl lactylate)		

⑫ **품질개량제 · 결착제(Binding agents)**

식품의 결착성을 높여서 씹을 때 식욕 향상, 변색 및 변질 방지, 맛의 조화, 풍미 향상, 조직의 개량 등을 위하여 사용하는 첨가물

㉠ 특징 : 사용제한 없음

㉡ 종 류

- 인산염 : 제1인산나트륨, 제2인산나트륨염, 제3인산나트륨 · 칼륨
- 축합(중합) : 피로인산나트륨 · 칼륨, 폴리인산나트륨 · 칼륨, 메타인산나트륨 · 칼륨

⑬ 호료 · 증점제(Thickening agents)

식품의 점착성 증가시키고 유화 안정성을 향상시킴. 가열이나 보존 중 선도 유지, 형체 보존 및 미각에 대한 점활성(촉감 부드럽게 함)을 위하여 사용하는 첨가물

㉠ 특 징

- 분산 안정제(아이스크림, 유산균 음료, 마요네즈), 결착 보수제(햄, 소시지), 피복제 등으로도 이용
- 천연호료
  - 식물성 : gluten(밀가루), amylopectin(찹쌀), pectin(과일잼), alginic acid(해조류), 한천
  - 동물성 : casein(우유), gelatin(어류단백질)

㉡ 종류(화학적 합성 호료)

<table>
<tr><th colspan="2">종 류</th><th colspan="2">사용기준</th></tr>
<tr><td colspan="2">폴리아크릴산나트륨
(Sodium polyacrylate)</td><td>0.2% 이하</td><td>식 품</td></tr>
<tr><td colspan="2">알긴산프로필렌글리콜
(Propylene glycol alginate)</td><td>1% 이하</td><td>식 품</td></tr>
<tr><td colspan="2">메틸셀룰로오스(Methyl cellulose)</td><td rowspan="4">2% 이하</td><td rowspan="4">• 식품(메틸셀룰로오스, 카르복시메틸셀룰로오스나트륨 또는 카르복시메틸스타치나트륨과 병용 시 각각의 사용량의 합계가 식품의 2% 이하)
• 건강기능식품의 경우 제한받지 않음</td></tr>
<tr><td colspan="2">카르복시메틸셀룰로오스칼슘
(Calcium carboxymethyl cellulose)</td></tr>
<tr><td colspan="2">카르복시메틸셀룰로오스나트륨
(Sodium carboxymethyl cellulose)</td></tr>
<tr><td colspan="2">카르복시메틸스타치나트륨
(Sodium carboxymethyl starch)</td></tr>
<tr><td colspan="2">알긴산나트륨(Sodium alginate)</td><td colspan="2" rowspan="7">사용기준 없음</td></tr>
<tr><td colspan="2">알긴산칼륨(Potassium alginate)</td></tr>
<tr><td colspan="2">알긴산칼슘(Calcium alginate)</td></tr>
<tr><td colspan="2">알긴산암모늄(Ammonium alginate)</td></tr>
<tr><td colspan="2">변성전분(Food starch modified)</td></tr>
<tr><td colspan="2">카제인나트륨(Sodium caseinate)</td></tr>
<tr><td>천연품</td><td>카제인(Casein)</td></tr>
</table>

<table>
<tr><th>분 류</th><th>종 류</th></tr>
<tr><td rowspan="3">화학적
합성품</td><td>폴리아크릴산나트륨(Sodium polyacrylate)</td></tr>
<tr><td>알긴산나트륨(Sodium alginate)</td></tr>
<tr><td>카르복시메틸셀룰로오스나트륨
(CMC-Na, Sodium carboxymethylcellulose)</td></tr>
</table>

필 / 수 / 확 / 인 / 문 / 제

식품의 점착성 증가와 유화 안전성을 향상시키는 식품첨가물이 아닌 것은?

① 폴리아크릴산나트륨
② 카제인
③ 메틸셀룰로오스
④ 프로필렌글리콜

해설

④ 프로필렌글리콜은 첨가물을 식품에 균일하게 혼합시키기 위해 사용되는 용제이다.

호료 · 증점제

폴리아크릴산나트륨, 알긴산프로필렌글리콜, 메틸셀룰로오스, 알긴산나트륨, 알긴산칼슘, 알긴산칼륨, 변성전분, 카제인나트륨, 카제인 등

 ④

식품의 점도를 증가시키고 교질상의 미각을 향상시키는 고분자의 천연물질 또는 그 유도체인 식품첨가물이 아닌 것은? 2018년 식품기사 제1회, 2021년 식품기사 제2회

① methyl cellulose
② carboxymethyl starch
③ sodium alginate
④ glycerin fatty acid ester

해설

④ 글리세린지방산에스테르(glycerin fatty acid ester)는 유화제로 껌 기초제에도 사용된다.

호료는 식품의 점도를 증가시키고 교질상의 미각을 향상시키는 식품첨가물로 메틸셀룰로오스(methyl cellulose), 카복시메틸전분(carboxymethyl starch), 알긴산나트륨(sodium alginate) 등이 있다.

 ④

필 / 수 / 확 / 인 / 문 / 제

식품의 관능개선을 위한 식품첨가물과 거리가 먼 것은?
2016년 식품기사 제3회

① 착향료 ② 산미료
③ 유화제 ④ 감미료

해설
유화제(Emulsifier)는 서로 섞이지 않는 두 액체를 분리되지 않게 안정화되게 하여 서로 섞이도록 하는 식품첨가물이다.

답 ③

식품첨가물과 용도와의 관계가 적합하지 않은 것은?
2011년 수탁지방직

① 글리세린지방산에스테르(Glycerine fatty acid ester) – 산화방지제
② 소르빈산칼륨(Potassium sorbate) – 보존료
③ 과산화벤조일(Benzoyl peroxide) – 밀가루 개량제
④ 차아염소산나트륨(Sodium hypochlorite) – 살균제

해설
① 유화제로 사용되는 글리세린지방산에스테르는 합성첨가물로서 사용기준은 없으며 지방산과 글리세린 또는 폴리글리세린의 에스테르 유도체이다. 성상은 무~갈색의 분말, 박편, 조말, 입상, 덩어리, 반유동체이거나 액체로서 맛이 없고 특이한 냄새가 있다.

답 ①

아이스크림에 색소가 균일하게 섞이도록 하기 위해서 사용할 수 있는 용제는?

① 규소수지 ② 유동파라핀
③ 프로필렌글리콜 ④ 핵 산

해설
용 제
식품에 천연자연물질이나 식품첨가물 등이 균일하게 혼합되기 위해 용매에 용해시켜야 하는데, 이때 첨가하여 효과를 극대화하기 위해 사용되는 첨가물이며, 허가된 것은 글리세린과 프로필렌글리콜이다.

답 ③

유화제로서 사용되는 식품첨가물은? 2021년 식품기사 제3회

① 구연산
② 아질산나트륨
③ 글리세린지방산에스테르
④ 사카린

해설
③ 글리세린지방산에스테르(glycerin fatty acid ester)는 유화제로 껌 기초제에도 사용한다.
① 산미료, ② 육류발색제, 보존료, 색소 고정제, ④ 감미료에 해당한다.

답 ③

천연 첨가물	종자유래다당류	로커스콩검	구아검
	수지유래다당류	아라비아검	카라야검
	해초유래다당류	알긴산	카라기난
	미생물유래다당류	커드란	잔탄검
	식물유래다당류	펙 틴	
	갑각류유래다당류	키틴	키토산

⑭ 유화제(Emulsifiers)

섞이지 않는 물과 기름을 식품에서 혼합되도록 균일한 상태로 유지하는 작용을 하도록 사용되는 식품첨가물

㉠ 특 징
- 마가린, 아이스크림, 껌, 초콜릿 등에는 유화 목적
- 빵이나 케이크 등에는 유연성 지속 및 노화 방지
- 커피, 분말차, 우유 등에는 분산촉진제

㉡ 종 류
- 화학합성품 : 글리세린지방산에스테르, 소르비탄지방산에스테르, 자당지방산에스테르, 프로필렌글리콜지방산에스테르, 폴리소르베이트류
- 천연첨가물 : 레시틴

※ 사용기준 없으나 대체로 0.1~0.5% 이하 첨가 사용함

⑮ 이형제(Release agents)

빵 반죽을 분할기에서 분리하거나 구울 때 달라붙지 않게 하여 모양을 유지시키기 위해 사용되는 식품첨가물

종 류	사용기준
유동파라핀	• 아래의 식품 이외에 사용금지 – 빵류 : 0.15% 이하(이형제로서) – 캡슐류 : 0.6% 이하(이형제로서) – 건조과실류, 건조채소류 : 0.02% 이하(이형제로서) – 과실류, 채소류(표피의 피막제로서)

⑯ 용제(Solvents)

첨가물을 식품에 균일하게 혼합시키기 위해 사용하는 첨가물

㉠ 특 징
- 물과 잘 혼합되거나 유지에 잘 녹는 성질이 있어야 함
- 독성이 약해야 함
- 풍미에 영향을 주지 않아야 함

㉡ 종 류

종 류	사용기준	
글리세린(Glycerine)	사용기준 없음	
프로필렌글리콜 (Propylene glycol)	1.2% 이하	만두류, 만두피
	2.0% 이하	기타 식품
	2.5% 이하	아이스크림류
	5.0% 이하	견과류가공품

⑰ 영양강화제(Enriched agents)

부족한 영양소 보충(강화)할 목적으로 사용되는 식품첨가물

비타민류	vit B, C, B_1, K_1, 니코틴산(Nicotinic Acid)
아미노산류	L-lysine monohydrochloride(L-라이신염산염), L-methionine(L-메티오닌), L-phenylalanine(L-페닐알라닌)
칼슘제	Calcium citrate(구연산칼슘), Calcium gluconate(글루콘산칼슘), Calcium carbonate(탄산칼슘)
철 제	Ferric Citrate(구연산철), Ferric ammonium citrate(구연산철암모늄), Ferric phosphate(인산철)
기 타	Zinc oxide(산화아연), Manganese sulfate(황산망간), Zinc gluconate(글루콘산아연)

알아두기

강화제(철 보안) ⇐ 황산제일철 ⇒ 발색제
강화제(비타민 E, C 보완) ⇐ 비타민 E, C, L-아스코르빈산나트륨 ⇒ 산화방지제
강화제(비타민 A 보완) ⇐ β카로틴 ⇒ 비타르계 색소
강화제(칼슘 보완) ⇐ 염화칼슘, 황산칼슘 ⇒ 두부응고제
강화제(칼슘 보완) ⇐ 제일인산칼슘 ⇒ 팽창제

⑱ 팽창제(Leavening agents)

빵, 과자 등 만드는 과정에서 CO_2, NH_3 등의 가스를 발생시켜 부풀게 함으로써 적당한 형태를 갖추게 하기 위해 사용하는 첨가물

합성팽창제	원료 분류 및 종류	특 징
산성제	황산알루미늄칼륨 (Aluminium potassium sulfate)	• 이명 : 명반(결정물), 소명반(건조물) • 산도조절제로도 이용
	염화암모늄 (Ammonium chloride)	• 쓴맛을 띤 청량한 짜맛 • 밀가루개량제로도 이용
	L-주석산수소칼륨 (Potassium L-bitartrate)	• 식물계에 널리 존재(포도즙 중에 다량 함유) • 포도주 양조 시에 불용성 주석으로서 석출 • 안정제로도 이용

식품에 첨가했을 때 착색효과와 영양강화 현상을 동시에 나타낼 수 있는 것은?

2013년 식품기사 제2회, 2021년 식품기사 제1회

① 엽산(Folic acid)
② 아스코르빈산(Ascorbic acid)
③ 캐러멜(Caramel)
④ 베타카로틴(β-carotene)

해설
베타카로틴(β-carotene)
카로티노이드계의 대표적인 색소로서 비타민 A의 효력을 갖고 있으며 색소의 일정화 면에서 우수하다. β-카로티노이드는 치즈, 버터, 마가린, 라드유, 아이스크림 등에 착색료로 쓰인다.

답 ④

합성 팽창제가 아닌 것은?

① 황산알루미늄칼륨
② 탄산칼슘
③ 황산알루미늄암모늄
④ 이스트

해설
이스트는 천연 팽창제이다.

답 ④

빵, 과자 등 만드는 데 사용되며 가스를 발생시켜 부풀게 하여 형태를 갖추게 하는 첨가물로 옳지 않은 것은?

① 탄산수소암모늄
② 염화암모늄
③ 이스트
④ 과황산암모늄

해설
과황산암모늄은 밀가루개량제이다.

답 ④

필 / 수 / 확 / 인 / 문 / 제

식품첨가물공전에서 삭제된 화학적 합성품이 아닌 것은?

2016년 식품산업기사 제1회

① 브롬산칼륨 ② 규소수지
③ 표백분 ④ 데하이드로초산

해설

② 규소수지(Silicone resin)는 식품첨가물공전에 화학적 합성품으로 명시되어 있다.

식품첨가물공전에서 삭제된 화학적 합성품

케톤류, 글리실리진산삼나트륨, 데히드로초산, 락톤류, 방향족알데히드류, 방향족알코올류, 브롬산칼륨, 비타민 B_1 나프탈린-2,6-디설폰산염, 비타민 B_1 프탈린염, 에스테르류, 에테르류, 염기성알루미늄탄산나트륨, 이소티오시아네이트류, 이염화이소시아뉼산나트륨, 인돌・아민・옥사졸・치아졸・퀴놀린・피라진・피롤・피리딘・그 유도체, 지방산류, 지방족알데히드류, 지방족알코올류, 지방족탄화수소류, 치오알코올류, 오에테르류, 테르펜계탄화수소류, 파라옥시안식향산부틸, 파라옥시안식향산이소부틸, 파라옥시안식향산이소프로필, 파라옥시안식향산프로필, 페놀에테르류, 푸르푸랄 및 그 유도체

답 ②

식품제조공정 중 거품이 많이 날 때 소포의 목적으로 사용하는 첨가물은?

2015년 식품산업기사 제1회

① 규소수지 ② n-핵산
③ 규조토 ④ 유동파라핀

해설

② 추출제
③ 여과보조제
④ 이형제, 피막제

답 ①

식품의 제조과정에서 액상식품에 거품이 일어 조작에 지장을 줄 때, 이를 억제하기 위해 사용되는 식품첨가물은?

2014년 식품기사 제3회

① 초산비닐수지(Polyvinyl acetate)
② 핵산(Hexane)
③ 유동파라핀(Liquid paraffin)
④ 규소수지(Silicon resin)

해설

소포제

식품의 농축이나 발효 시 그 과정에서 생기는 거품 발생을 소멸 또는 억제하기 위하여 사용하는 첨가물이다. 허가된 것은 규소수지뿐이다.

답 ④

산성제	DL-주석산수소칼륨 (Potassium DL-Bitartrate)	• 식물계에 널리 존재 • 포도산과 동일 물질 • 안정제로도 이용
	산성피로인산나트륨 (Disodium dihydrogen pyrophosphate)	유화제로도 사용
	제1인산칼륨 (Potassium phosphate, monobasic)	산도조절제로도 이용
	글루코노-δ(델타)-락톤 (Glucono-δ-Lactone)	• 처음에는 단맛을 나타내나 점차 산미 • 연제품의 pH를 낮추는 데 이용 • 산도조절제로도 이용
알칼리제	탄산암모늄 (Ammonium carbonate)	• 산도조절제로도 이용 • 강한 암모니아 냄새
	탄산수소암모늄 (Ammonium bicarbonate)	
	탄산수소나트륨 (Sodium bicarbonate)	• 암모니아계 합성 팽창제와 배합 사용시 제품의 황색화, 쓴맛이 나며 팽창효과 떨어짐 • 산도조절제로도 이용
	탄산마그네슘 (Magnesium carbonate)	• 합성팽창제의 성분이 보존 중 서로 반응하지 않게 함 • 산도조절제로도 이용
	탄산칼슘(Calcium carbonate)	산도조절제, 영양강화제, 팽창제, 껌기초제로도 이용
산・알칼리제	황산알루미늄암모늄 (Aluminium ammonium sulfate)	• 이명 : 암모늄명반, 소암모늄명반 • 탄산수소나트륨과의 반응이 느려 장시간 가스를 발생하는 것에 적합 • 안정제로도 이용
천연품	이스트(Yeast)	Saccharomyces 속에 속하는 효모를 배양하여 분리세척

⑲ 소포제(Deforaming agents)

식품 제조 시 거품생성을 방지하거나 감소시키기 위해 사용되는 식품첨가물

㉠ 특 징
- 발효・양조공업, 유제품, 주스, 엿, 잼 등의 제조공정에 사용됨
- 외관 : 옅은 회색의 반투명성 걸쭉한 액체 또는 연고상의 물질로 거의 냄새가 없음
- 용해도 : 물, 알코올에는 용해되지 않고, 유화제에 의해 물에 분산됨
- 벤젠, 톨루엔, 석유 등에 용해됨
- 안정성 : 불휘발성, 불연성

㉡ 종류 : 규소수지(Silicon resin)만 허용

⑳ 추출제(Extrcting agents)

천연식물에서 특정한 성분을 용해 • 추출하기 위해 사용되는 일종의 용매

㉠ 특징 : 식용유지 제조 시 유지추출 용이하게 하며 최종식품의 완성 전에 이것을 완전히 제거시켜야 함

㉡ 종류 : N-핵산(hexane)만 허용

㉑ 껌 기초제(Gum bases)

껌에 적당한 점성과 탄력성을 유지하는 데 중요한 역할을 하는 첨가물

㉠ 특징 : 천연수지인 치클 등을 이용하였으나 현재는 초산비닐수지 등의 합성 고분자화합물이 사용됨

분 류	종 류	특 징
합 성	폴리부텐(Polybutene)	껌 기초제 이외의 용도 사용금지
	폴리이소부틸렌(Polyisobutylene)	추잉껌 기초제 이외의 용도에 사용금지
	초산비닐수지(Polyvinyl acetate)	과실류 또는 과채류 표피의 피막제 이외의 용도에 사용금지
	에스테르검(Ester gum)	다만, 탄산음료류 및 기타음료에 한하여 에스테르검의 사용량은 0.10g/kg 이하
천 연	치클(Chicle)	상록 사포딜라(sapodilla) 나무의 껍질에서 채취하는 응고된 우윳빛 즙으로 구성되어 있는 껌과 같은 분비물
	로진(Rosin)	• 소나무과 소나무(Pinus sp.)의 수피에서 분비물을 채취 • 여과 • 정제하여 얻어지는 것 • 이 품목 1g을 정밀히 달아 강열잔류물 시험을 할 때, 그 양은 0.1% 이하
	카나우바 왁스(Carnauba wax)	• 야자과 브라질왁스 야자수(Copernicia cerifera Mart)의 잎과 싹으로부터 얻어지는 정제된 왁스 • 이 품목 2g을 자제도가니 또는 백금도가니에 취하여 강열잔류물 시험을 할 때, 그 양은 0.25% 이하

㉒ 피막제(Coating agents)

식품의 외형(과일 • 채소류 등) 표면에 피막을 만들어 호흡작용과 증산작용을 억제시켜 선도를 오랫동안 유지하기 위해 사용하는 첨가물

종 류	사용기준
몰포린지방산염(Morpholine salts of fatty Acids)	과실류 또는 과채류의 표피에 피막제 이외의 용도에 사용금지
초산비닐수지(Polyvinyl acetate)	추잉껌기초제 및 과실류 또는 과채류 표피의 피막제 이외의 용도에 사용금지

필 / 수 / 확 / 인 / 문 / 제

식품첨가물의 주요 용도의 연결이 바르게 된 것은?

2013년 식품산업기사 제3회, 2017년 식품산업기사 제2회

① 규소수지 – 추출제
② 염화암모늄 – 보존료
③ 알긴산나트륨 – 산화방제
④ 초산비닐수지 – 껌기초제

해설
① 규소수지(Silicon resin) – 소포제
② 염화암모늄(Ammonium chloride) – 팽창제
③ 알긴산나트륨(Sodium Alginate) – 증점제, 안정제, 유화제

답 ④

피막제와 껌 기초제로 사용되는 첨가물로 옳은 것은?

① 몰포린지방산염
② 초산비닐수지
③ 폴리부텐
④ 에스테르검

해설
• 피막제 : 초산비닐수지, 몰포린지방산염
• 껌 기초제 : 초산비닐수지, 폴리부텐, 에스테르검, 폴리이소부틸렌, 치클, 로진 등

답 ②

㉓ 고결방지제

분말제품 등에서 입자가 서로 부착되어 고형화되는 것을 방지하기 위해 사용되는 식품첨가물

<table>
<tr><th>종 류</th><th colspan="2">사용기준</th></tr>
<tr><td rowspan="3">규산마그네슘
(Magnesium silicate)</td><td colspan="2">• 고결방지제 및 여과보조제의 목적 이외에 사용금지(다만, 여과보조제로 사용하는 경우 최종식품 완성 전에 제거)
• 고결방지제의 경우 아래의 식품 이외에 사용금지</td></tr>
<tr><td>1% 이하</td><td>분말유크림 · 분유류(자동판매기용에 한함)(이산화규소 또는 규산칼슘과 병용할 때에는 각각의 사용량의 합계가 1% 이하)</td></tr>
<tr><td>2% 이하</td><td>식염(이산화규소 또는 규산칼슘과 병용할 때에는 각각의 사용량의 합계가 2% 이하)</td></tr>
</table>

적중예상문제

01 육류발색제로 사용되는 것은?

① 황산동 ② 소르빈산
③ 소명반 ④ 질산칼륨

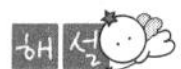

발색제(색소고정제)

- 자기 자신은 무색이어서 스스로 색을 내지 못하지만 식품 중의 색소와 반응하여 그 색을 고정시키거나 나타나게 하는 데에 사용되는 첨가물이다.
- 식육제품에는 아질산나트륨, 질산나트륨, 질산칼륨만 허용된다.
- 식물성 색소발색제는 황산제일철(결정), 황산제이철(건조), 소명반 등이 있다.

02 다음 보존제에 대한 설명 중 맞지 않는 것은?

① 빵과 생과자에 허용된 보존료는 Sodium propionate 이다.
② Dehydroacetic acid는 유산균음료에 사용된다.
③ Potassium sorbate는 식육제품, 어육연제품, 성게젓, 피넛츠버터가공품, 된장, 고추장, 팥앙금류 등에 사용된다.
④ Benzoic acid는 청량음료수, 간장에 사용된다.

해설

dehydroacetic acid를 보존료로 사용할 수 있는 식품은 치즈, 버터 및 마가린이며, 0.5g/kg 이하로 그 사용이 제한되어 있다.

03 식품에 사용이 허가된 착색료는?

① 실크 스칼렛 ② 철클로로필린나트륨
③ 아우라민 ④ 로다민 B

해설

①・③・④ 및 파라니트로아닐린은 사용이 금지된 착색료이다.

04 다음 첨가물에 대한 설명 중 맞지 않는 것은?

① β-카로틴은 Carotenoid계의 대표적인 색소이며, 프로비타민 A의 성질을 가지므로 영양강화와 착색효과도 있다.
② 비타민 E는 산화방지효과와 영양강화의 효과를 나타낸다.
③ dehydroacetic acid를 보존료로 쓸 수 있는 식품은 치즈, 버터 및 마가린이며 0.5g/kg 이하로 사용한다.
④ 간장, 청량음료 등에 사용하는 착색제는 타르색소이다.

해설

④ 장류, 청량음료, 양주, 약식, 합성청주, 과자류 등의 착색에 이용되는 색소는 캐러멜색소로 당류나 전분 등을 가열해 갈변시켜 사용하는 천연색소 중의 하나이다.

05 식품첨가물 중 명반, 탄산수소나트륨 등은 무엇으로 사용되는가?

① 항산화제 ② 발색제
③ 품질개량제 ④ 팽창제

해설

- 팽창제 : 과자, 빵 등의 제조과정에서 이산화탄소(CO_2)나 산화질소(NH_3) 등의 가스를 발생시켜 부풀게 하여 연하고 부드럽게 하며 소화를 용이하게 한다. 종류로는 명반, 소명반, 염화암모늄, 탄산칼륨 등이 있다.
- 발색제 : 자기 자신은 무색이어서 스스로 색을 나타내지 못하지만 식품 중의 색소성분과 반응하여 그 색을 보존하든가 또는 나타내게 하는 데 사용되는 첨가물이다. 육류의 발색제로 질산나트륨, 질산칼륨, 아질산칼륨 등이 사용되고, 과채류 발색제로 황산제일철, 황산제이철, 소명반 등이 사용된다.

정답 1 ④ 2 ② 3 ② 4 ④ 5 ④

06 다음 중 보존료의 사용목적이 아닌 것은?

2014년 식품기사 제3회, 2021년 식품기사 제3회

① 식품의 영양가 유지
② 가공식품의 변질, 부패방지
③ 가공식품의 수분증발 방지
④ 가공식품의 신선도 유지

해설

보존료
미생물에 의한 식품의 부패나 변질을 막기 위하여 쓰는 식품첨가물이다.

07 다음 중 식품의 점도를 증가시키고 교질상의 미각을 향상시키는 데 효과가 있는 것은?

① 조미료 ② 산화방지제
③ 품질개량제 ④ 호 료

해설

호료(증점제)
식품의 점착성을 증가시켜 입안에서의 촉감을 좋게 해주는 첨가물로 알긴산나트륨 등을 사용한다.

08 다음 중 천연 항산화제로 바르게 묶인 것은?

㉠ 토코페롤	㉡ 글루타티온
㉢ 세사몰	㉣ 크산토필

① ㉠, ㉡, ㉢ ② ㉠, ㉢
③ ㉡, ㉣ ④ ㉣

해설

천연 항산화제
토코페롤, 레시틴(lecithin), 세사몰, 고시폴, 세파린, 아스코르빈산(천연물), sulfhydryls, 구연산(천연물), 기타 고추의 에스테르 추출물

09 다음 화합물 중 항산화제는 무엇인가?

㉠ BHA, BHT	㉡ erythorbic acid
㉢ α-tocopherol	㉣ auramine

① ㉠, ㉡, ㉢ ② ㉠, ㉢
③ ㉡, ㉣ ④ ㉣

해설

㉣ 아우라민은 엷은 녹색을 띈 염기성 색소로 식품에 사용이 금지된 착색제이다.

10 다음 중 밀가루의 표백과 숙성을 위해 사용하는 첨가물은 무엇인가?

① 발색제 ② 개량제
③ 팽창제 ④ 이형제

해설

개량제
밀가루의 표백과 숙성을 위해 사용하는 첨가물을 개량제라고 하며, 과산화벤조일, 과황산암모늄, 브롬산칼륨, 이산화염소, 스테아릴젖산칼슘, 스테아릴젖산나트륨 등이 사용된다.

11 다음 식품첨가물에 관한 설명 중 맞지 않는 것은?

① 화학적 합성품은 허가 없이 사용할 수 없다.
② 식품첨가물은 비영양물질로 필요에 따라 최소량을 사용하는 것이 바람직하다.
③ 식품첨가물공전에 수록되어 있는 사용기준은 식품의 종류와 사용량, 사용방법 등을 한정하기 위함이다.
④ 식품첨가물 중 화학적 합성품의 심사에서 가장 중점을 두어야 할 사항은 영양가이다.

해설

④ 화학적 합성품을 심사할 때는 그 물질의 인체에 대한 안정성을 충분히 검토해야 하고 가장 중점을 두고 심사하여야 한다.

6 ③ 7 ④ 8 ② 9 ① 10 ② 11 ④ 정답

12 다음 설명 중 맞지 않는 것은?

① 산화력을 가진 표백제는 과산화수소이다.
② 수용성 비타민에 속하는 산화방지제는 L-아스코르빈산이다.
③ 식물성유에 천연으로 포함되어 항산화작용을 하는 물질은 토코페롤이다.
④ 비타민 C는 지용성 항산화제이고 BHA, BHT, 비타민 E 등은 수용성 항산화제이다.

해설
④ BHA, BHT, 비타민 E 등은 지용성 항산화제이고, 비타민 C는 수용성 항산화제이다.

13 식품첨가물과 사용목적을 표시한 것으로 잘못된 것은?

① 초산비닐수지 – 껌 기초제
② 글리세린 – 용제
③ 이산화규소 – 여과보조제
④ 표백분 – 항산화제

해설
④ 항산화제는 BHT, BHA, 토코페롤 등이고 표백분은 살균제이다.

14 유화제가 아닌 것은?

① Sucrose fatty acid ester
② Glycerin fatty acid ester
③ Propylene glycol
④ Polysorbate

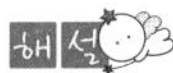

③ Propylene glycol은 품질유지제이다.

15 다음 설명 중 맞지 않는 것은?

① 보존료란 음식의 변질 및 부패를 방지하고 영양가와 신선도를 보존하는 물질이다.
② 살균료란 식품 중의 부패 세균이나 전염병의 원인균을 사멸시키는 물질이다.
③ 소포제란 식품의 제조과정에서 생기는 거품을 소멸 또는 억제시키기 위한 물질이다.
④ 유화제란 식품의 산화현상에 의한 변질을 방지할 목적으로 사용하는 첨가물을 말한다.

해설
④ 항산화제에 대한 설명이다.
유화제는 서로 혼합이 잘되지 않는 두 종류의 액체를 혼합할 때 분리되지 않게 하기 위해서 사용하는 첨가물로서 대두 인지질, 지방산 에스테르가 있다.

16 식품첨가물의 사용목적이 아닌 것은?

① 외관을 좋게 한다.
② 생리기능을 증진시킨다.
③ 영양가를 높인다.
④ 변질을 방지한다.

해설
식품첨가물은 식품의 대량생산, 영양가치 향상, 보존기간 증가, 기호성 향상, 품질 향상 등의 목적으로 사용하나 그 안전성이 문제시되는 경우가 많다.

17 안식향산은 미생물의 살균과 발육 억제작용에 효과가 있다. 어느 정도의 pH에서 그 작용이 가장 강한가?

① pH 3.0　② pH 4.5
③ pH 6.2　④ pH 7.0

해설
안식향산(benzoic acid)
청량음료, 간장, 인삼음료 등에 사용되는 보존제로 0.6g/kg 이하로 사용한다. 곰팡이에 대한 최대살균은 pH 3.0에서 8,000배, pH 4.5에서 2,000배, pH 6.0에서 500배 이하로 pH 7.0에서는 거의 효과가 없다.

정답 12 ④ 13 ④ 14 ③ 15 ④ 16 ② 17 ①

18 빵 및 카스텔라를 만들 때 사용하는 천연팽창제는?

① 탄산수소나트륨(중조)
② 탄산수소암모늄
③ 탄산암모늄
④ 이스트(효모)

해설

과자류, 빵류 등을 부풀게 하는 목적으로 첨가하는 물질을 팽창제라고 하는데 팽창효과와 함께 부드럽게 하고 소화율을 높이는 효과도 있다. 이스트는 천연팽창제이고 탄산수소나트륨, 명반, 탄산수소암모늄, 탄산암모늄은 화학적 합성품이다.

19 실험동물 수명의 1/10 정도(흰쥐 1~3개월)의 기간에 걸쳐 화학물질을 경구 투여하여 증상을 관찰하고 여러 가지 검사를 행하는 독성시험은?

① 급성독성시험 ② 아급성독성시험
③ 만성독성시험 ④ 경피독성시험

해설

아급성독성시험
실험동물의 수명이 1/10 정도(흰쥐 1~3개월)의 기간에 걸쳐 연속 경구 투여하여 증상을 관찰하며 만성독성시험에 투여하는 양을 단계적으로 결정하는 자료를 얻는 것이 목적이다.

20 다음 중 식품첨가물 사용설명으로 옳은 것이 모두 조합된 것은?

> ㉠ 식물체에서 추출된 물질은 첨가물이 아닌 식품원료로 분류되므로 사용에 제한이 없다.
> ㉡ 화학적 합성품은 그 안전성이 의심되므로 허용량의 1/100 범위 이내에서 사용해야 한다.
> ㉢ 반드시 최종 소비단계까지 잔존하여 효력이 발생해야 한다.
> ㉣ 식품의 가치를 향상시킬 목적으로 사용한다.

① ㉠, ㉡, ㉢ ② ㉠, ㉢
③ ㉡, ㉣ ④ ㉣

해설

㉠ 천연품과 화학적 합성품 모두 법적인 규제를 받는데, 화학적 합성품이 보다 엄격한 규제를 받는다.
㉡ 규정량을 사용하며, 안전하고 허용량을 초과하지 않는 가능한 최소량을 사용한다.
㉢ 최종제품 완성 전에 하는 품목도 있다.

21 다음 중 Tar색소를 사용할 수 있는 식품은?

① 면 류 ② 다 류
③ 식용류 ④ 분말 청량음료

해설

Tar색소는 유독하므로 허용된 것이라 하더라도 사용에 주의하여야 한다. 소시지, 분말 청량음료, 과실주 및 제재주 등에 사용 가능하다. 허가된 Tar색소는 tartrazine이며, 단무지, 케첩, 초콜릿 등에 이용된다.

22 다음 중 차아염소산나트륨의 사용 용도는?

① 밀가루의 표백 ② 식기 등의 소독
③ 과실의 피막제 ④ 육류의 발색제

해설

① 과산화벤조일, ③ 모르폴린지방산염, ④ 아질산나트륨을 첨가물로 사용한다.

23 보존료와 이의 사용대상 식품이 잘못 연결된 것은?

① 데히드로초산 – 청량음료
② 소르빈산 – 식육제품
③ 안식향산 – 간장
④ 프로피온산칼슘 – 빵

해설

① Dehydroacetic acid를 보존제로 사용할 수 있는 식품은 치즈, 버터, 마가린이다.

18 ④ 19 ② 20 ④ 21 ④ 22 ② 23 ① 정답

24 **다음 설명 중 맞지 않는 것은?**

① 사카린나트륨은 인공감미료로 식빵, 이유식, 알사탕, 벌꿀, 물엿, 백설탕, 포도당 등에는 사용이 금지되어 있다.

② 토코페롤은 비타민의 일종으로 영양강화제의 목적으로 사용하고 유지의 산화방지제로 사용된다.

③ 참기름에는 세사몰이라는 자연 항산화제가 들어 있어 비교적 안정하다.

④ 유지와 버터의 산화방지제는 데히드로초산이다.

해설

④ 유지나 버터가 공기 중의 산소와 작용하면 산패가 일어나는데 이를 방지하기 위한 산화방지제는 디부틸히드록시아니졸이다.

25 **소포제로 사용되는 식품첨가물은 어느 것인가?**

① 규소수지 ② 핵 산

③ 몰포린지방산염 ④ 유동 파라핀

해설

① 소포제란 식품의 제조공정에서 생기는 거품을 소멸 또는 억제시키는 물질로 우리나라에서 허가된 것은 규소수지뿐이며, 거품 제거 이외의 목적에는 사용하지 못한다(0.05g/kg 이하).

② n-핵산은 유지추출제, ③ 몰포린지방산염은 피막제, ④ 유동 파라핀은 이형제이다.

26 **다음 설명 중 맞지 않는 것은?**

① 피페로닐부톡사이드는 곡류를 저장할 때 사용하는 방충제이다.

② 고도표백분은 음료수의 소독, 식기류, 식품 소독 등에 사용되는 첨가물이다.

③ 우리나라에서 피막제로 허용된 것은 몰포린지방산염이다.

④ 주류에 사용할 수 있는 첨가물은 파라옥시안식향산프로필이다.

해설

④ 주류에 사용할 수 있는 첨가물은 파라옥시안식향산부틸이다.

27 **보존료에 대한 설명 중 옳지 않은 것은?**

① 보존료의 효과는 pH에 의해 크게 변하는 것이 많고, pH가 낮을 수록 효과는 작아진다.

② 산형보존료는 용액 중에서 일정한 비율로 해리되어 비해리분자와 해리분자로 되어 존재한다.

③ 용액의 수소이온 농도가 증가하면 비해리분자가 증가하여 효과가 증대된다.

④ 지정된 보존료일지라도 가능한 한 적게 사용해야 한다.

해설

현재 허용되어 있는 대부분의 보조제들은 산성보존제인데 산성보존제들은 낮은 pH(산성)에서 해리 정도가 낮아 전하를 적게 보유하므로 균체 세포로의 침투가 더 잘 일어난다.

28 **다음 중 식품첨가물에 대한 설명으로 옳은 것은?**

① DL-α-tocopherol은 산화방지제와 비타민 E 강화제로 사용된다.

② 간장, 과일·채소류 음료 등의 보존제로는 DTA 2나트륨이 사용된다.

③ 차아염소산나트륨, 이산화염소수, 고도표백분은 표백제로 이용된다.

④ BHT, Propyl Gallate, L-ascorbic acid는 지용성 산화방지제이다.

해설

② 간장, 과일·채소류 음료 등의 보존제는 안식향산나트륨이다.

③ 살균제이다.

④ L-ascorbic acid는 수용성이다.

29 **다음 중 산화작용에 의한 색소 파괴로 색이 복원되지 않으며 조직에 손상을 일으키는 산화표백제로 옳은 것은?**

① 과산화수소 ② 아황산나트륨

③ 차아황산나트륨 ④ 메타중아황산칼륨

해설

① 과산화수소는 산화표백제이다.

정답 24 ④ 25 ① 26 ④ 27 ① 28 ① 29 ①

30 **유해성 식품첨가물과 그 증상으로 옳지 않은 것은?**

① β-naphtol – 단백뇨, 신장장애
② Cyclamate – 발암성
③ Rhodamine-B – 색소뇨와 전신차색
④ ρ-Nitroaniline – 피부염, 위장장애

해설

④ ρ-Nitroaniline : 혈액독, 신경독, 황색뇨 배설, cyanosis(청색증), 두통, 혼수

31 **다음 중 유해성이 높아 허가되지 않은 보존료는?**

2017년 식품산업기사 제2회

① 안식향산 ② 붕 산
③ 소르빈산 ④ 데히드로초산나트륨

해설

유해성 보존료
붕산(H_3BO_3 ; boric acid), 승홍($HgCl_2$), Formaldehyde(HCHO), Urotropin, ρ-naphtol

32 **다음의 발색제 중 식육·어육·경육제품에 사용되며 Botulinus균의 억제 작용을 가지고 있어 보존료와 식중독 방지 효과까지 있는 것으로 옳은 것은?**

① 질산칼륨 ② 황산제일철
③ 아질산나트륨 ④ 질산나트륨

해설

분 류	종 류	특 징
육제품 발색제	아질산나트륨 (Sodium Nitrite)	보툴리누스균 생성 억제 효과(식중독 예방)
	질산나트륨 (Sodium Nitrate)	청주의 발효 조정제로도 사용
	질산칼륨 (Potassium Nitrate)	
식물성 식품 발색제	황산제일철 (Ferrous Sulfate)	• 된장에 사용금지 • 한식된장, 된장, 조미된장에 사용하여서는 아니 됨
	황산알루미늄칼륨 (소명반, Aluminium Potassium Sulfate)	

33 **식품 가공 시 사용하는 식품첨가물의 분류와 목적이 바르게 연결되지 않은 것은?**

① 유화제 – 물과 기름과 같이 서로 혼합되지 않는 액체를 분산
② 소포제 – 거품 제거
③ 발색제 – 식품 중의 색소성분과 반응하여 그 색을 보존 또는 발색
④ 호료 – 반죽과 틀 간의 결착 방지

해설

④ 호료는 식품에 넣어 점성이나 안정성을 높이며 식품형태의 유지와 텍스처를 좋게 하는 물질이다.

34 **허가된 착색제는 어느 것인가?**

① 파라니트로아닐린 ② 인디고카민
③ 아우라민 ④ 로다민

해설

② 인디고카민은 식용색소 청색 2호를 말한다.
① 파라니트로아닐린(ρ-nitroaniline) : 황색의 결정성 분말로 혈액독, 신경독 등의 증세가 있어 사용 금지되었다. 대부분의 유해착색제는 발암성과 장에 대한 만성질환 등의 문제가 있다.
③ 아우라민(auramine) : 엷은 녹색을 띤 황색의 염기성 색소로, 독성이 강해 사용 금지되었다.
④ 로다민(rhodamine) : 핑크빛의 색소로 과자·어묵 등의 착색에 사용되었으나 전신착색, 색소뇨 등의 증세로 사용 금지되었다.

35 **허용된 타르색소이지만 돌연변이, 신생아의 체중감소, 출산율 저하 등 독성이 밝혀지면서 최근 빙과류(아이스크림), 탄산음료, 과자 등에는 사용이 금지된 식용색소는?**

① 적색 제2호 ② 적색 제3호
③ 황색 제4호 ④ 황색 제5호

해설

적색 제2호·102호의 사용금지 품목
빵류, 시리얼류, 탄산음료, 혼합음료, 즉석섭취·편의식품, 캔디류, 빙과류

30 ④ 31 ② 32 ③ 33 ④ 34 ② 35 ① 정답

36 수크랄로스(Sucralose)의 특징과 사용실태에 대한 설명으로 틀린 것은? 2016년 식품기사 제3회

① 같은 중량의 설탕에 비해 600배의 단맛이 난다.
② 설탕을 원료로 하여 제조되어 설탕과 유사한 단맛을 나타낸다.
③ 열량이 거의 없고 소량으로도 단맛을 낼 수 있어 설탕 대체 용도로 식품의 제조·가공에 사용된다.
④ 과자, 추잉껌에는 사용할 수 있으나 잼류, 음료수에는 사용할 수 없다.

해설
④ 수크랄로스는 체중조절용 조제식품·잼류·음료류·추잉껌·시리얼·과자 등의 식품에 사용된다.

37 다음 중 수용성인 산화방지제는? 2017년 식품기사 제2회

① Ascorbic acid
② Butylated hydroxy anisole(BHA)
③ Butylated hydroxy toluene(BHT)
④ Propyl gallate

해설
산화방지제
- 수용성 : 에리소르빈산, 아스코르빈산 등
- 지용성 : BHA, BHT, TBHQ, 몰식자산(Propyl gallate), 토코페롤 등

38 산화방지제 목적으로 사용되는 것이 아닌 것은?

① 데히드로초산나트륨
② 에리소르빈산 나트륨
③ 몰식자산프로필
④ BHA

해설
① 보존료에 해당한다.

39 아질산염의 ADI가 0.07mg/kg/1일인 경우 체중 60kg 성인의 아질산염 1일 섭취허용량은?

① 4.2mg ② 42mg
③ 0.42mg ④ 0.042mg

해설
체중 60kg × 0.07mg = 4.2mg

40 산미료에 대한 설명으로 옳지 않은 것은?

① 부패세균 및 병원균의 증식 억제
② 갈변방지 및 보존료 역할
③ 사용기준 0.08g/kg 이하
④ 항산화제의 상승제 역할

해설
③ 사용기준이 없다.

41 다음 중 식품의 점성을 증가시키기 위해 사용되는 식품첨가물은?

① 폴리아크릴산나트륨
② 폴리이소부텐
③ 몰포린지방산염
④ 초산비닐수지

해설
① 증점제(안정제) : 폴리아크릴산나트륨, 알긴산나트륨, 카르복시메틸셀룰로오스나트륨
② 껌 기초제, ③ 피막제, ④ 피막제

42 다음 중 착색료에 대한 설명으로 옳은 것은?

① β-카로틴은 비타르계 색소로 비타민 A 강화제로도 사용된다.
② 케톤 화합물은 사용이 허가된 합성 색소이다.
③ 천연색소는 미세한 색소입자를 분산시켜 착색시킨다.
④ 바나나 꼭지의 절단면, 곤약에는 카르민이 사용된다.

정답 36 ④ 37 ① 38 ① 39 ① 40 ③ 41 ① 42 ①

43 식품의 제조에서 생기는 거품의 억제 및 제거를 위해 사용되는 식품첨가물로 옳은 것은?

① 규소수지 ② 과산화벤조오일
③ 구연산 ④ 스테아릴젖산칼슘

해설

소포제
식품 제조 시 거품생성을 방지하거나 감소시키기 위해 사용되는 식품첨가물. 규소수지(Silicon Resin)만 허용한다.

44 다음 중 식품첨가물과 사용 용도가 옳은 것은?

① 에리소르빈산 - 산화방지제
② 글리세린지방산에스테르 - 추출제
③ 염화암모늄 - 밀가루개량제
④ 폴리부텐 - 살균제

해설

② 글리세린지방산에스테르 : 유화제
③ 염화암모늄 : 팽창제
④ 폴리부텐 : 껌 기초제

45 식품첨가물이 갖추어야 할 조건이 아닌 것은?

2016년 식품기사 제3회

① 식품의 영양가를 유지할 것
② 식품의 상품가치를 향상시킬 것
③ 화학명과 제조방법이 명확할 것
④ 식품 목적에 따라 다량의 첨가가 가능한 것

해설

식품첨가물은 식품의 대량생산, 영양가치 향상, 보존기간 증가, 기호성 향상, 품질 향상 등을 목적으로 사용하며, 값이 저렴하고 미량으로도 충분한 효과를 나타낼 수 있으며, 사용방법이 간편해야 한다.

46 식품첨가물공전에 의거하여 "미산성"의 pH 범위는?

2016년 식품기사 제1회

① 약 3 이하 ② 약 3~약 5
③ 약 7.5~약 9 ④ 약 5~약 6.5

해설

분 류	pH	분 류	pH
미산성	약 5~약 6.5	미알칼리성	약 7.5~약 9
약산성	약 3~약 5	약알칼리성	약 9~약 11
강산성	약 3 이하	강알칼리성	약 11 이상

47 된장, 고추장에 주로 사용하는 보존료는?

2014년 식품기사 제3회

① 베타-나프톨(β-naphtol)
② 안식향산(Benzoic acid)
③ 소르빈산(Sorbic acid)
④ 데히드로초산(Dehydroacetic acid)

해설

① 베타-나프톨(β-naphtol) : 고무의 산화방지제, 연고의 보존료로 사용됨
② 안식향산(Benzoic acid) : 청량음료, 간장, 인삼음료 등에 사용되는 보존료
④ 데히드로초산(Dehydroacetic acid) : 치즈, 버터, 마가린 등에 사용되는 보존료

48 다음 감미료에 대한 설명 중 옳지 않은 것은?

① 허용된 감미료 중 아미노산 2개로 만들어진 감미료는 아스파탐이다.
② 우리나라에서 사용할 수 없는 인공감미료는 Sodium cyclamate이다.
③ 발암성이 인정되지만 허용되어 사용되고 있고 식빵, 이유식 등에는 사용하지 못하는 것은 사카린이다.
④ 유해성이 가장 강한 감미 물질은 D-sorbitol이다.

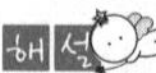

④ D-sorbitol은 당유도체로 식품허용 첨가물이다.

43 ① 44 ① 45 ④ 46 ③ 47 ③ 48 ④ 정답

49 다음의 조미료 중 감칠맛을 내는 아미노계로 옳은 것은?

① 5'-이노신산이나트륨
② DL-주석산나트륨
③ 5'-리보뉴클레오티드이나트륨
④ L-글루타민산

해설

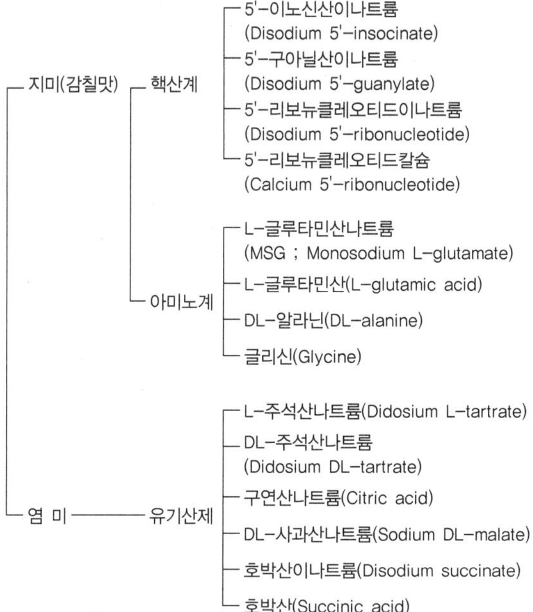

50 다음 중 Tar색소를 사용해도 되는 식품은?

2017년 식품산업기사 제2회

① 면 류
② 레토르트식품
③ 어육소시지
④ 인삼・홍삼음료

해설

Tar색소

식품에 색을 부여하기 위해 사용하는 합성착색료로, 주로 사탕・아이스크림・껌・과자・음료 등 가공식품에 사용하며, 현재 우리나라는 9종(황색 제4호, 황색 제5호, 적색 제2호, 적색 제3호, 적색 제40호, 적색 제102호, 청색 제1호, 청색 제2호, 녹색 제3호) 16품목이 허용된다. 영유아용 곡류 조제식・기타 영유아식・조제유류・영아용 조제식・성장기용 조제식과 일부 국민 다소비식품을 포함하여 소비자의 눈을 속일 수 있는 식품(면류・단무지・김치・천연식품 등 46품목)에는 사용이 금지된다.

51 합성착색료에 해당하지 않는 것은?

2017년 식품산업기사 제3회

① 식용색소 녹색 제3호
② 카르민
③ 삼이산화철
④ 소르빈산

해설

④ 소르빈산(sorbic acid)은 보존료이다.

52 식품첨가물로 고시하기 위한 검토사항이 아닌 것은?

2017년 식품산업기사 제3회

① 생리활성 기능이 확실한 것
② 화학명과 제조방법이 확실한 것
③ 식품에 사용할 때 충분히 효과가 있는 것
④ 동례의 사용방법에 의해 인체에 대한 안전성이 확보되는 것

해설

① 생리활성 기능은 건강기능식품의 인증을 위한 검토사항이다.

정답 49 ④ 50 ③ 51 ④ 52 ①

53 **안식향산에 대한 설명으로 틀린 것은?**

2017년 식품산업기사 제3회

① 분자식은 $C_8H_6O_2$이다.
② 벤조산이라고 불리는 식품 보존료이다.
③ pH 4.5 이하에서 항균효과가 강하다.
④ 간장의 사용 기준은 0.6g/kg 이하이다.

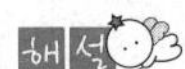

안식향산(Benzoic Acid)

- 화학식 : $C_7H_6O_2$
- 산형 보존료로 값이 저렴하고, 방부력 뛰어남
- 항균효과 뛰어나고(최적 pH 2.5~4.0), 곰팡이보다 효모와 박테리아에 효과적 생육 억제
- 소르빈산, 아황산, 탄산, 소금, 설탕, 열처리, 저온처리, 방사선처리 등 병행 시 상승효과
- 독성이 낮기 때문에 식품에 광범위하게 이용
- 특징 : 물에 용해하기 어려움(가온 시 용해), 에테르 등에는 잘 녹음, 온도가 높을수록 · 알칼리 물질을 첨가할수록 용해도 증가

54 **염미를 가지고 있어 일반 식염(소금)의 대용으로 사용할 수 있는 식품첨가물로서 주요용도가 산도조절제, 팽창제인 것은?**

2017년 식품산업기사 제3회

① L-글루타민산나트륨
② L-라이신
③ D-주석산나트륨
④ DL-사과산나트륨

해설

① L-글루타민산나트륨(Monosodium L-Glutamate) : 향미증진제
② L-라이신(L-Lysine) : 영양강화제
③ D-주석산나트륨(Disodium L-Tartrate) : 유기산계 조미료, 산미완충제

53 ① 54 ④ 정답

식품위생검사 및 환경오염

1 식품위생검사의 종류

(1) 식품위생검사

① 검체 채취 및 운반・보관 방법

② 식품은 소형 용기에 1용기를 최저 검체단위로 함

③ 시료 채취시료마다 멸균된 기구(핀셋, 스푼 등)를 바꾸어 사용

④ 멸균 용기에 담아 5℃±3 이하 저온에서 24시간 이내 신속히 운반

⑤ 건조(곡분, 분유 등)식품은 흡습에 주의(상온 운반 가능)

(2) 물리학적 검사

식품의 경도, 점성, 탄력성, 전기저항 등을 측정하는 방법으로 짧은 시간에 간단히 결과를 얻을 수 있음

(3) 생물학적 검사

식품의 신선도 판정 및 유통과정의 위생적 취급 여부 등을 판정하기 위함이며 미생물 검사가 일반적임

① 총균수 검사

㉠ 식품 중에 존재하는 균의 총수를 측정하여 미생물에 의한 오염도 조사

㉡ Breed법(주로 생유 중 오염된 세균 측정) : 일정량의 생유를 슬라이드 그라스 위에 일정 면적으로 도말 → 건조 → 염색 → 현미경 검경 → 염색된 세균 수 측정

② 세균(생균) 수 검사 : 표준한천배지에 검체를 혼합 응고시켜 배양 후 발생한 세균 집락수를 계수하여 검체 중의 생균수를 산출하는 방법

③ 대장균군 검사 : Gram(−), 무아포성 간균으로서 유당을 분해하여 가스를 생성하는 호기성・통성혐기성 세균. 병원균과 대장균의 공존 → 오염 지표로서 이용(식품의 병원균 오염 여부 판단)

> **대장균군 시험**
> - 정성 시험 : 대장균군의 유무 검사
> - 정량 시험 : 대장균군의 수 산출

필 / 수 / 확 / 인 / 문 / 제

식품위생검사를 위한 검체의 일반적인 채취방법 중 옳은 것은? 2017년 식품산업기사 제2회

① 깡통병, 상자 등 용기에 넣어 유통되는 식품 등은 반드시 개봉한 후 채취한다.
② 합성착색료 등의 화학 물질과 같이 균질한 상태의 것은 가능한 많은 양을 채취하는 것이 원칙이다.
③ 대장균이나 병원 미생물의 경우와 같이 목적물이 불균질할 때는 최소량을 채취하는 것이 원칙이다.
④ 식품에 의한 감염병이나 식중독의 발생 시 세균학적 검사에는 가능한 한 많은 양을 채취하는 것이 원칙이다.

해설
④ 검사목적・검사항목 등을 참작해 검사대상 전체를 대표할 수 있는 최소한도의 양을 수거해야 한다.

답 ④

식품의 생균수 실험에 관한 설명 중 틀린 것은? 2013년 식품기사 제1회

① Colony 수가 30~300개 범위의 평판을 선택하여 균수계산을 한다.
② 표준 한천 평판배지를 사용한다.
③ 주로 Howard법으로 검사한다.
④ 식품의 현재 오염정도나 부패진행도를 알 수 있다.

해설
생균 검사(일반세균, 표준평판균수 측정법, SPC ; Standard Plate Count)
검체를 적당히 희석하여 1평판당 30~300개까지의 Colony를 얻을 수 있는 희석액을 사용하여 표준한천평판배지 35℃에서 24~48시간 배양하여 집락수를 측정한다. 식품의 오염균수를 측정하여 오염상태를 알 수 있다. Breed법이 대표적인 검사법이다.

답 ③

필 / 수 / 확 / 인 / 문 / 제

대장균 O157 : H7의 시험에서 확인시험 후 행하는 시험은? 2017년 식품산업기사 제2회

① 정성시험 ② 증균시험
③ 혈청형 시험 ④ 독소시험

해설
대장균 O157:H7 시험법
① 증균배양 : 검체 25g 또는 25mL를 취하여 225mL의 mEC 배지(배지 42)에 가한 후 35℃에서 24시간 증균배양한다.
② 분리배양 : 증균배양액을 MacConkey Sorbitol 한천배지(배지 43)에 접종하여 35℃에서 18시간 배양한다. Sorbitol을 분해하지 않는 무색집락을 취하여 EMB 한천배지(배지 6)에 접종하여 35℃에서 24시간 배양하고, 녹색의 금속성 광택이 확인된 집락은 확인시험을 실시한다.
③ 확인시험 : EMB 한천배지에서 녹색의 금속성 광택을 보이는 집락을 보통한천배지(배지 8)에 옮겨 35℃에서 24시간 배양 후 그람음성 간균임을 확인하고 생화학 시험을 실시한다.
④ 혈청형 시험 : 대장균으로 확인동정된 균은 O157 항혈청을 사용하여 혈청형을 결정하고, O157이 확인된 균은 H7의 혈청형 시험을 한다.

답 ③

표준한천배지(Plate count agar)의 조성에 포함되지 않는 것은? 2015년 식품기사 제1회

① Tryptone ② Yeast extract
③ Dextrose ④ Lactose

해설
표준한천배지(Plate Count Agar) 조성

Tryptone	5.0g	Dextrose	1.0g
Yeast Extract	2.5g	Agar	15.0g

위의 성분에 증류수 1,000mL에 녹여 pH 7.0±0.2로 조정한 후 121℃로 15분간 멸균한다.

답 ④

대장균의 시험법이 아닌 것은? 2016년 식품산업기사 제3회

① 동시시험법 ② 최확수법
③ 건조필름법 ④ 한도시험법

해설
대장균군 시험
- 정성시험(한도시험)
  - 대장균군의 유무 검사
  - 유당 bouillon 발효관법, 유당배지법, 데옥시콜레이트 유당한천배지법, BGLB배지법
- 정량시험
  - 대장균군의 수 산출
  - 최확수법(MPN법, 유당배지법, BGLB배지법), 건조필름법, 데옥시콜레이트 유당한천배지법

답 ①

㉠ 정성 시험

종 류		배양배지	배양 조건	양성판정
유당 bouillon 발효관법	추정시험	LB배지(유당배지)	35~37℃	24±2시간 배양 후 gas 발생 → 양성(24±2시간 내 가스 미발생 시 48±3시간까지 관찰)
	확정시험	EMB 한천배지, Endo 한천배지	35~37℃, 24±2시간 배양	• gas 발생 → 한천배지 집락에 대해 그람음성, 무포자 간균 확인 → 양성 판정 • 24±2시간 내 가스 미발생 시 48±3시간까지 관찰
	완전시험	LB배지(유당배지), 보통한천배지	35~37℃, 48±3시간 배양	gas 발생 → 한천배지 집락에 대해 그람음성, 무포자 간균 확인 → 양성 판정
BGLB 배지법		EMB 한천배지, Endo 한천배지	35~37℃, 48±3시간 배양	gas 발생 → 한천배지 집락에 대해 그람음성, 무포자 간균 확인 → 양성 판정
데옥시콜레이트 유당한천 배지법(Desoxycholate)		EMB 한천배지, Endo 한천배지	35~37℃, 24±2시간 배양	gas 발생 → 한천배지 집락에 대해 그람음성, 무포자 간균 확인 → 양성 판정

㉡ 정량 시험

종 류	배 지	방 법
MPN법(최확수법, Most Probable Number)	유당 배지법	시험용액(10, 1, 0.1mL) → 3개 또는 5개의 배지에 접종(단, 10mL를 접종할 때에는 2배 농도 유당 배지를 사용하고 0.1mL 이하를 접종할 필요가 있을 때에는 10배 희석단계액을 각각 1mL씩 사용) → 가스발생 발효관에 대해 추정, 확정, 완전시험 → 대장균군 유무 확인 → 최확수표로부터 검체 1mL 또는 1g 중의 대장균군수 산출
	BGLB 배지법	
데옥시콜레이트 유당한천 배지법(Desoxycholate)		시험용액(1mL와 각 10배 단계 희석액 1mL) → 이 배지에 의한 정성시험법과 같은 조작(35~37℃, 24±2시간 배양) → 생성된 집락 중 전형적인 집락(의심스러운 집락)에 대해 (정성시험 때와 같은 조작) 대장균군의 유무를 결정 → 일반 세균수에 따라 산출
건조필름법		시험용액(1mL와 각 10배 단계 희석액 1mL) → 대장균군 건조필름배지(Ⅰ or Ⅱ)에 접종 → 35~37℃, 24±2시간 배양 → 대장균군 건조필름배지Ⅰ(붉은 집락 중 주위에 기포를 형성한 집락수를 계산) 또는 대장균군 건조필름배지Ⅱ(청색 및 청녹색의 집락수를 계산)에서 계산 → 평균집락수 × 희석배수 → 대장균군수 산출

④ 진균수(효모 및 사상균수) 검사
㉠ Haward : 곰팡이 포자수 측정
㉡ 표준평판법에 준하여 시험 : 포테이토 덱스트로오즈 한천배지 → 25℃, 5~7일간 배양 → 발생한 집락수 계산 → 균집락수 × 희석배수 = 진균수

⑤ 세균성 식중독균 검사

종 류	증균배양	분리배양	확인시험
살모넬라 (Salmonella spp.)	펩톤수 → Rappaport –Vassiliadis 배지	MacConkey 한천배지 또는 Desoxycholate Citrate 한천배지, XLD 한천배지, Bismuth Sulfite 한천배지 접종 → 35~37℃, 24±2시간 배양 → 전형적인 집락 확인시험	TSI 사면배지(사면, 고층부) 접종 → 유당, 서당 비분해(사면부 적색), 가스생성 양성균에 대해 그람음성 간균, urease 음성, Lysine decarboxylase 양성 등 특성 확인 → 살모넬라 양성 판정
장염비브리오 (Vibrio parahaemolyticus)	Alkaline 펩톤수	TCBS배지 접종 → 35~37℃, 18~24시간 배양 → 직경 2~4mm 청록색의 서당 비분해 집락에 대해 확인시험	• TSI 사면배지(사면부 적색, 고층부 황색, 가스 생성 안 됨) • LIM배지(Lysine Decarboxylase 양성, Indole 생성, 운동성 양성, Oxidase시험 양성)
클로스트리디움 퍼프린젠스 (웰치균, Clostridium perfringens)	Cooked Meat 배지	난황첨가(카나마이신 함유한) Clostridium perfringenes (또는 TSC) 한천배지에 접종 → 35~37℃, 18~24시간 혐기적 배양 → 유황색 돌기 주변의 불투명 백색환(또는 황회색)의 집락 형성 시 → 확인시험	보통한천배지(그람양성 간균 확인 시) → GAM 배지(지시약 → 적색 → 양성 판정 시) → TSC 한천배지(난황 포함) 접종 → 35~37℃, 24시간 혐기배양 → 2~4mm의 불투명 환을 가지는 황회색 집락 형성 시 → 양성 판정
황색포도상구균 (Staphylococcus aureus)	TSB 배지	난황첨가 만니톨 식염(또는 Baird-Parker, Baird-Parke(RPF) 한천배지에 접종 → 35~37℃, 18~24시간 배양 → 황색투명 집락 주변의 혼탁한 백색환(또는 투명한 띠로 둘러싸인 광택이 있는 검정색, 불투명 환으로 둘러싸인 검정색) 집락 생성 시 → 확인시험	보통한천배지(포도상 배열의 그람양성 구균 확인) → coagulase 시험
보툴리누스균 (Clostridium botulinum)	• Cooked Meat 배지 • TPGY 배지	Liver-Veal 난황한천배지(또는 혐기성 난황한천배지)에 접종 → 35~37℃, 48±3시간 혐기적 배양 → 배융기, 평평, 표면이 매끈, 거친 집락으로 약간 퍼져 있거나 불규칙한 것 약 10개 선택(경우에 따라서는 집락 주위 혼탁한 환이 생김)	• 분리균에 대해 그람양성의 간균과 아포 형성을 관찰 → 호기조건, 35~37℃, 2~3일간 배양 시 균이 발육되지 않는 것 확인 → GAM 배지에 접종 → 35~37℃, 1~4일간 배양(운동성이 있는 것 양성 판정 시) → GAM 배지 접종 → 35~37℃, 2일간 배양 → Nitrite 지시약에 색의 변화가 없어야 함 • 우유를 pH 6.8 되도록 조정 → $FeSO_4$을 첨가한 배지에 균을 접종 → 35~37℃ 배양 → 우유 분해하는 것 양성 판정(각 독소 type에 따라 분해능력이 다름)
바실러스세레우스 (Bacillus cereus)	–	정성시험: MYP 한천배지에 접종 → 30℃, 24시간 → 혼탁한 환을 갖는 분홍색 집락을 선별(명확하지 않을 경우 24시간 더 배양)	MYP 한천배지에서 전형적인 집락 선별 → 보통한천배지 접종 → 30℃, 18~24시간 배양 → 그람염색을 실시 → 포자를 갖는 그람양성 간균을 확인 → 확인된 균은 생화학시험(nitrate 환원능 · VP · β-hemolysis · tyrosine 분해능 · 혐기배양 시의 포도당 이용 등) 실시 → 추가로 30℃, 24시간 그리고 상온, 2~3일 배양해 곤충독소 단백질(Insecticidal crystal protein) 생성 확인시험도 실시
	–	정량시험: MYP 한천평판배지 → 30℃, 24±2시간 배양 → lecithinase를 생성하는 혼탁한 환이 있는 분홍색 집락을 계수	계수한 평판에서 5개 이상의 전형적인 집락 선별 → 보통한천배지 접종 → 30℃, 18~24시간 배양한 후 정성시험의 확인시험에 따라 확인시험 실시

필 / 수 / 확 / 인 / 문 / 제

식품첨가물 검사 중 보존료의 시험법으로 옳지 않은 것은?

① 비색법
② 박층크로마토그래피
③ 고속액체크로마토그래피
④ 가스크로마토그래피

해설
비색법은 착색제 시험법이다.

답 ①

(4) 화학적 검사

① 식품첨가물 검사

㉠ 보존료

종 류	시험법	
	정 성	정 량
데히드로초산 및 그 염류 (Dehydroacetic acid and Sodium dehydroacetate)	• 박층크로마토그래피 • 가스크로마토그래피 • 고속액체크로마토그래피	• 자외선흡수스펙트럼 • 가스크로마토그래피 • 고속액체크로마토그래피
소르빈산 및 그 염류 (Sorbic acid and it's salts)		
안식향산 및 그 염류 (Benzoic acid and it's salts)		
파라옥시안식향산에스테르류 (ρ–Hydroxybenzoic acid esters)		
프로피온산 및 그 염류 (Propionic acid and it's salts)	가스크로마토그래피	
나타마이신(Natamycin, Pimaricin)	고속액체크로마토그래피	
니신(Nisin)		

㉡ 감미료

종 류	시험법	
	정 성	정 량
사카린나트륨 (Sodium saccharin)	• 박층크로마토그래피 • 가스크로마토그래피 • 고속액체크로마토그래피	• 가스크로마토그래피 • 고속액체크로마토그래피
수크랄로스(Sucralose)	고속액체크로마토그래피	
아스파탐(Aspartame)		
아세설팜칼륨 (Acesulfame potassium)		
스테비오사이드 및 효소처리스테비아 (Stevioside and enzymatically modified stevia)	• 박층크로마토그래피 • 고속액체크로마토그래피	고속액체크로마토그래피
감초추출물(Licorice extract)	박층크로마토그래피	
에리스리톨(Erythritol)	고속액체크로마토그래피	
당알코올(Sugar alcohols)		

ㄷ 산화방지제

종 류	시험법	
	정 성	정 량
몰식자산프로필(Propyl gallate)	고속액체크로마토그래피	
EDTA2나트륨 및 EDTA칼슘2나트륨 (Disodium ethylenediaminetetraacetate and Calcium disodium ethylenediaminetetraacetate)		
에리소르빈산 및 그 염류(Erythorbic acid and it's salt)		
아스코르빌팔미테이트 및 아스코르빌스테아레이트 (Ascorbyl palmitate and Ascorbyl stearate)		
디부틸히드록시톨루엔(Dibutyl hydroxytoluene)	• 가스크로마토그래피 • 액체크로마토그래피 • 고속액체크로마토그래피	
부틸히드록시아니솔(Butylated hydroxyanisole)		
터셔리부틸히드로퀴논(tert-Butylhydroquinone : Mono-tert-Butylhydroquinone)		

ㄹ 착색제

종 류	시험법		
	분 리	정 성	정 량
식용색소 녹색 제3호 및 그 알루미늄레이크 (Food Green No.3 and it's Aluminium Lake Fast Green FCF)	모사염색법	• 모사염색법 • 고속액체크로마토그래피	고속액체크로마토그래피
식용색소 적색 제2호 및 그 알루미늄레이크 (Food Red No.2 and it's Aluminium Lake Amaranth)			
식용색소 적색 제3호 (Food Red No.3 Erythrosine)			
식용색소 적색 제40호 및 그 알루미늄레이크 (Food Red No.40 and it's Aluminium Lake Allura Red)			
식용색소 적색 제102호 (Food Red No.102 New Coccine, Ponceau 4R)			
식용색소 청색 제1호 및 그 알루미늄레이크 (Food Blue No.1 and it's Aluminium Lake Brilliant Blue FCF)			
식용색소 청색 제2호 및 그 알루미늄레이크 (Food Blue No.2 and it's Aluminium Lake Indigocarmine)			

식품첨가물의 화학적 검사로 고속액체 · 가스 · 액체크로마토그래피 시험법이 이용되는 산화방지제의 종류로 옳지 않은 것은?

① 몰식자산프로필
② 에리소르빈산
③ EDTA2나트륨
④ 데히드로초산

해설
데히드로초산은 보존료이다

답 ④

화학적 검사 방법 중 모사염색법을 이용한 식품첨가물로 옳은 것은?

① 감미료
② 표백제
③ 착색제
④ 산화방지제

답 ③

<table>
<tr><td>식용색소 황색 제4호 및 그 알루미늄레이크
(Food Yellow No.4 and It's Aluminium Lake
Tartrazine)</td><td rowspan="2">모사
염색법</td><td rowspan="2">• 모사염색법
• 고속액체크로마토그래피</td><td rowspan="2">고속액체
크로마토
그래피</td></tr>
<tr><td>식용색소 황색 제5호 및 그 알루미늄레이크
(Food Yellow No.5 and It's Aluminium Lake
Sunset Yellow FCF)</td></tr>
<tr><td>이산화티타늄(Titanium dioxide ; TiO_2)</td><td>–</td><td colspan="2">비색법</td></tr>
<tr><td>락색소(Lac color)</td><td>–</td><td colspan="2">Scanning densitometry</td></tr>
<tr><td>치자황색소(Gardenia yellow)</td><td rowspan="5">–</td><td rowspan="5" colspan="2">고속액체크로마토그래피</td></tr>
<tr><td>홍국적색소 분석법(Monascus pigments)</td></tr>
<tr><td>홍화적색소 및 홍화황색소
(Carthamus Red and Carthamus Yellow)</td></tr>
<tr><td>루틴(Rutin)</td></tr>
<tr><td>카르민(Carmine)</td></tr>
<tr><td>코치닐추출색소(Cochineal extract)</td><td rowspan="5">–</td><td rowspan="5">• 박층크로마토그래피
• 고속액체크로마토그래피</td><td rowspan="5">고속액체
크로마토
그래피</td></tr>
<tr><td>안나토색소(Annatto extract)</td></tr>
<tr><td>고량색소(Kaoliang colorant)</td></tr>
<tr><td>사프란색소(Saffron colorant)</td></tr>
<tr><td>심황색소(Turmeric oleoresin)</td></tr>
</table>

㉤ 발색제

종 류	분석법	
	정 성	정 량
아질산나트륨(Sodium nitrite ; $NaNO_2$)	–	디아조화법

㉥ 식품제조용 첨가물

종 류	분석법	
	정 성	정 량
수 산	이온크로마토그래피	

㉦ 표백제

종 류	분석법		
	적 정	정 성	정 량
아황산, 차아황산 및 그 염류 (Sulfur dioxide, Hydrosulfites and it's Salts)	–	• 요오드산칼륨 · 전분지법 • 아연분말환원법	• 모니어-윌리암스변법 • 산증류/이온배제크로마토그래피
과산화수소 (Hydrogen peroxide ; H_2O_2)	요오드	티타늄설페이트	고속액체크로마토그래피
차아염소산나트륨 (Sodium hypochlorite ; N_aClO)	–	–	• 비색법 • 고속액체크로마토그래피
과산화벤조일 (Benzoyl peroxide ; $C_{14}H_{10}O_4$)	–	• 고속액체크로마토그래피 • 가스크로마토그래피	
이산화염소 (Chlorine dioxide ; ClO_2)	–	이온크로마토그래피	–

㉧ 기 타

종 류	분석법	
	정 성	정 량
둘신(Dulcin)	고속액체그로마토그래피	

㉨ 착향료

• 분석법 : 할로겐시험법, 산가측정법, 에스테르가 및 에스테르함량측정법, 검화가측정법, 페놀류함량측정법, 알코올류함량측정법, 알데히드류 및 케톤류함량측정법

② 유해성 물질 검사

㉠ 중금속

• 전처리 : 습식회화법, 건식회화법

• 측정법(정량시험법)

– 원자흡광법 : 시험용액 내의 금속원소 가열 → 원자 증기화 → 기저상태의 원자 생성 → 증기층 통과 → 특유한 파장을 가진 빛 흡수하는 원리를 이용해 측정(금속 : Pb, Cd, Zn, Cr, Fe, Ni, Mn 등)

• 비색분석법(dithizone법)

– 시험용액 내 금속과 반응 → 착염 생성 → 유기용매 추출 → 이온의 정량분석(금속 : Pb, Cd, Zn, Hg)

• polarography법

– 적하수은전극 → 전기분해(금속 : Zn, Cd, Sn, Cu 등)

아연, 카드뮴, 수은, 납의 분석법으로 디티존 수용액 속에서 여러 가지 금속과 반응해 생성된 착염을 이용해 금속 이온의 정량 분석하는 방법으로 옳은 것은?

① 비색분석법
② 가스크로마토그래피법
③ 할로겐시험법
④ 박층크로마토그래피법

답 ①

필 / 수 / 확 / 인 / 문 / 제

검체가 미세한 분말일 때 적용하는 이물검사법은?
2013년 식품산업기사 제3회

① 여과법
② 침강법
③ 체분별법
④ 와일드만 플라스크법

해설
③ 체분별법 : 시료가 미세한 분말인 경우 채로 포집하여 육안 또는 현미경으로 확인하는 방법
① 여과법 : 액체인 시료를 여과지에 투과하여 여과지상에 남은 이물질을 확인하는 방법
② 침강법 : 비교적 무거운 이물의 검사 시에 사용하며 비중이 무거운 용매에 이물을 침전시킨 후 검사하는 방법
④ 와일드만 플라스크법 : 곤충이나 동물의 털과 같이 물에 잘 젖지 않는 가벼운 이물들을 용매와 섞어 유기용매층에 부유한 이물질을 확인하는 방법

답 ③

곤충 및 동물의 털과 같이 물에 잘 젖지 않는 가벼운 이물 검출에 적용하는 이물검사는? 2016년 식품산업기사 제1회

① 여과법
② 체분별법
③ 와일드만 플라스크법
④ 침강법

해설
③ 와일드만 플라스크법 : 동물의 털 등과 같이 물에 잘 젖지 않는 가벼운 이물을 검출하는 방법
① 여과법 : 신속여과지로 여과 후 남아있는 이물을 검출하는 방법
② 체분별법 : 검체가 미세한 분말일 때 검출하는 방법
④ 침강법 : 토사 등의 검체가 비교적 무거운 이물을 검출하는 방법

답 ③

농약잔류허용기준 설정 시 안전수준 평가는 ADI 대비 TMDI값이 몇 %를 넘지 않아야 안전한 수치인가?
2016년 식품산업기사 제3회

① 10% ② 20%
③ 40% ④ 80%

해설
- 농약잔류허용기준 설정 원칙 : ADI 대비 TMDI값의 80%를 넘지 않아야 안전한 수준(ADI>TMDI)
- ADI(Acceptable Daily Intake ; 일일섭취허용량) : 사람이 평생 동안 매일 섭취해도 안전성에 문제가 없는 허용량
- TMDI(Theoretical Maximum Daily Intake ; 이론적 일일최대섭취량) : 농약잔류허용기준에 해당 식품들의 섭취량을 곱한 것을 모두 합한 값

답 ④

㉡ formaldehyde : Rimini 반응, 난백청 반응, acetylacetone · chromotropic acid법(정량 · 정성법)
㉢ 시안(CN)화합물
- 정성 : 피크린산 시험지법, 디페닐카르바지드(diphenylcarbazide) 수은지법
- 정량 : pyridine-pyrazolone법, isonicotinic acid법, ion 전극법

㉣ 메틸알코올(methyl alcohol) : 동망화법, 후쿠신 아황산법, gas chromatography법(정량 · 정성) 가능

③ 잔류농약 및 공업약품 검사
㉠ PCB(폴리염화비닐) : gas chromatography법
㉡ 잔류농약 : gas chromatography법

④ 이물검사 : 체분법, 정치법, 여과법, 침강법, 부상법

(5) 독성 검사

① 식품첨가물은 과학적인 안전성 검사를 거쳐 사용허가를 받게 됨

② 안전성 검사 : 실험동물 등을 통한 독성시험 결과를 바탕으로 1일 섭취허용량(ADI)을 설정하고, 1일 섭취허용량이 초과하지 않도록 사용기준을 설정함

③ 1일 섭취허용량(Acceptable Daily Intake ; ADI)
㉠ 식품첨가물을 안전하게 사용하기 위한 지표가 되는 것
㉡ 인간이 어떤 식품첨가물을 평생 매일 섭취해도 어떤 영향도 받지 않는 1일 섭취량을 말함
㉢ 실험동물을 이용한 독성시험 결과를 토대로 설정됨
㉣ 동물실험에 의해 얻어진 독성시험 결과로부터 무독성량을 구할 수 있는데, 무독성량은 독성을 나타내지 않는 최대 투여량으로, 동물실험을 통해 얻어진 이 값을 그대로 사람에게 적용할 수 없기에 동물실험의 결과를 인간에게 적용하기 위해 안전계수가 이용됨

④ 안전계수 : 실험동물에서 실시한 독성시험의 결과를 인간에게 그대로 적용할 수 없기에 인간에게 적용하기 위해 안전계수가 이용됨(일반적으로 동물과 인간과의 종 간의 차를 10배, 개개인의 차를 10배라고 생각하고 곱한 값 100배를 안전계수로 이용함. 따라서 이를 이용하여 무독성량을 안전계수 100으로 나눈 값이 1일 섭취허용량)

분 류	시험법	내 용
일반 독성시험	급성독성시험	• 시험물질을 실험동물에 1회 투여로 나타나는 독성 반응을 조사하는 시험 • 체중, 식이섭취량, 생화학적, 병리학적 변화 등을 14일간 관찰하는 시험으로 흔히 반수치사량(LD_{50})으로 나타냄 • 실험동물 : 2종 이상(설치류 1종, 비설치류 1종) • 투여방법 : 경구·비경구 방법
	아급성(단기) 독성시험	실험동물 수명의 1/10 정도 기간 동안 시험물질을 계속 주어 독성을 평가하는 시험(rat은 90일)
	만성독성시험	• 시험물질을 실험동물에 일생 동안 연속적으로 주었을 때 나타나는 바람직하지 못한 반응을 조사하는 시험 • 같은 설치류에서는 24개월(시험기간은 실험동물에 따라 다름)
특수 독성시험	번식시험	암수의 생식능력, 임신, 분만, 차세대 번식과정에 미치는 영향을 조사하는 시험
	최기형성시험	임신 중인 동물에게 해당물질을 투여하여 최기형성, 태아의 생존성, 발생, 발육에 대한 영향을 조사하기 위한 시험
	발암성시험	안전성 평가에서 가장 중요한 시험으로, 해당물질의 발암성을 조사하는 시험조사 결과 발암성이 확인된 경우에는 그 물질의 사용을 금지함
	항원성시험	알레르기 유무를 조사하는 시험
	변이원성시험	• 세포의 유전자(DNA)에 돌연변이를 일으키는지를 조사하는 시험 • 발암성 시험의 예비시험으로 이용

(6) 관능검사

식품의 외관, 색, 맛, 냄새 조직 등의 변화를 검사(단점 : 객관성 떨어짐)

(7) 식품의 신선도 검사

① 어육·어육연제품

검사 종류	검사 방법 및 특징
암모니아, 휘발성 아민 (Ebel법)	에벨시약 + 어육 → 염화암모늄의 흰 연기 발생 → 부패
pH 측정	사후 3~6시간 : pH 5.0 → 신선어육 : pH 5.5 → 초기부패 : pH 6.0~6.2 → 부패육 : pH 6.5
단백질 승홍침전반응	$HgCl_2$ 사용 → 어육의 혼탁과 침전 → 부패
히스타민검사	• Allergy성 식중독 원인식품 검사, 어패류 등 부패검사 • 히스타민 함량이 높은 붉은살 생선(고등어, 꽁치, 정어리 등)의 히스타민을 검사
휘발성 염기질소 (NH_3, 휘발성아민 : TMA, DMA 등)	• 정량법 : 통기법, 감압법, Conway의 미량확산법 등 • 신선 어육 : 5~10mg/% → 보통 선도 어육 : 12~25mg/% → 초기부패 어육 : 30~40mg/% → 부패 어육 : 50mg/%

필 / 수 / 확 / 인 / 문 / 제

LD_{50}으로 독성을 표현하는 것은? 2013년 식품기사 제1회

① 급성독성 ② 만성독성
③ 발암성 ④ 변이원성

해설
급성독성시험(Acute toxicity studies)은 저농도 단계부터 일정한 간격으로 고농도 단계까지 단일용량을 짧은 시간에 투여하는 경구적인 방법이 있다. 실험동물에 대한 관찰(체중, 행동)은 2~4주에 걸쳐서 하고 병리 조직학적인 부검도 한다. 이때 1회 투여도와 24시간 이내의 치사량을 산출한다. 50% 중간 치사량(50% Lethal Dose ; LD_{50})을 알 수 있으며 여러 단계의 약품 용량을 설정한다. LD_{50}이 작을수록 독성이 강하다.

답 ①

실험동물군의 50%를 사망시키는 독성물질의 양을 나타내는 것은? 2016년 식품기사 제3회

① LD_{50} ② LC_{50}
③ TD_{50} ④ ADI

해설
① 반수치사량(LD_{50} ; Lethal Dose 50) : 시험동물 집단의 50%를 죽일 수 있는 유독물질의 양으로 값이 낮을수록 독성 강함
② 반수치사농도(LC_{50} ; Lethal Concentration 50) : 유독 물질을 실험동물에 흡입노출 시켰을 때 실험동물의 50%가 죽는 검체 노출 농도
③ 중간중독량(TD_{50} ; Median Toxic Dose) : 개체의 50%가 중독효과를 나타내는 용량
④ 1일 섭취허용량(ADI ; Acceptable Daily Intake) : 인간이 어떤 식품첨가물을 평생 매일 섭취해도 어떤 영향도 받지 않는 1일 섭취량을 말하며 식품첨가물을 안전하게 사용하기 위한 지표가 되는 것

답 ①

특수독성시험이 아닌 것은? 2015년 식품기사 제1회

① 최기형성시험
② 번식시험
③ 변이원성시험
④ 급성독성시험

해설
독성검사
• 특수독성시험 : 번식시험, 최기형성시험, 발암성시험, 항원성시험, 변이원성시험
• 일반독성시험 : 급성독성시험, 아급성단기독성시험, 만성독성시험

답 ④

필 / 수 / 확 / 인 / 문 / 제

우유에 70% Ethyl Alcohol을 넣고 그에 따른 응고물 생성 여부를 통해 알 수 있는 것은? 2016년 식품산업기사 제1회

① 산 도
② 지방량
③ Lactase 유무
④ 신선도

해설
알코올 시험
카세인의 안정성을 보는 시험으로 우유에 같은 양의 70% 에틸알코올을 섞어 카세인의 응고상태를 판정하는 방법

신선한 우유	오래된 우유
응고하지 않음	• 유산발효에 의해 산도↑ • 알코올의 탈수작용 의해 카세인 응고

답 ④

우유 또는 크림의 세균 농도를 측정하는 데 사용되는 시험법으로써 Methylene Blue를 기질로 사용하는 것은? 2015년 식품산업기사 제3회

① Coagulase Test
② Reductase Test
③ Phosphatase Test
④ Babcock Test

해설
환원효소시험법(Reductase Test)
우유의 신선도 검사방법으로 세균에 의해 생성된 reductase(효소)가 메틸렌블루 환원·탈색시킴(탈색시간 짧을수록 오염도 높음)

답 ②

우유에 대한 검사 중 Babcock법은 무엇에 대한 검사법인가? 2017년 식품산업기사 제2회

① 우유의 지방
② 우유의 비중
③ 우유의 신선도
④ 우유 중의 세균수

해설
• 지방측정법 : Gerber법, Babcock법, Rose-Gottlieb법
• 신선도 검사 : 산도측정, 에탄올법, 자비법, Resazurin법, Methylene blue법
• 가수시험 : 우유의 비중
• 우유 중의 세균수 : 표준한천평판배양법, 직접현미경 검사법

답 ①

② 식육 및 식육제품

㉠ 식 육

검사 종류	검사 방법 및 특징
pH 측정	• pH 7.3~7.4(알칼리성)에서 사후 → 젖산, 인산 등 축적 → pH 감소 → 단백질 부패 등으로 인한 암모니아 생성 → pH 상승(알칼리성) • 사후직후 pH 7.3~7.4 → 6~7시간 후 pH 5.6~5.7 → 24시간 후 pH 5.3~5.5 → 초기부패 pH 6.0~6.2 → 부패 pH 6.5
휘발성 염기질소(주성분 NH_3)	신선 20mg% 이하(식육제품에 한함) → 부패 30mg% 이상

㉡ 말고기 감별 : glycogen 측정법(소고기보다 말고기가 글리코겐 함량 높음)

③ 우 유

㉠ 신선도검사

검사 종류	검사 방법 및 특징
산도 측정(젖산표시법)	신선유 0.14~0.16% → 부패유 0.18~0.20% 이상
에탄올법	• 에탄올의 탈수작용(pH 높은 우유 casein 응고) • 신선유는 응고물 생기지 않음 → 부패유는 산도 0.21% 이상(우유응고, 침전물 생김)
자비법	• 산도 높은 우유의 casein 응고되는 원리 이용 • 정상유는 응고물 생기지 않음 → 부패유는 산도 0.25% 이상(응고물 생김)
Resazurin법(환원 test)	세균이 생성한 reductase에 의해 resazurin 색소 환원(색의 변화로 세균수 측정)
Methylene blue법(환원 test)	• 이명 : Hastring 시험법, reductase법 • 세균에 의해 생성된 reductase(효소)가 메틸렌블루 환원·탈색시킴(탈색시간 짧을수록 오염도 높음)

㉡ 기타 검사
• Phosphatase 시험
 – 가열에 의해 파괴되는 포스파타아제의 성질 이용
 – 완전한 저온살균 실시 여부 확인(62.8℃, 30분 또는 71.1℃, 5초 가열 시 → 포스파타아제 음성)
• TTC test(세균 발육저지물질 검사)
 – 생물학적 시험법 : 세균 발육저지물질의 존재 여부 판정(소에 잔류하는 항생물질 또는 우유에 존재하는 보존료 등)
 – 음성 : TTC 환원되어 적색의 착색물질 생성
 – 양성 : 우유의 색 변화 없음(발육저지물질 함유)
• 지방측정법
 – 용량법 : Gerber법, Babcock법
 – 중량법 : Rose-Gottlieb법

- 가수시험
  - 우유에 물을 가했는지 여부 확인
  - 정상우유 : 우유 비중 1.028~1.034
  - 가수우유 : 우유 비중 1.028 미만
  - 초산유청 비중 1.026 미만
  - NH_3-N 검출 시

④ 달걀 : 난황계수·난백계수 측정법, 비중측정법

⑤ 통조림 : indole시험, 가온보존시험

⑥ 곡류, 곡분 등 : 산도 측정

⑦ 유지 및 그 제품 : 과산화물가, 산가, 카르보닐가 측정, 요오드가(위스법), 티오바르비탈산(TBA가) 반응 등

2 환경오염의 분류

(1) 수질오염

① 생활하수

㉠ 일반가정의 오수·분뇨(세제류 제외한 나머지는 천연 유기성 물질)

㉡ 상업시설 및 공공기관의 폐수

② 산업폐수

산업의 대규모 및 다양화로 인한 고농도 난분해성의 유기물 배출이 특징(PCB, 농약, 폐유 등)

③ 축산폐수

유기물 함량 높아 처리 어려움 많음. 대규모의 사육과 상수원 근처에 축산시설물이 있어 문제가 됨

④ 광산폐수

광산에서 발생하는 산성폐액, 중금속 등 → 하천, 해수 오염 → 어패류, 농업에 큰 피해, 상수원 오염

수질오염지표

- 물리적 지표 : 온도, 탁도, 색, 취기
- 화학적 지표 : 알칼리도, 산도, 질소화합물, 부유물질(SS), 용존산소(DO), 생물학적 산소요구량(BOD), 화학적 산소요구량(COD)
- 생물학적 지표 : 박테리아, 대장균군의 수 측정
- 공장폐수의 오염판단기준 : TLm (median Tolerance Limit) 어류에 대한 급성독성시험

필 / 수 / 확 / 인 / 문 / 제

참치통조림의 검사방법으로 부적절한 것은?

2015년 식품산업기사 제3회

① Phosphatase법 ② 내압시험
③ 외관검사 ④ 타검사(타관법)

해설
① Phosphatase법은 우유의 완전한 저온살균의 실시 여부 확인에 이용한다.
- 통조림의 일반적 검사 방법 : 외관검사(팽창, 찌그러짐, 녹슨 것), 타관검사(타검봉으로 두드려 검사, 맑은 소리가 나는 것이 좋음), 가온검사(무균 상태인지 검사하는 것으로 가온 시 팽창 여부로 부패 측정), 진공검사(진공도 측정), 개관검사(개관하여 냄새, 협착물, 내용물의 형태, 색 등 검사)
- 통조림의 밀봉부위 검사 방법 : 내압시험(Hand can tester로 가압하여 공기가 새는지 여부 확인), 밀봉내부 계량검사 등

답 ①

BOD가 높아지는 것과 가장 관계가 깊은 것은?

2016년 식품기사 제2회

① 식품공장의 세척수
② 매연에 의한 공기오염
③ 플라스틱 재생공장의 배기수
④ 철강공장의 냉각수

해설
생화학적 산소요구량(Biochemical Oxygen Demand)
호기성 미생물이 물속에서 유기물을 분해할 때 이용하는 산소의 양으로 유기물의 오염정도를 나타내는 지표이다.

답 ①

식품공장 폐수와 가장 관계가 적은 것은?

2017년 식품산업기사 제2회

① 유기성 폐수이다. ② 무기성 폐수이다.
③ 부유물질이 많다. ④ BOD가 높다.

해설
무기성 폐수는 도금, 전자, 화학회사, 철강 공장 등에서 나오는 공장 폐수이다.

답 ②

생활폐수 오염지표의 일반적인 검사 항목이 아닌 것은?

2017년 식품기사 제3회

① TSP(Total Suspended Particles)
② SS(Suspended Solids)
③ DO(Dissolved Oxygen)
④ BOD(Biological Oxygen Demand)

해설
① TSP는 총부유물질이란 뜻으로, 통상 50㎛ 이하의 모든 부유먼지를 말한다.

답 ①

필 / 수 / 확 / 인 / 문 / 제

먹는물의 수질기준 중 미생물에 관한 일반 기준으로 잘못된 것은?
2018년 식품산업기사 제1회

① 일반세균은 1mL 중 100CFU를 넘지 아니할 것(샘물 및 염지하수 제외)
② 총 대장균군은 100mL에서 검출되지 아니할 것(샘물, 먹는샘물, 염지하수, 먹는염지하수 및 먹는해양심층수 제외)
③ 살모넬라, 쉬겔라는 완전 음성일 것(샘물, 먹는샘물, 염지하수, 먹는염지하수 및 먹는해양심층수의 경우)
④ 여시니아균은 2L에서 검출되지 아니할 것(먹는물공동시설의 물의 경우)

해설
③ 분원성 연쇄상구균·녹농균·살모넬라·쉬겔라는 250mL에서 검출되지 아니할 것(샘물, 먹는샘물, 염지하수, 먹는염지하수 및 먹는해양심층수의 경우 제외 할 것)

 ③

(2) 먹는물 수질기준(제2조 관련)

① 미생물에 관한 기준

종 류	기 준	기 타
여시니아균	2L에서 검출되지 아니할 것	먹는물공동시설의 물의 경우에만 적용함
• 분원성 연쇄상구균 • 녹농균 • 살모넬라 • 쉬겔라	250mL에서 검출되지 아니할 것	샘물·먹는샘물, 염지하수·먹는염지하수 및 먹는해양심층수의 경우에만 적용함
총대장균군	100mL에서 검출되지 아니할 것	샘물·먹는샘물, 염지하수·먹는염지하수 및 먹는해양심층수의 경우에는 250mL. 다만, 매월 또는 매 분기 실시하는 총대장균군의 수질검사 시료 수가 20개 이상인 정수시설의 경우에는 검출된 시료 수가 5%를 초과하지 아니하여야 함
• 대장균 • 분원성 대장균군		샘물·먹는샘물, 염지하수·먹는염지하수 및 먹는해양심층수의 경우에는 적용하지 아니함
아황산환원 혐기성포자형성균	50mL에서 검출되지 아니할 것	샘물·먹는샘물, 염지하수·먹는염지하수 및 먹는해양심층수의 경우에만 적용함
일반세균	1mL 중 100CFU를 넘지 아니할 것	• 샘물 및 염지하수의 경우 – 저온일반세균은 20CFU/mL, 중온일반세균은 5CFU/mL를 넘지 아니하여야 함 • 먹는샘물·염지하수·해양심층수의 경우 병에 넣은 후 4℃를 유지한 상태에서 12시간 이내 검사 – 저온일반세균은 100CFU/mL, 중온일반세균은 20CFU/mL를 넘지 아니할 것

※ CFU : Colony Forming Unit

② 건강상 유해영향 무기물질에 관한 기준

종 류	기 준	기 타
질산성 질소	10mg/L를 넘지 아니할 것	–
스트론튬	4mg/L를 넘지 아니할 것	먹는염지하수 및 먹는해양심층수의 경우에만 적용함
불 소	1.5mg/L를 넘지 아니할 것	샘물·먹는샘물 및 염지하수·먹는염지하수의 경우에는 2.0mg/L 넘지 아니할 것
붕 소	1.0mg/L를 넘지 아니할 것	염지하수의 경우에는 적용하지 아니함
암모니아성 질소	0.5mg/L를 넘지 아니할 것	–

크 롬	0.05mg/L를 넘지 아니할 것	–
브롬산염	0.01mg/L를 넘지 아니할 것	수돗물, 먹는샘물, 염지하수·먹는염지하수, 먹는해양심층수 및 오존으로 살균·소독 또는 세척 등을 하여 음용수로 이용하는 지하수만 적용함
납		–
비 소		샘물·염지하수의 경우에는 0.05mg/L를 넘지 아니할 것
셀레늄		염지하수의 경우에는 0.05mg/L를 넘지 아니할 것
시 안		–
카드뮴	0.005mg/L를 넘지 아니할 것	–
수 은	0.001mg/L를 넘지 아니할 것	–
우라늄	30μg/L를 넘지 않을 것	수돗물, 샘물, 먹는샘물, 먹는염지하수 및 먹는물공동시설의 물의 경우에만 적용함

③ 건강상 유해영향 유기물질에 관한 기준

종 류	기 준
톨루엔	0.7mg/L를 넘지 아니할 것
크실렌	0.5mg/L를 넘지 아니할 것
에틸벤젠	0.3mg/L를 넘지 아니할 것
1,1,1-트리클로로에탄	0.1mg/L를 넘지 아니할 것
카바릴	0.07mg/L를 넘지 아니할 것
파라티온	0.06mg/L를 넘지 아니할 것
1,4-다이옥산	0.05mg/L를 넘지 아니할 것
페니트로티온	0.04mg/L를 넘지 아니할 것
트리클로로에틸렌	0.03mg/L를 넘지 아니할 것
1,1-디클로로에틸렌	
디클로로메탄	0.02mg/L를 넘지 아니할 것
다이아지논	
테트라클로로에틸렌	0.01mg/L를 넘지 아니할 것
벤 젠	
페 놀	0.005mg/L를 넘지 아니할 것
1,2-디브로모-3-클로로프로판	0.003mg/L를 넘지 아니할 것
사염화탄소	0.002mg/L를 넘지 아니할 것

필 / 수 / 확 / 인 / 문 / 제

음용수의 수질 기준에서 허용기준수치에 대한 설명으로 옳지 않은 것은?

① 질산성 질소 – 0.1mg/L를 넘지 아니할 것
② 수은 – 0.001mg/L를 넘지 아니할 것
③ 크롬 – 0.05mg/L를 넘지 아니할 것
④ 카드뮴 – 0.005mg/L를 넘지 아니할 것

해설
① 질산성 질소 수질 기준 : 10mg/L를 넘지 아니할 것

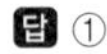 ①

필 / 수 / 확 / 인 / 문 / 제

④ 소독제 및 소독부산물질에 관한 기준(샘물・먹는샘물・염지하수・먹는염지하수・먹는해양심층수 및 먹는물공동시설의 물의 경우에는 적용하지 아니함)

종 류	기 준
잔류염소(유리잔류염소를 말함)	4.0mg/L를 넘지 아니할 것
포름알데히드	0.5mg/L를 넘지 아니할 것
디브로모아세토니트릴	0.1mg/L를 넘지 아니할 것
디브로모클로로메탄	
총트리할로메탄	
할로아세틱에시드(디클로로아세틱에시드・트리클로로아세틱에시드・디브로모아세틱에시드의 합으로 함)	
클로랄하이드레이트	0.03mg/L를 넘지 아니할 것
브로모디클로로메탄	
클로로포름	0.08mg/L를 넘지 아니할 것
디클로로아세토니트릴	0.09mg/L를 넘지 아니할 것
트리클로로아세토니트릴	0.004mg/L를 넘지 아니할 것

⑤ 심미적 영향물질에 관한 기준

종 류	기 준	기 타
경도(硬度)	1,000mg/L를 넘지 아니할 것	수돗물의 경우 300mg/L, 먹는염지하수 및 먹는해양심층수의 경우 1,200mg/L를 넘지 아니할 것. 다만, 샘물 및 염지하수의 경우에는 적용하지 아니함
증발잔류물	500mg/L를 넘지 아니할 것	• 수돗물의 경우 • 먹는염지하수・먹는해양심층수의 경우에는 미네랄 등 무해성분을 제외한 증발잔류물
염소이온	250mg/L를 넘지 아니할 것	염지하수의 경우에는 적용하지 아니함
황산이온	200mg/L를 넘지 아니할 것	샘물, 먹는샘물 및 먹는물공동시설의 물은 250mg/L를 넘지 아니하여야 하며, 염지하수의 경우에는 적용하지 아니함
과망간산칼륨 소비량	10mg/L를 넘지 아니할 것	–
아 연	3mg/L를 넘지 아니할 것	–
동	1mg/L를 넘지 아니할 것	–
세제(음이온 계면활성제)	0.5mg/L를 넘지 아니할 것	샘물・먹는샘물, 염지하수・먹는염지하수 및 먹는해양심층수의 경우에는 검출되지 아니하여야 함

먹는물 수질기준 중 심미적 영향물질에 속하지 않는 것은?

① 냄새와 맛
② 수소이온농도
③ 탁 도
④ 잔류염소

해설
잔류염소는 소독제 및 소독부산물에 관한 기준에 해당된다.

 ④

철	0.3mg/L를 넘지 아니할 것	샘물 및 염지하수의 경우에는 적용하지 아니함
망 간		수돗물의 경우 0.05mg/L를 넘지 아니할 것. 다만, 샘물 및 염지하수의 경우에는 적용하지 아니함
알루미늄	0.2mg/L를 넘지 아니할 것	–
색 도	5도를 넘지 아니할 것	–
냄새와 맛	소독으로 인한 냄새와 맛 이외의 냄새와 맛이 있어서는 아니될 것	맛의 경우는 샘물, 염지하수, 먹는샘물 및 먹는물공동시설의 물에는 적용하지 아니함
수소이온농도	pH 5.8 이상 pH 8.5 이하이어야 할 것	샘물, 먹는샘물 및 먹는물공동시설의 물의 경우에는 pH 4.5 이상 pH 9.5 이하이어야 함
탁 도	1NTU를 넘지 아니할 것	지하수를 원수로 사용하는 마을상수도, 소규모급수시설 및 전용상수도를 제외한 수돗물의 경우에는 0.5NTU를 넘지 아니하여야 함

※ NTU : Nephelometric Turbidity Unit

⑥ 방사능에 관한 기준(염지하수의 경우에만 적용함)

㉠ 삼중수소(^{3}H) : 6.0Bq/L를 넘지 아니할 것

㉡ 세슘(^{137}Cs) : 4.0mBq/L를 넘지 아니할 것

㉢ 스트론튬(^{90}Sr) : 3.0mBq/L를 넘지 아니할 것

필 / 수 / 확 / 인 / 문 / 제

심미적 영향물질에 관한 기준으로 옳지 않은 것은?

① 색도 – 3도를 넘지 아니할 것
② 세제 – 0.5mg/L를 넘지 아니할 것
③ 탁도 – 1NTU를 넘지 아니할 것
④ 염소이온 – 250mg/L를 넘지 아니할 것

해설
① 색도 : 5도를 넘지 아니할 것

답 ①

적중예상문제

01 **물의 염소 소독 시 물속의 유기물질과 염소가 반응하여 생성되는 발암물질은?**

① 염화나트륨 ② 아플라톡신
③ 트리할로메탄 ④ 크레졸

해설
③ 메탄의 수소원자 세 개가 할로겐 원자로 바뀐 화합물(클로로포름 등)이며 변이원성과 발암성이 있는 물질이다.

02 **대장균군 검사에 사용되지 않는 배지는?**

① 표준한천평판배지
② LB 배지
③ BGLB 배지
④ EMB 배지

해설
① 표준한천평판배지는 세균(생균)수 검사에 이용되는 배지이다.

03 **공장폐수에 포함된 수은이 환경수를 오염시켜 식품오염으로 연결된다. 이와 관련된 설명으로 틀린 것은?**

2017년 식품기사 제2회

① 무기수은은 세균에 의하여 메틸수은이 된다.
② 생체 내에서 무기수은은 유기수은으로 변하지 않는다.
③ 유기수은은 무기수은보다 생체 축적성이 크다.
④ 머리카락 중의 총수은량으로 메틸수은 중독을 진단하는 기준으로 쓸 수 있다.

해설
② 무기수은은 유기수은보다 독성이 적으나 자연계에서 생물학적으로 유기수은으로 변하게 된다.

04 **우리나라 먹는물의 검사 항목이 아닌 것은?**

① 질산성 질소 ② 용존 산소
③ 대장균군 ④ 일반세균

해설

먹는물 검사항목			
일반세균	대장균군	여시니아균	납
불 소	비 소	셀레늄	수 은
시 안	6가크롬	암모니아성 질소	질산성 질소
카드뮴	브 롬	페 놀	총트리할로메탄
클로로포름	다이아지논	파라티온	말라티온
페니트로티온	카바릴	1,1-트리클로로에탄	테트라클로로에틸렌
트리클로로에틸렌	디클로로메탄	벤 젠	톨루엔
에틸벤젠	자일렌	1,1-디클로로에틸렌	사염화탄소
경 도	과망간산칼륨 소비량	냄 새	맛
구 리	색 도	세제(음이온계면활성제 : ABS)	pH
아 연	염소이온	증발잔류물	철
망 간	탁 도	황산이온	알루미늄

1 ③ 2 ① 3 ② 4 ② 정답

05 **다음 검사법에 대한 설명 중 옳지 않은 것은?**

① 우유의 신선도 검사방법에는 resazurin법, methylene blue법, alizarin법 등이 있다.
② 신선유의 산도는 보통 0.05~0.18%이고 이보다 큰 것은 취급 부주의로 세균 증식에 의해 부패하게 된다.
③ 어육의 신선도 검사법에는 Ebel법, 단백질의 승홍침전반응, conway의 미량확산법, pH 측정법 등이 있다.
④ 식육의 신선도 검사에서 pH 6.2이면 정상적인 식육이다.

해설

④ pH 5.5 정도가 정상적인 식육이다.

06 **우유의 세균 오염도를 간접적으로 측정하는 데 사용하는 방법으로 생균수가 많을수록 탈수소능력이 강해지는 성질을 이용한 것으로 옳은 것은?**

① 산도시험 ② 메틸렌블루 환원시험
③ Phosphatase 시험 ④ 알코올침전 시험

해설

Methylene blue법(환원 test)
세균에 의해 생성된 reductase(효소)가 메틸렌블루를 환원·탈색시킨다(탈색시간 짧을수록 오염도 높음).

07 **사람의 1일 섭취허용량(Acceptable Daily Intake ; ADI)을 값을 나타내는 식으로 옳은 것은?**

① ADI = MNFL × 1/100 × 국민의 평균체중
② ADI = MNFL × 1/100 × 성인남자 평균체중
③ ADI = MNFL × 1/10 × 국민의 평균체중
④ ADI = MNFL × 1/10 × 성인남자 평균체중

해설

1일 섭취허용량(Acceptable Daily Intake ; ADI)
식품첨가물을 안전하게 사용하기 위한 지표가 되는 것으로, 실험동물에서 실시한 독성시험의 결과를 인간에게 그대로 적용할 수 없기에 인간에게 적용하기 위해 안전계수가 이용된다[일반적으로 동물과 인간과의 종 간의 차를 10배, 개개인의 차를 10배라고 생각하고 곱한 값 100배를 안전계수로 이용함. 따라서 이를 이용하여 무독성량을 안전계수 100으로 나눈 값이 1일 섭취허용량(ADI)].

08 **동물의 변으로부터 살모넬라균을 검출하려 할 때 처음 실시해야 할 배양은?** 2014년 식품기사 제1회

① 확인배양 ② 순수배양
③ 분리배양 ④ 증균배양

해설

살모넬라 Salmonella spp.

증균배양	펩톤수 → Rappaport-Vassiliadis 배지
⇩	⇩
분리배양	MacConkey 한천배지 또는 Desoxycholate Citrate 한천배지, XLD 한천배지, Bismuth Sulfite 한천배지 접종 → 35~37℃, 24±2시간 배양 → 전형적인 집락 확인시험
⇩	⇩
확인시험	TSI 사면배지(사면, 고층부) 접종 → 유당, 서당 비분해(사면부 적색), 가스생성 양성균에 대해 그람 음성 간균, urease 음성, Lysine decarboxylase 양성 등 특성 확인 → 살모넬라 양성 판정

09 **식품 공업에 있어서 폐수의 오염도를 판명하는 데 필요치 않는 것은?** 2014년 식품기사 제1회

① DO ② BOD
③ WOD ④ COD

해설

수질오염지표 중 화학적 지표에는 알칼리도, 산도, 질소화합물, 부유물질(SS), 용존산소(DO), 생물학적 산소요구량(BOD), 화학적 산소요구량(COD)이 있다.

10 **일정 조건하에 화학물질이 실험동물에 대해 죽음을 이르게 하는 최소치사량을 나타내는 용어는?**

① MLD ② LC_{50}
③ ADI ④ MNEL

해설

최소치사량(MLD ; Minimum Lethal Dose)
일정 조건에서 동물을 죽게 하는 독소, 세균, 화학물질 등의 최소량을 말한다.

정답 5 ④ 6 ② 7 ① 8 ④ 9 ③ 10 ①

11 **LD_{50}의 의미로 옳은 것은?** 2015년 식품산업기사 제2회

① 실험동물의 50%를 사망시키는 데 필요한 최소 투여량
② 실험동물의 최소 50마리를 사용하는 실험
③ 실험동물의 수명의 50% 이하로 단축하는 데 요하는 투여량
④ 실험동물에 치사량의 50%를 투입하는 실험

해설

반수치사량(Lethal Dose for 50% kill ; LD_{50})
실험동물에게 시험물질을 한 번 투여하고 2주일 동안의 사망률을 관찰하여 독성 정도를 수량적으로 나타내는 지표이다.

12 **어떤 첨가물의 LD_{50}의 값이 낮을 경우 그 의미는?**

① 독성이 약하다.
② 독성이 강하다.
③ 보존성이 작다.
④ 보존성이 크다.

해설

반수치사량(LD_{50})
시험동물 집단의 50%를 죽일 수 있는 유독물질의 양으로 LD_{50} 값이 낮을수록 독성 강하다.

13 **다음 설명으로 옳은 것은?**

- 식품첨가물을 안전하게 사용하기 위한 지표가 되는 것
- 인간이 어떤 식품첨가물을 평생 매일 섭취해도 어떤 영향도 받지 않는 1일 섭취량을 말함
- 실험동물을 이용한 독성시험 결과를 토대로 설정됨

① LC_{50} ② GRAS
③ NOAEL ④ ADI

해설

1일 섭취허용량(Acceptable Daily Intake ; ADI)
식품첨가물을 안전하게 사용하기 위한 지표가 되는 것이다.

14 **미생물 검사를 요하는 검체의 채취 방법에 대한 설명으로 틀린 것은?** 2015년 식품기사 제1회

① 채취 당시의 상태를 유지할 수 있도록 밀폐되는 용기・포장 등을 사용하여야 한다.
② 무균적으로 채취하더라도 검체를 소분하여서는 안 된다.
③ 부득이한 경우를 제외하고는 정상적인 방법으로 보관・유통 중에 있는 것을 채취하여야 한다.
④ 검체는 관련정보 및 특별수거계획에 따른 경우와 식품접객업소의 조리식품 등을 제외하고는 완전 포장된 것에서 채취하여야 한다.

해설

검체 채취 및 운반・보관 방법
- 식품은 소형 용기에 1용기를 최저 검체단위로 함
- 시료 채취 시마다 멸균된 기구(핀셋, 스푼 등)를 바꾸어 사용
- 멸균 용기에 담아 5℃ 저온에서 24시간 이내 신속히 운반
- 건조(곡분, 분유 등)식품은 흡습에 주의(상온 운반 가능)

15 **미생물 검사용 검체의 운반 시 부패 및 변질의 우려가 있는 검체는 몇 시간 이내에 검사기관에 운반하여야 하는가?** 2015년 식품산업기사 제1회

① 4시간 이내 ② 8시간 이내
③ 12시간 이내 ④ 24시간 이내

해설

미생물 검사용 검체의 운반
부패・변질 우려가 있는 검체 : 미생물학적인 검사를 하는 검체는 멸균용기에 무균적으로 채취하여 저온(5℃±3 이하)을 유지시키면서 24시간 이내에 검사기관에 운반하여야 한다.

16 **식품위생검사 중 Indole시험법이 이용되는 제품으로 옳은 것은?**

① 곡류 및 곡분 ② 유 지
③ 통조림 ④ 달 걀

해설

③ 통조림 시험법에는 indole시험과 가온보존시험법이 있다.

11 ① 12 ② 13 ④ 14 ② 15 ④ 16 ③ 정답

17 식품의 총균수 검사를 통하여 알 수 있는 것은?

2016년 식품기사 제2회

① 신선도 ② 가공 전의 원료 오염상태
③ 부패도 ④ 대장균의 존재

해설
② 총균수 검사는 원료의 가공 전 오염된 세균을 측정하는 검사방법이다.

18 살아있는 균수를 산출하는 표준한천배지를 사용하는 검사는?

① 대장균군 검사 ② 총균수 검사
③ 생균수 검사 ④ 진균수 검사

해설
생균수 검사
세균을 배지에 접종하여 살아있는 총 세균수를 센다. 표준한천배지를 써서 일정한 배양온도, 시간에서 콜로니를 형성하는 세균수를 세는 방법이다.

19 대장균 검사에서 정성시험에 사용되는 검사법이 아닌 것은?

① BGLB 배지법
② 데옥시콜레이트(유당한천 배지법)
③ MPN(최확수법)
④ 유당 bouillon 발효관법

해설
③ 최확수법은 정량시험법이다.

20 식품 중에 존재하는 균의 총수를 측정하며 주로 생유의 오염도를 측정하는 검사로 옳은 것은?

① Breed법 ② BGLG 배지법
③ 건조필름법 ④ 유당한천 배지법

해설
Breed법(주로 생유 중 오염된 세균 측정)
일정량의 생유를 슬라이드그라스 위에 일정 면적으로 도말 → 건조 → 염색 → 현미경 검경 → 염색된 세균수 측정

21 식품위생검사 중 시료 채취를 위한 방법이 아닌 것은?

① 일반 밀폐 용기에 담아 5℃±3 이하 저온에서 24시간 이내 신속히 운반
② 건조식품은 흡습에 주의(상온 운반 가능)
③ 채취시료마다 멸균된 기구를 바꾸어 사용
④ 식품은 소형 용기에 1용기를 최저 검체단위로 보관

해설
① 멸균 용기에 담아 5℃±3 이하 저온에서 24시간 이내 신속히 운반한다.

22 장염비브리오를 분리배양할 때 사용하는 접종 배지로 옳은 것은?

① 보통한천배지 ② TSI 사면배지
③ 난황한천배지 ④ TCBS배지

해설
② TSI 사면배지는 장염비브리오의 확인시험에 사용된다.

23 곰팡이 포자수를 측정하는 검사방법은?

① 표준평판법 ② MPN법
③ 건조필름법 ④ Haward법

해설
Haward법
현미경으로 오염된 곰팡이수를 측정하는 방법의 하나로, 하워드 곰팡이 계수용 슬라이드에 시료액을 넣고 균사의 단편을 측정하는 방법이다.

정답 17 ② 18 ③ 19 ③ 20 ① 21 ① 22 ② 23 ④

24 다음 중 물리적 검사에 속하지 않은 것은?

① 회분검사 ② 탄성검사
③ 탁도검사 ④ 점도검사

해설

화학적 검사
pH, 회분, 유독물질, 식품첨가물 등

25 식품의 특성을 오감으로 측정·분석·해석하는 것으로 성상, 냄새, 맛 등을 판단하는 검사는?

① 화학적 검사 ② 생물학적 검사
③ 관능검사 ④ 물리적 검사

해설

관능검사(Sensory assessment)
제품의 성상·맛·냄새·색깔·표시·포장상태·정밀검사 이력 등을 종합하여 식품의약품안전처장이 정하는 기준에 따라 그 적부를 판단하는 검사이다.

26 다음 중 일반 독성시험으로 옳지 않은 것은?

① 만성독성시험 ② 아급성독성시험
③ 번식시험 ④ 급성독성시험

해설

특수독성시험
번식시험, 최기형성시험, 발암성시험, 항원성시험, 변이원성시험

27 알레르기성 식중독 원인식품 검사이며, 어패류 등의 부패검사를 하는 검사법은?

① 암모니아 검사
② 히스타민 검사
③ 휘발성 염기질소 검사
④ 단백질 승홍침전 반응 검사

해설

② 알레르기성 식중독을 유발하는 물질은 히스타민(histamine)으로서, 히스타민 함량이 높은 붉은살 생선(고등어, 꽁치, 정어리 등)의 안전성을 확인하기 위하여 히스타민 검사가 이용된다.

28 우유의 저온살균 실시 여부를 확인할 수 있는 검사법은?

① Phosphatase 시험 ② TTC test
③ 지방측정법 ④ 가수시험

해설

포스파타아제
에스테르 가수분해효소의 하나로 유기인산 에스테르를 가수분해하여 인산기를 다른 화합물로 전달하는 반응을 촉매한다.

29 유기물 함량이 높아 처리에 많은 어려움을 주는 오수의 종류로 옳은 것은?

① 축산폐수 ② 생활하수
③ 광산폐수 ④ 산업폐수

해설

① 축산폐수는 대규모의 사육과 상수원 근처에 축산시설물이 있어 문제가 된다.

30 먹는물 수질기준 중 미생물에 관한 기준으로 틀린 것은?

① 대장균군 100mL에서 검출되지 아니할 것
② 살모넬라 250mL에서 검출되지 아니할 것
③ 여시니아 2L에서 검출되지 아니할 것
④ 총대장균군 200mL에서 검출되지 아니할 것

해설

④ 총대장균군 100mL에서 검출되지 아니할 것

31 무기물질에 관한 기준으로 옳은 것은?

① 수은 0.001mg/L를 넘지 아니할 것
② 질산성 질소 1.0mg/L를 넘지 아니할 것
③ 불소 10mg/L를 넘지 아니할 것
④ 납 0.001mg/L를 넘지 아니할 것

해설

② 질산성 질소 10mg/L를 넘지 아니할 것
③ 불소 1.5mg/L를 넘지 아니할 것
④ 납 0.01mg/L를 넘지 아니할 것

24 ① 25 ③ 26 ③ 27 ② 28 ① 29 ① 30 ④ 31 ① 정답

32 부패의 판정방법에서 관능적 방법에 속하지 않는 것은?

① 색의 변화
② 물성의 변화
③ 트리메틸아민의 생성 유무
④ 맛의 변화

해설
③ 화학적 판정방법이다.

33 다음 중 단백질 식품의 부패를 측정하는 방법으로 옳은 것은?

㉠ 트리메틸아민	㉡ 휘발성 염기질소
㉢ pH값	㉣ 포스파타아제
㉤ 메틸렌블루	

① ㉠, ㉡, ㉣ ② ㉠, ㉡, ㉢
③ ㉡, ㉢, ㉤ ④ ㉢, ㉣, ㉤

해설
포스파타아제, 메틸렌블루는 우유의 신선도 검사방법이다.

34 세균의 Reductase(효소)를 이용해 환원 · 탈색시키는 방법으로 탈색 시간이 짧을수록 오염도가 높은 것으로 우유의 등급을 결정하는 시험법으로 옳은 것은?

① 에탄올법 ② Resazurin법
③ 자비법 ④ Methylene blue법

해설
Methylene blue reduction test
우유에서 세균의 존재를 간접적으로 조사하는 방법으로 현재는 레사주린시험을 쓰므로 이 시험은 거의 쓰지 않는다.

35 우유의 세균수를 검사하는 간이 시험법으로 시험결과가 빨리나오며 미생물이 푸른색 색소를 환원시키는 성질을 이용한 방법으로 옳은 것은?

① Methylene blue법 ② Resazurin법
③ 자비법 ④ 에탄올법

해설
우유의 세균수를 검사하는 간이 시험법으로 메틸렌블루 시험법보다 결과가 빨리 나오며, 미생물의 레자주린 색소(푸른색)를 환원시키는 성질을 이용한다. 일정한 색으로 변할 때까지 걸리는 시간으로 판정한다.

36 어육 등 제품의 신선도 검사 중 휘발성 염기질소의 초기 부패 어육의 판정되는 함유 mg/%는?

① 5~10mg/% ② 12~25mg/%
③ 30~40mg/% ④ 50mg/%

해설
휘발성 염기질소
신선 어육 : 5~10mg/% → 보통 선도 어육 : 12~25mg/% → 초기부패 어육 : 30~40mg/% → 부패 어육 : 50mg/%

37 산도가 높은 우유의 Casein이 응고되는 원리를 이용한 신선도 검사법으로 옳은 것은?

① 산도측정법 ② Phosphatase 시험법
③ 에탄올법 ④ 자비법

해설
자비법
정상유 : 응고물 생기지 않음 → 부패유 : 산도 0.25% 이상(응고물 생김)

38 다음 중 대장균 검사에 사용되지 않는 배지는?

① LB배지 ② EMB한천배지
③ Endo한천배지 ④ 표준한천평판배지

해설
④ 생균수 검사에 이용되는 배지이다.

정답 32 ③ 33 ② 34 ④ 35 ② 36 ③ 37 ④ 38 ④

39 **식품공전상 세균수 측정법이 아닌 것은?**

2016년 식품기사 제1회

① 직접현미경법
② 건조필름법
③ 저온세균수 측정법
④ 호기성세균수 측정법

해설

식품공전상 세균수 측정법
일반세균수(건조필름법 · 표준평판법), 저온세균수, 내열성세균수, 현미경관찰법 등

40 **식품의 화학적 부패판정의 지표로 관련이 없는 것은?**

① 휘발성염기질소 ② 히스타민
③ 트릴메틸아민 ④ 아크릴아마이드

해설

Acrylamide
120℃ 이상의 온도에서 조리하는 과정에서 생성되며, 조리하지 않은 식품에는 존재하지 않고, 끓이는 식품 등에서는 아크릴아마이드 함량이 낮거나 검출한계 이하로 존재하며 장기간 다량 섭취한 쥐에서 암 유발 및 유전독성이 발견된다.

41 **다음 중 어육 · 어육연제품의 휘발성 염기질소 검사에서 정량법이 아닌 것은?**

① 통기법 ② 감압법
③ Conway 미량확산법 ④ 자비법

해설

④ 자비법은 우유의 신선도 검사방법이다.

42 **보통 검체와 표준한천배지를 사용하여 배양하며 세균의 집락수로부터 검체 중의 생균수를 산출하는 검사법은?**

① 표준한천평판배양법 ② 최확수법
③ 총균수 검사법 ④ 유당부용법

해설

① 표준한천평판배지 : 세균(생균)수 검사에 이용

43 **식품 초기의 부패판정 중 화학적 검사방법이 아닌 것은?**

① K값 측정 ② pH값 측정
③ 경도 측정 ④ 휘발성염기질소

해설

③ 경도는 물리적 검사방법 중 하나이다.

44 **다음 중 어육의 신선도 저하로 함께 감소되는 것은?**

① 생균수 ② 트릴메틸아민
③ 암모니아 ④ pH

45 **대장균의 정성시험법의 순서를 바르게 나열한 것은?**

① 추정 – 확정 – 완전
② 완전 – 추정 – 확정
③ 확정 – 추정 – 완전
④ 추정 – 완전 – 확정

해설

대장균 정성시험
추정시험 → 확정시험 → 완전시험

46 **중금속 유해성 물질 검사법 중 정량시험법으로 옳지 않은 것은?**

① 원자흡광법
② 비색분석법
③ Polarography법
④ Gas chromatography법

해설

중금속 정량시험법으로는 원자흡광법, 비색분석법, polarography 법이 있다.

39 ④ 40 ④ 41 ④ 42 ① 43 ③ 44 ① 45 ① 46 ④ 정답

47 중금속의 정량시험법으로 옳지 않은 것은?

① 원자흡광법
② 비색분석법
③ 건식회화법
④ Polarography법

해설
③ 중금속의 정성분석법에 속한다.

48 다음 중 이물검사에 속하지 않는 것은?

① 정치법 ② 부상법
③ 건조필름법 ④ 침강법

해설
③ 건조필름법은 대장균 검사법 중 정량시험법이다.

이물검사
체분법, 정치법, 여과법, 침강법, 부상법

49 우유의 신선도 검사로 이용되는 시험법이 아닌 것은?

① 에탄올법 ② TTC test
③ 가수시험법 ④ Indole시험

해설
④ 통조림 검사법에 해당한다.

50 유지 및 그 가공품의 신선도 검사 측정으로 사용되는 시험법으로 옳지 않은 것은?

① 가수시험 ② 산 가
③ 요오드가 ④ TBA가

해설
유지 및 그 제품의 신선도 검사
과산화물가, 산가, 카르보닐가 측정, 요오드가(위스법), 티오바르비탈산(TBA가) 반응 등

51 우유의 가수 여부를 확인할 수 있는 우유의 비중으로 옳은 것은?

① 우유의 비중 1.026 미만
② 우유의 비중 1.020 미만
③ 우유의 비중 1.0 미만
④ 우유의 비중 1.028 미만

해설
우유의 가수시험
- 정상우유 : 우유 비중 1.028~1.034
- 가수우유 : 우유 비중 1.028 미만

52 식품첨가물 중 표백제의 검사법이 아닌 것은?

① 고속액체크로마토그래피
② 티타늄설페이트
③ 요오드법
④ 습식회화법

해설
표백제의 검사법
고속액체크로마토그래피, 티타늄설페이트, 요오드법

53 어육의 신선도 판정 시 휘발성 염기질소(VBN)가 50mg%일 때의 판정기준으로 옳은 것은?

① 대단히 신선한 어육
② 보통 신선한 어육
③ 초기 부패한 어육
④ 부패한 어육

해설
휘발성 염기질소
신선 어육 : 5~10mg/% → 보통 선도 어육 : 12~25mg/% → 초기부패 어육 : 30~40mg/% → 부패 어육 : 50mg/%

정답 47 ③ 48 ③ 49 ④ 50 ① 51 ④ 52 ④ 53 ④

54 **우유의 위생관리에 관한 내용으로 옳지 않은 것은?**

① 리스테리아는 저온에서 증식이 가능하므로 오염에 주의한다.
② 포스파타제의 음성 반응 시 병원성 세균이 살아있지 않다.
③ 우유의 저온살균은 Phosphatase시험으로 확인할 수 있다.
④ 우유의 살균은 세균의 포자까지 완전히 사멸되므로 착유 후 냉장 보관하여도 무관하다.

55 **식품공전에서 멸균식품의 세균 발육 유무를 확인하기 위하여 세균시험을 하기 전에 실시하는 가온보존시험을 할 때 보존 온도와 기간은?** 2016년 식품기사 제1회

① 25~27℃, 5일
② 25~27℃, 10일
③ 35~37℃, 5일
④ 35~37℃, 10일

해설

세균발육 유무 가온보존시험

검체 3관(또는 병)을 항온기에서 35~37℃에서 10일간 → 추가로 상온에서 1일간 방치 · 관찰

양성(세균 발육)	음 성
용기 · 포장이 팽창 · 새는 것	세균시험 실시

56 **생균수를 측정하는 목적은 무엇인가?**

① 신선도를 측정하기 위함
② 식중독균의 생존 여부 파악하기 위함
③ 분변오염을 파악하기 위함
④ 식품의 부패를 판단하기 위함

57 **수질 검사에서의 최확수법과 관련 있는 것으로 옳은 것은?**

① 대장균군 ② BOD
③ 잔류염소량 ④ 중금속 함유량

해설

최확수(Most Probable Number)

시료 1mL 또는 1g 중에 있는 대장균 균수의 이론상 가장 가능성이 있는 수

58 **식품의 성분 중 수분, 당류, 회분, 식품첨가물, 항생물질 등의 항목의 식품위생 검사의 종류로 옳은 것은?**

① 관능검사 ② 이화학적 검사
③ 생물학적 검사 ④ 특수독성검사

59 **원유검사 방법과 거리가 먼 것은?**

2016년 식품기사 제3회

① Babcock Test
② Resazurin Reduction Test
③ Methylene Blue Reduction Test
④ Gutzeit Method

해설

Gutzeit Method(굿자이트법)

미량 비소의 정량법으로 비소를 함유한 용액을 브로민화수 시험지로 발색시켜 비소표준용액의 발색과 비교하여 정량하는 방법이다.

60 **다음 중 대장균의 정량시험으로 옳지 않은 것은?**

① 최확수법
② BGLB 배지법
③ 건조필름법
④ 데옥시콜레이트 유당한천 배지법

해설

② 대장균의 정성시험법이다.

54 ④ 55 ④ 56 ① 57 ① 58 ② 59 ④ 60 ② 정답

61 **식품 중 미생물 오염 여부를 신속하게 검출하는 등에 활용되며, 검출을 원하는 특정 표적유전물질을 증폭하는 방법은?** 2016년 식품기사 제1회

① ICP(Inductively Coupled Plasma)
② HPLC(High Performance Liquid Chromatography)
③ GC(Gas Chromatography)
④ PCR(Polymerase Chain Reaction)

해설
④ PCR(중합효소연쇄반응) : 유전자 분석기술에 사용하는 방법으로 특정한 DNA 염기배열 순서 일부분만 선택하여 복제하는 기술
① ICP(고주파 유도 결합 플라스마) : 이온화된 원자를 질량분석장치에서 ICP 발광분석법
② HPLC(고속액체크로마토그래피) : 흡착제를 써서 물질을 분리하는 방법의 하나로 이동상을 액체로 하는 정량 · 정성분석법
③ GC(기체크로마토그래피) : 흡착제를 써서 물질을 분리하는 방법의 하나로 이동상을 기체로 하는 정량 · 정성분석법

62 **LD_{50}에 대한 설명으로 틀린 것은?** 2017년 식품산업기사 제2회

① 한 무리의 실험동물 50%를 사망시키는 독성물질의 양이다.
② 실험방법은 검체의 투여량을 고농도로부터 순차적으로 저농도까지 투여한다.
③ 독성물질의 경우 동물체중 1kg에 대한 독물량(mg)으로 나타내며 동물의 종류나 독물경로도 같이 표기한다.
④ LD_{50}의 값이 클수록 안전성은 높아진다.

해설
② 검체의 투여량을 저농도로부터 순차적으로 고농도까지 투여한다.

63 **유통기한 설정실험 지표의 연결이 틀린 것은?** 2016년 식품산업기사 제3회

① 빵 또는 떡류 – 산가(유탕처리식품)
② 잼류 – 세균수
③ 시리얼류 – 수분
④ 엿류 – TBA가

해설
TBA(Thiobarbituric acid ; 티오바르비탈산)가는 유지의 산패도를 측정하는 방법이다.

64 **최확수(MPN)법의 검사와 관련된 용어 또는 설명이 아닌 것은?** 2016년 식품산업기사 제3회

① 비연속된 시험용액 2단계 이상을 각각 5개씩 또는 3개씩 발효관에 가하여 배양
② 확률론적인 대장균군의 수치를 산출하여 최확수로 표시
③ 가스발생 양성관수
④ 대장균군의 존재 여부 시험

해설
- 최확수 : 이론상 가장 가능한 수치
- 최확수법 : 동일 희석배수의 시험용액을 배지에 접종 → 대장균군의 존재 여부를 시험 → 그 결과로부터 확률론적인 대장균군의 수치 산출
- 연속된 시험용액(10, 1, 0.1mL)에서 3단계 이상을 각각 5개씩 또는 3개씩 발효관에 가하여 배양 → 검체 1mL 또는 1g 중에 존재하는 대장균군수 표시

65 **COD에 대한 설명 중 틀린 것은?** 2017년 식품산업기사 제3회

① COD란 화학적 산소요구량을 말한다.
② BOD가 적으면 COD도 적다.
③ COD는 BOD에 비해 단시간내에 측정 가능하다.
④ 식품공장 폐수의 오염정도를 측정할 수 있다.

해설
② 일반적으로 같은 물의 오염도 검사 시 BOD가 COD보다 낮게 나타나며, 일정한 상관관계는 성립하지 않는다.

BOD & COD
- 생물학적 산소요구량(BOD ; Biochemical Oxygen Demand) : 한천수 오염도 검사, 물속의 유기물을 분해하기 위한 산소의 소비량
- 화학적 산소요구량(COD ; Chemical Oxygen Demand) : 공장폐수 · 해수 오염도 검사, 유기물 · 무기물의 일부를 분해하기 위한 산소의 소비량

정답 61 ④ 62 ② 63 ④ 64 ① 65 ②

유전자재조합식품과 방사선조사식품

1 GMO

(1) GMO의 정의(Genetically Modified Organism)

① 우리말로 '유전자변형생물체' 또는 '유전자변형농산물'이라고 함

② 생물체의 유전자 중 유용한 유전자를 취하기 위해 그 유전자를 갖고 있지 않은 생물체에 삽입해 유용한 성질을 나타나게 함

③ 이와 같은 유전자재조합기술을 활용하여 재배・육성된 농산물・축산물・수산물・미생물 및 이를 원료로 하여 제조・가공한 식품(건강기능식품을 포함) 중 정부가 안전성을 평가하여 입증이 된 경우에만 식품으로 사용할 수 있으며 이를 유전자변형식품이라 함

> **알아두기**
>
> LMO(Living Modified Organisms)
>
> 살아있음(Living)을 강조하는 용어로서 그 자체 생물이 생식, 번식 가능한 것(알곡 상태의 옥수수, 콩, 유채 등)으로 '살아있는 유전자변형생물체'를 의미

(2) GMO 작물 만드는 과정

① 아그로박테리움(Agrobacterium tumefaciens) 이용법

㉠ 아그로박테리움 : 식물에 근두암종병(Crown gall)을 일으키는 자연계 존재하는 토양세균(보유 유전자 플라스미드를 식물 염색체에 전달 → 근두암종병이라고 하는 암종세포 덩어리를 만드는 병원균)

㉡ 유전자 이식 방법 : 플라스미드를 구성하고 있는 유전자 중 식물에 종양을 일으키는 유전자 제거 → 이용하고자 하는 유용한 유전자를 연결시켜 아그로박테리움에 삽입 → 아그로박테리움을 식물세포에 접촉・감염 → 유용한 유전자가 식물세포 내로 들어가게 됨

② **유전자총**(Particle bombardment) **이용법** : 금 또는 텅스텐 등 금속미립자에 유용한 유전자를 코팅하고 고압가스의 힘으로 식물의 잎 절편 또는 세포 덩어리에 투입하여 유용 유전자가 물리적으로 식물세포의 염색체에 접촉하도록 함으로서 직접 식물세포 내로 도입하는 방법

필 / 수 / 확 / 인 / 문 / 제

유전자변형식품과 관련하여 그 자체 생물이 생식, 번식 가능한 것으로 '살아있는 유전자변형생물체'를 의미하는 용어는? 2017년 식품산업기사 제3회

① LMO
② GMO
③ Gene
④ Deoxyribonucleic acid

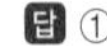 ①

GMO 작물을 만드는 과정이 아닌 것은? 2012년 식품기사 제2회

① 염기다형성 마커 이용법
② 원형질체 융합법
③ 유전자총 이용법
④ 아그로박테리움 이용법

해설
염기다형성 마커 이용법
친자확인, 가족 간 질병 유전성향, 장기 이식 등

답 ①

③ 원형질체 융합(Protoplast fusion)법
㉠ 조직 배양 시 단세포 유래식물체를 만들거나 유용한 유전자를 세포 내로 도입시킬 때 사용하는 방법
㉡ 원형질체(Protoplast) : 일반적으로 세포벽이 제거된 상태의 세포

(3) 유전자재조합식품의 안전성 평가 조사

① 건강에의 직접적 영향(독성)

② 알레르기 반응을 일으키는 경향(알레르기성)

③ 영양 또는 독성적인 성질이 있다고 생각되는 특수 성분

④ 도입한 유전자의 안정성

⑤ 유전자재조합에 의해 만들어진 영양적 영향

⑥ 유전자 도입으로 인한 의도하지 않은 영향

(4) 유전자변형식품 표시제도

① 표시대상

구 분	표시를 해야 하는 경우	표시를 하지 않는 경우
농·수·축산물	식약처가 식용으로 승인한 GM 농산물(대두, 옥수수, 카놀라, 면화, 사탕무, 알팔파)	구분 관리된 농산물 - 구분유통증명서 또는 정부증명서 또는 시험·검사 성적서 * 3% 이하 비의도적 혼입치 인정
가공식품·건강기능식품 등	유전자변형농축수산물을 원재료로 사용하여 제조·가공 후에도 유전자변형 DNA 또는 유전자변형 단백질이 남아 있는 식품·식품첨가물·건강기능식품	• 구분 관리된 농산물을 사용한 경우 - 구분유통증명서 또는 정부증명서 또는 시험·검사 성적서 * 3% 이하 비의도적 혼입치 인정(원료농산물) • 가공보조제(식품의 제조·가공 중 특정 기술적 목적을 달성하기 위해 의도적으로 사용된 물질), 부형제(식품성분의 균일성을 위하여 첨가하는 물질), 희석제(식품의 물리·화학적 성질을 변화시키지 않고, 그 농도를 낮추기 위하여 첨가하는 물질), 안정제(식품의 물리·화학적 변화를 방지할 목적으로 첨가하는 물질)의 용도로 사용하는 것은 제외 • 고도의 정제과정 등으로 유전자변형 DNA 또는 유전자변형 단백질이 전혀 남아있지 않아 검사 불능인 당류, 유지류 등 제외

유전자재조합식품의 안전성 평가를 위한 일반적인 조사에 해당하지 않는 것은? 2012년 식품기사 제1회

① 건강에의 직접적 영향(독성)
② 유전자 재조합에 의해 만들어진 영양 효과
③ 유전자 도입 전 식품의 안전성
④ 알레르기 반응을 일으키는 경향

해설
유전자재조합식품 안전성 평가
• 직접적으로 건강에 해를 끼치는 독성은 있는지
• 알레르기를 일으키는지
• 영양성분이나 독성을 지니는 성분이 있는지
• 삽입된 유전자에서 유래한 단백질이 소화효소나 가열 처리 등 물리화학적인 처리에 안정성이 있어 알레르기를 일으킬 가능성이 없는지
• 유전자가 재조합함으로써 발생하는 영양학적 변화는 없는지
• 유전자 삽입으로 인해서 비의도적인 영향은 없는지

 ③

유전자변형식품 등의 표시기준에 의하여 농산물을 생산·수입·유통 등 취급과정에서 구분하여 관리한 경우에도 그 속에 유전자 변형농산물이 비의도적으로 혼입될 수 있는 비율을 의미하는 용어와 그 허용 비율의 연결이 옳은 것은? 2017년 식품기사 제1회

① 비의도적 혼입치 - 5%
② 비의도적 혼입치 - 3%
③ 관리 이탈 혼입치 - 5%
④ 관리 이탈 혼입치 - 3%

해설
비의도적 혼입치
한국·대만 3% 이내, 미국 미설정, 유럽연합 0.9% 이내, 일본 5% 이내, 호주·뉴질랜드 1% 이내인 경우 유전자변형식품 표시 면제

 ②

필 / 수 / 확 / 인 / 문 / 제

다음은 유전자변형 농수산물의 표시방법에 관한 설명으로 옳지 않은 것은?

① 10포인트 이상의 활자로 표시한다.
② '유전자변형식품' 또는 '유전자변형○○포함식품' 등으로 표시한다.
③ 포장의 바탕색과 동일 색깔로 표시한다.
④ 유전자변형식품의 주표시면·원재료명 옆에 소비자가 잘 알아볼 수 있도록 표시한다.

해설
③ 포장의 바탕색과 구별되는 색깔로 선명하게 표시한다.

답 ③

② 표시 내용 및 방법

구 분	식품위생법	건강기능식품에 관한 법률	농수산물품질관리법	유전자변형생물체의 국가간 이동 등에 관한 법률
법 조항	제12조의2(표시)	제17조의2(표시)	제56조(표시)	제24조(표시)
관련 고시	「유전자변형식품등의 표시기준」		「유전자변형생물체의 국가간 이동 등에 관한 통합고시」	
표시 대상	유전자변형농축수산물을 원재료로 제조·가공한 식품 중 제조·가공 후에도 유전자변형 DNA나 유전자변형 단백질이 남아 있는 식품(건강기능식품 포함) * 단, 고도의 정제과정 등으로 유전자변형 DNA 또는 유전자변형 단백질이 전혀 남아 있지 않아 검사불능인 당류, 유지류 등은 제외		안전성 평가 심사결과 식품의약품안전처장이 식품용으로 적합하다고 인정하여 고시한 품목인 대두, 옥수수, 카놀라, 면화, 사탕무, 알팔파(이를 싹 틔워 기른 콩나물, 새싹채소 등 포함)	유전자변형생물체
표시 의무자	식품제조·가공업, 즉석판매제조·가공업, 식품첨가물제조업, 식품소분업, 유통전문판매업 영업을 하는 자, 「수입식품안전관리 특별법 시행령」 제2조에 따른 수입식품등 수입·판매업 영업을 하는 자, 「건강기능식품에 관한 법률 시행령」 제2조에 따른 건강기능식품제조업, 건강기능식품유통전문판매업 영업을 하는 자 또는 「축산물 위생관리법 시행령」 제21조에 따른 축산물가공업, 축산물유통전문판매업 영업을 하는 자		유전자변형농수산물을 생산하여 출하하는 자, 판매하는 자, 또는 판매할 목적으로 보관·진열하는 자	유전자변형생물체를 개발·생산 또는 수입하는 자

표시 방법	• 유전자변형식품의 주표시면 또는 원재료명 옆에 소비자가 잘 알아볼 수 있도록 12포인트 이상의 활자로 포장의 바탕색과 구별되는 색깔로 선명하게 표시 • '유전자변형식품' 또는 '유전자변형 ○○ 포함식품' 등으로 표시 • 유전자변형된 원료 사용 여부를 확인할 수 없는 경우에는 '유전자변형 ○○ 포함가능성 있음'으로 표시 가능	• 잉크·각인 또는 소인, 스티커 등을 사용하여 10포인트 이상의 활자로 포장의 바탕색과 구별되는 색깔로 선명하게 표시 • 낱개 또는 산물의 형태로 판매하는 경우, 푯말 또는 안내 표시판 등으로 표시 • '유전자변형 ○○' 또는 '유전자변형 ○○ 포함' 등으로 표시 • 유전자변형농수산물 포함 가능성이 있는 경우에는 '유전자변형 ○○ 포함가능성 있음'으로 표시 가능	유전자변형생물체의 명칭·종류·용도·특성·취급을 위한 주의사항, 유전자변형생물체의 개발자 또는 생산자, 수출자 및 수입자의 성명·주소·전화번호, 유전자변형생물체에 해당하는 사실, 환경방출로 사용되는 유전자변형생물체 해당 여부

(5) 행정처분

내 용		미표시 (3년 이하의 징역 또는 3천만원 이하의 벌금)	미표시 및 허위광고 (허위표시 : 5년 이하의 징역 또는 5천만원 이하의 벌금)
식품위생법 (품목제조정지)	1차	15일	5일
	2차	1개월	10일
	3차	2개월	20일
수입식품 특별법 (영업정지)	1차	1개월	10일
	2차	2개월	20일
	3차	3개월	1개월

필 / 수 / 확 / 인 / 문 / 제

(6) 유전자재조합식품 등 안전성 평가 심사 절차

〈유전자변형식품 안전성 심사 절차〉

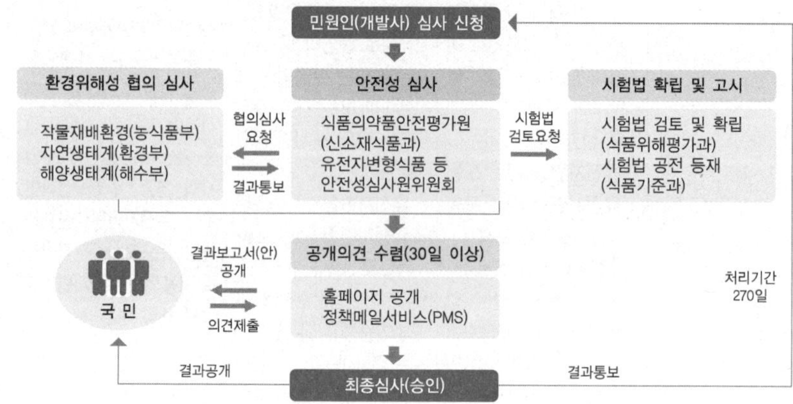

(7) 국제시장에서 유통되고 있는 유전자재조합농작물

기본 형질인 병충해 저항성, 바이러스 감염 저항성, 특정 제초제에 대한 내성 중 하나를 사용해 만들어짐(재조합에 사용되는 모든 유전자는 미생물에서 유래됨)

작 물	형 질	인가되고 있는 국가 및 지역
옥수수	해충 저항성	아르헨티나, 캐나다, 남아프리카, 미국, EU
	제초제 내성	아르헨티나, 캐나다, 미국, EU
콩	제초제 내성	아르헨티나, 캐나다, 남아프리가, 미국, EU(가공용만)
유 채	제초제 내성	캐나다, 미국
치커리	제초제 내성	EU(육종용만)
호 박	바이러스 감염 저항성	캐나다, 미국
감 자	해충 저항성/제초제 내성	캐나다, 미국

2 방사선조사식품

(1) 방사선조사식품

① 보존성 · 위생 품질 향상을 위해 방사선을 쬐인 조사식품(병원균 · 기생충 사멸, 발아억제 · 숙도조절)

② 조사한 방사선은 식품을 통과해 빠져나가기 때문에 식품 속에 잔류하지 않음

방사선조사식품에 대한 설명으로 틀린 것은?

2016년 식품기사 제3회

① 식품을 일정시간 동안 이온화 에너지에 노출시킨다.
② 발아억제, 속도지연, 보존성 향상, 기생충 및 해충사멸 등의 효과가 있다.
③ 일반적으로 식품을 포장하기 전에 조사처리를 하고 그 후 건조 또는 탈기한다.
④ 한 번 조사처리한 식품은 다시 조사하여서는 안 된다.

해설

방사선 조사 처리
- 처리 목적은 ^{60}Co 등 방사성 동위원소에서 나오는 감마선 · 전자선 · X-선을 이용해 발아억제, 살균, 살충 또는 숙도 조절
- 냉살균(방사선 조사 시 온도 상승이 일어나지 않음)
  - 침투성이 강해 포장(밀봉)된 제품 · 대량처리에 방사선 살균 조사가 가능
  - 한 번 조사처리한 식품과 조사식품(Irradiated food)을 원료로 사용해 제조 · 가공한 식품은 다시 조사해서는 아니 됨

 ③

(2) 식품조사처리

① 식품조사처리에 이용할 수 있는 선종 : 감마선 또는 전자선

② 감마선을 방출하는 선원 : ^{60}Co을 사용
전자선을 방출하는 선원 : 전자선가속기 이용

③ ^{60}Co에서 방출되는 감마선 에너지를 사용할 경우 식품조사처리가 허용된 품목별 흡수선량을 초과하지 않도록 하여야 함(10kGy 이하 선량 조사 : 영양손실 적음, 독성학적 문제 없음)

④ 전자선가속기를 이용하여 식품조사처리를 할 경우 10MeV 이하에서 조사처리하여야 하며, 식품조사처리가 허용된 품목별 흡수선량을 초과하지 않도록 하여야 함

⑤ 식품조사처리는 승인된 원료나 품목 등에 한하여 위생적으로 취급・보관된 경우에만 실시할 수 있으며, 발아억제, 살균, 살충 또는 숙도조절 이외의 목적으로는 식품조사처리 기술을 사용하여서는 아니 됨

⑥ 식품별 조사처리기준

㉠ 허용대상 식품별 흡수선량

품 목	조사목적	선량(kGy)
감자, 양파, 마늘	발아억제	0.15 이하
밤	살충・발아억제	0.25 이하
생버섯 및 건조버섯	살충・숙도조절	1 이하
난분, 전분	살 균	5 이하
곡류, 두류 및 그 분말	살균・살충	5 이하
건조식육, 어류・패류・갑각류 분말, 된장, 고추장, 간장분말, 건조채소류, 효모・효소식품, 조류식품, 알로에 분말, 인삼(홍삼 포함) 제품류	살 균	7 이하
건조향신료 및 이들 조제품, 복합조미식품, 소스류, 침출차, 분말차, 환자식	살 균	10 이하

* 국내의 조사처리식품 조사량 : 10kGy 이하(1kGy = 1,000Gy)

㉡ 우리나라 방사선선량 허용기준

사멸 선량(kGy)	분 류	종 류
0.5~3kGy	해 충	저곡해충류, 화랑곡나방, 바퀴벌레, 바구미 등
1~5kGy	대장균군	대장균, 살모넬라, 장티푸스균, 리스테리아, 이질균 등
5~10kGy	무포자 형성균	각종 곰팡이, 비브리오균, 포도상구균, 연쇄상구균 등

필 / 수 / 확 / 인 / 문 / 제

식품의 조사(Food irradiation) 시 사용할 수 있는 것은?

2017년 식품기사 제2회

① ^{60}Co의 감마선　② ^{137}Cs의 감마선
③ ^{90}Sr의 베타선　④ ^{131}I의 베타선

해설
- 방사선 조사 처리 목적은 ^{60}Co 등 방사성 동위원소에서 나오는 감마선・전자선・X-선을 이용해 발아억제, 살균, 살충 또는 숙도 조절하는 것이다.
- 식품의 방사능 오염에 문제가 되는 핵종으로는 ^{137}Cs, ^{131}I, ^{90}Sr 등이 있다.

답 ①

방사선조사식품에 대한 설명으로 틀린 것은?

2013년 식품기사 제1회

① 식품을 일정시간 동안 이온화에너지에 노출시킨다.
② 발아억제, 숙도지연, 보존성향상, 기생충 및 해충사멸 등의 효과가 있다.
③ 일반적으로 식품을 포장하기 전에 처리한다.
④ 방사선량의 단위는 Gy, kGy이며, 1Gy는 1J/kg과 같다.

해설
방사선조사
감마선, X선 등을 식품에 쬐어 발아를 억제시키거나 숙도를 지연시켜 식품의 보존성을 향상시키면서 식품의 병원균・기생충 및 해충을 제거하여 위생적인 식품을 제조・가공하기 위한 기술이다. 일상생활에서는 건조와 살균의 의미와 같다. 식품조사에 쓰이는 감마선은 투과력이 어떤 전자파보다 뛰어나 완전히 포장된 식품을 그대로 살균할 수 있다. 식품에의 방사선 조사는 코발트 60의 감마선을 이용하여 살균하는 것으로 장점으로는 냉살균법으로 식품의 품질변화가 적고, 밀봉상태 살균이 가능하여 공정의 연속작업이 가능하다. 문제점으로는 조사한 식품은 다시 조사해서는 안 되고 조사식품은 용기에 넣거나 포장 후에 판매하여야 한다(식품의약품안전처에 따르면 2014년 1월부터는 방사선조사식품에서 조사처리식품으로 바뀌게 된다).

답 ③

식품의 방사선 조사 처리에 대한 설명 중 틀린 것은?

2017년 식품산업기사 제1회

① 외관상 비조사식품과 조사식품의 구별이 어렵다.
② 화학적 변화가 매우 적은 편이다.
③ 저온, 가열, 진공, 포장 등을 병용하여 방사선 조사량을 최소화할 수 있다.
④ 투과력이 약해 식품 내부의 살균은 불가능하다.

해설
④ 식품의 방사선 조사에 이용되는 감마선은 투과력이 강해 완전히 포장된 상태에서도 식품 내부의 살균 처리가 가능하다.

답 ④

필 / 수 / 확 / 인 / 문 / 제

방사선 조사(Food Irradiation)에 대한 설명으로 틀린 것은?

2016년 식품기사 제1회

① 어떤 원재료가 방사선 조사처리되었는지 확인하기 어려운 경우에는 "방사선 조사처리된 원재료 일부 함유" 또는 "일부 원재료 방사선 조사처리" 등의 내용으로 표시할 수 있다.
② ^{60}Co 감마선으로 식품의 특성과 목적에 따라 정해진 방사선량을 식품에 쪼이는 것이다.
③ 식품이 흡수한 에너지는 Free Radical을 형성하여 미생물을 죽이거나 다른 식품분자와 반응을 한다.
④ 식품에는 100kGy의 에너지를 주로 사용한다.

해설
④ 식품의 방사선량은 10kGy 이하의 에너지까지 안전하다.

답 ④

방사선 조사(照射)식품과 관련된 설명으로 틀린 것은?

2017년 식품기사 제3회, 2021년 식품기사 제1·2회

① 방사선 조사량은 Gy로 표시하며, 1Gy=1J/kg이다.
② 사용 방사선의 선원 및 선종은 ^{60}Co의 감마선이다.
③ 식품의 발아억제, 숙도조절 등의 효과가 있다.
④ 조사식품을 원료로 사용한 경우는 제조·가공한 후 다시 조사하여야 한다.

해설
④ 한 번 조사처리한 식품은 다시 조사하여서는 아니 되며 조사식품(Irradiated food)을 원료로 사용하여 제조·가공한 식품도 다시 조사하여서는 안 된다.

답 ④

식품의 방사선 살균에 대한 설명으로 틀린 것은?

2021년 식품기사 제2회

① 침투력이 강하므로 포장 용기 속에 식품이 밀봉된 상태로 살균할 수 있다.
② 조사 대상물의 온도 상승 없이 냉살균(cold sterilization)이 가능하다.
③ 방사선 조사한 식품의 살균 효과를 증가시키기 위해 재조사한다.
④ 식품에는 감마선을 사용한다.

해설
③ 한 번 조사처리한 식품은 다시 조사하여서는 아니 되며 조사식품(Irradiated food)을 원료로 사용하여 제조·가공한 식품도 다시 조사하여서는 안 된다.

답 ③

⑦ 한 번 조사처리한 식품은 다시 조사하여서는 아니 되며 조사식품(Irradiated food)을 원료로 사용하여 제조·가공한 식품도 다시 조사하여서는 아니 됨(식품에 잔류하지 않아 방사선 조사 여부를 확인하기 어려움)

알아두기

- 방사선 조사식품 마크 : 국제적으로 조사처리라는 문구·방사선 조사식품 마크를 표시하도록 규정
- 국내·외 방사선 조사식품 이용현황
  - 단백질, 탄수화물, 지방과 같은 거대분자 영양물질은 10kGy까지의 선량에서 안정
  - 특수성분인 일부 비타민의 경우는 방사선 조사를 포함한 모든 식품가공법에 민감
  - 무기질, 미량원소는 방사선 조사의 영향을 받지 않음
- 우리나라 방사선 선량 허용기준

사멸 선량(kGy)	분 류	종 류
0.5~3kGy	해 충	저곡해충류, 화랑곡나방, 바퀴벌레, 바구미 등
1~5kGy	대장균군	대장균, 살모넬라, 장티푸스균, 리스테리아, 이질균 등
5~10kGy	무포자 형성균	각종 곰팡이, 비브리오균, 탄저균, 포도상구균, 연쇄상구균 등

- WHO/FAO/IAEA 및 Codex 조사식품 국제적 합의규격

식품군	조사 목적	기술적 선량범위(kGy)	
		(min)	(max)
식품군 1 : 구근류, 근채류, 괴경식물	저장 중 발아억제	0.05	0.2
식품군 2 : 생과일 및 신선 야채류	a) 숙도지연 b) 해충구제 c) 저장성 연장 d) 검역관리*	0.3 0.3 1.0 0.15	1.0 1.0 2.5 1.0
식품군 3 : 곡류 및 그 분말류, 건과류, 유지종자, 두류, 건조과일	a) 해충구제 b) 미생물 감균 c) 발아억제(방)	0.3 1.5 0.1	1.0 5.0 2.0
식품군 4 : 어류, 해산물, 개구리다리, 민물 및 육상 무척추동물(신선 및 냉동)	a) 병원성미생물 감균** b) 저장성 연장 c) 기생충 감염관리**	1.0 1.0 0.1	7.0 3.0 2.0
식품군 5 : 가금육과 적색육 및 그 육제품(신선 또는 냉동)	a) 병원성미생물 감균** b) 저장성 연장 c) 기생충 감염관리**	1.0 1.0 0.5	7.0 3.0 2.0

식품군 6 : 건조채소류, 향신료, 양념류, 동물사료, 건약재 또는 약용차	a) 병원성미생물 감균** b) 해충구제	2.0 0.3	10.0 1.0
식품군 7 : 동물 근원의 건조식품	a) 해충구제 b) 곰팡이 억제 c) 병원성미생물 감소	0.3 1.0 2.0	1.0 3.0 7.0
식품군 8 : 전통식품과 기타식품-건강식품, 환자식용 전통식품, 아라비아검 및 기타증량제, 군식량, 꿀, 우주식량, 특수향신료, 액상란	a) 미생물 감균 b) 멸 균 c) 검역관리	–	*** *** ***

* 최소선량은 특정 해충이나 병원균에 대해 정해질 수 있음

** 최소선량은 식품의 위생적 품질을 보장하기 위해 처리 목적을 고려하여 정함

*** 특정 목적과 식품 원료에 대해 정해지는 최대선량

- 주요 국가별 조사식품 허가현황 – 총 230여 품목 허가

국 가	품목수	국 가	품목수	국 가	품목수
벨기에	10	이스라엘	42	영 국	51
브라질	16	이탈리아	2	미 국	55
캐나다	7	멕시코	8	유고슬라비아	23
칠 레	18	네덜란드	20	일 본	1
중 국	22	남아공	80	베트남	5
덴마크	2	폴란드	6	불가리아	18
프랑스	38	시리아	16	스페인	2
헝가리	13	태 국	26	필리핀	3
인 도	4	대 만	14	한 국	26

필 / 수 / 확 / 인 / 문 / 제

10kGy 이하의 방사선 조사가 식품에 미치는 영향에 대한 설명으로 옳은 것은? 2021년 식품기사 제3회

① 단백질, 탄수화물, 지방과 같은 거대분자 영양물질은 비교적 안정하다.
② 방사선 조사에 의한 무기질 변화가 많다.
③ 식품의 관능적 품질에 상당한 영향을 준다.
④ 모든 병원균을 완전히 사멸시킨다.

해설

국내 · 외 방사선 조사식품 이용현황

- 단백질, 탄수화물, 지방과 같은 거대분자 영양물질은 10kGy까지의 선량에서 안정
- 특수성분인 일부 비타민의 경우는 방사선 조사를 포함한 모든 식품가공법에 민감
- 무기질, 미량원소는 방사선 조사의 영향을 받지 않음
- 국내의 조사처리식품 조사량 : 10kGy 이하(1kGy=1,000Gy) → 영양손실 적음, 독성학적 문제 없음
- 발아억제, 숙도지연, 보존성 향상, 기생충 및 해충사멸 등의 효과

 ①

적중예상문제

01 **유전자재조합식품(GMO ; Genetically Modified Organism)에 대한 설명으로 옳지 않은 것은?**

2011년 수탁지방직

① 유전자재조합식품의 안전성평가기준은 실질적 동등성 개념에 근거해야 한다.
② 우리나라에서 최초로 안전성 심사승인을 받은 유전자재조합 콩은 해충저항성의 특성을 갖고 있다.
③ 미생물 Agrobacterium은 유전자재조합식품의 개발에 이용된다.
④ 우리나라에서는 유전자재조합식품의 표시제를 시행하고 있다.

해설

② 우리나라에서 최초로 안전성 심사승인을 받은 유전자재조합 콩은 제초제 저항성의 특징을 갖고 있다.

02 **식품의 방사선 조사에 관한 설명으로 틀린 것은?**

① 포장, 밀봉된 자체로 조사할 수 있다.
② 대량 조사처리가 가능하다.
③ 전리방사선인 χ, γ, 자외선 등으로 온도 변화 없이 조사하여 품질에 변화를 주지 않고 살균한다.
④ 방사선 조사식품 판매 시 포장에 10포인트 활자 이상의 조사식품마크를 표시하여야 한다.

해설

③ 자외선은 전리방사선이 아니다.

03 **방사선 조사식품의 검지방법이 아닌 것은?**

2014년 식품기사 제2회

① 휘발성탄화수소 측정
② 수분활성도 측정
③ DNA 측정
④ 전자회절공명에 의한 Free radical 측정

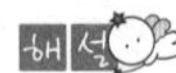

방사선 조사식품의 검지법

전자스핀공명법(ESR), 열발광측정법(TL), DNA혜성분석법(Comet assay), GC/MS 기기를 이용한 hydrocarbon법과 2-Alkylcyclo butanone법, 미생물학적 방법(DEFT/APC법) 등

04 **방사선 조사에 의한 식품 보존의 특징에 대한 설명으로 옳은 것은?**

2016년 식품산업기사 제2회

① 대상식품의 온도 상승을 초래하는 단점이 있다.
② 대량처리가 불가능하다.
③ 상업적 살균을 목적으로 사용된다.
④ 침투성이 강하므로 용기 속에 밀봉된 식품을 조사시킬 수 있다.

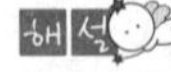

방사선 조사 처리

- 처리방법은 Co-60 등 방사성 동위원소에서 나오는 감마선 · 전자선 · X-선을 이용해 발아억제, 살균, 살충 또는 숙도조절
- 냉살균(방사선 조사 시 온도 상승이 일어나지 않음)
- 침투성이 강해 포장(밀봉)된 제품 · 대량처리에 방사선 살균조사가 가능
- 한 번 조사처리한 식품과 조사식품(Food Irradiated)을 원료로 사용해 제조 · 가공한 식품은 다시 조사해서는 아니 됨

1 ② 2 ③ 3 ② 4 ④ 정답

05 우리나라 식품위생법에서 감자, 양파 및 건조향신료 등에 사용이 허용되어 있는 방사선은?

2014년 식품기사 제3회

① Co-60 ② Sr-90
③ I-131 ④ Cs-137

해설

식품조사처리에 이용할 수 있는 선종
감마선(Co-60) 또는 전자선이며, Co-60에서 방출되는 감마선 에너지를 사용할 경우 식품조사처리가 허용된 품목별 흡수선량을 초과하지 않도록 하여야 한다.

06 유전자재조합식품의 안전성 평가를 위한 일반적인 조사에 해당하지 않는 것은?

2014년 식품기사 제2회

① 건강에 직접적 영향(독성)
② 유전자재조합에 의해 만들어진 영양효과
③ 유전자 도입 전 식품의 안전성
④ 알레르기 반응을 일으키는 경향

해설

유전자재조합식품의 안전성 평가 조사
- 건강에의 직접적 영향(독성)
- 알레르기 반응을 일으키는 경향(알레르기성)
- 영양 또는 독성적인 성질이 있다고 생각되는 특수 성분
- 도입한 유전자의 안정성
- 유전자재조합에 의해 만들어진 영양적 영향
- 유전자 도입으로 인한 의도하지 않은 영향

07 GMO 식품의 항생제 내성 유전자가 체내, 혹은 체내 미생물로 전이되는 것이 어려운 이유는?

2016년 식품기사 제2회

① 기존 식품에 혼입되어 오랜 시간 동안 다량 노출로 인해 인체가 적응을 하였기 때문
② 유전자 변형식품에 인체 및 미생물에 영향을 미치는 유전자가 함유되지 않기 때문
③ 식품 중에 포함된 유전자가 체내의 분해효소와 강산성의 위액에 의해 분해되기 때문
④ 안전성평가에 의해 인체에 전이되지 않는 GMO만을 허가하여 유통되기 때문

해설

③ GMO 식품에 포함된 유전자는 인체내 대장과 소장에서 분해효소와 강산성의 위액에 의해 분해되기 때문에 미생물로 전이된 예는 아직까지 보고된 바 없다.

08 유전자재조합식품의 안전성에 대한 평가 시 평가항목이 아닌 것은?

2016년 식품기사 제1회

① 항생제 내성
② 해충저항성과 독성
③ 알레르기성
④ 미생물 오염수준

해설

안전성 평가 항목에는 항생제 내성, 해충저항성, 독성, 병인성, 알레르기성, 신규성 등이 있으며 평가가 곤란한 경우 유전독성, 생식·발생독성, 발암성, 기타 필요한 독성 등에 대한 자료에 의해 안전성을 평가한다.

09 식품위생법에서 건조향신료, 감자, 양파 등에 사용이 허용된 방사선은?

① Cs-137 ② I-131
③ Sr-90 ④ Co-60

해설

식품조사처리에 이용할 수 있는 선종
감마선(^{60}Co) 또는 전자선이며, ^{60}Co에서 방출되는 감마선 에너지를 사용할 경우 식품조사처리가 허용된 품목별 흡수선량을 초과하지 않도록 하여야 한다.

10 유전자변형농산물을 만드는 방법으로 금, 텅스텐 등의 금속미립자에 유용한 유전자를 코팅하여 식물세포 내로 넣는 물리적 방법은?

① 아그로박테리움법
② 원형질 세포법
③ 유전자총 이용법
④ RIDL법

정답 5 ① 6 ③ 7 ③ 8 ④ 9 ④ 10 ③

11 방사선 조사에 관한 내용으로 바르지 않은 것은?

① 조사물에 대한 온도 상승이 일어나지 않아 냉살균이라고도 한다.
② χ선과 γ선은 방사선 조사에 이용한다.
③ ^{20}Co, ^{132}Cs 등은 강력한 γ선을 이용한다.
④ 살모넬라 식중독균은 10kGy 이하의 선량으로 조사한다.

해설

② 식품조사처리에 이용되는 선종은 γ선인 ^{60}Co을 사용한다. x선은 의료용으로 이용한다.

12 방사선 조사 식품의 설명으로 틀린 것은?

① 한 번 조사처리한 식품은 재조사가 가능하여 편리하다.
② 식품조사처리에 이용할 수 있는 선종은 감마선 또는 전자선이 있다.
③ 방사선 처리 목적은 발아억제, 살균, 살충 또는 숙도조절이다.
④ 전자선가속기를 이용하여 식품조사처리를 할 경우 10MeV 이하에서 조사처리하여야 한다.

해설

① 한 번 조사처리한 식품은 다시 조사하여서는 아니 되며 조사식품(Irradiated food)을 원료로 사용하여 제조・가공한 식품도 다시 조사하여서는 안 된다.

13 방사선 식품조사처리 식품의 목적으로 옳지 않은 것은?

① 발아촉진 ② 살 균
③ 숙도조절 ④ 살 충

해설

식품조사처리는 승인된 원료나 품목 등에 한하여 위생적으로 취급・보관된 경우에만 실시할 수 있으며, 발아억제, 살균, 살충 또는 숙도조절 이외의 목적으로는 식품조사처리 기술을 사용하여서는 아니 된다.

14 GMO의 안전성 평가를 위한 일반적 조사에 해당하는 것은?

① 건강에 간접적 영향
② 영양 또는 독성적인 성질이 있다고 생각되는 특수 성분
③ 유전자 도입 전 식품의 안전성
④ 유전자 도입으로 인한 의도된 영향

해설

유전자재조합식품의 안전성 평가 조사
- 건강에 직접적 영향
- 알레르기 반응을 일으키는 영향
- 영양 또는 독성적인 성질이 있다고 생각되는 특수 성분
- 도입한 유전자의 안정성
- 유전자재조합에 의해 만들어진 영양적 영향
- 유전자 도입으로 인한 의도하지 않은 영향

15 식품조사(Food Irradiation) 처리에 대한 설명으로 틀린 것은?

2015년 식품기사 제3회

① Co-60을 선원으로 한 γ선이 식품조사에 가장 널리 이용된다.
② 살균을 위해서는 발아 억제를 위한 조사에 비해 높은 선량이 필요하다.
③ 방사선 조사 시 바이러스는 해충에 비해 민감하다.
④ 한 번 조사처리한 식품은 다시 조사하여서는 안 된다.

해설

③ 방사선 조사 시 해충은 바이러스에 비해 민감하다.

11 ② 12 ① 13 ① 14 ② 15 ③ 정답

식품제조 시설의 위생관리 및 HACCP 관리제도

1 식품제조 시설의 위생관리

(1) 위생적인 식품 취급

① 일반적 사항
- ㉠ 취급하는 원료보관실・포장실・제조가공실 등의 내부는 청결하게 관리
- ㉡ 보관・운반・진열 시에는 보존 및 보관 기준에 적합하도록 함
- ㉢ 냉동・냉장시설 및 운반시설은 정상적으로 작동시킴
- ㉣ 제조・가공 또는 포장에 직접 종사하는 자는 위생모 착용
- ㉤ 제조・가공・조리에 사용되는 기계・기구・음식기는 사용 후 세척・살균하여 항상 청결하게 유지
- ㉥ 칼・도마・행주 등은 미생물 권장규격에 적합하도록 관리
- ㉦ 식품저장고에는 해충을 방지하고 동물 사육을 금지
- ㉧ 채소는 염소소독 100PPM, 5분간 침지 후 물로 3회 이상 세척
- ㉨ 식품에 이물질이 들어가지 않도록 밀봉
- ㉩ 유지식품은 일광을 차단 및 저온보존

② 개인위생
- ㉠ 조리 전 깨끗한 손소독(역성비누)
- ㉡ 손톱의 청결한 관리
- ㉢ 화농성 질환자나 소화기계 감염병환자 등은 조리행위 금지
- ㉣ 위생복, 위생모, 마스크 등을 착용
- ㉤ 이물질로 식품을 오염시킬 수 있으므로 손에 액세서리 착용 금지

(2) 식품의 보관 방법

① 냉동・냉장법
- ㉠ 냉장고 내부에 온도계 비치
- ㉡ 식품은 냉동・냉장고 용량의 70% 정도 저장
- ㉢ 냉장고 문은 자주 열지 않는 것이 좋음

필 / 수 / 확 / 인 / 문 / 제

저온유통이 식품의 품질에 미치는 영향이 아닌 것은?

2012년 식품기사 제2회, 2017년 식품기사 제3회

① 산화반응속도 저하
② 효소반응속도 저하
③ 미생물 번식 억제
④ 식중독균 사멸

해설

저온유통 시 산화, 효소 반응 속도가 저하되고 미생물 번식이 억제될 수는 있으나 저온에서도 생육할 수 있는 식중독균도 있기 때문에 사멸이란 것은 맞지 않는 내용이다.

답 ④

필 / 수 / 확 / 인 / 문 / 제

식품공장에서의 미생물 오염 원인과 그에 대한 대책의 연결이 잘못된 것은? 2016년 식품기사 제1회

① 작업복 – 에어 샤워(Air Shower)
② 작업자의 손 – 자외선등
③ 공중낙하균 – 클린 룸(Clean Room) 도입
④ 포장지 – 무균포장장치

해설
② 작업자의 손 : 역성비누 등의 손소독

자외선등
• 살균력이 가장 큰 250~260nm의 파장을 사용하여 식기류 등의 미생물을 죽임
• 인체의 자외선 직접 폭로 시 눈・피부에 장애가 발생할 수 있어 유의

답 ②

식품공장의 작업장 구조와 설비를 설명한 것 중 틀린 것은? 2015년 식품기사 제2회

① 출입문은 완전히 밀착되어 구멍이 없어야 하고 밖으로 뚫린 구멍은 방충망을 설치한다.
② 천장은 응축수가 맺히지 않도록 재질과 구조에 유의한다.
③ 가공장 바로 옆에 나무를 많이 식재하여 직사광선으로부터 공장을 보호하여야 한다.
④ 바닥은 물이 고이지 않도록 경사를 둔다.

해설
식재는 공장에서 가능한 한 멀리 떨어뜨려 부지 주변에 배치하는 것이 바람직하고 곤충의 발생이나 유인이 적은 수목, 열매나 꽃을 피우지 않는 것을 선택한다.

답 ③

㉣ 청결한 청소로 세균의 오염 방지
㉤ 냉장고는 벽에서 10cm 정도 떨어진 곳에 설치
㉥ 냉장의 목적은 자기소화 지연, 미생물 증식 저지, 변질 지연, 식품 신선도 단기간 유지임
㉦ 냉동실(영하 18℃ 이하) : 육류 및 건조한 김 등을 보관
㉧ 냉장실(0~10℃) : 육류・어류(상단 0~3℃), 유지가공품(중간 5℃ 이하), 과일, 채소류(하단 7~10℃ 이하) 등을 보관

② 식품 보관 장소
㉠ 통조림 : 상온 보관
㉡ 간장, 식초, 액젓 : 서늘한 곳
㉢ 올리브유, 들기름 : 직사광선이 닿지 않는 어둡고 서늘한 곳
㉣ 마요네즈 : 여름철–냉장실(그 외 계절은 상온 보관)
㉤ 빵, 떡, 밥 : 냉동실
㉥ 열대과일 : 서늘한 곳
㉦ 뿌리채소 : 구멍 뚫린 망에 담아 서늘한 곳

2 영업장 관리

(1) 조리장 관리

① 조리장의 위생적인 구조
㉠ 충분한 환기를 시킬 수 있는 시설 설비(연기, 유해가스 등)
㉡ 바닥에 배수구가 있는 경우 덮개 설치
㉢ 위생적인 조리를 위한 조리시설・세척시설・폐기물용기 및 손 씻는 시설을 각각 설치, 폐기물용기는 오물・악취 등이 누출되지 않게 내수성 재질로 된 뚜껑으로 덮기
㉣ 식기류 소독을 위한 자외선・전기살균소독기를 설치 및 열탕소독시설(식중독을 일으키는 병원성 미생물 등이 살균될 수 있는 시설) 설비

② 조리장 주변의 교차오염이 발생하지 않도록 청결하게 관리
㉠ 조리장 내 작업구역 설정

구 분	작업실
청결구역	조리실, 배식구역, 자율배식대 등
일반구역	검수실, 전처리실, 식기세척실 등

③ 조리장 내부 관리
㉠ 천장, 바닥, 벽
• 천장 : 밝은 색 처리, 천장의 응축된 수증기와 도장물이 탈락하여 식품으로 떨어지지 않도록 벽을 향해 완만한 경사로 설비

- 바닥 : 내구성, 불침투성, 배수 용이(바닥에 배수구가 있는 경우 덮개 설치)
  - 바닥경사 : 1m에 1.5cm 높이(1.5/100 비율)
  - 배수구 경사 : 3/100 이상
- 벽 : 불침투성, 바닥과 접촉부위 및 창의 접속부위는 굴곡·경사로 설비

㉡ 환기 및 조명
- 환기 : 충분한 환기를 시킬 수 있는 시설 설치(증기, 유해가스 등)
- 조도기준 : 검수대, 선별작업대, 배수구역 등 육안확인 구역은 540Lux 이상(조도 측정기준 : 검수·선별의 경우 선별위치, 이외의 조리장은 바닥에서 80cm 되는 곳)

㉢ 방충·방서
- 방충망 설치, 에어커튼, 포충등 관리, 정기적 방역
- 해충의 서식 방지를 위하여 작업장 주변에 폐기물이 방치되지 않도록 관리

(2) 부대시설

① 화장실
㉠ 내부 공기를 외부로 배출할 수 있는 별도의 환기시설 설치
㉡ 환기시설을 정상적으로 작동하여 청결유지
㉢ 벽과 바닥, 천장, 문은 내수성·내부식성 재질 사용
㉣ 바닥과 벽, 천장은 파손된 부위나 틈 등이 없어야 하며 정기적으로 청소하여 청결관리
㉤ 출입구에는 세척·건조·소독 설비 등을 구비하여 화장실 사용 후 교차오염 방지
㉥ 조리장이나 우물에서 20m 이상 떨어져 있어야 함

② 탈의실 : 옷장 및 신발장은 외출복장(신발 포함)과 위생복장(신발 포함) 간의 교차오염 발생하지 않도록 구분·보관하여 청결관리

(3) 작업 위생관리

① 교차오염 방지
㉠ 칼·도마 등의 기구·용기는 용도별(육류, 야채류, 어패류, 김치류)로 구분하여 사용
㉡ 고무장갑은 전처리 및 세척, 조리, 청소용으로 구분하여 사용
㉢ 용기는 용도별로 구분하여 사용, 식재료는 덮개를 사용
㉣ 씽크대 구분 사용(구분 사용이 어려울 경우 채소류 → 육류 → 어류 순으로 사용, 작업 변경 시 반드시 소독 후 사용)

필 / 수 / 확 / 인 / 문 / 제

식품 취급 장소에서 주의해야 할 사항 중 적당한 것은?
2014년 식품산업기사 제1회

① 소독제, 살충제 등은 편리하게 사용하기 위해 식품 취급 장소에 함께 보관한다.
② 식품 취급기구는 매달 1번씩 온탕과 세제로 닦고 살균, 소독한다.
③ 조리장, 식당, 식품 저장창고의 출입문은 매일 개방하여 둔다.
④ 작업장의 실내, 바닥, 작업선반은 매일 1회씩 청소한다.

답 ④

식품 및 축산물안전관리인증기준의 작업위생 관리에서 다음의 (　　) 안에 알맞은 것은?
2016년 식품산업기사 제3회

- 칼과 도마 등의 조리 기구나 용기, 앞치마, 고무장갑 등은 원료나 조리과정에서의 (　　)을(를) 방지하기 위하여 식재료 특성 또는 구역별로 구분하여 사용하여야 한다.
- 식품 취급 등의 작업은 바닥으로부터 (　　)cm 이상의 높이에서 실시하여 바닥으로부터의 (　　)을(를) 방지하여야 한다.

① 오염물질 유입 – 60 – 곰팡이 포자 날림
② 교차오염 – 60 – 오염
③ 공정간 오염 – 30 – 접촉
④ 미생물 오염 – 30 – 해충·설치류의 유입

답 ②

식중독 안전관리를 위한 시설·설비의 위생관리로 잘못된 것은?
2016년 식품산업기사 제3회

① 수증기열 및 냄새 등을 배기시키고 조리장의 적정 온도를 유지시킬 수 있는 환기시설이 갖추어져 있어야 한다.
② 내벽은 내수처리를 하여야 하며, 미생물이 번식하지 아니하도록 청결하게 관리하여야 한다.
③ 바닥은 내수처리가 되어 있고 가급적 미끄러지지 않는 재질이어야 한다.
④ 경사가 지면 미끄러짐 등의 안전 위험이 있으므로 경사가 없도록 한다.

해설
물이 고이지 않도록 적당한 경사를 주어 배수가 잘 되어야 하며, 내부는 퇴적물이 쌓이지 않고 매끈한 상태를 유지해야 한다. 바닥경사는 1m에 1.5cm 높이(1.5/100 비율), 배수구 경사는 3/100 이상으로 한다.

답 ④

필 / 수 / 확 / 인 / 문 / 제

작업 위생관리와 관련하여 옳은 것은?

① 배식 온도관리 기준에서 모든 냉장식품은 10℃ 이하, 온장 식품은 60℃ 이상에서 보관한다.
② 조리한 식품의 보존식은 5℃ 이하에서 48시간까지 보관한다.
③ 해동된 식품은 즉시 사용하여야 하며 바로 사용하지 않을 시 즉각적으로 재동결해야 한다.
④ 운송차량은 냉장의 경우 10℃ 이하, 냉동의 경우 -18℃ 이하를 유지할 수 있어야 한다.

해설

- 배 식
  - 냉장보관 : 냉장식품 10℃ 이하(다만, 신선편의식품, 훈제연어는 5℃ 이하 보관 등 보관온도 기준이 별도로 정해져 있는 식품의 경우에는 그 기준을 따른다)
  - 온장보관 : 온장식품 60℃ 이상
- 보존식
  - 조리한 식품은 소독된 보존식 전용용기 또는 멸균 비닐봉지에 매회 1인분 분량을 -18℃ 이하에서 144시간 이상 보관하여야 한다.
  - 한 번 해동한 식품은 미생물 증식에 의해 식중독의 위험으로 인해 질병이 생기므로 재동결해서는 안 된다
- 운송차량 : 운송차량은 냉장의 경우 10℃ 이하, 냉동의 경우 -18℃ 이하를 유지할 수 있어야 하며, 외부에서 온도변화를 확인할 수 있도록 임의조작이 방지된 온도기록장치를 부착하여야 한다.

답 ④

작업위생관리로 적절하지 않은 것은?

2016년 식품산업기사 제3회

① 조리된 식품에 대하여 배식하기 직전에 음식의 맛, 온도, 이물, 이취, 조리 상태 등을 확인하기 위한 검식을 실시하여야 한다.
② 냉장식품과 온장식품에 대한 배식 온도관리기준을 설정·관리하여야 한다.
③ 위생장갑 및 청결한 도구(집게, 국자 등)를 사용하여야 하며, 배식 중인 음식과 조리 완료된 음식을 혼합하여 배식하여서는 안 된다.
④ 해동된 식품은 즉시 사용하고 즉시 사용하지 못할 경우 조리 시까지 냉장 보관하여야 하며, 사용 후 남은 부분을 재동결하여 보관한다.

해설

④ 한 번 해동한 식품은 미생물 증식에 의해 식중독의 위험으로 인해 질병이 생기므로 재동결해서는 안 된다.

답 ④

ⓜ 식품취급 등의 작업은 바닥에서부터 60cm 이상에서 실시하며 바닥의 오염된 물이 튀어 들어가지 않도록 주의
ⓑ 전처리한 식재료와 전처리하지 않은 식재료는 구분하여 보관
ⓢ 조리가 완료된 식품과 세척된 용기 등은 타 공정품·용기 등과 접촉하여 오염되지 않도록 관리

② 냉장·냉동시설 관리

㉠ 냉장시설 : 내부의 온도 10℃(다만, 신선편의식품, 훈제연어는 5℃ 이하 보관 등 보관온도 기준이 별도로 정해져 있는 식품의 경우에는 그 기준을 따름)
㉡ 냉동시설 : -18℃ 이하 유지
㉢ 외부에서 온도변화를 관찰할 수 있어야 하며, 온도감응장치의 센서는 온도가 가장 높게 측정되는 곳에 위치

③ 해동관리

㉠ 냉동식품은 적절한 해동이 될 수 있도록 해동시간과 장소를 미리 정하여 신속히 해동될 수 있도록 하며, 해동 완료 후 24시간 이내 사용(육류나 가금류, 어패류는 해동 시 다른 식품과 분리하여 교차오염을 방지)
㉡ 해동할 식품을 적은 양단위로 냉장, 유수, 전자레인지를 이용하여 해동하며 해동 중임을 표시
㉢ 해동이 적절하게 되었는지 손이나 꼬챙이를 이용하여 얼음결정 확인

④ 냉각관리

㉠ 조리한 음식을 즉시 제공하지 않거나 차게 제공하여야 할 경우는 빠른 냉각 후 냉장 보관
㉡ 2단계 냉각의 경우 2시간 이내 57℃ → 21℃, 4시간 이내 21℃ → 5℃로, 1단계 냉각의 경우 4시간 이내 60℃ → 5℃로 냉각

⑤ 조리완제품 제공관리

㉠ 조리된 음식은 배식 전까지 교차오염이 발생하지 않도록 위생적인 용기에 보관하고 온도 및 시간 관리
㉡ 식기, 수저, 컵 등은 세척·소독 후 별도의 보관함에 보관
㉢ 배식 시 위생관리
- 배식자의 개인위생관리 체크 및 배식복장 착용
- 위생장갑, 청결한 도구(집게, 국자 등) 사용
- 소독된 행주 및 집기류 사용
- 배식 후 남은 잔반 및 잔식은 반드시 폐기
- 배식 중인 음식과 조리완료된 음식의 혼합배식 금지

⑥ 기구별 세척·소독 방법

㉠ 식판 세척 : 흐르는 물에 이물 제거 → 깨끗한 물에 담구어 불리기 → 수세미로 세척(세척제 사용) → 식기세척기 세척 → 식기건조기 건조(표면온도 71℃ 이상 유지) → 소독고 보관·60cm 이상 높이의 선반에 보관

㉡ 소모 기구류 : 흐르는 물에 이물 제거 → 세척 → 금속제 소재는 열탕소독(77℃, 30초 이상) → 지정된 보관함·소독고 보관

㉢ 행주 : 용도별로 흐르는 물에 세척·소독(배식, 조리, 청소용) → 77℃, 30초 이상 열탕소독 → 청결한 장소에서 건조 후 보관

⑦ 세척제

㉠ 1종 세척제 : 사람이 그대로 먹을 수 있는 야채·과일 등을 씻는 데 사용

㉡ 2종 세척제 : 가공기구, 조리기구 등 식품기구·용기를 씻는 데 사용

㉢ 3종 세척제 : 식품의 제조장치, 가공장치 등 제조·가공용 기구 등을 씻는 데 사용

※ 1종은 2종 및 3종(또는 2종 → 3종)으로 사용 가능하나 3종은 2종(또는 2종 → 1종)으로는 사용 불가하다.

(4) 급식 오수물처리

① 용수 관리

㉠ 취수원은 화장실, 폐기물·폐수처리시설, 동물사육장 등에 의한 오염이 없어야 함

㉡ 식품제조·가공 및 시설·설비, 기구 등 세척은 먹는물 수질기준에 적합한 용수 사용

㉢ 지하수 사용 시 먹는물 수질기준 전 항목 검사 연 1회 이상 공인기관에 의뢰

㉣ 용수저장탱크는 잠금장치 설치 및 반기별 1회 이상 청소·소독 실시

② 오수의 분류

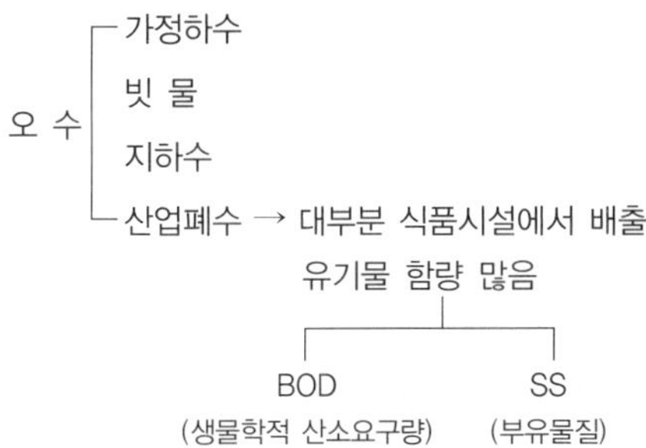

필 / 수 / 확 / 인 / 문 / 제

식품의 생산 및 가공 처리 시 사용하는 기계 및 기구의 세척 시 세제 선택에 고려해야 할 주요 사항이 아닌 것은?

2018년 식품기사 제2회

① 제거해야 할 찌꺼기의 성질
② 세척면과 세제와의 접촉시간
③ 세척수의 성질
④ 세척수의 수압

답 ④

필 / 수 / 확 / 인 / 문 / 제

급수 관리 및 오수물 처리에 관한 설명으로 옳지 않은 것은?

① 쓰레기통은 내수성 자재의 뚜껑이 있는 쓰레기통으로 비치한다.
② 쓰레기 처리시설은 제조장으로부터 5m 이상 떨어진 곳에 설치하여야 한다.
③ 용수저장탱크는 잠금장치 설치 및 반기별 1회 이상 청소·소독을 실시한다.
④ 지하수 사용 시 먹는물 수질기준 전 항목 검사 연 1회 이상 공인기관에 의뢰한다.

해설
② 쓰레기 처리시설은 제조장으로부터 3m 이상 떨어진 곳에 설치하여야 한다.

답 ②

모범업소에 지정기준에 관한 설명으로 옳지 않은 것은?

① 집단급식소는 식품안전관리인증기준(HACCP) 적용업소 인증을 받아야 한다.
② 집단급식소는 최근 1년간 식중독이 발생하지 않아야 한다.
③ 화장실에는 1회용 위생종이와 에어타월을 비치해야 한다.
④ 1회용 물컵, 1회용 숟가락, 1회용 젓가락 등의 사용을 금지한다.

해설
② 집단급식소는 최근 3년간 식중독 발생하지 않아야 함

답 ②

③ 쓰레기처리
㉠ 처리시설은 제조장으로부터 3m 이상 떨어진 곳에 설치
㉡ 쓰레기통은 주방용 쓰레기용, 가연성 쓰레기용, 불연성 쓰레기용 구분하여 비치(내수성 자재의 뚜껑이 있는 쓰레기통으로 구비)

(5) 우수업소 · 모범업소 지정기준

① 우수업소
㉠ 건물의 주변환경은 식품위생환경에 나쁜 영향을 주지 않고 청결한 관리 유지
㉡ 건물은 작업에 필요한 공간을 확보 및 충분한 환기
㉢ 원료처리실 · 제조가공실 · 포장실 등 작업장의 분리 · 구획
㉣ 작업장의 바닥 · 내벽 및 천장은 내수처리 및 청결한 관리
㉤ 작업장 바닥은 적절한 경사를 유지하여 배수가 잘되도록 관리
㉥ 작업장 출입구 · 창은 완전히 닫혀야 하며, 방충시설 · 쥐막이시설 설치
㉦ 제조하려는 식품 등의 특성에 맞는 기계 · 기구류를 갖추어야 하며, 기계 · 기구류는 세척이 용이하고 부식되지 않는 재질로 사용
㉧ 원료 및 제품은 항상 위생적으로 보관 · 관리
㉨ 작업장 · 냉장시설 · 냉동시설 등에는 온도를 측정할 수 있는 계기를 알아보기 쉬운 곳에 설치
㉩ 오염되기 쉬운 작업장의 출입구에 탈의실 · 작업화 또는 손 등을 세척 · 살균할 수 있는 시설 갖추기
㉪ 급수시설은 식품의 특성별로 설치, 지하수 등을 사용하는 경우 취수원은 오염지역으로부터 20m 이상 떨어진 곳에 위치
㉫ 하수나 폐수를 적절하게 처리할 수 있는 하수 · 폐수이동 및 처리시설 갖추기
㉬ 정화조를 갖춘 내수 처리된 수세식 화장실 갖추기
㉭ 식품 등을 직접 취급하는 종사자는 위생적인 작업복 · 신발 등을 착용, 손은 항상 청결유지

② 모범업소
㉠ 집단급식소
- 식품안전관리인증기준(HACCP) 적용업소 인증받기
- 최근 3년간 식중독 발생하지 않아야 함
- 조리사 및 영양사를 두어야 함

㉡ 일반음식점
- 건물의 구조 및 환경
  - 청결을 유지할 수 있는 환경과 내구력이 있는 건물
  - 마시기에 적합한 물의 공급과 배수의 용이
  - 업소 안에는 방충시설 · 쥐막이시설 및 환기시설

- 주 방
  - 공개주방 시설
  - 입식조리대 설치
  - 냉장시설·냉동시설의 정상적인 가동
  - 항상 청결 유지 및 식품의 원료 등을 보관할 수 있는 창고 설치
  - 식기 등을 소독할 수 있는 설비시설
- 객실 및 객석
  - 손님이 이용하기에 불편하지 않은 구조 및 넓이 갖추기
  - 항상 청결 유지
- 화장실
  - 정화조를 갖춘 수세식
  - 손 씻는 시설 설치
  - 벽·바닥은 타일 등으로 내수 처리
  - 1회용 위생종이·에어타월 비치
- 종업원
  - 청결한 위생복 착용
  - 개인위생 관리
  - 친절하고 예의바른 태도
- 그 밖의 사항 : 1회용 물컵, 1회용 숟가락, 1회용 젓가락 등의 사용금지

3 HACCP 관리제도

(1) HACCP의 정의

식품안전관리인증기준(Hazard Analysis and Critical Control Point) : 식품의 원료 관리, 제조·가공·조리·소분·유통의 모든 과정에서 위해한 물질이 식품에 섞이거나 식품이 오염되는 것을 방지하기 위하여 각 과정의 위해요소를 확인·평가하여 중점적으로 관리를 기준함

(2) 용어의 정의

① 위해요소(Hazard) : 인체의 건강을 해할 우려가 있는 생물학적, 화학적 또는 물리적 인자나 조건(식품위생법 제4조 위해 식품 등의 판매 등 금지의 규정에서 정하고 있는 것)

② 위해요소분석(Hazard Analysis) : 식품 안전에 영향을 줄 수 있는 위해요소와 이를 유발할 수 있는 조건이 존재하는지 여부를 판별하기 위하여 필요한 정보를 수집하고 평가하는 일련의 과정

필 / 수 / 확 / 인 / 문 / 제

HACCP에 대한 설명으로 틀린 것은?

2015년 식품기사 제3회

① 식품위생법에서는 위해요소중점관리기준이라고 한다.
② 국제식품규격위원회(CODEX)에 의하면 12단계와 7원칙으로 규정되어 있다.
③ HACCP의 주목적은 최종제품을 검사하여 안전성을 확보하는 것이다.
④ 위해분석과 중요관리점으로 구성되어 있다.

해설

③ 식품안전관리인증기준(HACCP)을 적용하여 식품·축산물의 위해요소를 예방·제어하거나 허용수준 이하로 감소시켜 안전성을 확보는 것{중요관리점(Critical Control Point ; CCP)}이다.

답 ③

식품의 원재료부터 제조, 가공, 보존, 유통, 조리단계를 거쳐 최종 소비자가 섭취하기 전까지의 각 단계에서 발생할 우려가 있는 위해요소를 규명하고 중점적으로 관리하는 것은?

2017년 식품산업기사 제1회

① GMP 제도
② 식품안전관리인증기준
③ 위해식품 자진 회수 제도
④ 방사살균(Radappertization) 기준

답 ②

③ 중요관리점(Critical Control Point ; CCP) : 식품안전관리인증기준을 적용하여 식품의 위해요소를 예방·제거하거나 허용수준 이하로 감소시켜 당해 식품의 안전성을 확보할 수 있는 중요한 단계·과정 또는 공정

④ 한계기준(Critical Limit) : 중요관리점에서의 위해요소 관리가 허용범위 이내로 충분히 이루어지고 있는지 여부를 판단할 수 있는 기준이나 기준치

⑤ 모니터링(Monitoring) : 중요관리점에 설정된 한계기준을 적절히 관리하고 있는지 여부를 확인하기 위하여 수행하는 일련의 계획된 관찰이나 측정하는 행위 등

⑥ 개선조치(Corrective Action) : 모니터링 결과 중요관리점의 한계기준을 이탈할 경우에 취하는 일련의 조치

⑦ HACCP 관리계획(HACCP Plan) : 식품의 원료 구입에서부터 최종판매에 이르는 전 과정에서 위해가 발생할 우려가 있는 요소를 사전에 확인하여 허용수준 이하로 감소시키거나 제거 또는 예방할 목적으로 HACCP 원칙에 따라 작성한 제조·가공·조리·소분·유통 공정 관리문서나 도표 또는 계획

⑧ 검증(Verification) : HACCP 관리계획의 적절성과 실행 여부를 정기적으로 평가하는 일련의 활동(적용 방법과 절차, 확인 및 기타 평가 등을 수행하는 행위를 포함)

⑨ HACCP 적용업소 : 식품의약품안전처장이 고시한 HACCP을 적용·준수하여 식품을 제조·가공·조리·소분·유통하는 업소

(3) 적용분야 및 품목

① 식 품

적용업종	세부업종 및 적용품목
식품제조·가공업소	과자류, 빵 또는 떡류, 코코아가공품류 또는 초콜릿류, 잼류, 설탕, 포도당, 과당, 엿류, 당시럽류, 올리고당류, 식육 또는 알함유가공품, 어육가공품, 두부류 또는 묵류, 식용유지류, 면류, 다류, 커피, 음료류, 특수용도식품, 장류, 조미식품, 드레싱류, 김치류, 젓갈류, 조림식품, 절임식품, 주류, 건포류, 기타 식품류
건강기능식품제조업소	영양소, 기능성 원료
식품첨가물 제조업소	식품첨가물, 혼합제제류
식품접객업소	위탁급식영업, 일반음식점, 휴게음식점, 제과점
즉석판매제조·가공업소, 식품소분업소, 집단급식소식품판매업소, 기타식품판매업소, 집단급식소	

필 / 수 / 확 / 인 / 문 / 제

식품안전관리인증기준(HACCP)과 관련된 용어의 설명으로 옳지 않은 것은? 2009년 수탁지방직

① 위해요소분석(Hazard Analysis)이라 함은 식품안전에 영향을 줄 수 있는 위해요소와 이를 유발할 수 있는 조건이 존재하는지의 여부를 판별하기 위하여 필요한 정보를 수집하고 평가하는 일련의 과정을 말한다.

② 모니터링(Monitoring)이라 함은 중요관리점에서의 위해요소 관리가 허용 범위 이내로 충분히 이루어지고 있는지 여부를 판단할 수 있는 기준이나 기준치를 말한다.

③ 중요관리점(Critical Control Point)이라 함은 HACCP를 적용하여 식품의 위해를 방지·제거하거나 허용수준 이하로 감소시켜 당해 식품의 안전성을 확보할 수 있는 중요한 단계 또는 공정을 말한다.

④ 개선조치(Corrective Action)라 함은 모니터링 결과 중요관리점의 한계기준을 이탈할 경우에 취하는 일련의 조치를 말한다.

해설

모니터링이란 CCP에 해당되는 공정이 한계기준을 벗어나지 않고 안정적으로 운영되도록 관리하기 위하여 종업원 또는 기계적인 방법으로 수행하는 일련의 관찰 또는 측정수단이다.

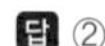 ②

HACCP의 중요관리점에서 모니터링의 측정치가 허용한계치를 이탈한 것이 판명될 경우, 영향을 받은 제품을 배제하고 중요관리점에서 관리 상태를 신속 정확히 정상으로 원위치시키기 위해 행해지는 과정은? 2015년 식품기사 제3회

① 기록유지(Record Keeping)
② 예방조치(Preventive Action)
③ 개선조치(Corrective Action)
④ 검증(Verification)

해설

개선조치(Corrective Action) : 모니터링 결과 중요관리점의 한계기준을 이탈할 경우에 취하는 일련의 조치

 ③

② 축산물

적용업종		적용품목
안전관리통합인증		돼지, 한우, 젖소, 육계, 식용란, 오리, 메추리
가축사육업(농장)		돼지, 한우, 젖소, 육우, 육계, 산란계, 오리, 부화업, 메추리, 산양
도축업		소, 돼지, 닭, 오리
축산물 가공업	유가공업	우유류, 저지방우유류, 유당분해우유, 가공유류, 산양유, 발효유류, 버터유류, 농축유류, 유크림류, 버터류, 자연치즈, 가공치즈, 분유류, 유청류, 유당, 유단백가수분해식품, 조제유류, 아이스크림류, 아이스크림분말류, 아이스크림믹스류, 무지방우유류
	식육가공업	햄류, 소시지류, 양념육류, 베이컨류, 건조저장육류, 분쇄가공육제품, 갈비가공품, 식육추출가공품, 식용우지, 식용돈지
	알가공업	전란액, 난황액, 난백액, 전란분, 난황분, 난백분, 알가열성형제품, 염지란, 피단
식육포장처리업		포장육
축산물판매업		식육판매업, 소규모식육판매업, 식용란수집판매업, 소규모식용란수집판매업, 식육즉석판매가공업, 축산물유통전문판매업
집유업		집유업
축산물 보관업		축산물보관업
축산물 운반업		축산물운반업
배합사료		고기소, 젖소, 돼지, 닭, 개, 양식용 어류, 사육하는 동물, 프리믹스용배합사료, 오리, 사슴, 토끼, 말, 칠면조, 애완동물–기존, 메추리, 꿩, 오소리, 대용유용 배합사료, 면양 산양, 농가자가 배합사료 원료, 실험용 동물, 반추동물용섬유질 배합사료, 타조, 뉴트리아, 애완동물–간식영양보충용
단미사료		반추동물용섬유질
보조사료		보조사료

필 / 수 / 확 / 인 / 문 / 제

HACCP 적용품목으로 옳은 것은?

㉠ 고춧가루
㉡ 특수영양식품 중 영아용(성장기용) 조제식, 영·유아용 곡류조제식, 기타 영·유아식(주스류)
㉢ 냉장수산물가공품(수산물을 내장 제거, 세척, 절단 등의 가공 공정을 거쳐 냉장한 식품)
㉣ 식품소분업소의 모든 소분식품
㉤ 단순 전처리 식품(자연 상태의 농·임산물 또는 박피 등을 거친 농·임산물을 세척, 절단 등의 가공 공정을 거쳐 포장한 식품은 제외)
㉥ 건포류

① ㉡, ㉢, ㉣, ㉥　② ㉠, ㉣, ㉤, ㉥
③ ㉠, ㉡, ㉢, ㉥　④ ㉡, ㉢, ㉣, ㉤

해설
㉣ 식품소분업소의 소분식품(HACCP 적용 품목을 소분한 경우에 한함)
㉤ 단순 전처리 식품(자연 상태의 농·임산물 또는 박피 등을 거친 농·임산물을 세척, 절단 등의 가공 공정을 거쳐 포장한 식품을 말함)

답 ③

필 / 수 / 확 / 인 / 문 / 제

식품업계가 HACCP을 도입함으로써 얻을 수 있는 효과와 거리가 먼 것은? 2013년 식품기사 제2회

① 위해요소를 과학적으로 규명하고 이를 효과적으로 제어하여 위생적이고 안전한 식품제조가 가능해짐
② 장기적으로 관리인원 감축 등이 가능해짐
③ 모든 생산단계를 광범위하게 사후 관리하여 위생적인 제품을 생산할 수 있음
④ 업체의 자율적인 위생관리를 수행할 수 있음

식품업체는 자주적 위생관리체계를 구축하여 체계적인 위생관리 시스템의 확립이 가능하다. 위생적이고 안전한 식품 생산이 가능해진다. 모든 단계를 광범위하게 관리하는 것이 아니라 위해가 될 수 있는 단계를 사전에 집중적으로 관리함으로써 위생관리체계의 효율성을 극대화시킬 수 있다. 또한 관리인원의 감축, 관리요소의 감소 등이 기대되고 제품의 불량률이나 불만, 반품 등의 감소로 전체적으로는 경제적인 이익을 도모할 수 있다.

답 ③

식품의 제조·가공 공정에서 일반적인 HACCP의 한계기준으로 부적합한 것은? 2017년 식품산업기사 제1회

① 미생물 수
② Aw와 같은 제품 특성
③ 온도 및 시간
④ 금속검출기 검토

현장에서 온도 및 시간, 수분활성도(Aw) 같은 제품 특성, pH, 관련서류 확인 등, 습도(수분), 염소, 염분농도 같은 화학적 특성, 금속검출기 감도를 쉽게 확인할 수 있도록 가능한 한 육안관찰이 가능하고 간단한 측정으로 확인할 수 있는 수치·특정 지표로 나타내야 한다.

답 ①

(4) HACCP의 특징

① HACCP의 구조

HACCP이 효과적으로 작동하기 위해서는 반드시 GMP(우량제조기준)와 SSOP(위생표준운영절차)의 기초 위에서 시행돼야 함

② 위생관리체계

㉠ 기존 위생관리와 HACCP의 비교

구 분	기존 위생관리체계	HACCP 위생관리체계
조치단계	문제 발생 후의 관리	문제 발생 전 예방적 관리
숙련 요구성	실험결과의 해석에 숙련 요구	전문적 숙련 불필요
신속성	시험분석에 장시간 소요	필요시 즉각적 조치 가능
소요비용	제품분석에 많은 비용 소요	시스템 도입 이후 운영경비 저렴
공정관리	현장 및 최종제품 관리·검사	공정관리(CCP관리)
평가범위	제한된 시료만 평가	각 단계별 많은 측정 가능
위해요소 관리범위	규정에 명시된 위해요소 관리	위해분석 결과에 따라 선정된 위해요소 관리
제품안전성 관리자	숙련자	비숙련자도 가능

㉡ 단계별 사례

단 계	세부사항	적용례
위해분석	위해분석 및 예방조치 기술	일반세균 → 고온, 살균
중요관리점의 설정	위해예방 단계 결정	냉장, 금속검출
한계기준 설정	위해관리 목표기준 설정	압력, 온도, pH, Aw
감시방법 설정	한계기준 준수여부 관찰	온도, 압력 등 모니터링
개선조치	한계기준 이탈 시 조치 방법	작업중단, 제품검사 등을 통한 위해 제거
기록유지방법 설정	HACCP 실행에 대한 기록 문서화	HACCP 원칙에 따른 기록
검증방법 설정	HACCP 실행상태 검증	장비교정, 최종제품, 검사기록 검토

(5) HACCP의 7원칙 12절차

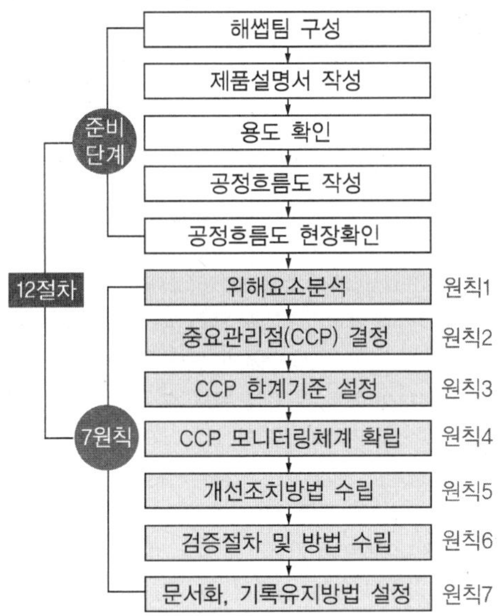

① HACCP팀 구성

전문적인 지식과 기술을 가진 다양한 분야의 전문가들로 팀 구성(조직 및 인력현황, HACCP팀 구성원별 역할, 교대 근무 시 인수·인계 방법)

② 제품설명서 작성

제품명·제품유형 및 성상, 품목제조보고 연·월·일(해당제품에 한한다), 작성자 및 작성 연·월·일, 성분 배합비율, 제조(포장)단위, 완제품 규격, 보관·유통상의 주의사항, 유통기한, 포장방법 및 재질, 표시사항

③ 용도 확인

가열 또는 섭취 방법 및 소비 대상(특히 노약자, 임산부, 유아, 특이 체질자 등의 민감한 집단 고려)

④ 공정흐름도 작성

작업구역의 각 시설 및 공정 과정 중 안전성과 위생관리에 중요한 곳을 파악하고 분석하기 위해 작성

㉠ 제조·가공·조리 공정도(공정별 가공방법)

㉡ 작업장 평면도(작업특성별 구획, 기계·기구 등의 배치, 제품의 흐름과정, 세척·소독조의 위치, 작업자의 이동경로, 출입문 및 창문 등을 표시한 평면도면)

㉢ 환기 또는 공조시설 계통도

㉣ 용수 및 배수처리 계통도

⑤ 공정흐름도 현장 확인

작성된 공정 흐름도의 모든 단계가 실제 작업공정과 일치하는지 확인

필 / 수 / 확 / 인 / 문 / 제

HACCP 시스템 적용단계의 7원칙 중 첫 번째 원칙은?

2016년 식품산업기사 제3회

① 위해요소분석
② 공정흐름도 작성
③ HACCP팀 구성
④ 중요관리점(CCP) 결정

해설

12절차
- 준비단계 : 해썹팀 구성 → 제품설명서 작성 → 용도 확인 → 공정흐름도 작성 → 공정흐름도 현장확인
- HACCP 실행단계(HACCP 7원칙) : 위해요소분석(Hazard Analysis) → 중요관리점 결정 (CCP ; Critical Control Point) → CCP 한계기준 설정 → CCP 모니터링체계 확립 → 개선조치방법 수립 → 검증절차 및 방법 수립 → 문서화, 기록유지방법 설정

 ①

HACCP의 일반적인 특성에 대한 설명으로 옳은 것은?

2014년 식품기사 제1회

① 기록유지는 사고 발생 시 역추적하기 위하여 시행되어야 하나 개인의 책임소지를 판단하는 데 사용하는 것은 바람직하지 않다.
② 식품의 HACCP 수행에 있어 가장 중요한 위험요인은 '물리적>화학적>생물학적' 요인 순이다.
③ 공조시설계통도나 용수 및 배관처리계통도상에서는 폐수 및 공기의 흐름 방향까지 표시되어야 한다.
④ 제품설명서에 최종제품의 기준·규격 작성은 반드시 식품공전에 명시된 기준·규격과 동일하게 설정하여야 한다.

해설

공정흐름도면은 제조공정도, 작업장평면도, 공조시설계통도, 용수/배수처리계통도 등이 있어야 하고, 이러한 도면들은 HACCP 시스템을 적용하려는 제품이 제조되는 실제 작업현장을 확인할 수 있도록 작성해야 한다.

 ③

⑥ 위해요소분석

㉠ 원・부자재별・공정별, 생물학적・화학적・물리적 위해요소 목록

㉡ 위해평가(각 위해요소에 대한 심각성과 위해발생가능성 평가)

㉢ 위해요소분석결과 및 예방조치・관리 방법 : 잠재적 위해요소 도출 및 원인규명 → 위해평가 심각성・발견가능성 → 예방조치 및 관리방법 결정 → 위해요소 분석표 작성

알아두기

- B(Biological hazards) : 생물학적 위해요소
  제품에 내재하면서 인체의 건강을 해할 우려가 있는 병원성 미생물, 부패미생물, 일반세균수, 대장균, 대장균군, 효모, 곰팡이, 기생충, 바이러스 등
- C(Chemical hazards) : 화학적 위해요소
  제품에 내재하면서 인체의 건강을 해할 우려가 있는 중금속, 농약, 항생물질, 항균물질, 사용기준 초과 또는 사용금지된 식품첨가물 등 화학적 원인물질
- P(Physical hazards) : 물리적 위해요소
  원료와 제품에 내재하면서 인체의 건강을 해할 우려가 있는 인자 중에서 돌조각, 유리조각, 플라스틱 조각, 쇳조각 등

⑦ 중요관리점(CCP) 결정

㉠ 확인된 주요 위해요소를 예방・제거 또는 허용수준 이하로 감소할 수 있는 공정상의 단계・과정 또는 공정 결정

㉡ 중요관리점 결정도 적용 결과

㉢ CCP 결정도

⑧ 중요관리점(CCP) 한계기준 설정

㉠ CCP에서 취해져야 할 예방조치에 대한 한계기준을 설정하는 것

CCP에서 관리되어야 할 생물학적・화학적・물리적 위해요소	⇒	예방, 제거, 안전한 수준까지 감소(허용 가능한 최대・최소치)	⇒	안전성을 보장할 수 있는 과학적 근거에 기초하여 설정되어야 함

㉡ 한계기준 표시방법

- 온도 및 시간
- 습도(수분)
- 수분활성도(Aw) 같은 제품 특성
- 염소, 염분농도 같은 화학적 특성
- pH
- 관련서류 확인 등

필 / 수 / 확 / 인 / 문 / 제

HACCP에 관한 설명으로 틀린 것은?

2016년 식품기사 제2회, 2021년 식품기사 제2회

① 위해분석(Hazzard Analysis)은 위해가능성이 있는 요소를 찾아 분석・평가하는 작업이다.

② 중요관리점(Critical Control Point) 설정이란 관리가 안 될 경우 안전하지 못한 식품이 제조될 가능성이 있는 공정의 결정을 의미한다.

③ 관리기준(Critical Limit)이란 위해분석 시 정확한 위해도 평가를 위한 지침을 말한다.

④ HACCP의 7개 원칙에 따르면 중요관리점이 관리기준 내에서 관리되고 있는지를 확인하기 위한 모니터링 방법이 설정되어야 한다.

해설

③ 관리기준(한계기준 ; Critical Limit) : 위해요소 관리가 허용범위 이내로 충분히 이루어지고 있는지 여부를 판단할 수 있는 기준・기준치

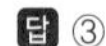

답 ③

식품위해요소중점관리기준에서 중요관리점(CCP) 결정 원칙에 대한 설명으로 틀린 것은? 2013년 식품기사 제2회

① 농・임・수산물의 판매 등을 위한 포장, 단순처리 단계 등은 선행요건이 아니다.

② 기타 식품판매업소 판매식품은 냉장・냉동식품의 온도 관리 단계를 CCP로 결정하여 중점적으로 관리함을 원칙으로 한다.

③ 판매식품의 확인된 위해요소 발생을 예방하거나 제거 또는 허용수준으로 감소시키기 위하여 의도적으로 행하는 단계가 아닐 경우는 CCP가 아니다.

④ 확인된 위해요소 발생을 예방하거나 제거 또는 허용수준으로 감소시킬 수 있는 방법이 이후 단계에도 존재할 경우는 CCP가 아니다.

해설

중요관리점(CCP) 결정 원칙

- 기타 식품판매업소 판매식품은 냉장・냉동식품의 온도관리 단계를 중요관리점(CCP)으로 결정하여 중점적으로 관리함을 원칙으로 하되, 판매식품의 특성에 따라 입고검사나 기타 단계를 중요관리점(CCP) 결정도(예시)에 따라 추가로 결정하여 관리할 수 있다.
- 농・임・수산물의 판매 등을 위한 포장, 단순처리 단계 등은 선행요건으로 관리한다.

답 ①

⑨ 중요관리점(CCP) 모니터링 체계 확립

CCP에 해당되는 공정이 한계기준을 벗어나지 않고 안정적으로 운영되도록 관리하기 위해 작업자 또는 기계적인 방법으로 수행하는 일련의 관찰 또는 측정수단

㉠ 모니터링 체계 수립・시행 시 장점
- 발생되는 위해요소의 추적 용이
- 발생한 기준 이탈 시점 확인 가능
- 문서화된 기록 제공(검증 및 식품사고 발생 시 증빙자료 활용)

㉡ 모니터링 유의점
- 충분한 교육・훈련받은 자의 모니터링 작업
- 모니터링 결과에 대한 기록은 예/아니요 또는 적합/부적합 등이 아닌 실제로 모니터링한 결과를 정확한 수치로 기록

㉢ 모니터링 체계 확립 방법
- 각 원료와 공정별로 가장 적합한 모니터링 절차 파악
- 항목 결정
- 위치・지점, 방법 결정
- 주기(빈도) 결정
- 결과를 기록할 서식 결정
- 담당자의 지정 및 훈련

⑩ 개선조치방법 수립

모니터링 결과, 한계기준을 벗어날 경우 취해야 할 개선조치방법을 사전에 설정하여 신속한 대응조치가 이루어지도록 함

㉠ 개선조치 사항
- 공정상태의 원상복귀
- 한계기준 이탈에 의해 영향을 받은 관련식품에 대한 조치사항
- 이탈에 대한 원인규명 및 재발방지 조치
- HACCP 계획의 변경 등

㉡ 개선조치방법 확립 절차
- 각 CCP별로 가장 적합한 개선조치 절차 파악
- CCP별로 잠재적 위해요소의 심각성에 따라 차등화하여 개선조치방법 결정
- 개선조치 결과의 기록서식 결정
- 개선조치 담당자를 지정하고 교육・훈련

⑪ 검증 절차 및 방법 수립

㉠ 문서화 필요성 검토 및 기록 유지 검증 절차

㉡ HACCP 관리계획의 최초평가 및 재평가 기준과 주기

필 / 수 / 확 / 인 / 문 / 제

회수대상이 되는 식품 등의 기준에서 식품의약품안전처장이 정한 식품・식품첨가물의 기준 및 규격의 위반사항에 해당하지 않는 것은? 2013년 식품산업기사 제3회

① 방사능 기준을 위반한 경우
② 곰팡이독소 기준을 초과한 경우
③ 식품조사처리기준을 위반한 경우
④ 위해요소중점관리기준에 적합하지 않은 경우

해설

식품의약품안전처장이 정한 식품, 식품첨가물의 기준 및 규격을 위반한 것으로서 다음의 어느 하나에 해당하는 경우
- 비소・카드뮴・납・수은・메틸수은・무기비소 등 중금속, 메탄올 또는 시안화물의 기준을 위반한 경우
- 바륨, 포름알데히드 o-톨루엔설폰아미드, 다이옥신 또는 폴리옥시에틸렌의 기준을 위반한 경우
- 방사능 기준을 위반한 경우
- 농산물의 농약잔류허용기준을 위반한 경우
- 곰팡이독소 기준을 위반한 경우
- 패독소 기준을 위반한 경우
- 동물용의약품의 잔류허용기준을 위반한 경우
- 식중독균 기준을 위반한 경우
- 주석, 포스파타제, 암모니아성질소, 아질산이온, 형광증백제 또는 프탈레이트 기준을 위반한 경우
- 식품조사처리기준을 위반한 경우
- 식품 등에서 금속성 이물, 유리조각 등 인체에 직접적인 손상을 줄 수 있는 재질이나 크기의 이물, 위생동물의 사체 등 심한 혐오감을 줄 수 있는 이물 또는 위생해충, 기생충 및 그 알이 혼입된 경우(이물의 혼입 원인이 객관적으로 밝혀져 다른 제품에서 더 이상 동일한 이물이 발견될 가능성이 없다고 식품의약품안전처장이 인정하는 경우에는 그렇지 않음)
- 부정물질 기준을 위반한 경우
- 대장균, 대장균군, 세균수 또는 세균발육 기준을 위반한 경우
- 소비기한 경과 제품 또는 식품에 사용할 수 없는 원료가 사용되어 식품 원료 기준을 위반한 경우
- 셀레늄, 방향족탄화수소(벤조피렌 등), 폴리염화비페닐(PCBs), 멜라민, 3-MCPD(3-Monochloropropane-1,2-diol), 테트라하이드로칸나비놀(THC) 또는 칸나비디올(CBD) 기준을 위반한 경우
- 수산물의 잔류물질 잔류허용기준을 위반한 경우
- 식품첨가물의 사용 및 허용 기준을 위반한 경우(사용 또는 허용량 기준을 10% 미만 초과한 것은 제외)
- 에틸렌옥사이드 또는 2-클로로에탄올 기준을 위반한 경우

답 ④

⑫ 문서화 및 기록유지방법 설정

문서작성, 처리, 보관, 보존, 열람, 폐기에 관한 기준을 정함으로써 문서의 작성 및 취급의 능률화와 통일을 기하기 위함

(6) HACCP 인증마크

① HACCP 심벌

사용하고자 하는 자는 사용장소에 맞게 색상・크기 조절 가능(단, 디자인은 아래 견본과 같아야 함)

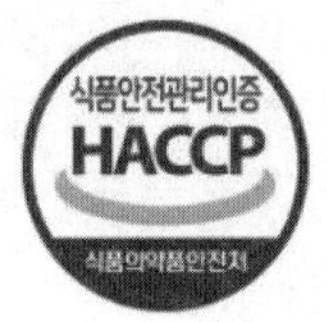

② HACCP 지정업소 현판견본

사용하고자 하는 자가 사용장소에 맞게 현판의 크기 조정 가능(단, 디자인, 가로, 세로, 높이, 크기의 비는 가능한 한 본 견본과 같아야 함)

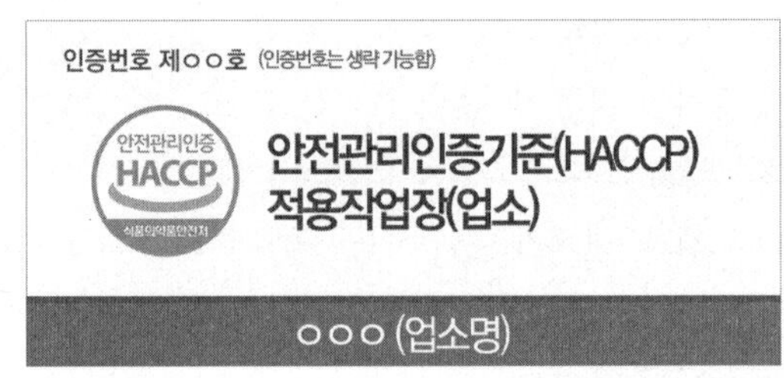

적중예상문제

01 HACCP에 대한 설명으로 옳지 않은 것은?

① 위해발생요소는 문제 발생 전 예방관리 방식이다.
② HACCP 7원칙은 위해요소분석 → 한계기준 설정 → 중요관리점 결정 → 모니터링 방법 설정 → 개선조치 설정 → 검증방법 설정 → 기록 유지 및 문서관리 순이다.
③ 한계기준(Critical limit)은 중요관리점에서의 위해요소관리가 허용범위 이내로 충분히 이루어지고 있는지의 여부를 판단할 수 있는 기준이나 기준치를 말한다.
④ 식품제조 시 생물학적, 화학적 및 물리적 위해요인을 분석하여 위해요인에 관계되는 중요한 점을 관리하는 도구이다.

해설

HACCP 7원칙
위해요소분석 → 중요관리점 결정 → 한계기준 설정 → 모니터링 방법 설정 → 개선조치 설정 → 검증방법 설정 → 기록 유지 및 문서관리

02 괄호에 들어갈 말로 가장 적절한 것은?

2010년 수탁 지방직

> HACCP는 기본적인 위생관리가 효과적으로 수행된다는 전제조건하에 중점적으로 관리하여야 할 점을 파악하여 집중 관리하는 시스템이기 때문에 (　　　)과 표준위생 관리기준이 선행되지 않고서는 효율적으로 가동될 수 없고 이들을 HACCP 적용을 위한 선행요건 프로그램이라고 한다.

① 적정제조기준(Good Manufacturing Practices)
② 위해 분석(Hazard Analysis)
③ 중요관리점(Critical Control Point) 설정
④ 모니터링 방법(Monitoring)의 설정

03 식품안전관리인증기준(HACCP)에 대한 설명으로 옳지 않은 것은?

① 용수관리는 HACCP 선행요건에 포함된다.
② HACCP 제도에서 위해요소는 생물학적, 화학적, 물리적 요소로 구분한다.
③ 선행요건의 목적은 HACCP 제도가 효율적으로 가동될 수 있도록 하는 것이다.
④ HACCP의 7원칙 중 첫 번째 원칙은 관리한계기준(Critical limits) 설정이다.

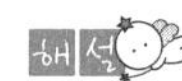

HACCP 7원칙
위해요소분석 → 중요관리점 결정 → 한계기준 설정 → 모니터링 방법 설정 → 개선조치 설정 → 검증방법 설정 → 기록 유지 및 문서관리

04 단체급식 HACCP 선행요건관리와 관련하여 틀린 것을 모두 고른 것은?

> ㄱ. 배식 온도관리 기준에서 냉장식품은 10℃ 이하, 온장식품은 50℃ 이상에서 보관한다.
> ㄴ. 조리한 식품의 보존식은 10℃ 이하에서 48시간까지 보관한다.
> ㄷ. 냉장시설은 온도를 10℃ 이하(다만, 신선편의식품, 훈제연어는 5℃ 이하 보관), 냉동시설은 -18℃로 유지해야 한다.
> ㄹ. 운송차량은 냉장의 경우 10℃ 이하, 냉동의 경우 -18℃ 이하를 유지할 수 있어야 한다.

① ㄱ, ㄴ　　② ㄱ, ㄹ
③ ㄴ, ㄷ　　④ ㄷ, ㄹ

정답 1 ② 2 ① 3 ④ 4 ①

해설

- 배 식
  - 냉장보관 : 냉장식품 10℃ 이하(다만, 신선편의식품, 훈제연어는 5℃ 이하 보관 등 보관온도 기준이 별도로 정해져 있는 식품의 경우에는 그 기준을 따른다)
  - 온장보관 : 온장식품 60℃ 이상
- 보존식 : 조리한 식품은 소독된 보존식 전용용기 또는 멸균 비닐봉지에 매회 1인분 분량을 −18℃ 이하에서 144시간 이상 보관하여야 한다.
- 냉장시설 : 냉장시설은 내부의 온도를 10℃ 이하(다만, 신선편의식품, 훈제연어는 5℃ 이하 보관 등 보관온도 기준이 별도로 정해져 있는 식품의 경우에는 그 기준을 따른다), 냉동시설은 −18℃로 유지하여야 하고, 외부에서 온도변화를 관찰할 수 있어야 하며, 온도감응장치의 센서는 온도가 가장 높게 측정되는 곳에 위치하도록 한다.
- 운송차량 : 운송차량은 냉장의 경우 10℃ 이하, 냉동의 경우 −18℃ 이하를 유지할 수 있어야 하며, 외부에서 온도변화를 확인할 수 있도록 임의조작이 방지된 온도기록장치를 부착하여야 한다.

05 **식품안전관리인증기준과 관련된 용어로 옳지 않은 것은?**

① 위해요소분석(Hazard Analysis) − 식품안전에 영향을 줄 수 있는 위해요소와 이를 유발할 수 있는 조건이 존재하는지 여부를 판별하기 위하여 필요한 정보를 수집하고 평가하는 일련의 과정
② 한계기준(Critical Limit) − 중요관리점에서의 위해요소 관리가 허용 범위 이내로 충분히 이루어지고 있는지 여부를 판단할 수 있는 기준이나 기준치
③ 개선조치(Corrective Action) − 모니터링 결과 중요관리점의 한계기준을 이탈할 경우에 취하는 일련의 조치
④ 중요관리점(Critical Control Point ; CCP) − 모니터링 결과 중요관리점의 한계기준을 이탈할 경우에 취하는 일련의 조치

해설

중요관리점(Critical Control Point ; CCP)
식품안전관리인증기준을 적용하여 식품의 위해요소를 예방・제거하거나 허용 수준 이하로 감소시켜 당해 식품의 안전성을 확보할 수 있는 중요한 단계・과정 또는 공정

06 **다음 중 HACCP의 7원칙으로 옳지 않은 것은?**

① 작업공정도 작성
② 개선조치방법 수립
③ 모니터링 절차 설정
④ 기록 보관 및 문서화 방법 설정

07 **식품의 위생적인 취급 방법에 대한 설명으로 옳지 않은 것은?**

① 해동된 식품은 즉시 사용하여야 하며 바로 사용하지 않을 시 즉각적으로 재동결해야 한다.
② 조리되지 않은 식품은 조리된 식품과 분리하여 냉장보관해야 한다.
③ 식재료는 쓰레기통 옆에 방치해서는 안된다.
④ 조리한 식품은 보관 시 뚜껑을 덮어야 한다.

해설

① 한 번 해동한 식품은 미생물 증식에 의해 식중독의 위험으로 인해 질병이 생기므로 재동결해서는 안 된다.

08 **기존 위생관리제도와 비교했을 때 HACCP의 특징으로 옳지 않은 것은?**

① 관리에 있어서의 숙련성이 요구된다.
② 문제 발생 전의 선조치가 원칙적이다.
③ 비교적 많은 위해요소의 관리가 가능하다.
④ 소요되는 비용이 기존 위생관리제도보다 감축된다.

해설

① HACCP은 관리에 있어서 숙련공이 필요가 없다.

5 ④ 6 ① 7 ① 8 ① 정답

09 **작업 위생관리 중 교차오염 방지를 위한 방법으로 틀린 것은?**

① 고무장갑은 전처리 및 세척, 조리, 청소용으로 구분하여 사용한다.
② 식품취급 등의 작업은 바닥에서부터 30cm 이상에서 실시하며 바닥의 오염된 물이 튀어 들어가지 않도록 주의한다.
③ 씽크대 구분 사용이 어려울 경우 채소류 → 육류 → 어류 순의 각 작업 변경마다 반드시 소독 후 사용한다.
④ 조리가 완료된 식품과 세척된 용기 등은 타 공정품·용기 등과 접촉하여 오염되지 않도록 관리한다.

해설

② 식품취급 등의 작업은 바닥에서부터 60cm 이상에서 실시하여야 한다.

10 **급수 관리 및 오수물 처리에 관한 설명으로 옳지 않은 것은?**

① 지하수 사용 시 먹는물 수질기준 전 항목 검사 연 1회 이상 공인기관에 의뢰한다.
② 쓰레기 처리시설은 제조장으로부터 3m 이상 떨어진 곳에 설치하여야 한다.
③ 용수저장탱크는 잠금장치 설치 및 반기별 2회 이상 청소·소독을 실시한다.
④ 쓰레기통은 주방용 쓰레기용, 가연성 쓰레기용, 불연성 쓰레기용으로 구분하여 비치한다.

해설

③ 용수저장탱크는 잠금장치 설치 및 반기별 1회 이상 청소·소독을 실시한다.

11 **식품의 위생적 취급이 아닌 것은?**

① 뜨거운 물을 부어주는 컵라면과 따뜻하게 데워 판매하는 호빵은 신고하지 않거나 허가받지 않았을 때 분할판매해서는 안 된다.
② 소비기한이 경과된 식품은 판매 목적으로 진열·보관해서는 안 된다.
③ 식품의 제조·가공·조리에 직접 사용되는 기계·기구 및 음식기는 사용 후에 세척·살균한다.
④ 식품의 원료보관실·제조가공실·조리실·포장실 등의 내부는 항상 청결하게 관리한다.

해설

식품 등의 위생적인 취급에 관한 기준

- 식품 또는 식품첨가물을 제조·가공·사용·조리·저장·소분·운반 또는 진열할 때에는 이물이 혼입되거나 병원성 미생물 등으로 오염되지 않도록 위생적으로 취급
- 식품 등을 취급하는 원료보관실·제조가공실·조리실·포장실 등의 내부는 항상 청결하게 관리
- 식품 등의 원료 및 제품 중 부패·변질이 되기 쉬운 것은 냉동·냉장시설에 보관·관리
- 식품 등의 보관·운반·진열 시에는 식품 등의 기준 및 규격이 정하고 있는 보존 및 유통기준에 적합하도록 관리하여야 하고, 이 경우 냉동·냉장시설 및 운반시설은 항상 정상적으로 작동
- 식품 등의 제조·가공·조리 또는 포장에 직접 종사하는 사람은 위생모 및 마스크를 착용하는 등 개인위생관리 철저
- 제조·가공(수입품을 포함)하여 최소판매 단위로 포장된 식품 또는 식품첨가물을 허가를 받지 않거나 신고를 하지 않고 판매의 목적으로 포장을 뜯어 분할 판매 금지. 다만, 컵라면, 일회용 다류, 그 밖의 음식류에 뜨거운 물을 부어주거나, 호빵 등을 따뜻하게 데워 판매하기 위하여 분할하는 경우는 제외
- 식품 등의 제조·가공·조리에 직접 사용되는 기계·기구 및 음식기는 사용 후에 세척·살균하는 등 항상 청결하게 유지·관리, 어류·육류·채소류를 취급하는 칼·도마는 각각 구분해 사용
- 소비기한이 경과된 식품 등을 판매하거나 판매의 목적으로 진열·보관 금지

정답 9 ② 10 ③ 11 ①

12 냉장 · 냉동실에 관한 설명으로 옳지 않은 것은?

① 냉장고는 벽에서 10cm 정도 떨어진 곳에 설치한다.
② 보관용량은 찬 공기의 원활한 순환을 위해 90% 이하로 유지한다.
③ 냉동실 영하 18℃ 이하에는 육류 및 건조한 김 등을 보관한다.
④ 냉장고 내부에 온도계를 비치한다.

해설

② 보관용량은 찬 공기의 원활한 순환을 위해 70% 이하를 유지한다.

13 식품 제조 · 가공 등의 건물의 위치에 대한 설명으로 바르지 않은 것은?

① 편리한 교통의 입지
② 좋은 수원을 공급 받을 수 있는 곳
③ 건물 인근에 폐수 · 폐기물 처리 장소가 없는 곳
④ 충분한 전력을 공급 받을 수 있는 곳

해설

③ 폐수와 폐기물 처리가 용이한 입지 조건이 좋다.

14 HACCP에 대한 설명으로 옳지 않은 것은?

① 위해요소중점관리기준이라고도 한다.
② 우리나라에는 1995년 식품위생법에 도입되었다.
③ Hazard Analysis Critical Control Point의 약어이다.
④ 최종제품의 검사에 의한 안전성을 확보하는 방법이다.

해설

HACCP

식품의 원료 관리, 제조 · 가공 · 조리 · 소분 · 유통의 모든 과정에서 위해한 물질이 식품에 섞이거나 식품이 오염되는 것을 방지하기 위하여 각 과정의 위해요소를 확인 · 평가하여 중점적으로 관리하는 사전예방 제도이다.

15 식품안전관리인증기준(HACCP)의 대상 식품으로 옳지 않은 것은?

① 가열음료
② 특수영양식품 중 영아용(성장기용) 조제식, 영 · 유아용 곡류조제식, 기타 영 · 유아식(주스류)
③ 김치절임식품 중 김치류 · 절임류 · 젓갈류
④ 단순 전처리 식품(자연 상태의 농 · 임산물 또는 박피 등을 거친 농 · 임산물을 세척, 절단 등의 가공 공정을 거쳐 포장한 식품을 말함)

해설

① 식품안전관리인증기준(HACCP)의 대상 식품은 가열음료가 아닌 비가열음료이다.

16 HACCP 요건에 의한 식품의 위생적 취급방법으로 옳은 것은?

① 해동된 식품은 바로 조리하지 않을 경우 즉시 재동결해야 한다.
② 조리된 식품과 생식품은 실온에 두지 말고 함께 냉장 보관해야 한다.
③ 조리된 식품을 실온에 보관할 경우 뚜껑을 덮고 실온에 5시간 이상 방치하면 안 된다.
④ 작업 중의 식재료는 바닥에 방치해서는 안 된다.

해설

① 해동된 식품은 재동결해서는 안 된다.
② 조리된 식품과 생식품은 분리하여 냉장고에 보관한다.
③ 실온에 2시간 이상 방치해서는 안되며 가급적 빠른 시간 내에 냉장보관을 한다.

12 ② 13 ③ 14 ④ 15 ① 16 ④ 정답

17 **단체급식소에서의 보존식 1인분 분량(배식량이 적은 메뉴는 100g 이상)의 보관방법으로 옳은 것은?**

① −18℃ 이하, 144시간 이상
② 0℃ 이하, 144시간 이상
③ 4℃ 이하, 48시간 이상
④ −10℃ 이하, 148시간 이상

해설

① 식중독・전염병 등의 사고가 발생 시 그 원인을 규명하기 위해 검사용으로 −18℃ 이하에서 144시간 이상 완제품을 보관해야 한다.

18 **조리장 내에 투입해서는 안 되는 질병의 보균・감염된 자로 옳지 않은 것은?**

① 피부질환자 ② 콜레라 환자
③ 결핵 환자 ④ 간암 환자

해설

영업에 종사하지 못하는 질병의 종류
- 결핵(비감염성인 경우는 제외)
- 콜레라, 장티푸스, 파라티푸스, 세균성이질, 장출혈성대장균감염증, A형간염
- 피부병 또는 그 밖의 고름형성(화농성) 질환
- 후천성면역결핍증(성매개감염병에 관한 건강진단을 받아야 하는 영업에 종사하는 사람만 해당)

19 **식자재 보관방법에 대한 설명으로 옳지 않은 것은?**

① 보관창고 온도는 15~25℃, 습도 50~60% 유지해야 한다.
② 식품보관 선반은 벽과 바닥으로부터 5cm 이상 거리를 두어야 한다.
③ 식품과 비식품(소모품)은 구분하여 보관한다.
④ 유통기한이 보이도록 진열하며 선입선출을 하여 사용한다.

해설

② 식품보관 선반은 벽과 바닥으로부터 15cm 이상 거리를 두어야 한다.

20 **선행요건관리 중 기구의 세척・소독 방법으로 옳지 않은 것은?**

① 세척 후 식기건조기에서의 건조는 표면온도 71℃ 이상 유지해야 한다.
② 건조된 식기류는 소독고에 보관하거나 60cm 이상 높이의 선반에 보관해야 한다.
③ 행주의 소독은 77℃ 이상에서 30초 이상 열탕소독해야 한다.
④ 보관통은 세척 후 바닥의 물이 튀지 않도록 30cm 이상 높이에 보관한다.

해설

④ 60cm 이상 높이에 보관한다.

21 **영업장 관리에 관한 설명으로 옳지 않은 것은?**

① 검수대, 선별작업대, 배식구역 등 육안확인 구역의 조도는 540Lux 이상이어야 한다.
② 작업구역 설정은 청결구역(조리실, 배식구역, 자율배식대 등)과 일반구역(검수실, 전처리실, 식기세척실 등)으로 구획하여 교차오염을 방지할 수 있도록 해야 한다.
③ 조도 측정은 검수・선별의 경우 검수・선별 위치에서 측정하고, 이외의 조리장은 바닥에서 50cm 되는 곳에서 측정한다.
④ 배수로 등에는 트랩(U자관)을 설치해 해충 등의 침입을 방지하고, 폐수의 역류 및 냄새를 방지하도록 관리한다.

해설

③ 조도 측정은 검수・선별의 경우 검수・선별 위치에서 측정하고, 이외의 조리장은 바닥에서 80cm 되는 곳에서 측정한다.

정답 17 ① 18 ④ 19 ② 20 ④ 21 ③

22 식품안전관리인증기준 모범업소 적용업소로 지정 기준으로 옳지 않은 것은?

① 집단급식소는 식품안전관리인증기준(HACCP) 적용업소로 인증받아야 한다.
② 1회용 물컵, 1회용 숟가락, 1회용 젓가락 등을 사용하지 말아야 한다.
③ 최근 1년간 식중독이 발생하지 아니하여야 한다.
④ 조리사 및 영양사를 두어야 한다.

해설

③ 최근 3년간 식중독이 발생하지 아니하여야 한다.

23 다음 중 식품 영업에 종사할 수 있는 질병은?

2017년 식품기사 제1회

① A형간염
② 피부병 또는 그 밖의 화농성 질환
③ 장티푸스
④ B형간염

해설

영업에 종사하지 못하는 질병의 종류

- 결핵(비감염성인 경우는 제외)
- 콜레라, 장티푸스, 파라티푸스, 세균성이질, 장출혈성대장균감염증, A형간염
- 피부병 또는 그 밖의 고름형성(화농성) 질환
- 후천성면역결핍증(성매개감염병에 관한 건강진단을 받아야 하는 영업에 종사하는 사람만 해당)

24 물리적 위해요소에 포함되지 않는 것은?

① 기생충알 ② 털
③ 반 지 ④ 주사바늘

해설

생물학적 위해요소

대장균, 살모넬라, 기생충 등의 병원성 미생물

25 HACCP(식품안전관리인증기준)에 대한 설명 중 틀린 것은?

① 위해분석(HA)과 중요관리점(CCP)으로 구성되어 있다.
② 유통 중의 상품만을 대상으로 수거하여 위생상태를 관리하는 기준이다.
③ 식품의 원재료에서부터 가공공정, 유통단계 등 모든 과정을 위생 관리한다.
④ CCP는 해당 위해요소를 조사하여 방지, 제거한다.

해설

HACCP

식품의 원료 관리, 제조・가공・조리・소분・유통의 모든 과정에서 위해한 물질이 식품에 섞이거나 식품이 오염되는 것을 방지하기 위하여 각 과정의 위해요소를 확인・평가하여 중점적으로 관리하는 기준이다.

26 식품의 현실적인 위해 요인과 잠재 위해 요인을 발굴하고 평가하는 일련의 과정으로, HACCP 수립의 7원칙 중 제1원칙에 해당하는 단계는? 2017년 식품기사 제1회

① 위해요소분석(Hazard Analysis)
② 중요관리점(Critical Control Point) 결정
③ 허용한도(Critical limit) 설정
④ 모니터링 방법 결정

해설

HACCP의 7원칙 12절차

- 준비단계 : 해썹팀 구성 → 제품설명서 작성 → 용도 확인 → 공정흐름도 작성 → 공정흐름도 현장확인
- HACCP 실행단계(HACCP 7원칙) : 위해요소분석(Hazard Analysis) → 중요관리점 결정 (CCP ; Critical Control Point) → CCP 한계기준 설정 → CCP 모니터링체계 확립 → 개선조치방법 수립 → 검증절차 및 방법 수립 → 문서화, 기록유지방법 설정

22 ③ 23 ④ 24 ① 25 ② 26 ① 정답

제 2 편

9급 지방직 · 교육청 채용을 위한 합격 완벽 대비서

지방직 · 식품기사 · 식품산업기사 기출문제

2011년 수탁지방직 식품위생직

2010년 수탁지방직 식품위생직

2009년 수탁지방직 식품위생직

2020년 제1 · 2회 식품기사

2020년 제3회 식품기사

2020년 제4회 식품기사

2019년 제1회 식품기사

2019년 제2회 식품기사

2019년 제3회 식품기사

2018년 제1회 식품기사

2018년 제2회 식품기사

2018년 제3회 식품기사

2020년 제1 · 2회 식품산업기사

2020년 제3회 식품산업기사

2019년 제1회 식품산업기사

2019년 제2회 식품산업기사

2019년 제3회 식품산업기사

2018년 제1회 식품산업기사

2018년 제2회 식품산업기사

2018년 제3회 식품산업기사

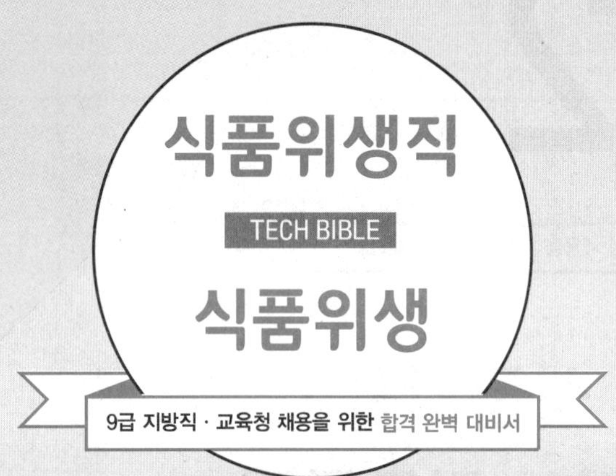
식품위생직
TECH BIBLE
식품위생
9급 지방직 · 교육청 채용을 위한 합격 완벽 대비서

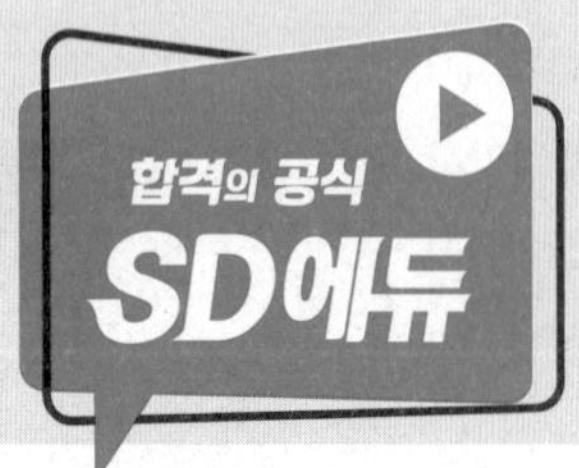
합격의 공식
SD에듀

2011년 수탁지방직 식품위생직

01 식품의 초기부패 판정을 위한 화학적 검사법이 아닌 것은?

① 휘발성 염기질소 측정 ② pH 측정
③ K값 측정 ④ 경도 측정

해설

물리적 검사
식품의 경도, 점성, 탄력성, 전기저항 등을 측정하는 방법

02 장염 비브리오균에 대한 설명으로 옳지 않은 것은?

① 호염성 해수세균으로 그람음성균이다.
② 어패류를 취급하는 조리기구에 의해 교차오염이 가능하다.
③ 우리나라에서는 겨울철에 굴에서 많이 발견된다.
④ 열에 약하므로 섭취 전 가열로 사멸이 가능하다.

해설

③ 노로바이러스에 대한 설명이다.
Norovirus
추운 겨울 발생하며 물, 패류(특히 굴), 샐러드, 과일, 냉장식품, 샌드위치, 상추, 냉장조리 햄, 빙과류, 사람의 분변에 오염된 물과 식품에서 발견된다.

03 식품안전관리인증기준(HACCP)에 대한 설명으로 옳지 않은 것은?

① 용수관리는 HACCP 선행요건에 포함된다.
② HACCP 제도에서 위해요소는 생물학적, 화학적, 물리적 요소로 구분한다.
③ 선행요건의 목적은 HACCP 제도가 효율적으로 가동될 수 있도록 하는 것이다.
④ HACCP의 7원칙 중 첫 번째 원칙은 관리한계기준(Critical limits) 설정이다.

해설

HACCP 7원칙 순서
위해요소분석 → 중요관리점 결정 → 한계기준 설정 → 모니터링 방법 설정 → 개선조치 설정 → 검증방법 설정 → 기록 유지 및 문서관리

04 식품첨가물과 용도와의 관계가 적합하지 않은 것은?

① 글리세린지방산에스테르(Glycerine fatty acid ester) – 산화방지제
② 소르빈산칼륨(Potassium sorbate) – 보존료
③ 과산화벤조일(Benzoyl peroxide) – 밀가루 개량제
④ 차아염소산나트륨(Sodium hypochlorite) – 살균제

해설

유화제로 사용되는 글리세린지방산에스테르는 합성첨가물로서 사용기준은 없으며 지방산과 글리세린 또는 폴리글리세린의 에스테르 유도체이다. 성상은 무~갈색의 분말, 박편, 조말, 입상, 덩어리, 반유동체이거나 액체로서 맛이 없고 특이한 냄새가 있다.

05 주로 채소류에 의해서 감염되는 기생충은?

① 간흡충, 선모충
② 동양모양선충, 편충
③ 무구조충, 구충
④ 회충, 유구조충

해설

- 채소류를 통해 감염되는 기생충 : 회충, 구충, 동양모양선충, 편충, 요충
- 육류를 통해 감염되는 기생충 : 무구조충, 유구조충, 선모충, 톡소플라스마
- 어패류를 통해 감염된 기생충 : 간디스토마, 폐디스토마, 요코가와흡충, 주혈흡충, 유극악구충, 아니사키스충, 광절열두조충, 만손열두조충 등

정답 1 ④ 2 ③ 3 ④ 4 ① 5 ②

06 **어떤 물질 A를 식품첨가물로 사용하기 위하여 체중 500g의 쥐를 대상으로 만성독성 시험을 한 결과, 매일 2g까지의 투여는 아무런 독성을 보이지 않았다. 이 결과를 바탕으로 물질 A를 사람에게 적용하려고 할 때 안전계수가 100이라면 1일 섭취허용량(ADI ; Acceptable Daily Intake)은?**

① 5mg/kg
② 10mg/kg
③ 20mg/kg
④ 40mg/kg

해설

500g : 2g = 1kg(1000g) : 4g
→ 1kg × 4,000mg × 1/100 = 40mg/kg
일반적으로 동물과 인간과의 종 간의 차를 10배, 개개인의 차를 10배라고 생각하고 곱한 값 100배를 안전계수로 이용한다. 따라서 이를 이용하여 무독성량을 안전계수 100으로 나눈 값이 1일 섭취허용량(ADI)이다.

07 **식품오염과 관련된 방사성 물질에 대한 설명으로 옳지 않은 것은?**

① 우리나라는 방사성 물질에 의한 식품오염을 대비하여 식품 중 방사능 허용기준을 설정하였다.
② 식품과 함께 생체에 유입된 방사성 핵종은 체내 붕괴, 생체 대사 및 배설될 때까지 인체에 영향을 미친다.
③ 방사성 핵종은 종류에 따라 인체에 미치는 영향이 다르며, 특히 상대적으로 반감기가 짧은 Sr-90과 Cs-137이 반감기가 긴 I-131보다 인체에 덜 위험하다.
④ 방사성 물질은 체내에 침착하는 성질이 있어 친화성이나 침착하는 부위에 따라 조혈조직 장애, 생식세포 장애, 갑상선 장애 등을 유발한다.

해설

• I-131(요오드) : 반감기 8.0일
• Sr-90(스트론튬) : 반감기 29년
• Cs-137(세슘) : 반감기 30년

08 **유전자재조합식품(GMO ; Genetically Modified Organism)에 대한 설명으로 옳지 않은 것은?**

① 유전자재조합식품의 안전성평가기준은 실질적 동등성 개념에 근거해야 한다.
② 우리나라에서 최초로 안전성 심사승인을 받은 유전자재조합 콩은 해충저항성의 특성을 갖고 있다.
③ 미생물 Agrobacterium은 유전자재조합식품의 개발에 이용된다.
④ 우리나라에서는 유전자재조합식품의 표시제를 시행하고 있다.

해설

② 우리나라에서 최초로 안전성 심사승인을 받은 유전자재조합 콩은 제초제 저항성의 특징을 갖고 있다.

09 **식품첨가물에 대한 내용으로 옳은 것은?**

① 수입 식품첨가물의 검사는 시·도 보건환경연구원에서도 담당할 수 있다.
② 식품첨가물에 관한 기준과 규격은 식품공전에 상세히 수록되어 있다.
③ 우리나라에서 허용된 식품첨가물의 경우 천연첨가물의 수가 화학적 합성품의 수보다 많다.
④ 식품첨가물은 광역시장·도지사의 승인을 받아 지정된다.

해설

② 식품첨가물에 관한 기준과 규격은 식품첨가물공전에 상세히 수록되어 있다.
③ 화학적 합성품의 수가 더 많다.
④ 식품첨가물은 식품의약품안전처장의 검토, 식품위생심의위원회의 심의를 거쳐 지정된다.

10 **다이옥신에 대한 설명으로 옳지 않은 것은?**

① 본래 자연에서는 존재하지 않는 물질이다.
② 유기염소화합물을 소각하는 과정에서 발생한다.
③ 단일 화합물 형태로 존재한다.
④ 최기형성과 발암성을 나타낸다.

6 ④ 7 ③ 8 ② 9 ① 10 ③ 정답

해설

Dioxin은 비슷한 특성과 독성을 가진 여러 화합물들의 형태로 존재한다. 제초제 생산, 종이 표백, 쓰레기 소각 등으로 생성된 독성이 강한 유기염소화합물로 발생하는 환경호르몬이다. 베트남전쟁에서 고엽제로 쓰여 피부독성이 문제되었다.

11 **미생물학적 측면에서 잠재적 위해식품(PHF ; Potentially Hazardous Food)에 해당되는 것은?**

① 단백질 함량이 높고 수분활성도가 0.9 이상인 식품
② 단백질 함량이 낮고 pH가 4.6 이하인 식품
③ 탄수화물 함량이 높고 pH가 4.6 이하인 식품
④ 지방 함량이 높고 수분활성도가 0.9 이하인 식품

해설

잠재적 위해식품
세균성 질환을 일으키는 감염·독소형 미생물의 증식 및 독소생성 가능성이 있는 식품(고단백식품, pH 4.6 이상, 수분활성도 0.85 이상 식품)

12 **인수공통감염병에 해당되는 것을 모두 고른 것은?**

ㄱ. 탄저병(Anthrax)
ㄴ. 구제역(Foot and Mouth Disease)
ㄷ. 결핵(Tuberculosis)
ㄹ. 브루셀라증(Brucellosis)
ㅁ. 리스테리아증(Listeriosis)

① ㄱ, ㄴ, ㄷ
② ㄴ, ㄷ, ㅁ
③ ㄴ, ㄷ, ㄹ, ㅁ
④ ㄱ, ㄷ, ㄹ, ㅁ

해설

ㄴ. 구제역(Foot and Mouth Disease)은 바이러스에 의한 제1종 가축법정전염병이다.

13 **어육 등에 번식하여 Histidine을 탈탄산화하여 Histamine을 생성함으로써 섭취 시 알레르기를 유발시키는 원인균은?**

① Campylobacter jejuni
② Morganella(Proteus) morganii
③ Vibrio parahaemolyticus
④ Yersinia enterocolitica

해설

붉은 살 생선인 고등어, 정어리, 참치, 꽁치 등에는 다량의 히스티딘(histidine)이 들어있다. 단백분해력이 강한 Proteus morganii(프로테우스 모르가니 등)에 의해 히스티딘이 히스타민으로 변하여 알레르기성 식중독을 일으킨다.

14 **곰팡이 독소, 이를 생산하는 곰팡이의 이름, 오염되기 쉬운 식품의 연결로 옳지 않은 것은?**

① Aflatoxin – Aspergillus flavus – 땅콩
② Ergotoxin – Claviceps purpurea – 호밀
③ Luteoskyrin – Penicillium islandicum – 쌀
④ Ochratoxin – Fusarium moniliforme – 옥수수

해설

④ Ochratoxin – Aspergillus ochraceus – 옥수수

15 **단체급식 HACCP 선행요건관리와 관련하여 옳은 것을 모두 고른 것은?**

ㄱ. 배식 온도관리 기준에서 냉장식품은 10℃ 이하, 온장식품은 60℃ 이상에서 보관한다.
ㄴ. 조리한 식품의 보존식은 5℃ 이하에서 48시간까지 보관한다.
ㄷ. 냉장시설은 내부의 온도를 5℃ 이하, 냉동시설은 –18℃로 유지해야 한다.
ㄹ. 운송차량은 냉장의 경우 10℃ 이하, 냉동의 경우 –18℃ 이하를 유지할 수 있어야 한다.

① ㄱ, ㄴ
② ㄱ, ㄹ
③ ㄴ, ㄷ
④ ㄷ, ㄹ

정답 11 ① 12 ④ 13 ② 14 ④ 15 ②

- 배 식
  - 냉장보관 : 냉장식품 10℃ 이하(다만, 신선편의식품, 훈제연어는 5℃ 이하 보관 등 보관온도 기준이 별도로 정해져 있는 식품의 경우에는 그 기준을 따른다)
  - 온장보관 : 온장식품 60℃ 이상
- 보존식 : 조리한 식품은 소독된 보존식 전용용기 또는 멸균 비닐봉지에 매회 1인분 분량을 −18℃ 이하에서 144시간 이상 보관하여야 한다.
- 냉장시설 : 냉장시설은 내부의 온도를 10℃ 이하(다만, 신선편의식품, 훈제연어는 5℃ 이하 보관 등 보관온도 기준이 별도로 정해져 있는 식품의 경우에는 그 기준을 따른다), 냉동시설은 −18℃로 유지하여야 하고, 외부에서 온도변화를 관찰할 수 있어야 하며, 온도감응장치의 센서는 온도가 가장 높게 측정되는 곳에 위치하도록 한다.
- 운송차량 : 운송차량은 냉장의 경우 10℃ 이하, 냉동의 경우 −18℃ 이하를 유지할 수 있어야 하며, 외부에서 온도변화를 확인할 수 있도록 임의조작이 방지된 온도기록장치를 부착하여야 한다.

16 식중독 독소에 대한 설명으로 옳지 않은 것은?

① Bacillus cereus의 구토형 독소는 식품 내 생성독소이다.

② Clostridium botulinum의 독소는 장관 내 생성독소이다.

③ Clostridium perfringens의 독소는 장관 내 생성독소이다.

④ Staphylococcus aureus의 독소는 식품 내 생성독소이다.

외독소(균체외독소)의 종류

- Gram 양성 : 파상풍, 보툴리누스, 디프테리아, 웰치균(가스괴저균, 세포용해성 θ독소 ; perfringolysin O), 포도상구균(엔테로독소)
- Gram 음성 : 콜레라, 녹농균(외독소A), 독소원성 대장균(이열성 : 엔테로독소, 내열성 : 엔테로독소), 장염비브리오(내열성 용혈독)

17 다음 글이 설명하는 특성을 가진 식중독 세균은?

> 이 균은 냉장온도에서도 생육이 가능하며 반고체배지에서 우산 모양의 운동성이 나타난다. 그람양성균으로 임산부, 신생아, 노인 등 면역력이 저하된 사람에게서 패혈증, 수막염, 유산 등을 일으킨다. 우리나라에서는 훈제연어에서 이 균이 발견되어 사회적 문제가 되기도 하였다.

① Escherichia coli O157 : H7

② Listeria monocytogenes

③ Salmonella typhimurium

④ Vibrio vulnificus

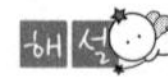

리스테리아증

- 원인균 : Listeria monocytogenes
- Gram(+), 간균, 주모성, 통성혐기성, 저온균(5℃ 이하 생존)
- 잠복기 : 3일~수일
- 경구감염 : 오염된 식육, 유제품 등을 섭취
- 경피감염 : 동물과 직접 접촉(소, 말, 양 등 가축・가금류)
- 경기도감염 : 오염된 먼지 흡입
- 특징 : 임산부 유산, 패혈증, 뇌척수막염, 신생아 감염 시 높은 사망률

18 노로바이러스 식중독에 대한 설명으로 옳은 것은?

① 노로바이러스의 외가닥 RNA는 캡시드 내에 존재하고 외피(Envelope)로 둘러싸여 있다.

② 노로바이러스는 미량(10~100) 개체로는 발병이 불가능하다.

③ 노로바이러스는 형태학적으로 소형구형바이러스(SRSV)이며 급성설사성 질환을 일으킨다.

④ 노로바이러스 식중독은 음식물이 부패하기 쉬운 여름철에 주로 발생하며, 겨울철에는 거의 발생하지 않는다.

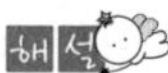

Norovirus는 외피가 없는 바이러스로 미량(10~100)의 개체로도 발병이 가능하며 주로 추운 겨울철 발생하며, 대표적인 오염원은 물과 굴 등이다.

16 ② 17 ② 18 ③ 정답

19 **허용된 타르색소이지만 돌연변이, 신생아의 체중감소, 출산율 저하 등 독성이 밝혀지면서 최근 빙과류(아이스크림), 탄산음료, 과자 등에는 사용이 금지된 식용색소는?**

① 적색 제2호
② 적색 제3호
③ 황색 제4호
④ 황색 제5호

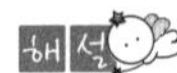

적색 제2호 · 제102호의 사용금지 품목
빵류, 시리얼류, 탄산음료, 혼합음료, 즉석섭취 · 편의식품, 캔디류, 빙과류

20 **세균성 식중독균에 대한 설명으로 옳은 것은?**

① 살모넬라균은 달걀, 가금류, 식육에서 많이 발견되지만 장내 세균과(Enterobacteriaceae)는 아니다.
② 사카자키균은 건조한 식품에서 내성을 가지고 있으며 조제분유에서 발견되기도 한다.
③ 비브리오패혈증균은 내열성이 있으며 어패류에 오염되면 건강한 사람에게도 잘 발병된다.
④ 대장균 O157 : H7균은 편성 혐기성균으로 진공포장 육제품에서 베로톡신을 생산한다.

해설

① 살모넬라(Salmonella)는 장내 세균과이다.
③ 비브리오패혈증(Vibrio parahaemolyticus)은 열에 약하여 60℃에서 15분 또는 80℃에서 7~8분 가열하면 사멸된다.
④ 장출혈성 대장균(enterohemorrhage E. coli, EHEC)
- 원인균 : 대장균 O157 : H7
- 생산독소 : 베로독소(verotoxin)
- 생화학적 특성
  - Lactose, Fructose를 분해하여 산과 가스를 생성하는 호기성 또는 통성혐기성균
  - 보통 배지에서도 잘 발육하고 발육 가능한 온도는 7~48℃, 최적온도는 35~37℃, 발육 가능한 pH 범위는 4.5~9.0

정답 19 ① 20 ②

2010년 수탁지방직 식품위생직

01 효과적인 살균 소독방법에 대한 설명으로 옳지 않은 것은?

① 살균소독제는 인체에 대한 독성이 낮거나 없어야 한다.
② 올바른 살균 소독법은 세척 → 헹굼 → 살균 소독의 순서로 해야 한다.
③ 자외선 살균법은 미생물의 DNA에 작용하여 미생물을 사멸시키는 방법이다.
④ 방사선 살균법은 Co-60이나 Cs-137과 같은 방사선 동위원소로부터 방사되는 투과력이 강한 선을 가장 많이 이용하여 세균 등을 사멸시키는 방법이다.

해설
④ Co-60이나 Cs-137은 방사능 물질이다.
방사능 (핵종)물질
방사선을 방출할 수 있는 능력을 지닌 원자핵으로 우라늄(U-235)을 비롯하여 많은 종류가 있으며, 이 중 인체에 해로운 영향을 주는 세슘(Cs-134, Cs-137), 요오드(I-131)에 대하여 식품의 방사능 기준을 정하여 관리하고 있다.

02 HACCP에 대한 설명으로 옳지 않은 것은?

① 한계기준(Critical limit)은 중요관리점에서의 위해요소관리가 허용범위 이내로 충분히 이루어지고 있는지의 여부를 판단할 수 있는 기준이나 기준치를 말한다.
② 식품제조 시 생물학적, 화학적 및 물리적 위해요인을 분석하여 위해요인에 관계되는 중요한 점을 관리하는 도구이다.
③ 위해발생요소에 대한 사전조치방식이라기보다는 사후 집중관리방식이다.
④ HACCP 7원칙 순서는 위해요소분석 → 중요관리점 결정 → 한계기준 설정 → 모니터링 방법 설정 → 개선조치 설정 → 검증방법 설정 → 기록 유지 및 문서관리 순이다.

해설
③ 기존의 위생관리체계는 문제발생 후의 관리 방식이었으나, HACCP 위생관리체계는 문제발생 전 예방적 관리의 방식이다.

03 식품위생의 목표로서 안전한 식품의 구비요소를 포함하고 있는 것을 모두 고르면?

ㄱ. 부패되거나 변질되지 않은 식품
ㄴ. 유독 또는 유해물질이 함유되어 있지 않은 식품
ㄷ. 병원 미생물에 의해 오염되지 않은 식품
ㄹ. 불결한 것이나 이물이 존재하지 않는 식품

① ㄱ, ㄴ, ㄷ　　② ㄱ, ㄴ
③ ㄴ, ㄷ　　④ ㄱ, ㄴ, ㄷ, ㄹ

해설
식품으로 인한 위생상의 위해를 방지하여 국민 건강증진에 기여함을 목적으로 한다.

04 다음 중 괄호 안에 들어갈 말로 가장 적절한 것은?

HACCP는 기본적인 위생관리가 효과적으로 수행된다는 전제조건하에 중점적으로 관리하여야 할 점을 파악하여 집중 관리하는 시스템이기 때문에 (　　)과 표준위생 관리기준이 선행되지 않고서는 효율적으로 가동될 수 없고 이들을 HACCP 적용을 위한 선행요건프로그램이라고 한다.

① 적정제조기준(Good Manufacturing Practices)
② 위해 분석(Hazard Analysis)
③ 중요관리점(Critical Control Point) 설정
④ 모니터링 방법(Monitoring)의 설정

1 ④ 2 ③ 3 ④ 4 ① 정답

05 **물의 염소 소독 시 물속의 유기물질과 염소가 반응하여 생성되는 발암물질은?**

① 염화나트륨　② 아플라톡신
③ 트리할로메탄　④ 크레졸

해설
③ 메탄의 수소원자 세 개가 할로젠 원자로 바뀐 화합물(클로로포름 등)이며 변이원성과 발암성이 있는 물질이다.

06 **식중독을 일으키는 자연독소로서 어류, 패류 등과 같은 해산물로부터 검출되지 않는 자연독소는?**

① Saxitoxin　② Ciguatoxin
③ Cicutoxin　④ Venerupin

해설
③ Cicutoxin : 독미나리 독소

07 **충분히 가열하여 섭취하지 않을 경우 인체에 감염될 수 있는 기생충들에 대한 설명으로 옳지 않은 것은?**

① 돼지고기를 충분히 가열하지 않고 섭취할 경우 유구조충이나 선모충에 감염될 수 있다.
② 분변에 오염된 채소를 생식함으로써 회충에 감염될 수 있다.
③ 소고기를 충분히 가열하지 않고 섭취할 경우 유극악구충에 감염될 수 있다.
④ 어패류를 생식할 경우 간디스토마, 아니사키스, 요코가와흡충 등에 감염될 수 있다.

해설
- 유극악구충 : 민물고기
- 무구조충(민촌충) : 소고기

08 **대장균군 검사에 사용되지 않는 배지는?**

① 표준한천평판배지　② LB 배지
③ BGLB 배지　④ EMB 배지

해설
① 표준한천평판배지 : 세균(생균)수 검사에 이용되는 배지

09 **알레르기성 식중독과 관련이 큰 세균은?**

① Clostridium botulinum
② Bacillus cereus
③ Proteus morganii
④ Listeria monocytogenes

해설
③ 붉은 살 생선인 고등어, 정어리, 참치, 꽁치 등에는 다량의 히스티딘(histidine)이 들어있다. 단백분해력이 강한 Proteus morganii (프로테우스 모르가니 등)에 의해 히스티딘이 히스타민으로 변하여 알레르기성 식중독을 일으킨다.

10 **다음 감염병 중 세균성 병원체에 의한 것은?**

① A형간염
② 장티푸스
③ 이즈미열
④ 급성회백수염

해설
①·③·④ 바이러스성 병원체에 의한다.

11 **우유의 저온살균 실시여부를 알 수 있는 시험법은?**

① 포스파타제 측정
② 산도측정
③ 메틸렌블루 시험법
④ 에탄올 시험법

해설
Phosphatase 시험
우유 중 포스파타아제(phosphatase)는 61.7℃, 30분 가열로 대부분 활성을 잃으며, 62.8℃, 30분 가열로는 완전히 활성을 잃는다. 이 조건이 우유 살균효과와 대략 일치하므로 phosphatase 시험으로 음성이면 저온살균이 완전하게 되었다는 것을 의미한다.

정답 5 ③ 6 ③ 7 ③ 8 ① 9 ③ 10 ② 11 ①

12 법정감염병에 대한 설명으로 옳지 않은 것은?

① 제1군감염병이란 발생 즉시 방역대책을 수립하여야 하는 전염병으로서 콜레라, 파라티푸스, 장티푸스, 세균성이질 등이 있다.
② 제2군감염병이란 발생빈도가 높아 예방접종을 통해 관리되는 전염병으로서 A형간염, 야콥병(CJD), 파상풍, 백일해, 홍역, 일본뇌염 등이 있다.
③ 제3군감염병이란 지속적으로 그 발생을 감시하고 방역대책이 필요한 전염병으로서 말라리아, 결핵, 성홍열, 레지오넬라증, 비브리오패혈증 등이 있다.
④ 제4군감염병이란 국내에서 새롭게 발생하였거나 발생할 우려가 있는 감염병 또는 국내 유입이 우려되는 해외유행감염병을 말한다.

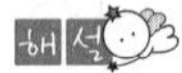

제2군감염병
디프테리아, 백일해, 파상풍, 홍역, 유행성이하선염, 풍진, 폴리오, B형간염, 일본뇌염, 수두(水痘), B형헤모필루스인플루엔자, 폐렴구균
※ 현재는 군별 감염병 분류체계를 급별 분류체계로 개편하였다.

13 인수공통감염병으로 묶이지 않은 것은?

① 렙토스피라증, 결핵
② 탄저, 성홍열
③ 야토병, Q열
④ 리스테리아증, 돈단독

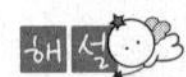

인수공통감염병
탄저, 일본뇌염, SFTS, 브루셀라, 야토병, 돈단독, 리스테리아, 결핵, Q열, 렙토스피라증, 인간광우병, 공수병, 동물인플루엔자인체감염증, SARS, 장출혈성대장균감염증, 비저 등

14 버섯의 독성분은?

① Muscarine ② Tetrodotoxin
③ Gossypol ④ Solanine

해설
② 복어독, ③ 면실유, ④ 감자에 해당한다.

15 식품 및 환경에 존재하는 내분비 장애물질(Endocrine disruption chemicals)의 특성이 아닌 것은?

① 환경호르몬으로 알려진 다이옥신(Dioxin)은 쓰레기를 850℃ 이하에서 소각할 때 발생할 수 있다.
② 대부분 천연물 유래의 물질들이며 지용성이 높은 물질들로 생체 내에서 축적된다.
③ 성호르몬의 기능에 많은 영향을 주기 때문에 수컷의 암컷화, 생식력 감소, 생식기관 및 신체 기형 유발 등을 통해 생물군의 개체수를 감소시킬 수 있다.
④ 대부분의 내분비 장애물질은 생체 내에서 반감기가 길어 쉽게 분해되지 않는다.

해설
② 환경 중에 화학제품 또는 그 분해물이 환경으로 방출되어 생식기능에 생물체 내에 유입되어 마치 호르몬처럼 작용하게 된다.

16 세균성 식중독과 경구감염병과의 차이점을 바르게 설명한 것은?

① 경구감염병은 소량의 원인균으로 발병되나, 세균성 식중독은 다량의 균으로 발병한다.
② 세균성 식중독은 발병 후 면역이 생기나, 경구감염병은 생기지 않는다.
③ 세균성 식중독과 경구감염병은 2차 감염이 빈번하게 일어난다.
④ 세균성 식중독은 경구감염병에 비하여 잠복기가 길다.

해설

경구감염병과 세균성 식중독의 차이

구 분	경구감염병	세균성 식중독
발병 균량	미 량	다 량
잠복기간	긺	짧 음
2차 감염	O	X(드물며, 사람이 종말감염)
독 력	강	약
음용수 관련	O	X(거의 없음)
면역성 관련	O	X
예방법	X(불가능)	O(균 증식 억제 시 가능)

12 ② 13 ② 14 ① 15 ② 16 ① 정답

17 **식품 가공 시 사용하는 식품첨가물의 분류와 목적이 바르게 연결되지 않은 것은?**

① 유화제 - 물과 기름같이 서로 혼합되지 않는 액체를 분산
② 소포제 - 거품 제거
③ 발색제 - 식품 중의 색소성분과 반응하여 그 색을 보존 또는 발색
④ 호료 - 반죽과 틀 간의 결착 방지

해설

④ 호료는 식품에 넣어 점성이나 안정성을 높이며 식품형태의 유지와 텍스처를 좋게 하는 물질이다.

18 **식육가공품을 선홍색으로 고정시키기 위해 발색제로 사용이 허가된 물질은?**

① Sodium nitrate ② Sodium sulfite
③ Propyl gallate ④ Allura red

해설

① Sodium nitrate(질산나트륨)는 육류의 색소 고정을 위해 사용되는 허용 발색제이다.

19 **우리나라 먹는물의 검사항목이 아닌 것은?**

① 질산성 질소 ② 용존 산소
③ 대장균군 ④ 일반세균

해설

먹는물 검사항목			
일반세균	대장균군	여시니아균	납
불 소	비 소	셀레늄	수 은
시 안	6가크롬	암모니아성 질소	질산성 질소
카드뮴	보 론	페 놀	총트리할로메탄
클로로포름	다이아지논	파라티온	말라티온
페니트로티온	카바릴	1,1-트리클로로 에탄	테트라클로로 에틸렌
트리클로로 에틸렌	디클로로메탄	벤 젠	톨루엔
에틸벤젠	자일렌	1,1-디클로로 에틸렌	사염화탄소
경 도	과망간산칼륨 소비량	냄 새	맛
구 리	색 도	세제(음이온계 면활성제 : ABS)	pH
아 연	염소이온	증발잔류물	철
망 간	탁 도	황산이온	알루미늄

20 **농약의 종류에 따른 중독현상에 대한 설명으로 옳지 않은 것은?**

① 유기인계 농약은 Cholinesterase를 억제함으로써 중독증상을 일으킨다.
② Carbamate계 농약은 Cholinesterase를 억제하나 유기인계 농약에 비하여 독성이 상대적으로 적다.
③ 유기인계 농약은 급성중독이 많고 만성중독을 일으키는 일은 거의 없다.
④ 유기염소계 살충제는 급성독성이 강하고, 환경 내에 잔류기간이 짧다.

해설

④ 유기염소계는 독성이 강하고 분해가 빠르며 잔류독성이 낮은 급성중독이다.

정답 17 ④ 18 ① 19 ② 20 ④

2009년 수탁지방직 식품위생직

01 감염형 식중독 병원체가 아닌 것은?

① Salmonella enteritidis
② Yersinia enterocolitica
③ Staphylococcus aureus
④ Vibrio parahaemolyticus

해설

③ 독소형 식중독 병원체에 해당한다.

02 병원성 대장균의 종류 중 햄버거의 덜 익힌 다진 고기에서 주로 발견되는 E. coli O157 : H7이 속하는 것은?

① 장관출혈성 대장균 ② 장관독소원성 대장균
③ 장관침투성 대장균 ④ 장관병원성 대장균

해설

장출혈성 대장균(Enterohemorrhage E. coli, EHEC)

- 원인균 : 대장균 O157 : H7
- 생산독소 : 베로독소(verotoxin)
- 생화학적 특성
  - Lactose, Fructose를 분해하여 산과 가스를 생성하는 호기성 또는 통성혐기성균
  - 보통 배지에서도 잘 발육하고 발육 가능한 온도는 7~48℃, 최적온도는 35~37℃, 발육 가능한 pH범위는 4.5~9.0

03 식물의 자연독 성분에 해당되지 않는 것은?

① 솔라닌(Solanine)
② 삭시톡신(Saxitoxin)
③ 아미그달린(Amygdalin)
④ 무스카린(Muscarine)

해설

② 자연독 식중독 중 동물성에 속하며 마비성 패류독이다.

04 식품첨가물에 대한 설명으로 적합하지 않은 것은?

① 인체에 독성이 없을 것
② 이화학적인 변화에 안정성이 있을 것
③ 효과적인 작용을 나타내기 위해 다량을 사용할 것
④ 식품의 영양가를 유지시켜야 할 것

해설

식품첨가물의 구비 조건

식품의 대량생산, 영양가치 향상, 보존기간 증가, 기호성 향상, 품질 향상 등을 목적으로 사용하나 그 안전성이 문제시되는 경우가 많으므로 충분히 검토하여 다음의 조건을 갖추어야 함

- 값이 저렴하고 미량으로도 충분한 효과를 나타낼 수 있으며 사용 방법이 간편할 것
- 국제적으로 안전성 평가가 완료되어 안전성에 문제가 없는 것이 확인된 것(국제적으로 널리 사용되고 있는 것)
- 과학적으로 검토 가능한 자료를 구비하고 있는 것
- 그 사용이 소비자에게 이점이 되는 것
  - 식품의 제조 · 가공에 필수적인 것
  - 식품의 영양가를 유지시킬 수 있는 것
  - 부패 · 변질 · 기타 화학 변화 등을 방지할 수 있는 것
- 이미 지정되어 있는 것과 비교하여 동등하거나 다른 효과를 나타낼 수 있는 것

05 식품의 잔류농약에 대한 설명으로 옳지 않은 것은?

① 저장성을 높이기 위하여 수확 직전에 살포할 경우 식품에 다량 잔류할 수 있다.
② 정상적인 사용법에 맞게 사용하더라도 어느 정도 잔류하여 오염될 수 있으므로 지속적인 모니터링이 필요하다.

1 ③ 2 ① 3 ② 4 ③ 5 ④ 정답

③ 농약에 오염된 사료로 사육된 동물의 조직 등에도 잔류할 가능성이 있다.
④ 유기염소제는 체내 축적성은 약하나 급성독성을 일으키며, 유기인제는 체내 지방층에 잔류성이 강하여 만성중독을 일으킨다.

해설

유기염소제와 유기인제의 특징 비교

분 류	유기염소제	유기인제
중 독	만성중독	급성중독
독 성	약	강
잔류성	잔류 독성 큼	분해 빠름
종 류	DDT, BHC, Drin제 등	말라티온, 디아지논, 파라티온, DDVP 등
특 징	지방조직에 축적	cholinesterase 저해에 의한 신경증상

06 리스테리아균 식중독에 관한 설명으로 옳지 않은 것은?

① 그람양성의 통성혐기성균으로 냉장조건하에서도 성장하며, 포자를 형성하여 생존력이 강하다.
② 임산부와 태아에게는 유산, 사산 또는 신생아 패혈증을 유발한다.
③ 인수공통전염병의 원인균이며 양에게 감염될 경우 유산이나 뇌수막염을 일으킬 수 있다.
④ 주요 전염원은 가금류, 육류, 치즈, 열처리하지 않은 우유 및 채소 등이다.

해설

Listeria 특징

그람양성, 주모성 간균, 통성혐기성, 무포자, 저온균, 내염성, 인수공통감염병

07 식품안전관리인증기준(HACCP)과 관련된 용어의 설명으로 옳지 않은 것은?

① 위해요소분석(Hazard Analysis)이라 함은 식품안전에 영향을 줄 수 있는 위해요소와 이를 유발할 수 있는 조건이 존재하는지의 여부를 판별하기 위하여 필요한 정보를 수집하고 평가하는 일련의 과정을 말한다.
② 모니터링(Monitoring)이라 함은 중요관리점에서의 위해요소관리가 허용범위 이내로 충분히 이루어지고 있는지 여부를 판단할 수 있는 기준이나 기준치를 말한다.
③ 중요관리점(Critical Control Point)이라 함은 HACCP을 적용하여 식품의 위해를 방지·제거하거나 허용수준 이하로 감소시켜 당해 식품의 안전성을 확보할 수 있는 중요한 단계 또는 공정을 말한다.
④ 개선조치(Corrective Action)라 함은 모니터링 결과 중요관리점의 한계기준을 이탈할 경우에 취하는 일련의 조치를 말한다.

해설

② 모니터링이란 CCP에 해당되는 공정이 한계기준을 벗어나지 않고 안정적으로 운영되도록 관리하기 위하여 종업원 또는 기계적인 방법으로 수행하는 일련의 관찰 또는 측정수단이다.

08 식품의 곰팡이에 관한 설명으로 옳지 않은 것은?

① 곰팡이는 산성영역에서도 증식이 잘되므로 pH가 낮은 과실류의 부패를 야기시킨다.
② 당장, 염장제품에서는 수분활성(Aw)이 낮아 세균보다도 곰팡이가 증식할 수 있다.
③ 곰팡이는 산소가 없는 진공포장식품에서도 증식할 수 있다.
④ 식품을 건조시키면 세균, 효모, 곰팡이 순으로 생육하기 어려워진다.

해설

③ 곰팡이는 호기성이다.

09 식품오염의 지표미생물로 사용되고 있는 대장균군에 포함되지 않는 것은?

① Enterococcus ② Citrobacter
③ Klebsiella ④ Enterobacter

해설

- 대장균군 : Escheichia, Kelbsiella, Enterobacter, Citrobacter
- 장구균 : Enterococcus, Streptcoccus

정답 6 ① 7 ② 8 ③ 9 ①

10 **식품위생법상 식품의약품안전처장의 영업허가가 필요한 것은?**

① 식품제조·가공업
② 즉석판매제조·가공업
③ 식품냉동·냉장업
④ 식품조사처리업

해설

허가를 받아야하는 영업
- 식품조사처리업 : 식품의약품안전처장
- 단란주점영업, 유흥주점영업 : 특별자치도지사 또는 시장·군수·구청장

11 **그람양성의 절대혐기성 간균으로 신경장애 증상을 나타내는 식중독균은?**

① Staphylococcus aureus
② Clostridium botulinum
③ Campylobacter jejuni
④ Listeria monocytogenes

해설

Clostridium botulinum
- 그람양성, 편성혐기성, neurtoxin(신경계 독소), 치사율 50%
- 원인식품 : 통조림, 병조림, 식육, 소시지 등
- 증상 : 신경장애, 두통, 호흡곤란 등

12 **식품첨가물 중에서 보존료에 관한 설명으로 옳지 않은 것은?**

① 데히드로초산은 장류 및 소스류에 사용 가능하다.
② 소르빈산은 치즈 및 식육가공품에 사용 가능하다.
③ 안식향산은 과일채소류 음료 및 탄산음료에 사용 가능하다.
④ 프로피온산은 빵 및 케이크류에 사용 가능하다.

해설

데히드로초산(dehydroacetic acid ; 데히드로아세트산)
침상 또는 판상 결정, 또는 흰색 결정성 가루로 치즈, 버터, 마가린의 보존료로 사용된다.

13 **환경오염물질인 유해 중금속에 대한 설명으로 옳지 않은 것은?**

① 납은 대부분 만성중독을 일으킨다.
② 미나마타병은 수은중독에 의한 것이다.
③ 이타이이타이병은 카드뮴중독에 의한 것이다.
④ 무기수은은 유기수은보다 독성이 강하다.

해설

④ 유기수은은 무기수은보다 독성이 강하다.

14 **갈변 및 착색방지 목적으로 건조과일 등에 사용되고 있지만 천식환자에게 그 독성이 문제가 될 수 있어 우리나라의 경우 절단된 과채류에서 사용을 금지하고 있는 것은?**

① 이소프로판올 ② 아황산염
③ 아질산염 ④ 에탄올

해설

① 이소프로판올(Isopropyl alcohol ; 이소프로필알코올) : 방부제, 살균제, 추출용매
③ 아질산염(Sodium Nitrite ; 아질산나트륨) : 육제품의 발색제, 보존료
④ 에탄올(에틸알코올) : 소독살균제

15 **식품의 신선도 및 부패의 화학적 판정에 있어 일반적인 지표 물질과 관련이 없는 것은?**

① 트리메틸아민(Trimethylamine)
② 휘발성염기질소(Volatile Basic Nitrogen)
③ 이노신(Inosine)
④ 아크릴아마이드(Acrylamide)

해설

④ 아크릴아마이드(Acrylamide)는 탄수화물 수치가 높은 감자나 시리얼 등이 튀겨지거나 구워질 때 형성되며 발암성 물질로 알려져 있다.

10 ④ 11 ② 12 ① 13 ④ 14 ② 15 ④ 정답

16 노로바이러스 식중독에 대한 설명으로 옳지 않은 것은?

① 노로바이러스는 소형구형바이러스, Norwalk virus, 또는 Norwalk-like virus로도 명명되었다.

② 노로바이러스는 DNA 구형 바이러스로 적당한 온도와 습도에서 자가 증식할 수 있다.

③ 노로바이러스 식중독은 일반적으로 24~48시간의 잠복기 이후에 구역질, 구토, 설사, 복통 증상을 나타낸다.

④ 노로바이러스는 소화기 계통의 병원체이므로 오염된 식품이나 물을 통하여 주로 감염되고, 사람 간의 접촉에 의한 전염도 가능하다.

해설

② 사람의 장관 내에서만 증식할 수 있으며, 동물이나 세포에서 배양되지 않는다.

17 경구전염병 및 그 병원체가 바르게 연결된 것은?

① 세균성이질 – Shigella sonnei

② 장티푸스 – Salmonella typhimurium

③ 콜레라 – Vibrio vulnificus

④ 성홍열 – Coxiella burnetii

해설

- 장티푸스 : Salmonella typhi
- 콜레라 : Vibrio cholerae
- 성홍열 : Group A β–hemolytic streptococci(A군 β–용혈성쇄연구균)
- 비브리오패혈증 : Vibrio vulnificus
- Q열 : Coxiella burnetii

18 Penicillium 속이 생산하는 독소로서 사과주스에 잔류기준이 설정되어 있는 것은?

① 아플라톡신(Aflatoxin)

② 퓨모니신(Fumonisin)

③ 제아랄레논(Zearalenone)

④ 파튤린(Patulin)

파튤린은 사과의 부패곰팡이 P. expansum으로부터 대량으로 생산되어, 부패한 과실이나 그 가공품인 과실주스에서 검출 예가 보고되고 있다. 신경독이며 급성독성은 경구에서 LD_{50} = 35mg/kg이다.

19 살균력과 침투성이 우수하여 플라스틱류 및 의료기구에 널리 사용되는 멸균용 가스제는?

① 포르말린(Formalin)

② 과산화수소(Hydrogen peroxide)

③ 에틸렌옥사이드(Ethylene oxide)

④ 이산화탄소(Carbon dioxide)

해설

③ 에틸렌옥사이드 : 상온에서의 무색의 기체로 살균력과 침투성이 우수하여 의료기구나 포장용기 등의 가스 살균제로서 사용

① 포르말린(Formalin) : 포름알데히드(formaldehyde ; HCHO)의 수용액으로 소독·살균제, 방부제

② 과산화수소(Hydrogen peroxide) : 액체이지만 보통은 수용액으로 소독제, 소독제로 이용

20 인수공통감염병과 관련이 없는 것은?

① 결핵(Tuberculosis)

② 브루셀라(Brucella)

③ 베네루핀(Venerupin)

④ 프리온(Prion)

해설

③ 베네루핀(Venerupin) : 조개류 모시조개, 바지락, 굴, 고동 등이 유독 플랑크톤 섭취·축적하여 독을 함유하여 중독을 일으킴

정답 16 ② 17 ① 18 ④ 19 ③ 20 ③

2020년 제1 · 2회 식품기사

01 바이러스성 식중독의 병원체가 아닌 것은?

① EHEC바이러스
② 로타바이러스A군
③ 아스트로바이러스
④ 장관아데노바이러스

해설

식중독

- 세균성 식중독 : 장출혈성대장균(EHEC), 장독소성대장균(ETEC), 장병원성대장균(EPEC), 장침입성대장균(EIEC), 바실러스세레우스, 캠필로박터균, 살모넬라, 황색포도상구균, 장염비브리오균, 여시니아 엔테로콜리티카, 리스테리아 모노사이토제네스, 클로스트리디움 보툴리늄
- 바이러스성 식중독 : 아스트로바이러스, 장관아데노바이러스, 노로바이러스, 로타바이러스 A군

02 식품취급자가 화농성 질환이 있는 경우 감염되기 쉬운 식중독균은?

① 장염vibrio균
② Botulinus균
③ Salmonella균
④ 황색포도상구균

해설

④ 황색포도상구균(Staphylococcus aureus)은 대표적 화농균이며 식중독의 원인균으로 잠복기가 짧고 장독소(enterotoxin)를 생산한다.

03 감염을 예방하기 위해서는 은어와 같은 민물고기의 생식을 피하는 것이 가장 좋은 기생충은?

① 간디스토마
② 폐디스토마
③ 요코가와흡충
④ 광절열두조충

해설

기생충

- 요코가와흡충(장흡충) : 다슬기(제1중간숙주) → 은어 · 황어(제2중간숙주)
- 간디스토마(간흡충) : 쇠우렁이(제1중간숙주) → 참붕어 · 잉어(제2중간숙주)
- 폐디스토마(폐흡충) : 다슬기(제1중간숙주) → 가재 · 게(제2중간숙주)
- 광절열두조충 : 물벼룩(제1중간숙주) → 연어 · 송어(제2중간숙주)

04 아래의 설명에 해당하는 인수공통감염병은?

> • 주로 소, 산양, 돼지 등의 유산과 불임증을 유발시킨다.
> • 사람에게 감염되면 파상열을 일으킨다.

① 결 핵
② 탄 저
③ 돈단독
④ 브루셀라병

해설

브루셀라증(파상열)

그람음성의 호기성 간균이며 소 · 돼지 · 양 등이 주요 감염원이다. 감염된 가축의 분비물 등에 의한 경피감염, 살균되지 않은 유제품과 감염된 가축의 섭취에 의해 발생하며 사람에게는 불현성 감염(열성 질환)을 일으키고 동물에게는 유산을 일으키는 인수공통감염병이다.

1 ① 2 ④ 3 ③ 4 ④ 정답

05 **식품첨가물의 지정절차에서 첨가물 사용의 기술적 필요성 및 정당성에 해당하지 않는 것은?**

① 식품의 품질을 보존하거나 안정성을 향상
② 식품의 영양성분을 유지
③ 특정 목적으로 소비자를 위하여 제조하는 식품에 필요한 원료 또는 성분을 공급
④ 식품의 제조·가공 과정 중 결함 있는 원재료를 은폐

해설

기본원칙
- 안전성 : 신청된 식품첨가물의 안전성을 입증·확인
- 사용의 기술적 필요성·정당성
  - 식품의 품질 유지·안정성 향상·관능적 특성 개선(단, 식품의 특성·본질·품질을 변화시켜 소비자를 기만할 우려가 있는 경우 제외)
  - 식품의 영양가 유지(단, 일상적으로 섭취되는 식품이 아닌 경우 식품 중의 영양가를 의도적으로 저하시키는 경우 정당성이 인정될 수 있음)
  - 특정 식사를 필요로 하는 소비자를 위해 제조하는 식품에 필요한 원료·성분을 공급(단, 질병치료·기타 의료효과를 목적으로 하는 경우 제외)
  - 식품 제조·가공·저장·처리의 보조적 역할(단, 식품 제조·가공과정 중 결함 있는 원재료·비위생적인 제조방법을 은폐할 목적으로 사용되는 경우 제외)

06 **식품첨가물 중 유화제로 사용되지 않는 것은?**

① 폴리소르베이트류
② 글리세린지방산에스테르
③ 소르비탄지방산에스테르
④ 몰포린지방산염

해설

몰포린지방산염(Morpholine Salts of Fatty Acids)
피막제로 식품의 표면에 피막을 만들어 호흡 작용과 증산작용을 억제시켜 선도를 오랫동안 유지하기 위해 사용하는 첨가물로 과실류·과채류의 표피에 피막제 이외의 용도에는 사용이 금지된다.

07 **인체의 감염경로는 경구감염과 경피감염이며, 대변과 함께 배출된 충란은 30℃ 전후의 온도에서 부화하여 인체에 감염성이 강한 사상유충이 되고, 노출된 인체의 피부와 접촉으로 감염되어 소장상부에서 기생하는 기생충은?**

① 구 충 ② 회 충
③ 요 충 ④ 편 충

해설

① 구충(십이지장충)은 경구·경피감염으로 소장상부에 기생하여 빈혈·전신권태 등의 증상이 있으며 예방법으로는 맨발로 다니지 말기, 채소의 세척, 분뇨의 위생적 처리 등이 있다.

08 **다음 중 열가소성 수지는?**

① polyvinyl chloride(PVC)
② phenol수지
③ melamine수지
④ epoxy수지

해설

합성수지
- 열가소성 수지 : 열을 가하면 유연해(가소성)지고 냉각하면 단단해지는 소재(PVC, PC, PET 등)
- 열경화성 수지 : 열을 가해 성형시킨 후 경화되면 다시 유연해지지 않는 소재(페놀·멜라민·요소·에폭시수지 등)

09 **방사선 조사식품과 관련된 설명으로 틀린 것은?**

① 방사선 조사량은 Gy로 표시하며, 1Gy=1J/kg이다.
② 사용 방사선의 선원 및 선종은 ^{60}Co의 감마선이다.
③ 식품의 발아억제, 숙도조절 등의 효과가 있다.
④ 조사식품을 원료로 사용한 경우는 제조·가공한 후 다시 조사하여야 한다.

해설

④ 한 번 조사처리한 식품은 다시 조사해서는 안 되며, 조사식품(Irradiated food)을 원료로 사용하여 제조·가공한 식품도 다시 조사해서는 안 된다.

정답 5 ④ 6 ④ 7 ① 8 ① 9 ④

10 다음 중 잔존성이 가장 큰 염소제 농약은?

① Aldrin ② DDT
③ Telodrin ④ γ-BHC

해설

② DDT(dichloro-diphenyl-trichloroethane)는 유기염소제로 만성중독을 일으키며 잔류독성이 가장 크기 때문에 사용이 금지된 농약이다.

11 먹는물(수돗물)의 안전성을 확보하기 위한 방편으로 관리되고 있는 유해물질로서, 유기물 또는 화학물질에 염소를 처리하여 생성되는 발암성 물질은?

① 트리할로메탄 ② 메틸알코올
③ 니트로사민 ④ 다환방향족 탄화수소류

해설

트리할로메탄(Trihalomethane ; THM)
수돗물 염소 소독 시 유기물질과의 반응에 의해 생성되는 발암성 유해물질이다(메탄의 수소원자 세 개가 할로겐 원자로 바뀐 화합물로 클로로포름이 대표적).

12 식용 패류 중 마비성 독소의 축적과정과 관계가 깊은 것은?

① 플랑크톤 ② 해양성 효모
③ 패류기생 바이러스 ④ 내염성균

해설

① 패류의 유독 플랑크톤 섭취·축적과 관련이 있으며 독을 함유한 패류 섭취 시 마비성 식중독을 일으키게 된다.

13 염화비닐(Vinyl chloride)수지를 주성분으로 하는 합성수지제의 기구 및 용기에 사용되는 가소제로 문제가 되는 것은?

① 염화비닐 ② 프탈레이트
③ 크레졸 인산 에스테르 ④ 카드뮴

해설

프탈레이트(phthalates)
플라스틱을 부드럽게 하는 가소제로서 생활용품 및 폴리염화비닐(PVC)에 사용된다. 환경(토양·하수·강 등) 및 제품(PVC 함유된 플라스틱·건축자재) 등의 오염에 노출된 프탈레이트는 인체 내에 들어와 내분비 기관을 교란시켜 질병을 일으키기 때문에 내분비계 장애물질(환경호르몬)로 관리되고 있다.

14 식품제조시설의 공기살균에 가장 적합한 방법은?

① 승홍수에 의한 살균
② 열탕에 의한 살균
③ 염소수에 의한 살균
④ 자외선 살균등에 의한 살균

해설

④ 자외선 살균은 물, 공기, 무균실, 수술실, 제약실 등에 적합하다.

15 유가공품·식육가공품·알가공품의 대장균 확인시험에서 (　　) 안에 알맞은 내용은?

> 최확수법에서 가스생성과 형광이 관찰된 것은 대장균 추정시험 양성으로 판정하고 대장균의 확인시험은 추정시험 양성으로 판정된 시험관으로부터 EMB배지(또는 MacConkey Agar)에 이식하여 37℃에서 24시간 배양하여 전형적인 집락을 관찰하고 그람염색, MUG시험, IMViC 시험, 유당으로부터 가스 생성시험 등을 검사하여 최종확인한다. 대장균은 MUG시험에서 형광이 관찰되며, 가스생성, 그람음성의 무아포간균이며, IMViC 시험에서 "(　　)"의 결과를 나타내는 것은 대장균(E. coli) biotype 1로 규정한다.

① − − − − ② − − + +
③ + + − − ④ + + + +

해설

유가공품·식육가공품·알가공품 대장균 확인시험[식품공전 대장균 확인시험 정량시험]
최확수법에서 가스생성과 형광이 관찰된 것은 대장균 추정시험 양성으로 판정하고 대장균의 확인시험은 추정시험 양성으로 판정된 시험관으로부터 EMB배지(또는 MacConkey Agar)에 이식하여 37℃에서 24시간 배양하여 전형적인 집락을 관찰하고 그람염색, MUG시험, IMViC시험, 유당으로부터 가스 생성시험 등을 검사하여 최종확인한

정답 10 ② 11 ① 12 ① 13 ② 14 ④ 15 ③

다. 대장균은 MUG시험에서 형광이 관찰되며, 가스생성, 그람음성의 무아포간균이며, IMViC시험에서 "+ + − −"의 결과를 나타내는 것은 대장균(E. coli) biotype 1로 규정한다.

16 **다음 중 리케치아에 의한 식중독은?**

① 성홍열
② 유행성간염
③ 쯔쯔가무시병
④ 디프테리아

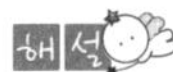

리케치아증(Rickettsia spp)
발진열, 양충병(쯔쯔가무시병), 리케치아폭스, 발진티푸스, 록키산 발진열 등을 일으키는 병원균으로 감염된 이・진드기・벼룩의 흡혈 또는 오염된 대변을 통해 경피・비말 감염을 일으킨다.

17 **식품원료 중 식물성 원료(조류 제외)의 총아플라톡신 기준은?(단, 총아플라톡신은 B_1, B_2, G_1, G_2의 합을 말한다)**

① 20μg/kg 이하
② 15μg/kg 이하
③ 5μg/kg 이하
④ 1μg/kg 이하

해설

식물성 원료(조류 제외)의 총아플라톡신(B_1, B_2, G_1 및 G_2의 합) 기준은 15.0μg/kg 이하이다(단, B_1은 10.0 이하여야 함).

18 **도자기, 법랑기구 등에서 식품으로 이행이 예상되는 물질은?**

① 납 ② 주 석
③ 가소제 ④ 안정제

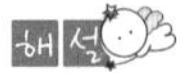

납(Pb)
통조림의 땜납, 도자기・법랑용기의 유약성분에서 검출되며, 산성 식품을 담을 때 용출되어 중추신경・조혈기능(빈혈)장애, 연창백 등의 중독증상을 보인다.

19 **다음 중 허용 살균제 또는 표백제가 아닌 것은?**

① 고도표백분
② 차아염소산나트륨
③ 무수아황산
④ 옥시스테아린

해설

④ 옥시스테아린(oxystearin) : 산화방지제, 금속제거제, 소포제
① 고도표백분(highest bleaching powder) : 수도정화제, 소독제, 살균제
② 차아염소산나트륨(sodium hypochlorite) : 살균제, 표백제
③ 무수아황산(sulfur dioxide) : 표백제, 보존료

20 **식품의 안전성과 수분활성도(Aw)에 관한 설명으로 틀린 것은?**

① 비효소적 갈변 : 다분자수분층보다 낮은 Aw에서는 발생하기 어렵다.
② 효소 활성 : Aw가 높을 때가 낮을 때보다 활발하다.
③ 미생물의 성장 : 보통 세균 증식에 필요한 Aw는 0.91 정도이다.
④ 유지의 산화반응 : Aw가 0.5~0.7이면 반응이 일어나지 않는다.

해설

④ 유지의 산화반응은 Aw가 0.5~0.7에서는 반응속도가 커진다.

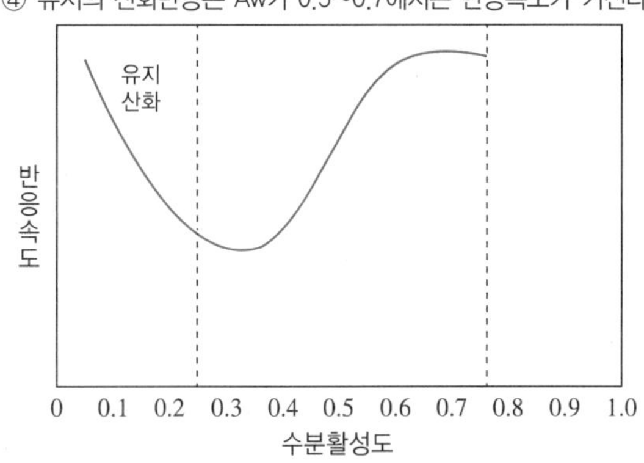

2020년 제3회 식품기사

01 주용도가 식품의 색을 제거하기 위해 사용되는 식품첨가물이 아닌 것은?

① 과황산암모늄 ② 메타중아황산칼륨
③ 메타중아황산나트륨 ④ 무수아황산

해설

- 밀가루(소맥분) 개량제 : 과황산암모늄(Ammonium Persulfate)
- (환원)표백제 : 메타중아황산칼륨, 메타중아황산나트륨, 무수아황산

02 명반(건조물 : 소명반)의 식품첨가물 명칭은?

① 황산암모늄 ② 황산알루미늄칼륨
③ 황산나트륨 ④ 황산동

해설

② 황산알루미늄칼륨(Aluminium Potassium Sulfate)은 팽창제로 명반(결정물), 소명반(건조물)이라고도 한다.

03 집단급식소, 식품접객업소(위탁급식영업) 및 운반급식(개별 또는 벌크포장)의 관리로 적합하지 않은 것은?

① 건물바닥, 벽, 천장 등에 타일 등과 같이 흠이 있는 재질을 사용한 때에는 흠에 먼지, 곰팡이, 이물 등이 끼지 아니하도록 청결하게 관리하여야 한다.
② 원료처리실, 제조・가공・조리실은 식품의 특성에 따라 내수성 또는 내열성 등의 재질을 사용하거나 이러한 처리를 하여야 한다.
③ 출입문, 창문, 벽, 천장 등은 해충, 설치류 등의 유입 시 조치할 수 있도록 퇴거 경로가 확보되어야 한다.
④ 선별 및 검사구역 작업장 등은 육안확인에 필요한 조도(540룩스 이상)를 유지하여야 한다.

해설

③ 작업장(출입문・창문・벽・천장 등)은 곤충・설치류 등의 유입을 차단할 수 있도록 밀폐 가능한 구조이어야 하며 반입된 해충의 공장 내 분산을 억제할 수 있는 적절한 zoning을 실시해야 한다.

04 식품 및 축산물 안전관리인증기준의 식품제조・가공업 선행요건관리 중 인증평가 및 사후관리 시 종합평가에서 전년도 정기조사・평가의 개선조치를 이행하지 않은 경우 해당 항목에 대한 평가점수기준은?(단, 필수항목의 미흡은 제외한다)

① 해당 항목 평가점수 5점 배점 중 2점 부여
② 항목이 1개라도 부적합으로 판정
③ 해당 평가 항목의 0점 부여
④ 해당 항목에 대한 감점 점수의 2배를 감점

해설

선행요건관리 – 인증평가 및 사후관리용(식품제조・가공업)

- 종합평가 판정기준
  - 인증평가 : 각 항목에 대한 취득점수의 합계가 85점 이상일 경우에는 적합, 70점 이상에서 85점 미만은 보완, 70점 미만이면 부적합으로 판정. 단, 평가제외항목이 있을 경우 평가제외항목을 제외한 총 점수 대비 취득점수를 백분율로 환산하여 85% 이상일 경우에는 적합, 70%에서 85% 미만은 보완, 70% 미만이면 부적합으로 판정. 다만, 평가항목 34, 39번은 필수항목으로 인증평가 시 미흡한 경우(평가결과 0점을 말함) 부적합으로 판정
  - 정기조사・평가 : 각 항목에 대한 취득점수의 합계가 85점 이상일 경우에는 적합, 85점 미만이면 부적합으로 판정. 단, 평가제외항목이 있을 경우 평가제외항목을 제외한 총 점수 대비 취득점수를 백분율로 환산하여 85% 이상일 경우에는 적합, 85% 미만이면 부적합으로 판정
- 종합평가 감점기준
  - 정기조사・평가 : 전년도 정기 조사・평가의 개선조치를 이행하지 않은 경우 해당 항목에 대한 감점 점수의 2배를 감점

1 ① 2 ② 3 ③ 4 ④ 정답

05 **가축에 이상발정 증세를 초래하여 가축의 생산성 저하와 관련이 있는 곰팡이 독소는?**

① 맥각독
② 제랄레논
③ 오크라톡신
④ 파툴린

해설

② 제랄레논(Zearalenone) : 돼지의 발정 증후군을 일으키는 Fusarium 속 붉은 곰팡이 독소

06 **식품 중의 acrylamide에 대한 설명으로 틀린 것은?**

① 반응성이 높은 물질이다.
② 탄수화물이 많은 식물성 식품보다는 단백질이 많은 동물성 식품에서 많이 발견된다.
③ 신경계통에서 이상을 일으킬 수 있다.
④ 식품을 삶아서 가공하는 경우에는 생성되는 양이 적다.

해설

② 아크릴아마이드(Acrylamide)는 전분 급원식품(감자, 고구마 등)을 120℃ 이상 고온에서 튀기거나 구울 때 생성되는 발암성 물질이다.

07 **식품 중 이물에 대한 검사방법과 검체의 특성이 잘못 연결된 것은?**

① 체분별법 – 분말형태 검체
② 여과법 – 액상검체
③ 정치법 – 곡류나 곡분 등의 고체검체
④ 부상법 – 동물의 털이나 곤충 등의 가벼운 물질

해설

③ 정치법 : 액상검체(적은 양의 침전물・현탁물 등의 포집)

08 **빵류, 치즈류, 잼류에 사용할 수 있는 보존료는?**

① potassium sorbate
② D–sorbitol
③ sodium propionate
④ benzoic acid

해설

③ 프로피온산나트륨(sodium propionate) : 산형 보존료로 빵류・잼류・치즈류에 사용이 허용된 보존료

09 **리스테리아균에 의한 식중독의 예방대책이 아닌 것은?**

① 살균이 안 된 우유를 섭취하지 않는다.
② 냉동식품은 냉동온도(−18℃ 이하) 관리를 철저하게 한다.
③ 식품의 가공에 사용되는 물의 위생을 철저하게 관리한다.
④ 고염도, 저온의 환경으로 세균을 사멸시킨다.

해설

④ 리스테리아균은 고염도・저온의 환경에서 생존・증식이 가능하기 때문에 오염 예방이 어렵다.

10 **다음 중 병원성 세균과 거리가 먼 것은?**

① Salmonella typhi
② Listeria monocytogenes
③ Alteromonas putrefaciens
④ Yersinia enterocolitica

해설

③ Alteromonas putrefaciens는 어류의 부패 원인균으로 사람에게 질병을 일으키는 병원균과 거리가 멀다.

정답 5 ② 6 ② 7 ③ 8 ③ 9 ④ 10 ③

11 식품 및 축산물 안전관리인증기준에 의한 선행요건 중 식품제조업소에서의 냉장·냉동시설·설비 관리로 잘못된 것은?

① 냉장시설은 내부온도를 10℃ 이하로 한다(단, 신선편의식품, 훈제연어, 가금육은 제외한다).
② 냉동시설은 -18℃ 이하로 유지한다.
③ 냉장·냉동시설의 외부에서 온도변화를 관찰할 수 있어야 한다.
④ 온도감응장치의 센서는 온도의 평균이 측정되는 곳에 위치하도록 한다.

해설
④ 온도감응장치의 센서는 온도가 가장 높게 측정되는 곳에 위치하도록 한다.

12 인수공통감염병과 관계가 먼 것은?

① 결 핵
② 탄저병
③ 이 질
④ Q 열

해설
③ 이질은 식품을 매개로 질병을 발생하는 세균성 경구감염병이다.

13 유구조충에 대한 설명으로 틀린 것은?

① 돼지고기를 숙주로 돼지 소장에서 부화한 후 돼지 신체조직으로 옮겨진다.
② 머리에 갈고리가 있어 갈고리촌충이라고도 한다.
③ 60℃로 가열하면 완전히 사멸된다.
④ 성충이 기생하면 복부 불쾌감, 설사, 구토, 식욕항진 등을 일으킨다.

해설
③ 쇠고기의 무구조충은 심부온도 66℃ 이상 가열해야 사멸되며 돼지고기의 유구조충은 심부온도 77℃ 이상 가열해야 사멸된다.

14 채소류로부터 감염되는 기생충은?

① 폐흡충
② 회 충
③ 무구조충
④ 선모충

해설
① 폐흡충 : 가재, 게, ③ 무구조충 : 소, ④ 선모충 : 돼지

15 식품조사(food irradiation) 처리에 대한 설명으로 틀린 것은?

① ^{60}Co을 선원으로 한 γ선이 식품조사에 이용된다.
② 살균을 위해서는 발아 억제를 위한 조사에 비해 높은 선량이 필요하다.
③ 조사 시 바이러스는 해충에 비해 감수성이 커서 민감하다.
④ 한 번 조사처리한 식품은 다시 조사하여서는 아니 된다.

해설
③ 해충(사멸 선량 0.5~3kGy)이 바이러스(사멸 선량 30kGy)보다 감수성이 커서 민감하다.

16 제조공정 중 관(管) 내면의 부식이 비교적 적게 일어나는 재료는?

① 오렌지 주스
② 우 유
③ 파인애플
④ 아스파라거스

해설
② 관의 부식은 pH가 낮은 산성에 가까울수록 높기 때문에 pH가 높은 우유(pH 6.5~6.7)가 비교적 내부 부식이 적게 일어난다.

11 ④ 12 ③ 13 ③ 14 ② 15 ③ 16 ② 정답

17 **장출혈성대장균의 특징 및 예방방법에 대한 설명으로 틀린 것은?**

① 오염된 식품 이외에 동물 또는 감염된 사람과의 접촉 등을 통하여 전파될 수 있다.
② 74℃에서 10분 이상 가열하여도 사멸되지 않는 고열에 강한 변종이다.
③ 신선채소류는 염소계 소독제 100ppm으로 소독 후 3회 이상 세척하여 예방한다.
④ 치료 시 항생제를 사용할 경우, 장출혈성대장균이 죽으면서 독소를 분비하여 요독증후군을 악화시킬 수 있다.

해설
② 장출혈성대장균은 덜 익힌 육류, 살균되지 않은 우유 등에 의해 감염되기 때문에 육류의 경우 중심온도 72℃ 이상 가열하여 충분히 익혀 섭취하면 예방이 된다.

18 **식품의 신선도 측정 시 실시하는 검사가 아닌 것은?**

① 휘발성염기질소(VBN) 측정
② 당도 측정
③ 트리메틸아민(TMA) 측정
④ 생균수 측정

해설
② 당도 측정은 과일·채소 및 과일·채소류음료에 대한 당도 측정에 적용되는 검사이다.

19 **암모니아, pH, 단백질의 승홍침전, 휘발성 염기질소는 어떤 시료를 검사할 때 사용하는 것인가?**

① 어육의 신선도
② 우유의 신선도
③ 우유의 지방
④ 어육연제품의 전분량

해설
- 어육·어육 연제품 신선도 검사 : 암모니아, 휘발성 아민(Ebel법), pH 측정, 단백질 승홍침전반응, 히스타민 검사, 휘발성 염기질소
- 우유의 신선도 검사 : 산도측정, 에탄올법, 자비법, resazurin법, 메틸렌블루법
- 우유의 지방 측정법 : Gerber법 Babcock법 등

20 **구운 육류의 가열·분해에 의해 생성되기도 하고, 마이야르(Maillard) 반응에 의해서도 생성되는 유독성분은?**

① 휘발성아민류(volatile amines)
② 이환방향족아민류(heterocyclic amines)
③ 아질산염(N-nitrosamine)
④ 메틸알코올(methyl alcohol)

해설
① 휘발성아민류는 질소화합물, 주로 단백질을 포함하는 유기체의 가열과정에서 생성되며 Millard 반응의 방향성 부산 물질에 의해서도 생성된다.

정답 17 ② 18 ② 19 ① 20 ①

2020년 제4회 식품기사

01 식품용 기구 및 용기 · 포장 공전에 의하여 유리제 중 가열조리용 기구의 사용용도 및 열 충격 강도(내열 온도 차)에 대한 아래 표에서 (   ) 안에 알맞은 기준 온도를 순서대로 나열한 것은?

사용용도		열 충격 강도
오븐용	가열조리용 등의 목적으로 직접 화염에 닿지 않는 용도에 사용되는 것	( )℃ 이상
전자 레인지용	가열조리용 등의 목적으로 사용되는 것으로 전자파로 가열하는 용도에 사용되는 것	( )℃ 이상

① 120, 120
② 240, 120
③ 240, 240
④ 150, 150

해설

유리제 중 가열조리용 기구의 사용용도 및 열 충격 강도(내열 온도 차)

기구 종류	사용용도	열 충격 강도 (내열 온도 차)
오븐용	가열조리용 등의 목적으로 직접 화염에 닿지 않는 용도에 사용되는 것	120℃ 이상
전자 레인지용	가열조리용 등의 목적으로 사용되는 것으로 전자파로 가열하는 용도에 사용되는 것	120℃ 이상
직화용	가열조리용 등의 목적으로 직접 화염에 대고 사용되는 것이며, 급격한 가열이나 냉각에 견딜 수 있는 것	400℃ 이상
직화용	가열조리용 등의 목적으로 직접 화염에 대고 사용되는 것	150℃ 이상
열탕용	위 이외의 목적으로 사용되는 것으로 끓는 물 정도의 열 충격에 대하여 충분히 견딜 수 있는 것	120℃ 이상

※ 열 충격 강도 시험법에 따라 시험할 때, 깨지거나 균열이 없어야 함

02 수분함량이 적거나 당도가 높은 전분질식품을 주로 변패시키는 미생물은?

① 효 모
② 곰팡이
③ 바이러스
④ 세 균

해설

② 곰팡이는 증식 가능한 수분활성도(Aw 0.81 전후)가 낮고 당도가 높은 전분질 식품에 잘 발생하므로 공기가 잘 통하는 곳에 전분질 식품을 보관하여야 한다.

03 건강기능식품의 기준 및 규격에서 식품의 형태에 관한 정의로 틀린 것은?

① 정제란 일정한 형상으로 압축된 것을 말한다.
② 환이란 구상으로 만든 것을 말한다.
③ 편상이란 얇고 편편한 조각상태의 것을 말한다.
④ 분말이란 입자의 크기가 과립제품보다 큰 것을 말한다.

해설

④ 분말(powder)이라 함은 입자의 크기가 과립제품보다 작은 것을 말한다.

04 감미료와 거리가 먼 식품첨가물은?

① 스테비오사이드(stevioside)
② 아스파탐(aspartame)
③ 아디픽산(adipic acid)
④ D-솔비톨(sorbitol)

해설

③ 아디픽산(adipic acid)은 산도조절제로 사용된다.

1 ① 2 ② 3 ④ 4 ③ 정답

05 **생성량이 비교적 많고 반감기가 길어 식품에 특히 문제가 되는 핵종만으로 된 것은?**

① ^{131}I, ^{137}Cs
② ^{131}I, ^{32}P
③ ^{129}Te, ^{90}Sr
④ ^{137}Cs, ^{90}Sr

해설

식품의 방사능 오염에 문제가 되는 핵종
^{90}Sr(반감기 약 29년), ^{137}Cs(반감기 30년), ^{131}I(반감기 8.0일) 등

06 **식품 내에 존재하는 미생물에 대한 설명으로 틀린 것은?**

① 곰팡이는 일반적으로 세균보다 나중에 번식한다.
② 수분활성도가 높은 식품에는 세균이 잘 번식한다.
③ 수분활성도 0.8 이하의 식품에서는 거의 모든 미생물의 생육이 저지된다.
④ 당을 함유하는 산성식품에는 유산균이 잘 번식한다.

해설

③ 미생물의 생육 가능한 수분활성도는 세균(0.86~0.99), 효모(0.88~0.94), 곰팡이(0.81 전후), 내건성 곰팡이(0.65), 내삼투압성 효모(0.60)이다. 일반적으로 Aw 0.60 이하에서 생육이 저지되고 Aw 0.50 이하에서는 증식이 불가능해진다.

07 **식품공장에서 미생물 수의 감소 및 오염물질 제거 목적으로 사용하는 위생처리제가 아닌 것은?**

① Hypochlorite
② Chlorine dioxide
③ Ethanol
④ EDTA

해설

④ EDTA(ethylenediaminetetraacetic acid)는 금속이온과 반응하여 킬레이트를 만들며 금속의 양, 금속이온의 분리, 금속에 의한 변질 방지, 금속해독제 등에 이용된다.

08 **부적당한 캔을 사용할 때 다음 통조림 식품 중 주석의 용출로 내용식품을 오염시킬 우려가 가장 큰 것은?**

① 어 육
② 식 육
③ 산성과즙
④ 연 유

해설

③ 주석은 산성이 강한(과일 · 주스 등) 식품에 의해 쉽게 용출된다.

09 **잔류성 및 체내 축적성이 크게 문제가 되는 농약과 가장 거리가 먼 것은?**

① 유기인제
② 유기납제
③ 유기염소제
④ 유기수은제

해설

① 유기인제는 급성중독으로 독성은 강하나 분해가 빨라 잔류독성이 낮다.

10 **식품공장의 작업장 구조와 설비에 대한 설명으로 틀린 것은?**

① 출입문은 완전히 밀착되어 구멍이 없어야 하고 밖으로 뚫린 구멍은 방충망을 설치한다.
② 천장은 응축수가 맺히지 않도록 재질과 구조에 유의한다.
③ 가공장 바로 옆에 나무를 많이 식재하여 직사광선으로부터 공장을 보호하여야 한다.
④ 바닥은 물이 고이지 않도록 경사를 둔다.

해설

③ 식재는 공장에서 가능한 한 멀리 떨어뜨려 부지 주변에 배치하는 것이 바람직하고 곤충의 발생이나 유인이 적은 수목, 열매나 꽃을 피우지 않는 것을 선택한다.

정답 5 ④ 6 ③ 7 ④ 8 ③ 9 ① 10 ③

11 미량으로 발암이나 만성중독을 유발시키는 화학물질 중 상수원 물의 오염이 문제가 되는 것은?

① 아질산염(N-nitrosamine)
② 메틸알코올(methyl alcohol)
③ 트리할로메탄(trihalomethane, THM)
④ 이환방향족아민류(heterocyclic amine)

해설

③ 트리할로메탄(Trihalomethane ; THM)은 수돗물 염소 소독 시 유기물질과의 반응에 의해 생성되는 발암물질이다.

12 파상열에 대한 설명으로 틀린 것은?

① 건조 시 저항력이 강하다.
② 특이한 발열이 주기적으로 반복된다.
③ Brucella 속이 원인균이다.
④ 원인균은 열에 대한 저항성이 강하다.

해설

④ 브루셀라증(= 파상열)은 햇빛 · 이온화 방사선 · 가열 · 저온 살균법에 의해 균이 사멸된다(냉동 · 건조에는 저항성이 큼).

13 실험동물에 대한 최소 치사량을 나타내는 용어는?

① MLD ② LC_{50}
③ ADI ④ MNEL

해설

최소치사량(MLD ; Minimum Lethal Dose)
일정 조건에서 동물을 죽게 하는 독소 · 세균 · 화학물질 등의 최소량을 말한다.

14 식품의 관능개선을 위한 식품첨가물과 거리가 먼 것은?

① 착향료 ② 산미료
③ 유화제 ④ 감미료

해설

③ 유화제는 섞이지 않는 물과 기름을 식품에서 혼합되도록 균일한 상태로 유지하는 작용을 하는 데 사용되는 식품첨가물로 관능개선과는 거리가 멀다.

15 곰팡이 대사산물로 온혈동물에 해독을 주는 물질군을 총칭하는 것은?

① Antibiotics
② Inhibitor
③ Mycotoxicosis
④ Mycotoxin

해설

④ Mycotoxin(곰팡이독, 진균독소)은 곰팡이 대사산물로 독소는 내열성이 강한 것이 특징이며, 식품을 오염시켜 가축이나 사람에게 식중독을 일으키는 발암성 물질이다.

16 베네루핀(venerupin)에 대한 중독 증상 설명으로 틀린 것은?

① 모시조개, 바지락이 주요 원인식품이다.
② 대단히 급격하게 증상이 나타나 식후 30분이면 심한 복통이 나타난다.
③ 열에 안정하여 pH 5~8에서 100℃, 1분간 가열해도 파괴되지 않는다.
④ 주로 3~4월경에 발생한다.

해설

② 설사성 패독인 베네루핀은 식후 약 24시간 후에 복통, 오심, 구통 등 증상이 일어난다.

17 다음 중 채소류를 매개로 하여 감염될 수 있는 가능성이 가장 낮은 기생충은?

① 동양모양선충
② 구 충
③ 선모충
④ 편 충

해설

③ 선모충은 돼지(야생멧돼지)를 매개로 하여 감염될 수 있는 기생충이다.

정답 11 ③ 12 ④ 13 ① 14 ③ 15 ④ 16 ② 17 ③

18 식품의 원재료에는 존재하지 않으나 가공처리공정 중 유입 또는 생성되는 위해인자와 거리가 먼 것은?

① 트리코테신(trichothecene)
② 다핵방향족 탄화수소(polynuclear aromatic hydro-carbons, PAHs)
③ 아크릴아마이드(acrylamide)
④ 모노클로로프로판디올(Monochloropropandiol, MCPD)

해설
① 트리코테신(trichothecene)은 푸사륨(Fusarium) 계열의 곰팡이 대사산물(곰팡이 독소)이다.

19 안식향산이 식품첨가물로 광범위하게 사용되는 이유는?

① 물에 용해되기 쉽고 각종 금속과 반응하지 않기 때문이다.
② 값이 싸고 방부력이 뛰어나며 독성이 낮기 때문이다.
③ pH에 따라 항균효과가 달라지지 않아 산성식품뿐만 아니라 알칼리식품까지도 사용할 수 있기 때문이다.
④ 비이온성물질이 많은 식품에서도 항균작용이 뛰어나고 비이온성 계면활성제와 함께 사용하면 상승효과가 나타나기 때문이다.

해설
② 식품첨가물의 구비조건은 값이 저렴하고 미량으로도 충분한 효과를 나타낼 수 있으며 사용 방법이 간편하고 독성이 낮아 안전한 것이어야 한다.

20 경구감염병의 특징과 거리가 먼 것은?

① 병원균의 독력이 강하다.
② 잠복기가 비교적 길다.
③ 2차 감염이 거의 발생하지 않는다.
④ 집단적으로 발생한다.

해설
③ 경구감염병은 2차 감염이 잘 일어난다.

정답 18 ① 19 ② 20 ③

2019년 제1회 식품기사

01 다음 중 차아염소산나트륨 소독 시 비해리형 차아염소산으로 존재하는 양(%)이 가장 많을 때의 pH는?

① pH 4.0　② pH 6.0
③ pH 8.0　④ pH 10.0

해설
할로겐 유도체인 차아염소산나트륨(NaOCl)은 식품첨가물(살균·표백·탈취·산화작용)로 pH가 낮을수록 살균력이 높으며, pH 4.0일 때 살균력이 최대이다.

02 민물고기를 생식한 일이 없는데도 간흡충에 감염될 수 있는 경우는?

① 덜 익힌 돼지고기 섭취
② 민물고기를 취급한 도마를 통한 감염
③ 매운탕 섭취
④ 공기를 통한 감염

해설
어패류에서 감염되는 기생충은 간흡충, 폐흡충, 광절열두조충 등이 있으며 예방법은 생식금지(가열섭취), 유행지역 생수 음용금지, 오염된 도마의 위생관리 등이 있다.

03 아래에서 설명하는 물질은?

> 금속제품(캔용기, 병뚜껑, 상수관 등)을 코팅하는 락커, 유아용 우유병, 급식용 식품 및 생수용기 등의 소재에 사용되는 중합체이며, 캔 멸균 시 발생해서 식품에 용출될 가능성이 높은 위해물질로 피부나 눈의 염증, 발열, 태아 발육이상, 피부알레르기 등을 유발한다.

① 비스페놀 A　② 다이옥신
③ PCB　④ 곰팡이 독소

해설
Dioxin(다이옥신)
- 베트남 전쟁 시 고엽제로 다량 살포, 화학제품의 열분해, 폐기물의 소각, 850℃ 이하 온도 소각 시 불완전 연소에 의해 생성
- 발암성·기형아 유발·염소여드름·피로·쇠약·말초신경계 이상·간손상

PCB(polychlorinated biphenyl ; 폴리염화비페닐)
- 화학적으로 안정·금속 부식성 낮음·알칼리에 강함
- 트랜스·콘덴서·절연유·열매체 등의 용도로 사용
- 일본 미강유사건의 원인(미강유의 탈취공정에서 열매체로 이용하는 물질이 미강유에 혼입)
- 흑피증·간장비대

04 식품용기의 도금이나 도자기의 유약성분에서 용출되는 성분으로 칼슘(Ca)과 인(P)의 손실로 골연화증을 초래할 수 있는 금속은?

① 납　② 카드뮴
③ 수 은　④ 비 소

해설
유해 중금속
- 카드뮴(Cd) : 도자기 안료·법랑 코팅·배터리 등 제조 시 사용되는 안정제, 이타이이타이병[= 아우치–아우치(ouch–ouch)병, 골연화증·단백뇨를 동반한 골다공증·신장장애 등]
- 납(Pb) : 통조림의 땜납, 도자기·법랑 용기의 안료, 납 성분이 함유된 수도관, 납 함유 연료의 배기가스 등, 중추신경·조혈기능장애(빈혈)·연창백·연록·연산·소변 중 coproporphyrin 증가
- 수은(Hg) : 콩나물 재배 시의 소독제(유기수은제), 수은을 포함한 공장폐수로 인한 어패류의 오염, 미나마타병(지각이상·언어장애·시야협착·보행곤란 등)
- 비소(As) : 순도가 낮은 식품첨가물 중 불순물로 혼입, 간장·조제분유 불순물 혼입 사건, 비소 함유 농약, 흑피증·중추신경장애·간손상 등

1 ① 2 ② 3 ① 4 ② 정답

05 dl-멘톨은 식품첨가물 중 어떤 종류에 해당되는가?

① 보존료
② 착색료
③ 감미료
④ 향 료

해설

④ dl-멘톨은 박하 향기의 주성분으로 착향의 목적에만 사용해야 한다.

06 경구감염병의 특성과 거리가 먼 것은?

① 수인성 전파가 일어날 수 있다.
② 2차 감염이 빈번하게 발생한다.
③ 미량의 균으로도 감염될 수 있다.
④ 식중독에 비하여 잠복기가 짧다.

해설

경구감염병과 세균성 식중독의 차이

구 분	경구감염병	세균성 식중독
발병 균량	미 량	다 량
독 력	강 함	약 함
2차 감염	2차 감염 많고 파상적	거의 없고 최종감염은 사람
잠복기	길	비교적 짧음
면역성	면역성이 있는 경우가 많음	일반적으로 없음
음료수와의 관계	흔히 일어남	비교적 관계가 없음
예방법	× (예방이 불가능하나 예방접종으로 면역 획득이 가능한 것이 있음. 단, 콜레라·일본뇌염·인플루엔자 등은 임시면역 획득)	○ (균 증식 억제 시 가능)

07 식품제조·가공업의 HACCP 적용을 위한 선행요건이 틀린 것은?

① 작업장은 독립된 건물이거나 식품취급 외의 용도로 사용되는 시설과 분리되어야 한다.
② 채광 및 조명시설은 이물 낙하 등에 의한 오염을 방지하기 위한 보호장치를 하여야 한다.
③ 선별 및 검사구역 작업장의 밝기는 220룩스 이상을 유지하여야 한다.
④ 원·부자재의 입고부터 출고까지 물류 및 종업원의 이동 동선을 설정하고 이를 준수하여야 한다.

해설

조도기준

검수대·선별작업대·배수구역 등 육안확인 구역은 540Lux 이상(조도 측정기준 : 검수·선별의 경우 선별위치, 이외의 조리장은 바닥에서 80cm 되는 곳)

08 인수공통감염병이 아닌 것은?

① 광견병, 돈단독
② 브루셀라병, 야토병
③ 결핵, 탄저병
④ 콜레라, 이질

해설

④ 콜레라, 이질은 식품을 매개로 질병을 발생하는 세균성 경구감염병이다.

인수공통감염병

탄저, 브루셀라, 야토병, 돈단독, 리스테리아, 결핵, Q열, 렙토스피라증, 인간광우병, 공수병, 조류인플루엔자인체감염증, SARS, 장출혈성대장균, 비저 등

09 다이옥신(dioxin)에 대한 설명이 틀린 것은?

① 자동차 배출 가스, 각종 PVC 제품 등 쓰레기의 소각과정에서도 생성된다.
② 다이옥신 중 2,3,7,8-TCDD가 독성이 가장 강한 것으로 알려져 있다.
③ 다이옥신은 색과 냄새가 없는 고체물질로 물에 대한 용해도 및 증기압이 높다.
④ 환경시료에서 미량의 다이옥신 분석이 어렵다.

정답 5 ④ 6 ④ 7 ③ 8 ④ 9 ③

해설

③ 다이옥신은 무색의 고체로 물에 거의 녹지 않고(지용성) 열화학적으로 안정적(잘 분해되지 않음)이며, 증기압이 낮아 먼지·재·토양 등에 흡착 시 잘 분리되지 않는다.

10 **HACCP 시스템 적용 시 준비단계에서 가장 먼저 시행해야 하는 절차는?**

① 위해요소분석
② HACCP팀 구성
③ 중요관리점 결정
④ 개선조치 설정

해설

HACCP의 7원칙 12절차

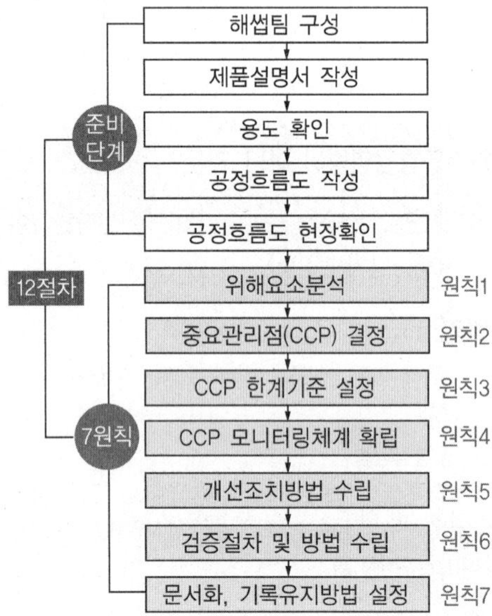

11 **우유 중에서 많이 발견될 수 있는 aflatoxin은?**

① B_1 ② M_1
③ G_1 ④ B_2

해설

아플라톡신은 Aspergillus flavus 등이 생성하는 2차 대사산물이며 그 유형에는 Aflatoxin M_1, B_1, B_2, G_1, G_2 등이 있다(M_1 : 청보라색, B_1·B_2 : 청색, G_1 : 녹색, G_2 : 청녹색).

곰팡이독소 기준

독소 분류	대상식품	기준(μg/kg)
총 아플라톡신 (B_1, B_2, G_1 및 G_2의 합)	식물성 원료*	15.0 이하 (단, B_1은 10.0 이하이어야 함)
	영아용 조제식, 성장기용 조제식, 영·유아용 이유식	0.10 이하 (B_1에 한함)
	기타식품**	15.0 이하 (단, B_1은 10.0 이하이어야 함)
아플라톡신 M_1	원 유	0.50 이하
	우유류, 산양유	
	조제유류	0.025 이하
	영아용 조제식, 성장기용 조제식, 영·유아용 이유식, 영·유아용 특수조제식품	0.025 이하 (유성분 함유식품에 한함)

* 식물성 원료의 조류를 제외한 식물성 원료를 말한다.
** 영아용 조제식, 성장기용 조제식, 영·유아용 이유식을 제외한 모든 가공식품을 말한다.

12 **식품에 존재하는 유독성분과 그 식품이 바르게 연결된 것은?**

① 감자 – muscarine
② 면실유 – gossypol
③ 수수 – amygdalin
④ 독미나리 – ergotoxin

해설

① 감자 : solanine(발아 부위), sepsin(부패된 감자)
③ 수수 : dhurrin
④ 독미나리 : cicutoxin

10 ② 11 ② 12 ② 정답

13 Mycotoxin 중 신장독으로 알려진 성분은?

① 시트리닌(citrinin)
② 아플라톡신(aflatoxin)
③ 파튜린(patulin)
④ 류테오스키린(luteoskyrin)

해설

① 시트리닌(Penicillium 속, 황변미) : 신장독
② 아플라톡신(Aspergillus 속) : 간장독
③ 파튜린(Penicillium 속) : 신경독
④ 류테오스키린(Penicillium 속, 황변미) : 간장독

14 식품 조리 시 가열처리에 의해 생성되는 유해물질이 아닌 것은?

① benzo[a]pyrene
② paraben
③ acrylamide
④ benz[a]anthracene

해설

② paraben(파라벤) : 의약품・화장품의 방부제
①・④ 다환방향족탄화수소(PAHs) : 식품 가열가공・훈연과정(훈연품・구운 생선・구운 육류 등) 중 생성되는 발암성 물질. benz[a]anthracene(벤즈안트라센)・benzo[a]pyrene(벤조피렌) 등
③ acrylamide(아크릴아마이드) : 전분 급원식품(감자・고구마 등)을 120℃ 이상 고온에서 튀기거나 구울 때 생성되는 발암성 물질

15 식품에 사용되는 보존료의 조건에 적합하지 않은 것은?

① 독성이 없거나 매우 미미할 것
② 식품의 물성에 따라 작용이 가변적일 것
③ 미량 사용으로 효과적일 것
④ 장기간 효력을 나타낼 것

해설

② 식품보존료는 식품의 물리・화학적 변화에 안정해야 한다.

16 식품을 가공하는 종업원의 손 소독에 가장 적합한 소독제는?

① 역성비누
② 크레졸
③ 생리식염수
④ 승 홍

해설

① 역성비누 : 손 소독에 사용, 살균력 ↑, 세정력 ↓, 세균・진균에 유효(아포, 결핵균 효과 없음), 유기물・보통비누와 혼용 시 효과 ↓
② 크레졸 : 손, 분뇨, 축사 등
④ 승홍(염화제Ⅱ수은) : 소독제(해부시료・피부・기구 등), 방부제

17 다음 설명과 관계가 깊은 식중독은?

> • 호염성 세균이다.
> • 60℃ 정도의 가열로도 사멸하므로, 가열조리하면 예방할 수 있다.
> • 주 원인식품은 어패류, 생선회 등이다.

① 살모넬라균 식중독
② 병원성 대장균 식중독
③ 장염비브리오균 식중독
④ 캠필로박터균 식중독

해설

장염비브리오균 식중독

• 장염비브리오균(Vibrio parahaemolyticus)의 특징
  – 콤마형의 호염균(3~4%의 염농도에서 잘 발육)
  – 조리대, 식칼, 도마, 행주, 환자・보균자의 분변(2차 감염)
  – 오염지역에서 수영 등으로 인한 눈・귀・상처 등에 감염 가능
  – Kanagawa 현상(용혈성) : 용혈독 생성
• 증상 : 발열(37~39℃), 수양성 설사, 두통, 복통, 메스꺼움, 구역
• 예방법 : 60℃, 15분/80℃, 7~8분 가열, 생식 지양, 냉장보존, 담수 세척(호염성균 제거), 손・조리기구 청결유지, 칼・도마 등 교차오염 방지

정답 13 ① 14 ② 15 ② 16 ① 17 ③

18 소독약의 살균력을 평가하는 기준에 사용되는 약제는?

① 크레졸
② 질산은
③ 알코올
④ 석탄산

해설

④ 살균력을 평가하는 기준이 되는 석탄산은 계수가 높을수록 소독 효과가 크며 소독 시 3~5%의 수용액을 사용한다.

$$석탄산계수 = \frac{소독약의\ 희석배수}{석탄산의\ 희석배수}$$

19 다음 설명에 해당하는 독성시험법은?

- 비교적 소량의 검체를 장기간 계속 투여하여 그 영향을 검사한다.
- 생애의 대부분의 노출로부터 일어날 수 있는 식품첨가물의 독성을 확인하는 데 이용된다.

① 급성독성시험
② 아급성독성시험
③ 만성독성시험
④ 최기형성시험

독성시험

일반독성 시험	급성독성시험	실험동물 50%가 사망할 때의 투여량(LD_{50} 수치 낮을수록 독성 강)
	아급성독성 시험	실험동물 수명의 10분의 1 정도의 기간에 걸쳐 치사량 이하의 여러 용량으로 연속 경구투여하여 사망률 및 중독 증상을 관찰
	만성독성시험	시험물질을 장기간 투여했을 때 일어나는 장애나 중독을 알아보는 시험(최대무작용량을 구하는 데 목적)
특수독성 시험	번식시험	암수의 생식능력·임신·분만·보육뿐만 아니라 차세대 번식 과정에 미치는 영향을 조사하는 시험
	최기형성시험	임신 중인 실험동물에게 해당물질을 투여해 최기형성·태아의 생존성·발생·발육에 대한 영향을 조사하기 위한 시험
	발암성시험	발암성을 조사하는 시험조사 결과 발암성이 확인된 경우에는 그 물질의 사용을 금지함
	항원성시험	알레르기 유무를 조사하는 시험
	변이원성시험	세포의 유전자(DNA)에 돌연변이를 일으키는지를 조사하는 시험(발암성시험의 예비시험으로 이용)

20 미생물에 의한 부패에 대한 설명이 틀린 것은?

① 미생물에 의하여 식품의 변색, 가스 발생, 점액 생성, 조직 연화 등 부패 현상이 나타난다.
② 식품의 부패를 예방하기 위하여 보존료를 사용할 수 있다.
③ 냉동처리를 하면 식품의 표면건조를 통해 미생물의 생육을 정지시키며, 사멸을 유도할 수 있다.
④ 부패균은 식품의 종류에 따라 다르다.

해설

③ 식품의 냉동처리는 미생물 생육 정지·이화학적 변화를 억제하는 저장방법으로 이용되며 미생물의 사멸을 유도할 수 없다.

18 ④ 19 ③ 20 ③ 정답

2019년 제2회 식품기사

01 비브리오 패혈증의 예방대책에 대한 설명으로 잘못된 것은?

① 간장 질환자 및 상처가 난 사람은 해수욕을 가급적 삼간다.
② 어패류는 수돗물로 충분히 씻는다.
③ 강물이 유입되는 어획 장소는 균의 증감을 감시한다.
④ 생선회를 냉장고에 일정시간 보관하였다가 먹는다.

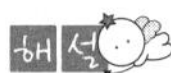

비브리오 패혈증(Vibrio vulnificus) 예방법

- 55℃ 이하 저온 보관, 85℃ 이상 가열처리(충분히 익혀 먹기)한다.
- 해수를 사용하지 말고 흐르는 수돗물에 깨끗이 씻는다.
- 어패류를 요리한 도마 · 칼 등을 반드시 소독 후 사용(교차오염 방지)한다.
- 고위험군(만성간질환자, 당뇨병, 알코올중독자 등)은 주의한다.
- 피부에 상처가 있는 사람은 바닷물에 접촉하지 않는다(어패류를 다룰 때 장갑을 착용).

02 중간수분식품(IMF)에 관한 설명 중 틀린 것은?

① 일반적으로 수분활성이 0.60~0.85에 해당하는 식품을 말한다.
② 곰팡이의 발육을 억제한다.
③ 저온을 병용하면 더욱 효과가 좋다.
④ 황색포도상구균의 발육억제에 효과적이다.

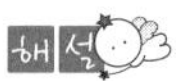

중간수분식품(IMF ; Intermediate Moisture Food)

식품의 수분활성도를 낮추고 보습제를 첨가하여 부패 미생물을 억제(단, 곰팡이 주의)하고 질감을 좋게 제조한 것으로 육포 · 잼 등이 있다.

03 병에 걸린 동물의 고기를 제대로 가열하지 않고 섭취하거나 가공할 때 사람에게도 감염될 수 있는 감염병은?

① 디프테리아
② 급성회백수염
③ 유행성간염
④ 브루셀라병

브루셀라증(= 파상열)

- 제3급 법정감염병 · 인수공통감염병이다.
- 사람에게는 열병, 동물에게는 유산을 일으킨다.
- 살균 처리되지 않은 우유 · 유제품, 이환된 동물조직 접촉, 고위험군 작업자 보호복 미착용 등으로 감염된다.

04 식품제조가공업소에서 이물관리 개선을 위해 실시할 수 있는 대책과 거리가 먼 것은?

① X-ray 검출기 설치
② 방충 · 방서설비 등 제조시설 개선
③ 대장균 등의 미생물 완전 멸균처리
④ 반가공 원료식품의 자가품질검사 강화

05 다음 중 수분함량 측정방법이 아닌 것은?

① Soxhlet 추출법
② 감압가열건조법
③ Karl-Fisher법
④ 상압가열건조법

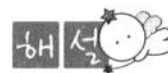

Soxhlet(속슬렛) 추출법

식품의 조지방 정량에 사용되는 방법(속슬렛 장치를 이용해 시료의 지방을 유기용매로 뽑아냄)이다.

정답 1 ④ 2 ② 3 ④ 4 ③ 5 ①

06 환자의 소변에 균이 배출되어 소독에 유의해야 되는 감염병은?

① 장티푸스 ② 콜레라
③ 이 질 ④ 디프테리아

해설

Salmonella typhi(장티푸스) 감염 경로
환자·보균자 배설물 → 오염된 물·음식물 → 보균자의 접촉

07 식품의 산화환원전위(redox)값에 대한 설명으로 틀린 것은?

① 산소가 투과할 수 있는 식품조직상 밀도의 영향을 받는다.
② 가공되지 않은 식품은 호흡활동이 있으므로 양(+)의 redox값을 가진다.
③ 식품의 pH가 감소할수록 redox값은 증가한다.
④ 식품 중의 비타민 C나 sulfhydryl group(-SH) 등은 음의 redox값에 기여한다.

해설

② 호흡활동을 하는 식품의 redox값은 음(-)을 갖는다.

산화환원전위(ORP ; redox potential, oxidation-reduction potential)
산화력 또는 환원력의 강도를 나타내는 척도를 말하며, ORP와 DO(용존산소)의 수치는 같은 경향을 나타낸다.

08 식품을 경유하여 인체에 들어왔을 때 반감기가 길고 칼슘과 유사하여 뼈에 축적되며, 백혈병을 유발할 수 있는 방사성 핵종은?

① 스트론튬 90 ② 바륨 140
③ 요오드 131 ④ 코발트 60

해설

① ^{90}Sr(스트론튬) : 반감기 약 29년, 표적조직 → 뼈(골육종)·조혈기능 저하(백혈병)
② ^{140}Ba(바륨) : 반감기 13일
③ ^{131}I(요오드) : 반감기 8.0일, 갑상선
④ ^{60}Co(코발트) : 반감기 5.3년, 췌장

09 산화방지제의 효과를 강화하기 위하여 유지식품에 첨가되는 효력증가제(synergist)가 아닌 것은?

① tartaric acid
② propyl gallate
③ citric acid
④ phosphoric acid

해설

② propyl gallate(몰식자산) : 유지식품 산화방지제

산미료
citric acid(구연산나트륨), phosphoric acid(인산), tartaric acid(주석산)

10 산화방지제의 중요 메커니즘은?

① 지방산 생성 억제
② 히드로퍼옥시드(hydroperoxide) 생성 억제
③ 아미노산(amino acid) 생성 억제
④ 유기산 생성 억제

해설

② 산화방지제는 활성산소의 일종인 히드로과산화물(Hydroperoxide)을 분해하여 연쇄 산화를 방지한다.

11 식품에 오염된 방사능 안전관리를 위하여 기준을 설정하여 관리하는 핵종들은?

① ^{140}Ba, ^{141}Ce
② ^{137}Cs, ^{131}I
③ ^{89}Sr, ^{95}Zr
④ ^{59}Fe, ^{90}Sr

해설

식품오염에 문제가 되는 방사성 물질
- ^{131}I(요오드) : 반감기 8.0일
- ^{60}Co(코발트) : 반감기 5.3년
- ^{137}Cs(세슘) : 반감기 30년
- ^{90}Sr(스트론튬) : 반감기 28.8년

6 ① 7 ② 8 ① 9 ② 10 ② 11 ② 정답

12 식품에 사용되는 합성보존료의 목적은?

① 식품의 산화에 의한 변패를 방지
② 식품의 미생물에 의한 부패를 방지
③ 식품에 감미를 부여
④ 식품의 미생물을 사멸

해설

① 산화방지제, ③ 감미료, ④ 살균제에 해당한다.

13 HACCP의 7원칙에 해당하지 않는 것은?

① 모니터링체계 확립
② 검증절차 및 방법 수립
③ 문서화 및 기록유지
④ 공정흐름도 현장확인

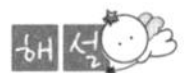

HACCP의 7원칙

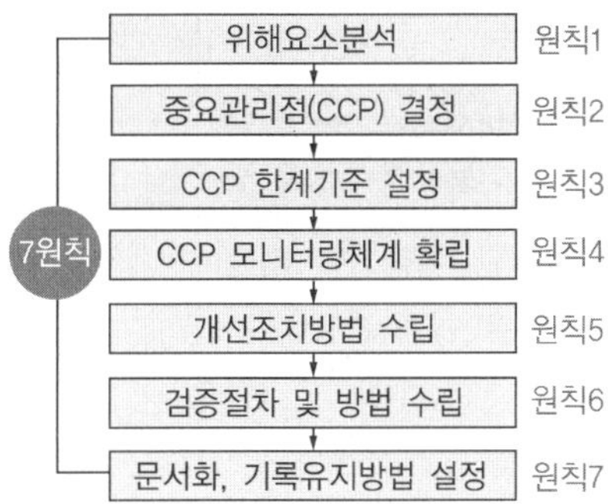

14 석탄산 계수에 대한 설명으로 옳은 것은?

① 소독제의 무게를 석탄산 분자량으로 나눈 값이다.
② 소독제의 독성을 석탄산의 독성 1,000으로 하여 비교한 값이다.
③ 각종 미생물을 사멸시키는 데 필요한 석탄산의 농도 값이다.
④ 석탄산과 동일한 살균력을 보이는 소독제의 희석도를 석탄산의 희석도로 나눈 값이다.

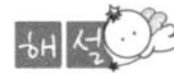

소독약이 페놀의 몇 배의 효력을 갖는가를 표준 균을 사용하여 비교한 수치(석탄산 계수 = 소독약의 희석배수/석탄산의 희석배수)이다.

15 식품위생상 지표가 되는 대장균(E.coli)에 해당하는 특성은?

① 젖당발효, methyl red test(−), VP test(+), gram(+)
② 젖당발효, methyl red test(+), VP test(−), gram(−)
③ 젖당비발효, methyl red test(−), VP test(+), gram(+)
④ 젖당비발효, methyl red test(+), VP test(−), gram(−)

16 BOD가 높아지는 것과 가장 관계 깊은 것은?

① 식품공장의 세척수
② 매연에 의한 공기오염
③ 플라스틱 재생공장의 배기수
④ 철강공장의 냉각수

해설

폐수의 오염도를 측정하는 생물화학적 산소요구량(Biochemical Oxygen Demand ; BOD)은 오염된 물의 수질을 표시하는 지표로 수중의 유기물을 호기성 미생물이 분해시키는 데 소모되는 산소량(BOD가 높으면 오염된 물)을 말한다.

17 안전관리인증기준(HACCP)을 적용하여 식품·축산물의 위해요소를 예방·제어하거나 허용 수준 이하로 감소시켜 당해 식품·축산물이 안전성을 확보할 수 있는 중요한 단계·과정 또는 공정은?

① Good manufacturing practice
② Hazard Analysis
③ Critical Limit
④ Critical Control Point

해설

④ 중요관리점(Critical Control Point ; CCP) 설정 : 식품안전관리인증기준을 적용하여 식품의 위해요소를 예방·제거하거나 허용 수준 이하로 감소시켜 당해 식품의 안전성을 확보할 수 있는 중요한 단계·과정 또는 공정
① 적정제조기준(Good Manufacturing Practices) : 식품안전에 영향을 줄 수 있는 위해요소와 이를 유발할 수 있는 조건이 존재하는지 여부를 판별하기 위하여 필요한 정보를 수집하고 평가하는 일련의 과정

정답 12 ② 13 ④ 14 ④ 15 ② 16 ① 17 ④

② 위해 분석(Hazard Analysis) : 식품안전에 영향을 줄 수 있는 위해요소와 이를 유발할 수 있는 조건이 존재하는지의 여부를 판별하기 위하여 필요한 정보를 수집하고 평가하는 일련의 과정
③ 한계기준(Critical Limit) : 중요관리점에서의 위해요소 관리가 허용범위 이내로 충분히 이루어지고 있는지 여부를 판단할 수 있는 기준이나 기준치

18 **병원성세균 중 포자를 생성하는 균은?**

① 바실러스 세레우스(Bacillus cereus)
② 병원성대장균(Escherichia coli O157:H7)
③ 황색포도상구균(Staphylococcus aureus)
④ 비브리오 파라해모리티쿠스(Vibrio parahaemolyticus)

포자 생성균
Bacillus cereus, Clostridium botulimun

19 **음료수캔의 내부코팅제, 급식용 식판 등의 소재로 사용되었으며, 고압증기멸균기에서 용출되기 쉬운 내분비계 장애물질은?**

① 다이옥신
② 폴리염화비페닐
③ 디에틸스틸베스트롤
④ 비스페놀 A

해설

① Dioxin(다이옥신) : 베트남 전쟁 시 고엽제 살포, 폐기물의 소각 시 불완전 연소에 의해 생성, 배기가스(가스 속 전구물질이 분진 속 금속성 · 탄소성분의 촉매활동에 의해 다이옥신류 합성)
② PCB(polychlorinated biphenyl, 폴리염화비페닐) : 일본 미강유사건의 원인, 트랜스 · 콘덴서 · 절연유 · 열매체 등의 용도로 사용
③ Diethylstilbestrol(디에틸스틸베스트롤) : 전립선암 · 유방암 치료 등의 약물, 성장촉진제를 사용한 육류에서의 잔류물질 등

20 **경구감염병의 특징에 대한 설명 중 틀린 것은?**

① 감염은 미량의 균으로도 가능하다.
② 대부분 예방접종이 가능하다.
③ 잠복기가 비교적 식중독보다 길다.
④ 2차 감염이 어렵다.

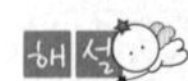

경구감염병과 세균성 식중독의 차이

구 분	경구감염병	세균성 식중독
발병 균량	미 량	다 량
독 력	강 함	약 함
2차 감염	2차 감염 많고 파상적	거의 없고 최종감염은 사람
잠복기	길	비교적 짧음
면역성	면역성이 있는 경우가 많음	일반적으로 없음
음료수와의 관계	흔히 일어남	비교적 관계가 없음
예방법	× (예방이 불가능하나 예방접종으로 면역 획득이 가능한 것이 있음. 단, 콜레라 · 일본뇌염 · 인플루엔자 등은 임시면역 획득)	○ (균 증식 억제 시 가능)

18 ① 19 ④ 20 ④ 정답

2019년 제3회 식품기사

01 **동물의 변으로부터 살모넬라균을 검출하려 할 때 처음 실시해야 할 배양은?**

① 확인배양　② 순수배양
③ 분리배양　④ 증균배양

해설

증균배양 → 분리배양 → 확인시험

02 **곰팡이가 생성하는 독소가 아닌 것은?**

① Aflatoxin　② Citrinin
③ Citreoviridin　④ Atropine

해설

④ Atropine(아트로핀)은 가지과 식물에 함유된 유해성 알칼로이드로 부교감신경 차단작용을 한다.

03 **기구 및 용기 · 포장류의 제조 · 가공 기준으로 틀린 것은?**

① 기구 및 용기 · 포장의 제조 · 가공에 사용되는 기계 · 기구류와 부대시설물은 항상 위생적으로 유지 · 관리하여야 한다.
② 기구 및 용기 · 포장의 식품과 접촉하는 부분에 사용하는 도금용 주석은 납을 1.0% 이상 함유하여서는 아니 된다.
③ 기구 및 용기 · 포장의 제조 · 가공에 사용되는 원재료는 품질이 양호하고, 유독 · 유해물질 등에 오염되지 아니한 것으로 안전성과 건전성을 가지고 있어야 한다.
④ 전류를 직접 식품에 통하게 하는 장치를 가진 기구의 전극은 철, 알루미늄, 백금, 티타늄 및 스테인리스 이외의 금속을 사용하여서는 아니 된다.

해설

② 공통제조기준 : 기구 및 용기 · 포장의 식품과 접촉하는 부분에 사용하는 도금용 주석은 납을 0.1% 이상 함유하여서는 아니 된다.

04 **방사능 물질이 인체와 식품에 미치는 영향에 대한 설명이 틀린 것은?**

① 반감기가 짧을수록 위험하다.
② 동위원소의 침착 장기의 기능 등에 따라 위험도의 차이가 있다.
③ 생체 흡수되기 쉬울수록 위험하다.
④ 생체기관의 감수성이 클수록 위험하다.

해설

전리작용 크기 $\alpha > \beta > \gamma$(신체에 대한 장애정도에 비례)
- 생체에 흡수되기 쉬울수록
- 생체기관의 감수성이 클수록 → 인체에 주는 영향 큼
- 반감기가 길수록
- 혈액에서 특정조직으로 옮겨져 침착되는 시간이 짧을수록

05 **물의 오염된 정도를 표시하는 지표로 호기성 미생물이 일정기간 동안 물속에 있는 유기물을 분해할 때 사용하는 산소의 양을 나타내는 것은?**

① BOD(biochemical oxygen demand)
② COD(chemical oxygen demand)
③ SS(suspended solid)
④ DO(dissolved oxygen)

해설

생물화학적 산소요구량(Biochemical Oxygen Demand ; BOD)
오염된 물의 수질을 표시하는 지표로 수중의 유기물을 호기성 미생물이 분해시키는 데 소모되는 산소량

정답 1 ④ 2 ④ 3 ② 4 ① 5 ①

06 **보존료의 주요 사용 목적은?**

① 미생물에 의한 부패를 방지
② 미생물의 완전 사멸
③ 식품 성분의 개선
④ 맛의 증진

해설

보존료의 주요 사용 목적은 미생물에 의한 부패를 방지하여 식품의 보존기간을 연장시키는 것으로 소르브산, 안식향산 등이 있다.

07 **다음 중 유해 합성 착색제는?**

① 식용색소 적색 제2호
② 아우라민(auramine)
③ β-카로틴(β-carotene)
④ 이산화티타늄(titanium dioxide)

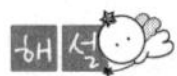

유해성 착색료
아우라민(auramine), 로다민(rhodamine)-B, 파라니트로아닐린(ρ-nitroaniline), 실크 스칼렛(silk scalet), 수단(sudan) Ⅲ 등

08 **인수공통감염병에 대한 설명으로 틀린 것은?**

① 사람과 동물 사이에 동일한 병원체에 의해 발생한다.
② 병원체가 들어있는 육류 또는 유제품 섭취 시 감염될 수 있다.
③ 결핵, 파상열이 해당한다.
④ 탄저병은 브루셀라균에 의해 발생한다.

해설

④ 탄저병의 병원체는 Bacillus anthracis이다.

09 **특수독성시험이 아닌 것은?**

① 최기형성시험
② 번식시험
③ 변이원성시험
④ 급성독성시험

해설

독성시험
- 특수독성시험 : 번식시험, 최기형성시험, 발암성시험, 항원성시험, 변이원성시험
- 일반독성시험 : 급성독성시험, 아급성단기독성시험, 만성독성시험

10 **GMO 식품의 항생제 내성 유전자가 체내, 혹은 체내 미생물로 전이되는 것이 어려운 이유는?**

① 기존 식품에 혼입되어 오랜 시간 동안 다량 노출로 인해 인체가 적응을 하였기 때문
② 유전자변형식품에 인체 및 미생물에 영향을 미치는 유전자가 함유되지 않기 때문
③ 식품 중에 포함된 유전자가 체내의 분해효소와 강산성의 위액에 의해 분해되기 때문
④ 전이 방지 물질을 첨가하여 안전성평가에 의해 인체에 전이되지 않는 GMO만을 허가하여 유통되기 때문

해설

③ GM 식품 속 유전자는 사람 몸속의 소화효소와 강산성인 위액에 의해 분해되기 때문에 GM 식품을 먹어도 사람의 유전자는 변형되지 않는다.

* GM 식품 = GMO를 포함하거나 GMO에서 유래한 원료를 사용한 식품

11 **밀가루 개량제로 허용된 식품첨가물이 아닌 것은?**

① 과산화벤조일(희석)
② 과황산암모늄
③ 탄산수소나트륨
④ 염 소

해설

③ 탄산수소나트륨 : 팽창제, 영양강화제, 산도조절제

밀가루 개량제
제빵의 품질이나 색을 증진시키기 위해 밀가루나 반죽에 사용되는 식품첨가물로 과산화벤조일(희석), 과황산암모늄, 아조디카르본아미드, 염소, 이산화염소, 스테아릴젖산칼슘, 스테아릴젖산나트륨 등이 있다.

6 ① 7 ② 8 ④ 9 ④ 10 ③ 11 ③ 정답

12 **식중독을 일으키는 세균과 바이러스에 대한 설명으로 틀린 것은?**

① 세균은 온도, 습도, 영양성분 등이 적정하면 자체 증식이 가능하다.
② 바이러스에 의한 식중독은 미량(10~100)의 개체로도 발병이 가능하다.
③ 독소형 식중독은 감염형 식중독에 비해 비교적 잠복기가 짧다.
④ 바이러스에 의한 식중독은 일반적인 치료법이나 백신이 개발되어 있다.

해설
④ 바이러스에 의한 식중독은 일반적인 치료법이나 백신이 없다.

13 **식품포장용기로 사용되는 유리에 대한 설명으로 틀린 것은?**

① 유리재질에는 경질유리와 연질유리가 있다.
② 유리는 투명하며 위생적이고 기밀성이 좋다.
③ 비교적 독성이 적으나, 사용원료에 따라서는 비소, 납 등 중금속이 문제가 될 수 있다.
④ 유리 제조과정 중 사용된 가소제가 용출될 수 있다.

해설
④ 플라스틱 제조과정 중 유연성을 주기 위해 가소제를 사용하는데 이는 용출될 수 있다.

14 **식품의 잔류 농약에 관한 설명 중 틀린 것은?**

① 수확 직전 살포 시에는 식품에 다량 잔류할 수 있다.
② 급성독성이 문제시되며, 만성독성은 발생하지 않는다.
③ 사용이 금지된 것도 환경 내에 어느 정도 잔류하여 오염될 수 있으므로 계속적인 모니터링이 필요하다.
④ 농약에 오염된 사료로 사육한 동물에서 생산된 우유 등에도 잔류할 수 있다.

해설
• 급성중독(유기인제) : 독성 강, 분해 빠름, 잔류독성 낮음
• 만성중독(유기염소제) : 독성 약, 잔류독성 큼

15 **대장균을 동정할 때 사용하는 배지의 당은?**

① 유 당　② 설 탕
③ 맥아당　④ 과 당

해설
대장균은 유당을 분해하여 가스를 생성하는 혐기성 세균으로 가스가 발생된 발효관을 양성이라고 판정한다.

16 **식품에서 미생물의 증식을 억제하여 부패를 방지하는 방법으로 가장 거리가 먼 것은?**

① 저 온　② 건 조
③ 진공포장　④ 여 과

해설
④ 여과는 이물질 거르는 방법이다.

17 **다음 중 내분비장애물질이 아닌 것은?**

① Dioxin
② Phthalate ester
③ Heterophyes heterophyes
④ PCB

해설
③ Heterophyes heterophyes(이형이형흡충)는 기생충이다.

18 **돼지고기의 생식으로 감염될 수 있는 기생충은?**

① 십이지장충　② 회 충
③ 유구조충　④ 무구조충

해설
식품 매개체에 따른 기생충
• 육류에서 감염되는 기생충 : 유구조충(돼지고기), 선모충(돼지고기), 무구조충(소고기)
• 채소류에서 감염되는 기생충 : 회충, 십이지장충(구충), 동양모양선충, 편충, 요충
• 어패류에서 감염되는 기생충 : 간디스토마(간흡충), 폐디스토마(폐흡충), 아니사키스(고래회충)

정답 12 ④ 13 ④ 14 ② 15 ① 16 ④ 17 ③ 18 ③

19 **물에 녹기 쉬운 무색의 가스살균제로 방부력이 강하여 0.1%로서 아포균에 유효하며, 단백질을 변성시키고 두통, 위통, 구토 등의 중독 증상을 일으키는 물질은?**

① 포름알데히드
② 불화수소
③ 붕 산
④ 승 홍

Formaldehyde(HCHO ; 포름알데히드)
단백질 변성작용으로 살균・방부작용(0.1% 용액 : 포자 억제, 0.002% 용액 : 세균 억제)을 하는 유해성 보존료의 하나로 중독 증상으로는 소화효소작용 저해, 두통, 구토, 식도 괴사 등이 있다.

20 **알레르기성 식중독의 원인물질과 가장 관계 깊은 것은?**

① Histamine
② Glutamic acid
③ Solanine
④ Aflatoxin

① 붉은살 생선(고등어・정어리・참치・꽁치 등)에는 다량의 히스티딘(histidine)이 들어있다. 단백분해력이 강한 Proteus morganii(프로테우스 모르가니 등)에 의해 히스티딘이 히스타민으로 변하여 알레르기성 식중독을 일으킨다.

19 ① 20 ① 정답

2018년 제1회 식품기사

01 Clostridium botulinum의 아포형 중에서 내열성이 가장 약한 것은?

① A형균 ② B형균
③ F형균 ④ E형균

해설

Clostridium botulinum은 제1급 법정감염병(및 생물테러감염병)으로 사람에게는 A형 · B형 · E형 · F형 독소가 보툴리눔 독소증을 일으킨다. 내열성이 강한 A · B · F형은 100℃에서 6시간 가열해야 파괴되고, 내열성이 약한 E형은 100℃에서 5분, 80℃에서 10분 가열 시 파괴된다.

02 살균 · 소독에 대한 설명으로 옳지 않은 것은?

① 열탕 또는 증기소독 후 살균된 용기를 충분히 건조해야 그 효과가 유지된다.
② 우유의 저온살균은 결핵균 살균을 목적으로 한다.
③ 자외선 살균은 대부분의 물질을 투과하지 않는다.
④ 방사선은 발아억제효과만 있고 살균효과는 없다.

해설

④ 방사선 식품조사는 살균 · 살충 · 발아억제 · 숙도조절을 목적으로 하여 Co-60 감마선(최대 10kGy까지 허용)을 이용하여 조사한다.

03 식품의 제조 · 가공 중에 생성되는 유해물질에 대한 설명으로 틀린 것은?

① 벤조피렌(benzopyrene)은 다환방향족 탄화수소로서 가열처리나 훈제공정에 의해 생성되는 발암물질이다.
② MCPD(3-monochloro-1,2-propandiol)는 대두를 산처리하여 단백질을 아미노산으로 분해하는 과정에서 글리세롤이 염산과 반응하여 생성되는 화합물로서 발효간장인 재래간장에서 흔히 검출된다.
③ 아크릴아마이드(acrylamide)는 아미노산과 당이 열에 의해 결합하는 마이야르 반응을 통하여 생성되는 물질로 아미노산 중 아스파라긴산이 주 원인물질이다.
④ 니트로사민(nitrosamine)은 햄이나 소시지에 발색제로 사용하는 아질산염의 첨가에 의해 발생된다.

해설

② 3-MCPD는 산분해간장의 제조과정에서 생성된다.

04 분변 오염의 지표로 이용되는 대장균군의 MPN(Most Probable Number) 검사에 관한 설명으로 옳은 것은?

① 검체 10mL 중 있을 수 있는 대장균군수
② 검체 100mL 중 있을 수 있는 대장균군수
③ 검체 1,000g 중 있을 수 있는 대장균군수
④ 검체 10g 중 있을 수 있는 대장균군수

해설

② 최확수(MPN)법은 대장균군의 수치를 산출하는 것으로 검체 100mL 중(또는 100g 중)에 존재하는 대장균군수를 표시하는 방법이다.

※ 현재 식품공전상 최확수(MPN)법은 검체 1mL 중 또는 1g 중에 존재하는 대장균군수를 표시하는 것으로 기재되어 있다.

정답 1 ④ 2 ④ 3 ② 4 ②

05 **돼지를 중간숙주로 하며 인체유구낭충증을 유발하는 기생충은?**

① 간디스토마 ② 긴촌충
③ 민촌충 ④ 갈고리촌충

해설

④ 갈고리촌충(유구촌충) – 돼지(갈고리촌충은 77℃ 이상 가열 시 사멸)
① 간디스토마(간흡충) – 제1중간숙주 : 왜우렁이, 제2중간숙주 : 잉어
② 긴촌충(광절열두조충) – 제1중간숙주 : 물벼룩, 제2중간숙주 : 연어・송어・농어
③ 민촌충(무구촌충) – 소(민촌충은 66℃ 이상 가열 시 사멸)

06 **방사성 물질 누출사고 발생 시 식품안전 측면에서 관리해야 할 핵종 중 대표적 오염 지표물질로서 우선 선정하는 방사성 핵종은?**

① 우라늄, 코발트 ② 플루토늄, 스트론튬
③ 요오드, 세슘 ④ 황, 탄소

해설

식품오염에 문제가 되는 방사성 물질로 생성률이 비교적 크고 반감기가 긴 것은 Sr–90(28.8년)과 Cs–137(30.17년), 반감기가 짧은 것은 I–131(8일) 등이 있다.

07 **저렴하고 착색성이 좋아 단무지와 카레가루 등에 사용되었던 염기성 황색색소로 발암성 등 화학적 식중독 유발 가능성이 높아 사용이 금지되고 있는 것은?**

① Auramine
② Rhodamine B
③ Butter yellow
④ Silk scarlet

해설

② Rhodamine B : 토마토케첩, 분홍색 어묵 등에 사용되었던 염기성 핑크색 타르색소로 색소뇨, 오심, 구토, 설사, 복통 등 유발
③ Butter yellow : 마가린에 사용되었으며 위・간에 암을 유발
④ Silk scarlet : 일본에서의 대구알젓에 사용되었던 등적색의 산성 수용성 타르색소로 구토, 두통, 마비증세 등 유발

08 **콜레라에 대한 설명으로 틀린 것은?**

① 주증상은 심한 설사이다.
② 내열성은 약하지만 일반 소독제에 대해서는 저항력이 강한 편이다.
③ 외래 감염병으로 검역 대상이다.
④ 비브리오속에 속하는 세균이다.

해설

② 콜레라는 소독제에 대해 저항력이 약하다.

09 **장티푸스에 대한 설명으로 옳은 것은?**

① 병원균은 Salmonella paratyphi이다.
② 잠복기는 2~3일 전후이다.
③ 쌀뜨물과 같은 심한 설사를 한다.
④ 완치된 후에도 보균하여 균을 배출하는 경우도 있다.

해설

① 병원균 : Salmonella typhi
② 잠복기 : 1~3주
③ 증상 : 두통, 무기력, 오심 불면증, 성인・청소년에게서 변비가 설사보다 더 흔함. 3주 내에 치료하지 않으면 위장관계 증상 및 합병증이 진행되어 사망

10 **미생물에 의한 손상을 방지하여 식품의 저장수명을 연장시키는 식품첨가물은?**

① 산화방지제
② 보존료
③ 살균제
④ 표백제

해설

② 보존료는 미생물에 의한 부패・변질을 방지하기 위해 사용하는 식품첨가물로 벤조산, 소브산, 데하이드로아세트산 등이 있다.

5 ④ 6 ③ 7 ① 8 ② 9 ④ 10 ② 정답

11 **식품의 기준 및 규격에서 식품종의 분류에 해당하는 것은?**

① 음료류 ② 햄 류
③ 조미식품 ④ 과채주스

해설
② 식육가공품·포장육의 하위 분류에는 햄류, 소시지류, 베이컨류, 건조저장육류, 양념육류, 식육추출가공품, 식육함유가공품이 있다.
식품별 기준 및 규격에는 과자류·빵류· 떡류, 빙과류, 코코아가공품류·초콜릿류, 당류, 잼류, 두부류·묵류, 식용유지류, 면류, 음료류, 특수용도식품, 장류, 조미식품, 절임류·조림류, 주류, 농산가공식품류, 알가공품류, 유가공품, 수산가공식품류, 동물성가공식품류, 벌꿀·화분가공품류, 즉석식품류, 기타식품류, 식육가공품·포장육이 있다.

12 **D-sorbitol을 상업적으로 이용할 때 합성하는 방법은?**

① 과황산암모늄을 전해액에서 분리하여 정제한다.
② 계피를 원료로 하여 산화시켜 제조한다.
③ 포도당으로부터 화학적으로 합성한다.
④ L-주석산을 탄산나트륨으로 중화하여 농축한다.

해설
③ 포도당을 환원하여 만든 흡습성 알코올이다.

13 **사과주스에 기준규격이 설정된 곰팡이 독소로 오염된 맥아뿌리를 사료로 먹은 젖소가 집단식중독을 일으킨 곰팡이 독소는?**

① Patulin
② Aflatoxin
③ Ochratoxin
④ Zearalenone

해설
② Aflatoxin(아플라톡신) : 쌀, 옥수수, 견과류, 땅콩, 건조과실류 등에 의함
③ Ochratoxin(오크라톡신) : 곡류, 두류, 커피원두 등에 의함
④ Zearalenone(제랄레논) : 곡류 등이나 주로 옥수수 오염에 의함

14 **식품제조가공 작업장의 위생관리에 대한 설명이 옳은 것은?**

① 물품검수구역, 일반작업구역, 냉장보관구역 중 일반작업구역의 조명이 가장 밝아야 한다.
② 화장실에는 손을 씻고 물기를 닦기 위하여 깨끗한 수건을 비치하는 것이 바람직하다.
③ 식품의 원재료 입구와 최종제품 출구는 반대 방향에 위치하는 것이 바람직하다.
④ 작업장에서 사용하는 위생 비닐장갑은 파손되지 않는 한 계속 사용이 가능하다.

해설
① 물품검수구역의 조명이 가장 밝아야 한다.
② 수건보다는 일회용 위생종이와 에어타월이 바람직하다.
④ 일회용 위생 비닐장갑은 한 번 사용 후 재활용하지 않는다.

15 **방사성 물질로 오염된 식품이 인체 내에 들어갈 경우, 그 위험성을 판단하는 데 직접적인 영향이 없는 인자는?**

① 방사선의 종류와 에너지의 크기
② 식품 중의 수분활성도
③ 방사능의 물리학적 및 생물학적 반감기
④ 혈액 내에 흡수되는 속도

해설
② 식품의 수분활성도는 방사성 물질의 오염이 아닌 미생물의 오염에 관련이 깊다.

16 **식품공장에서 미생물 수의 감소 및 오염물질 제거 목적으로 사용하는 위생처리제가 아닌 것은?**

① Hypochlorite
② Chlorine dioxide
③ Ethanol
④ EDTA

해설
④ 에틸렌다이아민테트라아세트산(Ethylenediaminetetraacetic acid ; EDTA)은 유기화합물의 일종으로 금속해독제이다.

정답 11 ② 12 ③ 13 ① 14 ③ 15 ② 16 ④

17 식품의 기준 및 규격에서 곰팡이 독소의 총 아플라톡신에 해당하지 않는 것은?

① B_1
② G_1
③ F_1
④ G_2

해설

식품별 기준 및 규격에서의 농산가공식품류(땅콩・견과류가공품류, 찐쌀, 기타 농산가공품류)는 총 아플라톡신(μg/kg)이 15.0 이하(B_1, B_2, G_1 및 G_2의 합으로서, 단 B_1은 10.0μg/kg 이하이어야 함)이다.

18 식품의 방사선 조사에 대한 설명 중 틀린 것은?

① Co^{-60}의 감마선이 이용된다.
② 식품의 발아 억제, 숙도 조절을 목적으로 사용한다.
③ 일단 조사한 식품에 문제가 있으면 다시 조사하여 사용할 수 있다.
④ 완제품의 경우 조사처리된 식품임을 나타내는 문구 및 조사도안을 표시하여야 한다.

해설

③ 한 번 조사한 식품에는 재조사할 수 없다.

19 안전성 관련 용어의 설명으로 옳은 것은?

① GRAS : 해로운 영향이 나타나지 않고 다년간 사용되어 온 식품첨가물에 적용되는 용어
② LC_{50} : 시험 동물의 50%가 표준수명 기간 중에 종양을 생성케 하는 유독물질의 양
③ LD_{50} : 노출된 집단의 50% 치사를 일으키는 식품 또는 음료수 중 유독물질의 농도
④ TD_{50} : 노출된 집단의 50% 치사를 일으키는 식품 또는 음료수 중 유독물질의 양

해설

① GRAS(Generally Recognized as Safe Substance) : 일반적으로 안전하다고 인정된 물질
② LC_{50} : 노출된 집단의 50% 치사를 일으키는 식품 또는 음료수 중 유독물질의 농도
③ LD_{50} : 노출된 집단의 50% 치사를 일으키는 식품 또는 음료수 중 유독물질의 양
④ TD_{50} : 시험 동물의 50%가 표준수명 기간 중에 종양을 생성케 하는 유독물질의 양

20 식품제조시설의 공기살균에 가장 적합한 방법은?

① 승홍수에 의한 살균
② 열탕에 의한 살균
③ 염소수에 의한 살균
④ 자외선 살균등에 의한 살균

해설

④ 기기 등의 접촉 가능한 부분의 살균은 승홍수, 열탕, 증기, 염소수 등에 의한 침지에 의해 가능하나 공기와 같이 접촉 가능하지 않은 부분의 살균은 자외선에 의해 가능하다.

17 ③ 18 ③ 19 ① 20 ④ 정답

2018년 제2회 식품기사

01 장염 비브리오균의 특징에 해당하는 것은?

① 아포를 형성한다.
② 열에 강하다.
③ 감염형 식중독균으로 전형적인 급성장염을 유발한다.
④ 편모가 없다.

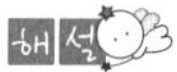

장염 비브리오균은 굽은 모양의 단간균으로 편모운동을 하며 포자와 협막이 없으며 열에 약하여 60℃에서 5분, 55℃에서 10분의 가열 시 사멸된다.

02 피부, 장, 폐가 감염부위가 될 수 있으며, 사람이 감염되는 것은 대부분 피부다. 또한 포자를 흡입하여 감염되면 급성기관지 폐렴증세를 나타내고, 패혈증으로 사망할 수도 있는 인수공통감염병은?

① 탄 저
② 결 핵
③ 브루셀라증
④ 리스테리아증

해설

탄저의 감염경로 및 증상
- 피부탄저(경피감염) : 목축업자, 도살업자, 피혁업자 피부 → 악성 농포 → 침윤, 부종, 궤양
- 폐탄저(호흡기탄저) : 포자 흡입 → 폐렴, 감기와 유사 증상
- 장탄저(소화기탄저) : 감염된 수육 섭취 → 구토・설사

03 식품의 원재료에는 존재하지 않으나 가공처리공정 중 유입 또는 생성되는 위해인자와 거리가 먼 것은?

① 트리코테신(trichothecene)
② 다핵방향족탄화수소(polynuclear aromatic hydrocarbons, PAHs)
③ 아크릴아마이드(acrylamide)
④ 모노클로로프로판디올(monochloropropandiol, MCPD)

해설

① 트리코테신(trichothecene)은 곰팡이에 의해 생성되는 진균독에 의해 식중독을 일으킨다.

04 기생충 질환과 중간숙주의 연결이 잘못된 것은?

① 유구조충 - 돼지
② 무구조충 - 양서류
③ 회충 - 채소
④ 간흡충 - 민물고기

해설

② 무구초충(민촌충)의 중간숙주는 소이다.

정답 1 ③ 2 ① 3 ① 4 ②

05 다음과 같은 목적과 기능을 하는 식품첨가물은?

> • 식품의 제조과정이나 최종제품의 pH 조절
> • 부패균이나 식중독 원인균 억제
> • 유지의 항산화제 작용이나 갈색화 반응 억제 시의 상승제 기능
> • 밀가루 반죽의 점도 조절

① 산미료　② 조미료
③ 호 료　④ 유화제

해설
① 산미료 : 식품에 신맛을 내기 위해 사용하는 첨가물로 무기산과 유기산이 있으며 산도조절제로도 사용된다(아세트산, 락트산, 시트르산, 말산, 타타르산, 인산 등).
② 조미료 : 음식의 맛을 돋우는 데 사용된다.
③ 호료 : 식품에 첨가하여 점성·안정성을 높여 식품형태의 유지와 텍스처를 좋게 하는 데 사용된다.
④ 유화제 : 서로 섞이지 않는 두 개의 액체를 안정한 에멀션으로 만드는 데 사용된다.

06 식품 중 단백질과 질소화합물을 함유한 식품성분이 미생물의 작용으로 분해되어 악취와 유해물질을 생성하여 식품 가치를 잃어버리는 현상은?

① 발 효　② 부 패
③ 변 패　④ 열 화

해설
부패(단백질)와 변패(탄수화물과 지방질)는 미생물의 분해작용에 의해 식품의 가치를 잃어버리는 현상이며 열화는 식품의 품질이 점차적으로 나빠지는 것을 말한다.

07 HACCP의 7원칙에 해당하지 않는 것은?

① 위해요소분석
② 문서화, 기록유지방법 설정
③ CCP 모니터링 체계 확립
④ 공정흐름도 작성

해설
④ 공정흐름도 작성은 HACCP 12절차 중 준비단계에 속한다.

HACCP의 7원칙
위해요소분석 → 중요관리점(CCP) 결정 → CCP 한계기준 설정 → CCP 모니터링체계 확립 → 개선조치방법 수립 → 검증절차 및 방법 수립 → 문서화, 기록유지방법 설정

08 식품의 점도를 증가시키고 교질상의 미각을 향상시키는 고분자의 천연물질 또는 그 유도체인 식품첨가물이 아닌 것은?

① methyl cellulose
② carboxymethyl starch
③ sodium alginate
④ glycerin fatty acid ester

해설
• 호료는 식품의 점도를 증가시키고 교질상의 미각을 향상시키는 식품첨가물로 메틸셀룰로오스(methyl cellulose), 카복시메틸녹말(carboxymethyl starch), 알긴산나트륨(sodium alginate) 등이 있다.
• 글리세린지방산에스테르(glycerin fatty acid ester)는 유화제로 껌기초제에도 사용된다.

09 식품위생법규에 따른 자가품질검사 기준에 관하여, A와 B에 들어갈 내용이 모두 옳은 것은?

> • 자가품질검사에 관한 기록서는 (A) 보관하여야 한다.
> • 자가품질검사주기의 적용시점은 (B)을 기준으로 산정한다.

① A : 1년간, B : 제품판매일
② A : 2년간, B : 제품판매일
③ A : 1년간, B : 제품제조일
④ A : 2년간, B : 제품제조일

해설
식품위생법 시행규칙
• 제31조 자가품질검사 : 자가품질검사에 관한 기록서는 2년간 보관해야 함
• 별표 12 자가품질검사기준(제31조 제1항 관련) : 자가품질검사주기의 적용시점은 제품제조일을 기준으로 산정함

5 ① 6 ② 7 ④ 8 ④ 9 ④ 정답

10 **황색포도상구균 식중독의 특징이 아닌 것은?**

① 장내독소인 enterotoxin에 의한 독소형이다.
② 잠복기가 짧은 편으로 급격히 발병한다.
③ 사망률이 다른 식중독에 비해 비교적 낮다.
④ 열이 39℃ 이상으로 지속된다.

해설

④ 황색포도상구균의 주요 특징으로는 내염성(7.5% 염분에서 생육 가능한)으로 건조에 강하고, 발열이 없다.

11 **기존의 유리병에 비해 무게가 가볍고, 인쇄가 잘 되며 녹는점이 높아, 탄산음료 용기, 레토르트 파우치에 사용되는 것은?**

① PET ② PVC
③ PVDC ④ EPS

해설

① 폴리에틸렌 테레프탈레이트(PET ; polyethylene terephthalate) : 투명도 · 경도 · 가스차단성이 뛰어나 탄산음료 등의 용기로 사용됨
② 폴리염화비닐(PVC ; polyvinyl chloride) : 열가소성의 플라스틱으로 농업용 필름과 업무용 스트레치필름이나 시트 등에 사용됨
③ 폴리염화비닐리덴(PVDC ; polyvinylidene chloride) : 가스 · 수증기에 대한 투과율이 낮아 식품의 장기보존용 포장 재료 등에 사용됨
④ 발포폴리스타이렌(EPS ; expanded polystyrene) : 가볍고 내수 · 단열 · 완충성 등이 좋아 단열포장재 · 그릇 등의 깨지기 쉬운 물품의 운송용 포장재 등에 사용됨

12 **식품의 생산 및 가공 처리 시 사용하는 기계 및 기구의 세척 시 세제 선택에 고려해야 할 주요 사항이 아닌 것은?**

① 제거해야 할 찌꺼기의 성질
② 세척면과 세제와의 접촉시간
③ 세척수의 성질
④ 세척수의 수압

13 **Dioxin이 인체 내에 잘 축적되는 이유는?**

① 물에 잘 녹기 때문
② 지방에 잘 녹기 때문
③ 주로 호흡기를 통해 흡수되기 때문
④ 상온에서 극성을 가지고 있기 때문

해설

② 다이옥신(Dioxin)은 화학적 구조가 매우 안정한 독성이 강한 물질로 물에는 녹지 않으나 유기용매(지방)에 잘 녹는 특징이 있다.

14 **합성수지제 식기를 60℃의 온수로 처리하여 용출시험을 시행하여 아세틸아세톤 시약에 의해 진한 황색을 나타내었을 경우, 이 시험 용약에는 다음 중 어느 화합물의 존재가 추정되는가?**

① 포름알데히드 ② 메탄올
③ 페 놀 ④ 착색료

해설

① 열경화 수지는 열을 가해 성형시킨 후 경화되면 다시 유연해 지지 않는 특징을 갖고 있으며 페놀 · 멜라민 · 요소수지 제조 시 부적합한 열과 압력에 의해 포름알데히드가 용출된다.
시료[포름알데히드(formaldehyde)]를 아세틸아세톤(acetylacetone) 및 암모늄이온과 반응시켜 황색의 유도체를 생성하는 아세틸아세톤법의 원리이다.

15 **식품첨가물의 사용에 있어 옳지 않은 것은?**

① 식품의 성질, 식품첨가물의 효과, 성질을 잘 연구하여 가장 적합한 첨가물을 선정한다.
② 식품첨가물은 식품제조 · 가공과정 중 결함 있는 원재료나 비위생적인 제조방법을 은폐하기 위하여 사용되어서는 아니 된다.
③ 식품첨가물은 별도로 잘 정돈하여 보관하되, 각각 알맞은 조건에 유의하여 보관하여야 한다.
④ 식품첨가물은 식품학적 안전성이 보장되므로 충분한 양을 사용해야 한다.

해설

④ 식품 중에 첨가되는 식품첨가물의 양은 물리적 · 영양학적 · 기타 기술적 효과를 달성하는 데 필요한 최소량으로 사용하여야 한다.

정답 10 ④ 11 ① 12 ④ 13 ② 14 ① 15 ④

16 다음과 같은 식품 기계장치의 세정 방법은?

> 기계가 조립된 상태 그대로 장치 내부에 세제액을 통과시켜 오염물질을 제거한 후 세척수로 헹구고, 살균제로 세척된 표면을 살균하여 최종적으로 헹구어 주는 방법

① 분해 세정법　　② CIP법
③ HACCP법　　④ Clean room법

해설

② CIP(cleaning in place)는 제자리세정이라고 하며, 식품 기계장치를 분해하지 않고 살균기 등에 세정액을 통과시켜 세척하는 방법이다.

17 식품위생 분야 종사자의 건강진단 규칙에 의거한 건강진단 항목이 아닌 것은?

① 장티푸스(식품위생 관련 영업 및 집단급식소 종사자만 해당한다)
② 폐결핵
③ 전염성 피부질환(한센병 등 세균성 피부질환을 말한다)
④ 갑상선 검사

해설

식품위생 분야 종사자의 건강진단 항목 및 횟수

- 대상 : 식품・식품첨가물(화학적 합성품・기구 등의 살균・소독제는 제외)을 채취・제조・가공・조리・저장・운반・판매하는 데 직접 종사하는 영업자 및 종업원(단, 완전 포장된 식품・식품첨가물을 운반・판매하는 데 종사하는 사람은 제외)
- 건강진단 항목 : 장티푸스(식품위생 관련 영업・집단급식소 종사자만 해당), 폐결핵, 전염성 피부질환(한센병 등 세균성 피부질환)
- 횟수 : 매 1년마다 1회 이상

18 몸길이 0.3~0.5mm의 유백색 또는 황백색이고, 여름 장마 때에 흔히 발생하며, 곡류, 과자, 빵, 치즈 등에 잘 발생하는 진드기는?

① 설탕진드기　　② 집고기진드기
③ 보리먼지진드기　　④ 긴털가루진드기

해설

④ 긴털가루진드기는 유백색의 반투명한 0.3~0.5mm의 몸체길이를 가지고 있다. 습기를 좋아해 여름 장마에 많이 발생하며 건조와 고온 상태에서는 취약하여 발육정지 및 사멸된다. 분, 빵, 과자, 건조과일 등의 식품에서 가장 흔히 볼 수 있다.

19 감염병으로 죽은 돼지를 삶아 먹었음에도 불구하고 사망자가 발생하였다면 다음 중 어느 균에 의한 발병일 가능성이 가장 높은가?

① 결핵균
② 탄저균
③ Pasteurella tularensis
④ Brucella속

해설

② 아포를 형성하는 탄저균은 고온・건조・자외선・감마선・기타 소독제 등의 외부환경에 대한 저항능력이 강하다.

20 다음 중 채소류를 매개로 하여 감염될 수 있는 가능성이 가장 낮은 기생충은?

① 동양모양선충　　② 구 충
③ 선모충　　④ 편 충

해설

③ 선모충은 육류로부터 감염되는 기생충으로 돼지가 중간숙주이다.

16 ② 17 ④ 18 ④ 19 ② 20 ③ 정답

2018년 제3회 식품기사

01 장티푸스에 대한 설명으로 틀린 것은?

① 원인균은 그람음성균으로 운동성이 있다.
② 주요 증상은 발열이다.
③ 파라티푸스의 경우보다 병독증세가 강하다.
④ 장티푸스 환자의 소변으로 균이 배출되지 않는다.

해설

④ 장티푸스는 환자·보균자의 소변과 대변을 통해 배출된 균에 의해 오염된 음식·물에 의해 전파된다.

02 메틸 수은으로 오염된 어패류를 섭취하여 수은에 의한 축적성 중독을 일으키는 공해병은?

① PCB 중독 ② 이타이이타이병
③ 미나마타병 ④ 열중증

해설

- 메틸 수은 : 미나마타병(지각 이상·언어장애·시야협착·보행곤란 등)
- PCB : 미강유 탈취공정에서 열매체로 이용하는 물질이 혼입되어 중독(흑피증·간장비대 등)
- 카드뮴 : 이타이이타이병(신장장애·폐기종·골연화증·단백뇨 등)

03 황색포도상구균에 의해 발생하는 식중독의 원인 물질은?

① 프토마인(ptomaine)
② 테트로도톡신(tetrodotoxin)
③ 에르고톡신(ergotoxin)
④ 엔테로톡신(enterotoxin)

해설

① 동물성 단백질의 부패할 때 생기는 유독성의 염기성 아민화합물
② 복어독
③ 맥각독

04 미생물에 의한 단백질 변질 시 생성되는 물질이 아닌 것은?

① 암모니아 ② 아 민
③ 페 놀 ④ 젖 산

해설

④ 우유의 젖산 발효 시 젖당에서 생산되며 식물과 동물에 존재한다.

05 먹는물관리법의 용어 정의가 틀린 것은?

① "수처리제"란 자연 상태의 물을 정수 또는 소독하거나 먹는물 공급시설의 산화방지 등을 위하여 첨가하는 제제를 말한다.
② "먹는물"이란 암반대수층 안의 지하수 또는 용천수 등 수질과 안전성을 계속 유지할 수 있는 자연 상태의 깨끗한 물을 먹는 용도로 사용하는 모든 원수를 말한다.
③ "먹는샘물"이란 샘물을 먹기에 적합하도록 물리적으로 처리하는 등의 방법으로 제조한 물을 말한다.
④ "먹는염지하수"란 염지하수를 먹기에 적합하도록 물리적으로 처리하는 등의 방법으로 제조한 물을 말한다.

해설

② 먹는물이란 먹는 데에 일반적으로 사용하는 자연 상태의 물, 자연 상태의 물을 먹기에 적합하도록 처리한 수돗물·먹는샘물·먹는염지하수·먹는해양심층수 등을 말한다.
샘물이란 암반대수층 안의 지하수 또는 용천수 등 수질의 안전성을 계속 유지할 수 있는 자연 상태의 깨끗한 물을 먹는 용도로 사용할 원수를 말한다.

정답 1 ④ 2 ③ 3 ④ 4 ④ 5 ②

06 **이물검사법에 대한 설명이 틀린 것은?**

① 체분별법 : 검체가 미세한 분말일 때 적용한다.
② 침강법 : 쥐똥, 토사 등의 비교적 무거운 이물의 검사에 적용한다.
③ 원심분리법 : 검체가 액체일 때 또는 용액으로 할 수 있을 때 적용한다.
④ 와일드만 플라스크법 : 곤충 및 동물의 털과 같이 물에 잘 젖지 아니하는 가벼운 이물검출에 적용한다.

해설
③ 원심분리법은 기기의 원심력을 이용해 고체와 액체 또는 비중이 다른 두 가지 액체를 나누어 분리하는 방법으로 거르기 · 탈수 · 농축 · 정제 등에 이용한다.

07 **과일 · 채소류의 표면에 피막을 형성하여 신선도를 유지시키는 피막제로 사용되지 않는 것은?**

① 과산화벤조일
② 초산비닐수지
③ 폴리비닐피로돈
④ 몰포린지방산염

해설
① 과산화벤조일(benzoyl peroxide)은 밀가루 표백제로 사용되는 식품첨가물의 하나이다.

08 **바이러스성 식중독에 대한 설명이 틀린 것은?**

① 항생제로 치료되지 않는다.
② 자체 증식이 가능하다.
③ 미량으로도 발병한다.
④ 면역이 되지 않아 재발이 가능하다.

해설
② 바이러스는 스스로 살아갈 수 없어 살아있는 숙주의 세포에 기생하고 증식한다.

09 **식품을 저장할 때 사용되는 식염의 작용 기작 중 미생물에 의한 부패를 방지하는 가장 큰 이유는?**

① 염소이온에 의한 살균작용
② 식품의 탈수작용
③ 식품용액 중 산소 용해도의 감소
④ 유해세균의 원형질 분리

해설
② 염장은 식품 중의 수분을 탈수시키므로 미생물이 이용할 수 있는 유리수를 감소시켜 부패를 지연해 방지시키는 것이다.

10 **다음 중 사용이 허용되어 있는 착색료가 아닌 것은?**

① 삼이산화철
② 아질산나트륨
③ 수용성 안나토
④ 동클로로필린 나트륨

해설
② 아질산나트륨(sodium nitrite)은 육류발색제 · 보존료 · 색소고정제로 사용되는 식품첨가물이다.

11 **제1군감염병이 아닌 것은?**

① 디프테리아
② 세균성이질
③ 콜레라
④ 장티푸스

해설
① 디프테리아는 제2군감염병이다.
※ 현재는 제1급감염병에 해당한다.

6 ③ 7 ① 8 ② 9 ② 10 ② 11 ① 정답

12 식품 공장의 위생관리 방법으로 적합하지 않은 것은?

① 환기시설은 악취, 유해가스, 매연 등을 배출하는 데 충분한 용량으로 설치한다.
② 조리기구나 용기는 용도별로 구분하고 수시로 세척하여 사용한다.
③ 내벽은 어두운 색으로 도색하여 오염물질이 쉽게 드러나지 않도록 한다.
④ 폐기물·폐수 처리시설은 작업장과 격리된 장소에 설치·운영 한다.

해설
③ 내벽은 오염물질(오물·곰팡이 등)이 쉽게 드러날 수 있도록 밝은 색으로 도색하여 청결하게 관리한다.

13 통조림 변패 중 Flat sour에 대한 설명으로 틀린 것은?

① 통의 외관은 정상이나 내용물이 산성이다.
② Acetobacter 속이 원인균이다.
③ 유포자 호열성균에 의한 것이다.
④ 가열이 불충분한 통조림에서 발생하기 쉽다.

해설
② 원인균으로 내산세균인 바실러스 코아글란스(B.coagulans)와 호열세균인 바실러스 스테아로써모필러스(B.stearothermophilus)가 있다.

14 포르말린이 용출된 우려가 없는 합성수지는?

① 멜라민수지
② 염화비닐수지
③ 요소수지
④ 페닐수지

해설
② 염화비닐수지(PVC ; Polyvinyl chloride) : 프탈산계(phthalates) 가소제 용출

15 유전자 변형 식품의 안전성에 대한 평가 시 평가항목이 아닌 것은?

① 항생제 내성
② 독 성
③ 알레르기성
④ 미생물 오염수준

해설
안전성 평가 항목에는 항생제 내성, 해충 저항성, 독성, 병인성, 알레르기성, 신규성 등이 있으며 평가가 곤란한 경우 유전독성, 생식·발생독성, 발암성, 기타 필요한 독성 등에 대한 자료에 의해 안전성을 평가한다.

16 아래의 설명과 관계 깊은 인수공통감염병은?

> 쥐가 중요한 병원소이며, 감염 시 나타나는 임상 증상으로는 급성열성질환, 폐출혈, 뇌막염 등이 있다. 농부의 경우는 흙이나 물과의 직접적인 접촉을 피하기 위하여 장화를 사용하는 것도 예방법이 될 수 있다.

① 리스테리아증　② 렙토스피라증
③ 돈단독　④ 결 핵

해설
① 리스테리아 : 오염된 육류·우유·연성치즈·채소 등 섭취 시 감염, 임산부 유산·패혈증
③ 돈단독 : 돼지단독은 주로 돼지에 의해 감염, 패혈증
④ 결핵 : 소(우형), 조류(저형) 등 및 오염된 식육과 우유 등 감염, 폐결핵

17 인수공통감염병을 일으키는 병명과 병원균의 연결이 틀린 것은?

① 결핵 : Mycobacterium tuberculosis
② 파상열 : Brucella melitensis
③ 야토병 : Pasteurella tularensis
④ 광우병 : Listeria monocytogenes

해설
④ 인간광우병 : Creutzfeldt-Jakob disease(CJD), variant Creutzfeldt-Jakob disease(vCJD)
리스테리아증 : Listeria monocytogenes

정답 12 ③ 13 ② 14 ② 15 ④ 16 ② 17 ④

18 **식품첨가물을 식품에 균일하게 혼합시키기 위해 사용되는 용제(solvent)는?**

① toluene ② ethyl acetate
③ isopropanol ④ glycerine

해설

④ 유화제는 섞이지 않는 두 액체를 안전한 에멀션 형태로 만드는 첨가물로 글리세린(glycerine) 등이 있다.
① 톨루엔(toluene) : 흡입 · 섭취 등 접촉 시 유독하며 항공 · 자동차 연료, 용제 등 제조에 사용
② 초산에틸(ethyl acetate) : 착향료
③ 이소프로판올(isopropanol) : 추출용제

19 **식품용 기구, 용기 또는 포장과 위생상 문제가 되는 성분의 연결이 틀린 것은?**

① 종이제품 - 형광염료
② 법랑피복제품 - 납
③ 페놀수지제품 - 페 놀
④ PVC제품 - 포르말린

해설

④ PVC제품 - 프탈산계 가소제 용출, 합성수지(플라스틱 제품) - 포르말린 용출

포르말린은 물에 35~37%의 포름알데히드(무색 기체)가 있는 강한 자극성의 냄새를 가진 무색투명한 수용액이다. 합성수지의 원료, 플라스틱제품, 접착제, 건축물 자재(단열재 · 바닥재 · 아교 등), 충제, 살균제, 화장품 보존제, 가정용품의 방부제 등에 사용된다.

20 **보존료를 사용하는 주요 목적으로 거리가 먼 것은?**

① 식품의 부패를 방지하여 선도를 유지한다.
② 부패 미생물에 대한 정균작용으로 보존기간을 연장시켜 준다.
③ 식품 내의 효소의 작용을 증진시켜 품질을 개선한다.
④ 식품의 유통 단계에서 안전성을 확보하기 위하여 사용한다.

해설

③ 식품 내의 미생물 작용을 억제시켜 부패 · 변질 하는 것을 방지하기 위해 사용하는 식품첨가물로 벤조산, 소브산, 데하이드로아세트산, 파라옥시벤조산 등이 있다.

18 ④ 19 ④ 20 ③ 정답

2020년 제1 · 2회 식품산업기사

01 하천수의 DO가 적을 때 그 의미로 가장 적합한 것은?

① 오염도가 낮다.
② 오염도가 높다.
③ 부유물질이 많다.
④ 비가 온 지 얼마 되지 않았다.

해설

② 용존산소(dissolved oxygen ; DO)란 물속에 녹아 있는 유리산소의 양을 말하며 물의 오염상태를 나타내는 지표로 하천의 수질오염이 생기면 용존산소가 감소된다(물의 온도 · 기압에 따라 달라짐).

02 식품첨가물에서 가공보조제에 대한 설명으로 틀린 것은?

① 기술적 목적을 위해 의도적으로 사용된다.
② 최종제품 완성 전 분해, 제거되어 잔류하지 않거나 비의도적으로 미량 잔류할 수 있다.
③ 식품의 입자가 부착되어 고형화되는 것을 감소시킨다.
④ 살균제, 여과보조제, 이형제는 가공보조제이다.

해설

③ 식품의 입자가 부착되어 고형화되는 것을 감소시키는 식품첨가물로 고결방지제에 대한 설명이다.

가공보조제

- 식품의 제조과정 중 기술적 목적을 달성하기 위해 의도적으로 사용되는 것
- 최종제품 완성 전 분해 · 제거되어 잔류하지 않거나 비의도적으로 미량 잔류할 수 있는 첨가물
- 종류 : 살균제, 여과보조제, 이형제, 제조용제, 청관제, 추출용제, 효소제

03 병에 걸린 동물의 고기를 섭취하거나 병에 걸린 동물을 처리, 가공할 때 감염될 수 있는 인수공통감염병은?

① 디프테리아
② 폴리오
③ 유행성간염
④ 브루셀라병

해설

④ 브루셀라증(파상열)은 인수공통감염병으로 이환된 동물조직 접촉 · 섭취 및 가공 시 감염되며 동물에게는 유산, 사람에게는 열병을 일으키는 제3급감염병이다.

04 지표미생물(indicator organism)의 자격 요건으로서 거리가 먼 것은?

① 분변 및 병원균들과의 공존 또는 관련성
② 분석 대상 시료의 자연적 오염균
③ 분석 시 증식 및 구별의 용이성
④ 병원균과 유사한 안정성(저항성)

해설

지표미생물(indicator organism) 자격 요건

- 분변과 관련성 있어야 함
- 자연적 오염균으로 존재해서는 안 됨
- 배양을 통한 성장과 구별이 용이해야 함
- 식품 가공처리 과정에서 병원균과 유사하게 견딜 수 있어야 함(저항성)

정답 1 ② 2 ③ 3 ④ 4 ②

05 통조림 용기로 가공할 경우 납과 주석이 용출되어 식품을 오염시킬 우려가 가장 큰 것은?

① 어 육
② 식 육
③ 과 실
④ 연 유

해설

③ 납(Pb)과 주석(Sn)은 통조림(주스 등), 산성식품(과일 등) 등에서의 용출로 구토·설사·복통 등을 유발한다.

06 물질에 관련된 사항이 바르게 연결된 것은?

① Hg - 이타이이타이병 유발
② DDT - 유기인제
③ Parathion - Cholinesterase 작용 억제
④ Dioxin - 유해성 무기화합물

해설

③ Parathion : cholinesterase 저해에 의한 신경증상을 일으키는 유기인제
① Hg : 미나마타병 유발
② DDT : 유기염소제
④ Dioxin : 유해성 유기화합물

07 물고기의 생식에 의하여 감염되는 기생충증은?

① 간흡충증
② 선모충증
③ 무구조충
④ 유구조충

해설

① 간흡충증 : 감염된 참붕어·잉어의 생식에 의해 발생

08 살균을 목적으로 사용되는 자외선등에 대한 설명으로 틀린 것은?

① 자외선은 투과력이 약하다.
② 불투명체 조사 시 반대방향은 살균되지 않는다.
③ 자외선은 사람이 직시해도 좋다.
④ 조리실 내의 살균, 도마나 조리기구의 표면 살균에 이용된다.

해설

③ 자외선에 장시간 피부 노출 시 세포가 손상되어 피부재생능력 저하, 시력 손상, 피부암 등의 질환이 유발된다.

09 포스트 하베스트(post harvest) 농약이란?

① 수확 후의 농산물의 품질을 보존하기 위하여 사용하는 농약
② 소비자의 신용을 얻기 위하여 사용하는 농약
③ 농산물 재배 중에 사용하는 농약
④ 농산물에 남아 있는 잔류농약

해설

① 포스트 하베스트(Post-harvest) : 수확 후 농약처리 하는 것으로 부패를 방지하기 위해 수출용 농산물에 살포하는 농약

10 살모넬라균 식중독의 대한 설명으로 틀린 것은?

① 달걀, 어육, 연제품 등 광범위한 식품이 오염원이 된다.
② 조리 가공 단계에서 오염이 증폭되어 대규모 사건이 발생하기도 한다.
③ 애완동물에 의한 2차 오염은 발생하지 않으므로 식품에 대한 위생 관리로 예방할 수 있다.
④ 보균자에 의한 식품오염도 주의를 하여야 한다.

해설

살모넬라

사람·동물·조류의 장 내에 존재하며 애완동물·파충류에서도 발견되는 자연계에 널리 분포하는 식중독균이다. 달걀·식육조리품(특히 닭고기), 연제품 등이 주된 오염원이며 오염된 동물이나 사람과의 직접 접촉·분변에 의해 발생된다.

5 ③ 6 ③ 7 ① 8 ③ 9 ① 10 ③ 정답

11 식품공장 폐수와 가장 관계가 적은 것은?

① 유기성 폐수이다.
② 무기성 폐수이다.
③ 부유물질이 많다.
④ BOD가 높다.

해설

② 식품공장에서 배출되는 폐수는 부유물질, 용해성 유기물, 유지가 많으며 BOD가 높다.

12 각 위생동물과 관련된 식품, 위해와의 연결이 틀린 것은?

① 진드기 : 설탕, 화학조미료 – 진드기뇨증
② 바퀴벌레 : 냉동 건조된 곡류 – 디프테리아
③ 쥐 : 저장식품 – 장티푸스
④ 파리 : 조리식품 – 콜레라

해설

바퀴벌레

- 잡식성(분변, 비듬, 음식찌꺼기, 오물 등)
- 매개질병
  - 소화기계 감염병 : 장티푸스, 이질, 콜레라
  - 호흡기계 감염병 : 결핵, 디프테리아
  - 식중독 : 살모넬라
  - 기타 : 기생충 질환, 알레르기 유발

13 식용색소황색제4호를 착색료로 사용하여도 되는 식품은?

① 커 피　② 어육소시지
③ 배추김치　④ 식 초

해설

식용색소황색제4호 사용기준

종 류	사용기준
즉석섭취식품	0.05g/kg 이하
과·채음료, 탄산음료, 기타 음료(단, 희석하여 음용하는 제품에 있어서는 희석한 것으로서), 두류가공품, 서류가공품, 커피[표면장식에 한함, 식용색소적색3호, 식용색소적색40호, 식용색소청색제1호와 병용할 때는 사용량의 합계가 0.1g/kg 이하]	0.1g/kg 이하
아이스크림류, 아이스크림믹스류, 빙과, 떡류	0.15g/kg 이하
과자, 기타 잼, 주류(탁주, 약주, 소주, 주정을 첨가하지 않은 청주 제외), 빵류	0.2g/kg 이하
소시지류, 기타 식용유지가공품, 건강기능식품(정제의 제피 또는 캡슐에 한함), 캡슐류, 캔디류, 추잉껌	0.3g/kg 이하
기타 코코아가공품, 초콜릿류	0.4g/kg 이하
만두, 식물성크림, 기타 설탕, 기타 엿, 당시럽류, 전분가공품, 곡류가공품, 당류가공품, 기타 수산물가공품, 기타 가공품, 어육소시지, 소스, 젓갈류(명란젓에 한함), 절임류(밀봉 및 가열살균 또는 멸균처리한 제품에 한함. 다만, 단무지는 제외), 향신료가공품[고추냉이(와사비)가공품 및 겨자가공품에 한함]	0.5g/kg 이하

정답 11 ② 12 ② 13 ②

14 **식품 매개성 바이러스가 아닌 것은?**

① 노로바이러스　② 로타바이러스
③ 레트로바이러스　④ 아스트로바이러스

해설

③ 레트로바이러스는 숙주세포로 침입하여 감염되며, RNA종양바이러스(백혈병), HIV바이러스(AIDS)가 대표적이다.

식품 매개성 바이러스성 식중독
아스트로바이러스, 장관아데노바이러스, 노로바이러스, 로타바이러스 A군

15 **Verotoxin에 대한 설명이 아닌 것은?**

① 단백질로 구성
② E.coli O157:H7이 생산
③ 담즙 생산에 치명적 영향
④ 용혈성 요독 증후군 유발

해설

장출혈성대장균 O157:H7은 1982년 미국의 햄버거 식중독 사건의 원인균으로 보고된 바 있으며 단백질 독소인 verotoxin(베로독소)을 생성하는 대장균으로 출혈성 결장염과 용혈성 요독 증후군을 유발하여 문제가 되고 있다.

16 **식품위생법상 "화학적 합성품"의 정의는?**

① 화학적 수단으로 원소 또는 화합물에 분해반응 외의 화학반응을 일으켜서 얻은 물질을 말한다.
② 물리・화학적 수단에 의하여 첨가・혼합・침윤의 방법으로 화학반응을 일으켜 얻은 물질을 말한다.
③ 기구 및 용기・포장의 살균 소독의 목적에 사용되어 간접적으로 식품에 이행될 수 있는 물질을 말한다.
④ 식품을 제조・가공 또는 보존함에 있어서 식품에 첨가 혼합 침윤 기타의 방법으로 사용되는 물질을 말한다.

해설

① 화학적 합성품이란 화학적 수단으로 원소 또는 화합물에 분해반응 외의 화학반응을 일으켜서 얻은 물질을 말한다(식품위생법 제2조 제3호).

17 **우리나라 남해안의 항구와 어항 주변의 소라, 고동 등에서 암컷에 수컷의 생식기가 생겨 불임이 되는 임포섹스(imposex) 현상이 나타나게 된 원인 물질은?**

① 트리뷰틸 주석(tributyltin)
② 폴리클로로비페닐(polychrolobiphenyl)
③ 트리할로메탄(trihalomethane)
④ 디메틸프탈레이트(dimethyl phthalate)

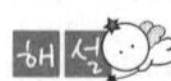

유기주석화합물(Tributyltin, TBT)
선박의 부식 방지용 페인트로 많이 사용되고 있는 방오제이다. 강한 독성이 있어 어패류의 치사와 소라・고동 등의 암컷에 수컷의 생식기가 생성되는 수컷화 또는 불임이 되는 임포섹스 현상을 나타내며 내분비계 장애물질로도 추정되고 있다.

18 **영하의 조건에서도 자랄 수 있는 전형적인 저온성 병원균(psychrotrophic pathogen)은?**

① Vibrio parahaemolyticus
② Clostridium perfringens
③ Yersinia enterocolitica
④ Bacillus cereus

해설

③ 여시니아 엔테로콜리티카(Yersinia enterocolitica)는 그람음성 간균의 냉장온도(0~5℃)에서도 발육 가능한 저온세균이다. 오염된 식품인 덜 익은 돼지고기, 생우유, 아이스크림 등에서 감염되는 인수공통감염병의 원인균이다.

14 ③　15 ③　16 ①　17 ①　18 ③ 정답

19 식품 위생검사 시 일반세균수(생균수)를 측정하는 데 사용되는 것은?

① 표준한천평판배지
② 젖당부용 발효관
③ BGLB 발효관
④ SS 한천배양기

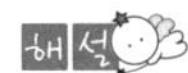

생균 검사(일반세균, 표준평판균수 측정법, SPC ; Standard Plate Count)
검체를 적당히 희석하여 1평판당 30~300개까지의 Colony를 얻을 수 있는 희석액을 사용하여 표준한천평판배지 35℃에서 24~48시간 배양하여 집락수를 측정한다. 식품의 오염균수를 측정하여 오염상태를 알 수 있으며 Breed법이 대표적인 검사법이다.

20 간장에 사용할 수 있는 보존료는?

① benzoic acid
② sorbic acid
③ β-naphthol
④ penicillin

해설

① 안식향산(Benzoic acid) : 청량음료, 간장, 인삼음료 등에 사용되는 보존료
② 소르빈산(Sorbic acid) : 된장, 고추장에 사용되는 보존료
③ 베타-나프톨(β-naphtol) : 고무의 산화방지제, 연고의 보존료
④ 페니실린(penicillin) : 페니실리움(Penicillium)에서 얻은 항생물질

정답 19 ① 20 ①

2020년 제3회 식품산업기사

01 핵분열 생성물질로서 반감기는 짧으나 비교적 양이 많아서 식품오염에 문제가 될 수 있는 핵은?

① 90-Sr ② 131-I
③ 137-Cs ④ 106-Ru

해설
② 131-I(요오드)는 반감기가 8일로 짧으나 비교적 양이 많아 문제가 될 수 있다.

02 다음 중 인수공통감염병이 아닌 것은?

① 중증열성혈소판감소증후군
② 탄 저
③ 급성회백수염
④ 중증급성호흡기증후군

해설
③ 급성회백수염(폴리오)은 식품을 매개로 질병을 발생하는 경구감염병이다.

03 COD에 대한 설명 중 틀린 것은?

① COD란 화학적 산소요구량을 말한다.
② BOD가 적으면 COD도 적다.
③ COD는 BOD에 비해 단시간 내에 측정 가능하다.
④ 식품공장 폐수의 오염정도를 측정할 수 있다.

해설
② 폐수에서 유기물이 적고 무기물이 많으면 COD 값이 BOD 값보다 더 높다.

04 병원체에 따른 인수공통감염병의 분류가 잘못된 것은?

① 세균 – 장출혈성대장균감염증
② 세균 – 결핵
③ 리케차 – Q열
④ 리케차 – 일본뇌염

해설
④ 일본뇌염은 바이러스성 감염병이다.

05 독소형 식중독균에 속하며 신경증상을 일으킬 수 있는 원인균은?

① Salmonella enteritidis
② Yersinia enterocolitica
③ Clostridium botulinum
④ Vibrio parahaemolyticus

해설
③ 신경계독소(neurotoxin)를 생산하는 독소형 식중독의 원인균이다.
①·②·④ 감염형 식중독의 원인균이다.

06 쥐와 관련되어 감염되는 질병이 아닌 것은?

① 신증후군출혈열 ② 살모넬라증
③ 페스트 ④ 폴리오

해설
④ 폴리오(급성회백수염)는 바이러스성의 비말감염으로 오염된 식품, 음료수, 음식물을 통해서 경구감염된다.

쥐 매개질병
살모넬라증, 페스트, 서교열, 렙토스피라증, 신증후군출혈열(유행성출혈열)

1 ② 2 ③ 3 ② 4 ④ 5 ③ 6 ④ 정답

07 멜라민(melamine)수지로 만든 식기에서 위생상 문제가 될 수 있는 주요 성분은?

① 비 소　② 게르마늄
③ 포름알데히드　④ 단량체

해설
③ 열경화 수지인 멜라민수지는 제조 시 가열 · 가압조건이 부족할 때 미반응 원료인 페놀 · 포름알데히드가 용출된다.

08 식품첨가물로 산화방지제를 사용하는 이유로 거리가 먼 것은?

① 산패에 의한 변색을 방지한다.
② 독성물질의 생성을 방지한다.
③ 식욕을 향상시키는 효과가 있다.
④ 이산화물의 불쾌한 냄새 생성을 방지한다.

해설
산화방지제는 산화로 인한 지방의 산패와 색깔 변화 등의 품질저하를 방지하여 식품의 저장기간을 연장시키기 위해 사용되는 식품첨가물이다.

09 식품의 기준 및 규격에 의거하여 부패 · 변질의 우려가 있는 검체를 미생물 검사용으로 운반하기 위해서는 멸균용기에 무균적으로 채취하여 몇 도의 온도를 유지시키면서 몇 시간 이내에 검사기관에 운반하여야 하는가?

① 0℃, 4시간
② 12℃±3 이내, 6시간
③ 36℃±2 이상, 12시간
④ 5℃±3 이하, 24시간

해설
미생물 검사용 검체의 운반
부패 · 변질 우려가 있는 검체 : 미생물학적인 검사를 하는 검체는 멸균용기에 무균적으로 채취하여 저온(5℃±3 이하)을 유지시키면서 24시간 이내에 검사기관에 운반하여야 한다.

10 식품위생검사를 위한 검체의 일반적인 채취 방법으로 옳은 것은?

① 깡통, 병, 상자 중 용기에 넣어 유통되는 식품 등은 반드시 개봉한 후 채취한다.
② 합성착색료 등의 화학 물질과 같이 균질한 상태의 것은 여러 부위에서 가능한 한 많은 양을 채취하는 것이 원칙이다.
③ 대장균이나 병원미생물의 경우와 같이 목적물이 불균질할 때는 1개 부위에서 최소량을 채취하는 것이 원칙이다.
④ 식품에 의한 감염병이나 식중독의 발생 시 세균학적 검사에는 가능한 한 많은 양을 채취하는 것이 원칙이다.

해설
④ 검체는 검사목적, 검사항목 등을 참작하여 검사대상 전체를 대표할 수 있는 최소한도의 양을 수거하여야 한다.

11 Clostridium botulinum의 특성이 아닌 것은?

① 식중독 감염 시 현기증, 두통, 신경장애 등이 나타난다.
② 호기성의 그람음성균이다.
③ A형 균은 채소, 파일 및 육류와 관계가 깊다.
④ 불충분하게 살균된 통조림 속에 번식하는 간균이다.

해설
② Clostridium botulinum은 편성혐기성의 그람양성균이다.

12 포르말린(formalin)을 축합시켜 만든 것으로 이것이 용출될 때 위생상 문제가 될 수 있는 합성수지는?

① 페놀수지
② 염화비닐수지
③ 폴리에틸렌수지
④ 폴리스틸렌수지

해설
페놀수지, 요소수지, 멜라민수지의 원료로 사용되는 포름알데히드는 용출될 때 위생상 문제가 될 수 있다.

정답 7 ③ 8 ③ 9 ④ 10 ④ 11 ② 12 ①

13 **다음 식중독 중 일반적으로 치사율이 가장 높은 것은?**

① 프로테우스균 식중독
② 보툴리누스균 식중독
③ 포도상구균 식중독
④ 살모넬라균 식중독

해설

② Clostridium botulinum의 치사율은 약 50%로 세균성 식중독 중 가장 높다.

14 **곤충 및 동물의 털과 같이 물에 잘 젖지 아니하는 가벼운 이물검출에 적용하는 이물검사는?**

① 여과법 ② 체분별법
③ 와일드만 플라스크법 ④ 침강법

해설

이물 검사법

- 와일드만 플라스크법 : 곤충이나 동물의 털과 같이 물에 잘 젖지 않는 가벼운 이물들을 용매와 섞어 유기용매 층에 부유한 이물질을 확인하는 방법
- 여과법 : 액체인 시료를 여과지에 투과하여 여과지상에 남은 이물질을 확인하는 방법
- 체분별법 : 시료가 미세한 분말인 경우 채로 포집하여 육안 또는 현미경으로 확인하는 방법
- 침강법 : 비교적 무거운 이물의 검사 시에 사용하며 비중이 무거운 용매에 이물을 침전시킨 후 검사하는 방법

15 **PVC(polyvinyl chloride) 필름을 식품포장재로 사용했을 때 잔류할 수 있는 단위체로 특히 문제가 되는 발암성 유해물질은?**

① Calcium chloride
② AN(acrylonitril)
③ DEP(diethyl phthalate)
④ VCM(vinyl chloride monomer)

해설

④ 염화비닐단위체(VCM, vinyl chloride monomer)는 염화비닐수지의 원료이며 가공성 향상을 위해 사용되는 가소제에 의해 발암성을 일으킨다.

16 **식품에 사용되는 보존료의 조건으로 부적합한 것은?**

① 인체에 유해한 영향을 미치지 않을 것
② 적은 양으로 효과적일 것
③ 식품의 종류에 따라 작용이 가변적일 것
④ 체내에 축적되지 않을 것

해설

③ 물리·화학적 변화에 안정할 것

17 **1일 섭취허용량이 체중 1kg당 10mg 이하인 첨가물을 어떤 식품에 사용하려고 하는데 체중 60kg인 사람이 이 식품을 1일 500g씩 섭취한다고 하면, 이 첨가물의 잔류 허용량은 식품의 몇 %가 되는가?**

① 0.12% 이하 ② 0.17% 이하
③ 0.22% 이하 ④ 0.27% 이하

해설

식품첨가물 A

- 1일 섭취허용량 : 1kg당 → 10mg
  60kg → 600mg(= 0.6g)
- 1일 섭취량 : 60kg → 500g
- 잔류 허용량은 식품의 $\frac{0.6g}{500g}\times100=0.12\%$이다.

18 **육류가공 시 생성되는 발암성 물질로 발색제를 첨가하여 생성되는 유해물질은?**

① 나이트로사민
② 아크릴아마이드
③ 에틸카바메이트
④ 다환방향족탄화수소

해설

① 나이트로사민(nitrosamine)은 햄·소시지 등의 발색제로 사용되며 아질산염과 식품 중의 2급 아민이 산성에서 반응하여 생성되는 발암성 물질이다.

13 ② 14 ③ 15 ④ 16 ③ 17 ① 18 ① 정답

19 **식품의 자연 독성분의 연결이 잘못된 것은?**

① 감자 – solanine
② 조개 – saxitoxin
③ 복어 – tetrodotoxin
④ 알광대버섯 – venerupin

해설

④ 알광대버섯 : amanitatoxin, 모시조개 : venerupin

20 **우유 살균 처리에서 한계온도의 기준이 되는 것은?**

① 결핵균
② 티푸스균
③ 연쇄상구균
④ 디프테리아균

해설

① 낙농업의 산업화 발달로 우유의 대량 유통・섭취 과정에서 소의 결핵균(Mycobacterium bovis)이 전파되어 어린이 결핵이 많이 발생되었고, 이때 파스퇴르연구소에서 우유의 위생적 처리를 위해 영양소의 열변성 및 결핵균 등의 유해균을 사멸시키는 저온장시간살균법(= 파스퇴르 살균법, 63~65℃에서 30분간 처리)의 열처리 공법을 개발하였다.

정답 19 ④ 20 ①

2019년 제1회 식품산업기사

01 어패류가 주요 원인 식품이며 3%의 식염배지에서 생육을 잘하는 식중독균은?

① Staphylococcus aureus
② Clostridium botulinum
③ Vibrio parahaemolyticus
④ Salmonella enteritidis

해설

③ Vibrio parahaemolyticus(장염비브리오균) : 3~4% 식염농도에서 잘 발육하는 감염형 식중독, 7~9월에 집중적으로 발생, 해산어패류로 생선회나 초밥 등
① Staphylococcus aureus(황색포도상구균) : 독소형 식중독, 내염성, 건조에 강, 복합조리식품(도시락・김밥 등)・감염자(피부화농) 접촉・유방염 걸린 소의 젖 등
② Clostridium botulinum(클로스트리움 보툴리눔) : 독소형 식중독, neurotoxin, 통조림・병조림・레토르트 식품・식육・소시지
④ Salmonella enteritidis(살모넬라) : 감염형 식중독, 부적절하게 가열된 동물성 단백질 식품(우유・유제품・고기・달걀・어패류와 그 가공품) 등

02 다음 물질 중 소독 효과가 거의 없는 것은?

① 알코올
② 석탄산
③ 크레졸
④ 중성세제

해설

④ 중성세제는 주방세제 등과 같은 오염물질 세정을 위해 사용된다.
① 알코올 : 손・피부 소독
② 석탄산 : 배설물, 침구, 피부 점막, 기구 소독
③ 크레졸 : 손・분뇨・축사 등 소독

03 보툴리누스균에 의한 식중독이 가장 일어나기 쉬운 식품은?

① 유방염에 걸린 소의 우유
② 분뇨에 오염된 식품
③ 살균이 불충분한 통조림 식품
④ 부패한 식육류

해설

클로스트리디움 보툴리늄 식중독(Clostridium botulinum food poisoning)은 살균이 불충분한 통조림・병조림・레토르트 식품・식육・소시지에 의해 감염되어 신경장애・현기증・두통・호흡곤란 등의 증상을 나타낸다.

04 다음 중 우리나라에서 허용된 식품첨가물은?

① 롱갈리트
② 살리실산
③ 아우라민
④ 구연산

해설

④ citric acid(구연산) : 산미료
① rongalite(롱갈리트) : 유해성 표백제
② salicylic acid(살리실산) : 유해성 방부제
③ auramine(아우라민) : 유해성 착색료

1 ③ 2 ④ 3 ③ 4 ④ 정답

05 식품오염에 문제가 되는 방사능 핵종이 아닌 것은?

① Sr-90
② Cs-137
③ I-131
④ C-12

해설

식품오염에 문제가 되는 방사성 물질
- ^{131}I(요오드) : 반감기 8.0일
- ^{60}Co(코발트) : 반감기 5.3년
- ^{137}Cs(세슘) : 반감기 30년
- ^{90}Sr(스트론튬) : 반감기 28.8년

06 수돗물의 염소 소독 중 염소와 미량의 유기물질의 반응으로 생성될 수 있는 발암성 물질은?

① benzopyrene
② nitrosoamine
③ toluene
④ trihalomethane

해설

① benzopyrene(벤조피렌) : 다환 방향족 탄화수소류(PAHs)의 일종으로 석탄・석유・목재의 불완전한 연소 시 생성, 식품 가열가공・훈연과정(훈연품, 구운 생선, 구운 육류 등)에서 생성
② nitrosoamine(니트로사민) : 햄・소시지 등의 발색제로 사용(그 외 C.botulinum 억제효과), 아질산염과 식품 중의 2급아민이 반응하여 생성
③ toluene(톨루엔) : 톨루엔을 포함하는 산업재와 소비재의 생산・사용・폐기과정 중 톨루엔 방출(호흡기・피부접촉・경구 노출)

07 식품 공업에 있어서 폐수의 오염도를 판명하는 데 필요하지 않은 것은?

① DO ② BOD
③ WOD ④ COD

해설

수질오염의 화학적 지표
알칼리도, 산도, 질소화합물, 부유물질(SS), 용존산소(DO), 생물학적 산소요구량(BOD), 화학적 산소요구량(COD)

08 일반적으로 열경화성 수지에 해당되는 플라스틱수지는?

① 폴리에틸렌(polyehylene)
② 폴리프로필렌(polypropylene)
③ 폴리아미드(polyamide)
④ 요소(urea)수지

해설

- 열경화성 수지 : 열을 가하여 성형시킨 후 경화되면 다시 유연해지지 않음(페놀・멜라민・요소수지 제조 시 부적합한 열과 압력에 의해 페놀・포름알데히드 용출)
- 열가소성 수지 : 열을 가하면 유연해져 가소성을 보이고 냉각하면 단단해짐[PE(Polyethylene)수지, PP(Polypropylene)수지]
- 폴리아미드(polyamide, 나일론) : 식품포장재(폴리아미드 필름) 등 사용

09 실험물질을 사육 동물에게 2년 정도 투여하는 독성실험 방법은?

① LD_{50}
② 급성독성실험
③ 아급성독성실험
④ 만성독성실험

해설

독성실험 방법
- 만성독성시험(chronic toxicity test)
  - 시험물질을 장기간 투여했을 때 일어나는 장애나 중독을 알아보는 시험으로 식품첨가물의 독성 평가를 위해 가장 많이 사용됨
  - 식품첨가물이 실험동물에게 어떠한 영향도 주지 않는 최대의 투여량인 최대무작용량을 구하는 데 목적이 있음
- 급성독성시험(acute toxicity test) : 실험동물에 독성물질을 1회만 투여해 14일간 증상을 관찰하는 것으로 실험동물의 50%를 죽일 수 있는 유독물질의 양(LD_{50} ; 반수치사량)으로 나타냄
- 아급성독성시험(subacute toxicity test) : 실험동물 수명의 1/10 정도 기간 동안 연속 경구투여해 증상을 관찰(만성독성시험에 투여하는 양을 단계적으로 결정하는 자료가 됨)

정답 5 ④ 6 ④ 7 ③ 8 ④ 9 ④

10 **세균성 식중독과 비교하였을 때, 경구감염병의 특징에 해당하는 것은?**

① 발병은 섭취한 사람으로 끝난다.
② 잠복기가 짧아 일반적으로 시간 단위로 표시한다.
③ 면역성이 없다.
④ 소량의 균에 의하여 감염이 가능하다.

해설

경구감염병과 세균성 식중독의 차이

구 분	경구감염병	세균성 식중독
발병 균량	미 량	다 량
독 력	강 함	약 함
2차 감염	2차 감염 많고 파상적	거의 없고 최종감염은 사람
잠복기	길	비교적 짧음
면역성	면역성이 있는 경우가 많음	일반적으로 없음
음료수와의 관계	흔히 일어남	비교적 관계가 없음
예방법	× (예방이 불가능하나 예방접종으로 면역 획득이 가능한 것이 있음. 단, 콜레라·일본뇌염·인플루엔자 등은 임시면역 획득)	○ (균 증식 억제 시 가능)

11 **식품 포장재로부터 이행 가능한 유해 물질의 연결이 잘못된 것은?**

① 금속포장재 - 납, 주석
② 요업 용기 - 첨가제, 잔존 단위체
③ 고무마개 - 첨가제
④ 종이포장재 - 착색제

해설

② 요업 용기(도자기) - 납

12 **우유의 저온살균이 완전히 이루어졌는지를 검사하는 방법은?**

① 메틸렌블루(Methylene blue) 환원 시험
② 포스파타아제(Phosphatase) 검사법
③ 브리드씨법(Breed's method)
④ 알코올 침전 시험

해설

② Phosphatase(포스파타아제) 검사법 : 우유 속 포스파타아제(phosphatase)는 61.7℃, 30분 가열로 대부분 활성을 잃고, 62.8℃, 30분 가열로는 완전히 활성을 잃음 → 음성이면 저온살균이 완전하게 되었다는 것을 의미
① Methylene blue(메틸렌블루) 환원 시험 : 우유의 세균 오염도를 간접적으로 측정, 세균에 의해 생성된 효소가 메틸렌블루를 환원·탈색시킴(탈색시간 짧을수록 오염도 높음)
③ Breed's method(브리드씨법) : 주로 생유 중 오염된 세균 측정, 일정량의 생유를 슬라이드 그라스 위에 일정 면적으로 도말 → 건조 → 염색 → 현미경 검경 → 염색된 세균 수 측정
④ 알코올 침전 시험 : 에탄올의 탈수작용(pH 높은 우유 casein 응고)을 이용한 시험, 신선유는 응고물이 생기지 않음 → 부패유 산도 0.21% 이상(우유응고, 침전물 생김)

13 **식품 중 진드기류의 번식 억제 방법이 아닌 것은?**

① 밀봉 포장에 의한 방법
② 습도를 낮추는 방법
③ 냉장 보관하는 방법
④ 30℃ 정도로 가열하는 방법

해설

④ 대부분의 진드기는 50℃ 이상에서 가열 시 사멸한다.

예방 및 구제법

- 환경적(생태적) 구제 : 환경개선(서식처 제거), 애완동물 구충
- 화학적 구제 : 창고(인화수소, Chloropicrin), 외부(유기인제)
- 기계적(물리적) 구제 : 수분함량 13% ↓, 가열, 냉동, 저온보존, 포장

10 ④ 11 ② 12 ② 13 ④ 정답

14 곰팡이의 대사산물 중 사람에게 질병이나 생리 작용의 이상을 유발하는 물질이 아닌 것은?

① aflatoxin
② citrinin
③ patulin
④ saxitoxin

해설

④ saxitoxin은 동물성 식중독 중 어패류 식중독으로 대합이나 홍합 등에 함유되어 있다.

곰팡이독

<table>
<tr><th>분 류</th><th colspan="12">Aspergillus속</th></tr>
<tr><td rowspan="6">독 소</td><td colspan="3">maltoryzine</td><td colspan="3">aflatoxin</td><td colspan="3">ocharatoxin</td><td colspan="3">sterigmatocystin</td></tr>
<tr><td colspan="3">신경독</td><td colspan="9">간장독</td></tr>
<tr><td colspan="12">Penicillium속</td></tr>
<tr><td colspan="2" rowspan="2">rubratoxin</td><td colspan="2">islanditoxin</td><td colspan="2">luteoskyrin</td><td colspan="2">citrinin</td><td colspan="2">citreoviridin</td><td colspan="2" rowspan="2">patulin</td></tr>
<tr><td colspan="8">황변미</td></tr>
<tr><td colspan="6">간장독</td><td colspan="2">신장독</td><td colspan="4">신경독</td></tr>
</table>

15 민물고기를 섭취한 일이 없는데도 간흡충에 감염되었다면 이와 가장 관계가 깊은 감염경로는?

① 채소 생식으로 인한 감염
② 가재요리 섭취로 인한 감염
③ 쇠고기 생식으로 인한 감염
④ 민물고기를 요리한 도마를 통한 감염

해설

④ 간흡충(간디스토마)의 중간숙주는 왜우렁이–잉어・붕어이며 오염된 도마, 감염된 민물고기 생식, 오염된 생수 음용에 의해 감염된다.

16 미생물학적 검사를 위해 고형 및 반고형인 검체의 균질화에 사용하는 기계는?

① 쵸퍼(chopper)
② 원심분리기(centrifuge)
③ 균질기(stomacher)
④ 냉동기(freezer)

해설

③ 균질기는 검체(액체와 고체, 반고형 등)를 균일하게 혼합・파쇄하여 균질화시키는 기기이다.

17 식품위생 분야 종사자 등의 건강진단 규칙에 따라 매년 1회씩 받아야 하는 건강진단항목이 아닌 것은?

① 성 병
② 장티푸스
③ 폐결핵
④ 전염성 피부질환

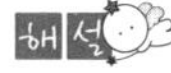

식품위생 분야 종사자의 건강진단 항목 및 횟수

- 대상 : 식품・식품첨가물(화학적 합성품・기구 등의 살균・소독제는 제외)을 채취・제조・가공・조리・저장・운반・판매하는 데 직접 종사하는 영업자 및 종업원(단, 완전 포장된 식품・식품첨가물을 운반・판매하는 데 종사하는 사람은 제외)
- 건강진단 항목 : 장티푸스(식품위생 관련 영업・집단급식소 종사자만 해당), 폐결핵, 전염성 피부질환(한센병 등 세균성 피부질환)
- 횟수 : 매 1년마다 1회 이상

18 **식품의 보존료 중 잼류, 망고처트니, 간장, 식초 등에 사용이 허용되었으나, 내분비 및 생식독성 등의 안전성이 문제가 되어 2008년 식품첨가물 지정이 취소된 것은?**

① 데히드로초산
② 프로피온산
③ 파라옥시안식향산프로필
④ 파라옥시안식향산에틸

식품보존료
Dehydroacetic acid(데히드로초산), Propionic acid(프로피온산), Ethyl p–Hydroxybenzoate(파라옥시안식향산에틸)

19 **식품첨가물의 구비조건으로 옳지 않은 것은?**

① 체내에 무해하고 축적되지 않아야 한다.
② 식품의 보존효과는 없어야 한다.
③ 이화학적 변화에 안정해야 한다.
④ 식품의 영양가를 유지시켜야 한다.

해설

식품첨가물의 구비조건
안전성, 영양가 유지, 부패·변질방지, 화학 변화에 안정 등

20 **대부분의 식중독 세균이 발육하지 못하는 온도는?**

① 37℃ 이하
② 27℃ 이하
③ 17℃ 이하
④ 3.5℃

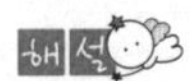

미생물 생장 온도(℃)

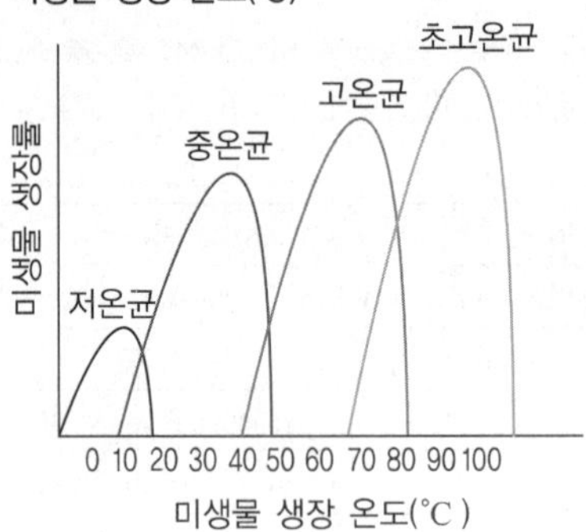

18 ③ 19 ② 20 ④ 정답

2019년 제2회 식품산업기사

01 한탄바이러스에 의해 유발되어 들쥐나 집쥐의 배설물에 있는 바이러스로 인해 감염되는 질병은?

① 유행성 출혈열 ② 야토병
③ 브루셀라증 ④ 광우병

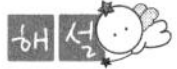

한탄바이러스(Hantaan virus)
- 설치류의 감염된 분변・타액 → 배출 → 공기 중 건조된 바이러스 → 호흡기 흡입
- 발열・오한・근육통・투통 등 증상
- 매개체
  - 야토병(Francisella tularensis) : 설치류・토끼류・진드기・등에
  - 브루셀라증(Brucella abortus・Brucella melitensis 등) : 우유・유제품의 불완전 살균처리
  - 광우병(BSE ; Bovine Spongiform Encephalopathy) : 스크래피에 걸린 면양・소해면상뇌증에 감염된 소의 육골분 등이 함유된 사료 섭취
  - 인간광우병(= CJD, vCJD) : 광우병에 감염된 소의 골・뇌부산물 등 섭취

02 어패류 생식이 주된 원이며 세균성이질과 비슷한 증상을 나타내는 식중독균은?

① 병원성 대장균 ② 보툴리누스균
③ 장구균 ④ 장염비브리오균

해설

장염비브리오균(Vibrio parahaemolyticus)
- 특 징
  - 콤마형의 호염균(3~4%의 염농도에서 잘 발육)
  - 조리대, 식칼, 도마, 행주, 환자・보균자의 분변(2차 감염)
  - 오염지역에서 수영 등으로 인한 눈・귀・상처 등에 감염 가능
  - Kanagawa 현상(용혈성) : 용혈독 생성
- 증상 : 발열(37~39℃), 수양성 설사, 두통, 복통, 메스꺼움, 구역
- 예방법 : 60℃에서 15분 또는 80℃에서 7~8분 가열, 생식 지양, 냉장보존, 담수 세척(호염성균 제거), 손・조리기구 청결유지, 칼・도마 등 교차오염 방지

03 손에 화농성 상처가 있는 사람이 만든 식품을 먹고 식중독이 일어났다면 다음 중 어느 균에 의하여 발생되었을 가능성이 있는가?

① 장염비브리오균
② 클로스트리디움 보툴리늄균
③ 살모넬라균
④ 황색포도상구균

해설

④ Staphylococcus aureus(황색포도상구균)는 그람양성의 편모가 없는 통성혐기성이며 화농성 질환의 대표적 원인균이다. 내열성이 강한 enterotoxin을 생산한다.

04 다음 중 수용성 산화방지제는?

① 디부틸히드록시톨루엔
② 부틸히드록시아니솔
③ 터셔리부틸 히드로퀴논
④ 에리토브산나트륨

해설

①・②・③ 지용성 산화방지제이다.

수용성 산화방지제
sodium erythorbate, ascorbic acid, erythorbic acid

정답 1 ① 2 ④ 3 ④ 4 ④

05 바이러스에 의한 경구감염병이 아닌 것은?

① 폴리오
② 전염성설사증
③ 콜레라
④ 유행성간염

해설

경구감염병
- 세균성 : 세균성이질, 장티푸스, 파라티푸스, 콜레라, 디프테리아, 성홍열 등
- 바이러스성 : 폴리오(= 급성회백수염 · 소아마비), 천열(= 이즈미열), 유행성A형감염, 전염성설사증 등
- 원충성 : 아메바성이질

06 단백질 식품의 부패 시 생성되는 주요 물질이 아닌 것은?

① 아 민
② 글리코겐
③ 메르캅탄
④ 암모니아

해설

부 패
고분자의 단백질 식품(함질소 유기물)이 혐기성균에 의해 분해되어 저분자 물질이 되는 과정에서 악취와 유해물질을 생성하는 현상(아민류, 암모니아, H_2S, mercaptan, phenol, 개미산, CO_2, indole, skatole 등)

07 다음 식중독균 중 내열성이 강한 포자를 형성하는 것은?

① 장염비브리오균
② 황색포도상구균
③ 보툴리누스균
④ 병원성대장균

해설

클로스트리디움 보툴리늄(Clostidium botulinum)

저산소 상태에서 위험한 독소(botulinum)를 생산하는 세균 → 신경마비성 질병(Botulism) 일으킴
↓ ↓
뉴로톡신 (botulinum neurotoxin) → 식인성 보툴리누스 중독 (food-borne botulism)

- 포 자
  - 내열성 강(포자는 121℃에서 15분간 고압증기멸균 등 가열 시 사멸)
  - 건조에 강(160℃에서 2시간 건열 시 사멸)
  - 혐기상태 발아 · 성장 → 독소 배설
- 보툴리눔 독소 : 일종의 단백질로 열로 파괴(80℃에서 20분 가열)되어 충분히 가열하면 중독 예방

08 방사능 오염물질에 대한 설명이 틀린 것은?

① Sr^{90}은 뼈에 침착하기 쉽다.
② Sr^{90}이 인체에 과량 노출될 경우 백혈병에 걸릴 가능성이 있다.
③ Cs^{13}은 인체에 과량 노출될 경우 근무력증에 걸릴 가능성이 높다.
④ Cs^{137}은 전신 근육에 축적된다.

해설

식품오염 방사능

핵 종	반감기	표적조직
^{90}Sr(스트론튬)	29년	뼈(골육종), 조혈기능 저하(백혈병)
^{131}I(요오드)	8.0일	갑상선
^{60}Co(코발트)	5.3년	췌 장
^{37}Cs(세슘)	30년	근 육

09 밀가루 개량제로 사용되는 식품첨가물이 아닌 것은?

① 과산화벤조일(희석)
② 과황산암모늄
③ 알긴산나트륨
④ L-시스테인염산염

해설

③ 알긴산나트륨은 호료이다.

밀가루 개량제
Diluted Benzoyl Peroxide(과산화벤조일), Ammonium Persulfate(과황산암모늄), Chlorine Dioxide(이산화염소), Calcium Stearoyl Lactylate(스테아릴젖산칼슘), Sodium Stearoyl Lactylate(스테아릴젖산나트륨) 등

5 ③ 6 ② 7 ③ 8 ③ 9 ③ 정답

10 **인수공통감염병에 해당하지 않는 것은?**

① 브루셀라병
② 결 핵
③ 리스테리아증
④ 디프테리아

해설

④ 디프테리아는 식품을 매개로 질병을 발생하는 세균성 경구감염병이다.

11 **식품 용기 및 포장재료에서 식품으로 이행되어 위생적 문제를 야기할 수 있는 물질이 바르게 연결된 것은?**

① 금속용기 – PCB
② 인쇄된 포장지 – 톨루엔(toluene)
③ 사일로 내부의 페인트 – 염화비닐
④ PVC병 – 중금속

해설

- toluene(톨루엔) : 톨루엔을 포함하는 산업재와 소비재(포장지 등)의 생산 · 사용 · 폐기과정 중 톨루엔 방출(호흡기 · 피부접촉 · 경구 노출)
- PCB(polychlorinated biphenyl ; 폴리염화비페닐)
  - 트랜스, 콘덴서, 절연유, 열매체 등의 용도로 사용
  - 산업폐기물의 누출 · 유출 · 투기 · 폐기 · 소각 · 배기에 의한 환경오염
- 염화비닐(Polyvinyl chloride)
  - 일명 PVC이며 가장 맹독성 수지
  - 병, 뚜껑, 식육제품 포장
- 중금속
  - 수은(Hg) : 콩나물 재배 시의 소독제(유기수은제), 수은을 포함한 공장폐수로 인한 어패류의 오염
  - 납(Pb) : 통조림 땜납, 도자기 · 법랑 용기의 안료 · 납 성분이 함유된 수도관 등
  - 카드뮴(Cd) : 법랑 용기 · 도자기 안료 성분의 용출, 제련 공장, 광산 폐수에 의한 어패류와 농작물의 오염
  - Cu(구리) : 부식된 구리제 식기 · 기구 등 녹청
  - Zn(아연) : 아연으로 도금된 조리기구 · 통조림으로 산성식품에 의해 용출

12 **HACCP 관리계획의 적절성과 실행 여부를 정기적으로 평가하는 일련의 활동을 무엇이라 하는가?**

① 중요관리점
② 개선조치
③ 검 증
④ 위해요소분석

해설

③ 검증(Verification) : HACCP 관리계획의 적절성과 실행 여부를 정기적으로 평가하는 일련의 활동(적용방법과 절차, 확인 및 기타 평가 등을 수행하는 행위를 포함)
① 중요관리점(Critical Control Point ; CCP) : 식품안전관리인증기준을 적용하여 식품의 위해요소를 예방 · 제거하거나 허용수준 이하로 감소시켜 당해 식품의 안전성을 확보할 수 있는 중요한 단계 · 과정 또는 공정
② 개선조치(Corrective Action) : 모니터링 결과 중요관리점의 한계기준을 이탈할 경우에 취하는 일련의 조치
④ 위해요소(Hazard) : 인체의 건강을 해할 우려가 있는 생물학적, 화학적 또는 물리적 인자나 조건(식품위생법 제4조 위해식품 등의 판매 등 금지의 규정에서 정하고 있는 것)

13 **식중독 예방을 위한 시설 · 설비의 위생관리에 관한 설명이 틀린 것은?**

① 수증기열 및 냄새 등을 배기시키고 조리장의 적정 온도를 유지시킬 수 있는 환기시설이 갖추어 있어야 한다.
② 내벽은 내수처리를 하여야 하며, 미생물이 번식하지 아니하도록 청결하게 관리하여야 한다.
③ 바닥은 내수처리가 되어 있고 가급적 미끄러지지 않는 재질이어야 한다.
④ 경사가 지면 미끄러짐 등의 안전 위험이 있으므로 경사가 없도록 한다.

해설

④ 작업장 바닥은 물이 고이지 않도록 적절한 경사(1m에 1.5cm 높이)를 둔다.

정답 10 ④ 11 ② 12 ③ 13 ④

14 **식품공장에서 사용되는 용수에 대한 기본적인 처리방법에 해당되지 않는 것은?**

① 여 과
② 경 화
③ 침 전
④ 연 화

해설

용수처리법에는 침전, 경수연화, 여과(활성탄, 모래, 세라믹, 맥반석, 규조토, 마이크로필터, 한외여과(Ultra Filter), 역삼투막, 이온교환수지), 흡착 등이 있다.

15 **다음 중 살균력이 가장 강한 자외선 파장은?**

① 260nm
② 350nm
③ 400nm
④ 546nm

해설

자외선
- 살균력이 강한 파장은 2,537Å(250~260nm)이다.
- 사용이 간편하다.
- 균에 내성을 주지 않는다.
- 식품품질의 변화가 없다(식품 내부까지는 살균이 되지 않음 → 표면살균처리).
- 잔류효과가 없다.

16 **테트로도톡신에 대한 설명으로 틀린 것은?**

① 물에 녹지 않는다.
② 산에 안정하다.
③ 알칼리에 안정하다.
④ 열에 안정하다.

해설

tetrodotoxin(테트로도톡신)
- 복어 난소에 함유되어 있는 신경독(청산가리의 1,000배의 독성)이다.
- 물에 녹지 않으며 열에 안정하여 끓여도 잘 파괴되지 않는다.
- 치사율이 60%로 매우 높다.
- 산에 안정하나 알칼리에는 약하다(4% NaOH 용액에서는 20분 내에 가수분해 → 무독화).
- 중독증상 : 혀의 지각마비・구토・감각둔화・보행곤란 등 → 골격근의 완전마비・호흡곤란・의식혼탁 등 → 의식불명・호흡정지로 사망

17 **식품첨가물로서 규소수지의 사용 용도는?**

① 거품제거제
② 껌기초제
③ 유화제
④ 효 료

① Silicon Resin(규소수지)은 식품 제조 시 거품 생성을 방지하거나 감소시키기 위해 사용되는 식품첨가물 중 하나인 소포제이다.

18 **훈연제품에서 주로 발견될 수 있는 발암성 물질은?**

① trans 불포화지방산
② benzopyrene
③ carmine
④ trichloroethylene

해설

② benzopyrene(벤조피렌) : 식품 가열가공・훈연과정(훈연품・구운 생선・구운 육류 등)과 석탄・석유・목재의 불완전한 연소 시 생성되는 발암성 물질
① trans 불포화지방산 : 식물성 기름을 수소첨가에 의해 경화시킨 트랜스지방산(마가린・쇼트닝)
③ carmine(카민) : 식품첨가물의 붉은색 착색제
④ trichloroethylene(트리클로로에틸렌) : 유지 추출용제

14 ② 15 ① 16 ③ 17 ① 18 ② 정답

19 유통기한 설정 실험을 생략할 수 있는 경우는?

① 살균 방법 변경 시
② 제품의 배합비율 및 성상 변경 시
③ 제품명 변경 시
④ 소매포장 변경 시

해설

유통기한 실험을 수행해야 하는 경우
- 새로운 제품의 개발 시
- 제품 배합비율 변경 시
- 제품의 가공공정의 변경 시
- 제품의 포장재질 및 포장방법의 변경 시
- 소매포장 변경 시

유통기한 설정 실험의 생략 가능한 경우
- 식품의 권장유통기간 이내로 설정하는 경우
- 유통기한 표시를 생략할 수 있는 식품에 해당하는 경우
- 신규 품목제조보고 제품이 기존 제품과 괄호와 동일한 경우(식품유형, 성상, 포장재질, 보존·유통 온도, 보존료 사용 여부, 유탕·유처리 여부, 살균 또는 멸균 방법)
- 유통기한 설정과 관련한 국내·외 식품관련 학술지 등재 논문, 정부기관 또는 정부출연기관의 연구보고서, 한국식품공업협회 및 동업자조합에서 발간한 보고서를 인용하여 유통기한을 설정하는 경우

20 식품의 용기로 사용되는 플라스틱에 대한 단량체(monometer)의 양을 규제하는 이유는?

① 포장의 기능성 향상을 위하여
② 품질적으로 안정된 재질을 얻기 위하여
③ 식품에 혼입되어 건강상 유해하기 때문에
④ 포장재질의 광택을 좋게 하기 위하여

정답 19 ③ 20 ③

2019년 제3회 식품산업기사

01 세균성 식중독 중 일반적으로 잠복기가 가장 짧은 것은?

① 황색포도상구균 ② 장염비브리오균
③ 대장균 ④ 살모넬라균

해설
① 황색포도상구균의 잠복기는 1~5시간(평균 3시간)으로 세균성 식중독 중 가장 짧다.

02 염장 중 소금의 방부작용이 아닌 것은?

① 삼투압에 의한 탈수작용
② 원형질 분리에 의한 세균세포 사멸
③ 단백질 분해효소의 저해작용
④ 산소의 용해도 증가에 의한 작용

해설
④ 산소의 용해도 감소에 의한 작용

03 보툴리누스 식중독이 식품위생상 중요한 이유는?

① 항균제로는 아포의 발아 및 균의 증식이 방지되지 않기 때문이다.
② 발병 전 섭취자에게 항독소를 투여하여도 예방이 되지 않기 때문이다.
③ 균이 생산한 독소가 열에 의해 파괴되지 않는 복합단백질이기 때문이다.
④ 균이 생산한 아포가 내열성이 강하여 장시간 끓여도 살균되지 않기 때문이다.

해설
④ 클로스트리디움 보툴리눔은 그람양성의 아포형성균으로 열에 강하여 121℃, 15분간 가열 시 사멸된다.

04 식품의 사후관리 강화방안으로 식품의 유통과정에서 문제점이 발생하였을 때 그 제품을 회수하여 폐기하는 제도는?

① Quality control 제도
② Recall 제도
③ HACCP 제도
④ GMP 제도

해설
Recall 제도
식품의 유통과정 중 식품 안전 및 품질에 문제점이 발생하였을 때 자진회수(리콜)하여 폐기하는 소비자보호 제도

05 식품첨가물과 주요용도의 연결이 틀린 것은?

① 황산제일철 – 영양강화제
② 무수아황산 – 발색제
③ 아질산나트륨 – 보존료
④ 질산칼륨 – 발색제

해설
② 무수아황산 – 표백제

06 신선한 패류의 보존 시 시간의 경과에 따른 pH 변화는?

① 높아진다.
② 낮아진다.
③ 중성을 유지한다.
④ 변함없다.

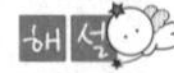
해설
패류는 글리코겐 함량이 많아 보존 시 젖산이 생성되어 pH는 낮아진다.

1 ① 2 ④ 3 ④ 4 ② 5 ② 6 ② 정답

07 부패한 사과가 혼입된 원료를 사용하여 착즙한 사과주스에서 검출될 수 있는 독소 성분은?

① aflatoxin
② patulin
③ citrinin
④ ergotoxine

해설

② 신경독소 Patulin(파튜린)은 사과의 부패곰팡이 Penicillium expansum으로부터 대량으로 생산되어, 부패한 과실이나 그 가공품인 과실 주스에서 검출 예가 보고되고 있다.

08 김밥 등의 편의식품 등에 존재할 수 있으며 아포를 생성하는 독소형 식중독균은?

① 살모넬라
② 바실러스 세레우스
③ 리스테리아
④ 비브리오

해설

② 바실러스 세레우스는 그람양성의 포자형성균으로 설사형 독소와 구토형 독소가 있다. 구토형 독소의 감염원은 쌀밥 · 볶음밥 · 복합조미식품(김밥 등) 등과 같은 탄수화물 식품에서 주로 발생한다.

09 수질을 나타내는 지표 BOD의 표시사항은?

① 화학적 산소요구량
② 생물학적 산소요구량
③ 생물학적 환경오염도
④ 용존 산소량

해설

생물화학적 산소요구량(Biochemical Oxygen Demand ; BOD)
오염된 물의 수질을 표시하는 지표로 수중의 유기물을 호기성 미생물이 분해시키는 데 소모되는 산소량

10 시료의 대장균 검사에서 최확수(MPN)가 300이라면 검체 1L 중에 얼마의 대장균이 들어 있는가?

① 30 ② 300
③ 3,000 ④ 30,000

해설

대장균의 정량시험법-확정시험
추정시험에서 양성으로 확인된 MMGM 시험관 배양액을 BCIG 한천배지에 분리 배양한다. 44±1℃에서 24±2시간 배양 후 청록색의 전형적인 집락이 발생되면 대장균(E. coli) 양성이라고 판정하고 최확수표에 따라 검체 100g 중의 대장균수를 산출한다.
100mL : 300(MPN) = 1,000mL(1L) : x

11 식품의 유통기한 설정 실험 시 조정조건에 대한 설명으로 틀린 것은?(단, 예외규정은 제외한다)

① 실온유통제품 : 실온이라 함은 0~25℃를 말하며, 원칙적으로 25℃를 포함하여 선정한다.
② 상온유통제품 : 상온이라 함은 15~25℃를 말하며, 25℃를 포함하여 선정하여야 한다.
③ 냉장유통제품 : 냉장이라 함은 0~10℃를 말하며, 원칙적으로 10℃를 포함한 냉장온도를 선정하여야 한다.
④ 냉동유통제품 : 냉동이라 함은 -18℃ 이하를 말하며, 품질변화를 최소화될 수 있도록 냉장온도를 선정하여야 한다.

해설

① 실온유통제품 : 실온이라 함은 1~35℃를 말하며, 35℃를 포함하되 제품의 특성에 따라 봄, 가을, 여름, 겨울을 고려하여 선정하여야 한다.

정답 7 ② 8 ② 9 ② 10 ③ 11 ①

12 **식품첨가물의 주용도 분류에 해당하지 않는 것은?**

① 탈수제 ② 착색료
③ 증점제 ④ 보존료

해설

식품첨가물 용도별 분류(32)
감미료, 고결방지제, 거품제거제, 껌기초제, 밀가루개량제, 발색제, 보존료, 분사제, 산도조절제, 산화방지제, 살균제, 습윤제, 안정제, 여과보조제, 영양강화제, 유화제, 이형제, 응고제, 제조용제, 젤형성제, 증점제, 착색료, 청관제, 추출용제, 충전제, 팽창제, 표백제, 표면처리제, 피막제, 향미증진제, 향료, 효소제

13 **만손주혈흡충은 다음 중 어떤 식품을 날것으로 먹었을 때 감염되기 쉬운가?**

① 분뇨를 사용하여 재배한 채소
② 브루셀라증에 감염된 젖소에서 생산된 우유
③ 유기염소제 농약을 살충제로 사용한 과일
④ 뱀, 개구리, 닭고기 등의 파충류, 양서류, 조류

해설

정답은 ④로 발표되었으나 이는 잘못된 문제이다. 만손주혈흡충에 해당하는 답을 찾아야 하지만 정답으로 처리된 ④는 만손열두조충에 관한 것이며, 나머지 보기들 역시 옳지 않다.

만손주혈흡충 : 중간숙주(달팽이) → 최종숙주(사람)
- 보유숙주 : Baboon 원숭이(아프리카에서 가장 중요한 보유숙주), 개, 쥐, 생쥐, 두더지 등
- 중간숙주 : Biomphalaria속의 패류가 감염을 전파

만손열두조충
- 제1중간숙주 : 물벼룩
- 제2중간숙주 : 설치류, 개구리(올챙이 포함), 뱀, 사람, 조류, 포유류 등

14 **회충알을 사멸시킬 수 있는 능력이 가장 강한 처리 또는 조건은?**

① 중성세제 ② 저 온
③ 건 조 ④ 가 열

해설

충란은 저온 · 건조 · 소독 약제에 대한 저항력이 강하나 열에 약해 가열에 의해 쉽게 사멸된다.

15 **인, 질소 등의 농도가 높은 공장이나 도시의 폐수가 해수에 유입되어 폭발적으로 플랑크톤이 대량 증식하여 색조를 띠는 현상은?**

① 적조 현상 ② 부영양화 현상
③ 폐사 현상 ④ 수온상승 현상

해설

적조 현상(red-tide)
생활하수, 산업폐수, 농 · 축산폐수(질소 · 인 · 비타민 등 농도 높음)가 해수에 유입되어 수온과 일조량 등의 적절한 해양환경이 조성되면 식물 플랑크톤의 대량 번식으로 바닷물의 색깔이 적색 · 황색 · 적갈색 등으로 변색되는 자연 현상

16 **보존료로서의 구비조건이 아닌 것은?**

① 독성이 없을 것
② 색깔이 양호할 것
③ 사용이 간편할 것
④ 미량으로 효과가 있을 것

해설

식품첨가물의 구비 조건
- 값이 저렴하고 미량으로도 충분한 효과를 나타낼 수 있으며 사용방법이 간편할 것
- 국제적으로 안전성 평가가 완료되어 안전성에 문제가 없는 것이 확인된 것(국제적으로 널리 사용되고 있는 것)
- 과학적으로 검토 가능한 자료를 구비하고 있는 것
- 그 사용이 소비자에게 이점이 되는 것
  - 식품의 제조 · 가공에 필수적인 것
  - 식품의 영양가를 유지시킬 수 있는 것
  - 부패 · 변질 · 기타 화학 변화 등을 방지할 수 있는 것
- 이미 지정되어 있는 것과 비교하여 동등하거나 다른 효과를 나타낼 수 있는 것

12 ① 13 정답 없음 14 ④ 15 ① 16 ② 정답

17 **식품첨가물의 기준 및 규격 중 사용기준에 규정된 제한 범위가 아닌 것은?**

① 합성 첨가물만을 사용할 것으로 제한
② 대상품목의 제한
③ 사용농도의 제한
④ 사용목적의 제한

식품첨가물의 안전한 사용을 위해 사용대상 식품 및 사용량, 사용목적 등 사용에 관한 규정을 설정·관리한다.

18 **선모충(Trichinella spiralis)의 감염을 방지하기 위한 방법은?**

① 송어 생식금지 ② 쇠고기 생식금지
③ 어패류 생식금지 ④ 돼지고기 생식금지

④ 선모충은 육류(특히 돼지)에서 감염되는 기생충으로 근육의 생식금지와 충분한 가열 후 섭취로 예방할 수 있다.

19 **황변미 식중독의 원인독소가 아닌 것은?**

① aflatoxin
② citrinin
③ islanditoxin
④ luteoskyrin

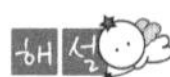

황변미독은 Penicillium 속의 곰팡이가 저장 중인 쌀에 번식할 때 생성하는 독소로 Islanditoxin(간장독), Luteoskyrin(간장독), Citreoviridin(신경독), Citrinin(신장독)이 있다.

20 **주류 등의 발효 과정에서 생성되는 부산물로 국제암연구기관(IARC)에 의해 발암성 물질로 분류된 에틸카바메이트의 주요 전구물질이 아닌 것은?**

① 아르기닌
② 시트룰린
③ 우레아
④ 카바릴

아르기닌(arginine), 시트룰린(citruline)을 이용한 이스트(yest)의 대사과정에서 요소(urea)가 에탄올과 반응하여 에틸카바메이트를 생성한다(저장기간이 길수록·숙성온도 높을수록·가열할수록 에틸카바메이트 증가).

정답 17 ① 18 ④ 19 ① 20 ④

2018년 제1회 식품산업기사

01 먹는물의 수질기준 중 미생물에 관한 일반 기준으로 잘못된 것은?

① 일반세균은 1mL 중 100CFU를 넘지 아니할 것(샘물 및 염지하수 제외)
② 총 대장균군은 100mL에서 검출되지 아니할 것(샘물, 먹는샘물, 염지하수, 먹는염지하수 및 먹는해양심층수 제외)
③ 살모넬라, 쉬겔라는 완전 음성일 것(샘물, 먹는샘물, 염지하수, 먹는염지하수 및 먹는해양심층수의 경우)
④ 여시니아균은 2L에서 검출되지 아니할 것(먹는물공동시설의 물의 경우)

해설

③ 분원성 연쇄상구균 · 녹농균 · 살모넬라 · 쉬겔라는 250mL에서 검출되지 아니할 것(샘물, 먹는샘물, 염지하수, 먹는염지하수 및 먹는해양심층수의 경우 제외할 것)

02 민물의 게 또는 가재가 제2중간숙주인 기생충은?

① 폐흡충
② 무구조충
③ 요 충
④ 요코가와흡충

해설

② 무구조충(민촌충) : 쇠고기
③ 요충 : 채소류
④ 요코가와흡충 : 다슬기 → 은어 · 잉어 · 붕어

03 단백질 식품이 불에 탈 때 생성되어 발암물질로 작용할 수 있는 것은?

① trihalomethane
② polychlorobiphenyl
③ benzopyrene
④ choline

해설

③ benzopyrene : 육류와 생선류 등을 고온에서의 가열 조리 · 가공 과정에서 탄수화물 · 단백질 · 지방이 분해되어 생성
① trihalomethane : 수돗물 염소 소독 시 유기물질과의 반응과정에서 생성
② polychlorobiphenyl(PCB) : 윤활유 · 가소제 · 열매체 등 다용도로 사용되는 물질로 환경오염과 인체에 축적됨(미강유 탈취공정에서 열매체로 이용하는 물질이 미강유에 혼입되었던 사건)
④ choline : 지방질의 합성 · 운반에 중요한 역할

04 다음 중 산패와 관계가 있는 것은?

① 단백질의 분해
② 탄수화물의 변질
③ 지방의 산화
④ 지방의 환원

해설

• 산패 : 지방
• 부패 : 단백질
• 변패 : 탄수화물

1 ③ 2 ① 3 ③ 4 ③ 정답

05 Aspergillus flavus가 aflatoxin을 생산하는 데 필요한 조건과 가장 거리가 먼 것은?

① 최적 온도 : 25~30℃
② 최적 상대습도 : 80% 이상
③ 기질의 수분 : 16% 이상
④ 주요 기질 : 육류 등의 단백질 식품

해설

④ 주요 기질은 쌀・보리 등의 탄수화물이 풍부한 곡식류이다.

06 해수에 존재하는 호염성의 식중독 원인세균은?

① 포도상구균
② 웰치균
③ 장염비브리오균
④ 살모넬라균

해설

③ 장염비브리오(Vibrio) 식중독의 원인균은 Vibrio parahaemolyticus로 3~4% 식염농도에서 잘 발육하는 호염균이다. 원인식품은 해산어패류로 생선회나 초밥 등으로 주 증상은 복통・설사・발열이 있다. 예방방법은 가열조리・교차오염 방지・생식의 지양이다.

07 공장 폐수에 의해 바닷물에 질소, 인 등의 함량이 증가하여 플랑크톤이 다량 번식하고 용존 산소가 감소되어 어패류의 폐사와 유독화가 일어나는 현상은?

① 부영양화 현상
② 신나천(神奈川) 현상
③ 스모그 현상
④ 밀스링케(Mills-Reincke) 현상

해설

① 부영양화 현상은 강・호수・바다에 영양염류(질소・인)의 농도가 높아져 적조 등의 문제가 발생되어 어패류가 폐사되는 것이다.

08 미생물 중 특히 곰팡이의 증식을 억제하여 치즈, 식육가공품 등에 사용하는 합성보존료는?

① 소르빈산
② 살리실산
③ 안식향산
④ 데히드로초산

해설

② 살리실산 : 사용 금지된 식품보존료
③ 안식향산 : 간장, 과실・채소음료 등에 사용되는 식품보존료
④ 데히드로초산 : 치즈, 버터, 마가린류에 사용되는 식품보존료

09 식품의 보존방법 중 방사선조사에 대한 설명으로 틀린 것은?

① 1kGy 이하의 저선량 방사선 조사를 통해 발아억제, 기생충 박멸, 숙도 지연 등의 효과를 얻을 수 있다.
② 바이러스의 사멸을 위해서는 발아 억제를 위한 조사보다 높은 선량이 필요하다.
③ 10kGy 이하의 저선량 방사선 조사로는 모든 병원균을 완전히 사멸시키지는 못한다.
④ 안전성을 고려하여 식품에 사용이 허용된 방사선은 ^{140}Ba이다.

해설

④ 방사선 조사식품은 전리방사선(^{60}Co, 10MeV 이하의 전자선)을 이용해 식품을 처리하는 기술로 식품의 발아억제, 살균, 살충, 숙도조절을 위해 사용한다.

10 무구조충에 대한 설명으로 틀린 것은?

① 세계적으로 쇠고기 생식 지역에 분포한다.
② 소를 숙주로 해서 인체에 감염된다.
③ 감염되면 소화장애, 복통, 설사 등의 증세를 보인다.
④ 갈고리촌충이라고도 하며, 사람의 소장에 기생한다.

해설

④ 무구조충은 민촌충이라고도 하며, 성충은 사람의 소장에 기생한다.

정답 5 ④ 6 ③ 7 ① 8 ① 9 ④ 10 ④

11 **비브리오 패혈증에 대한 설명으로 틀린 것은?**

① 원인균은 V.parahaemolyticus이다.
② 간 질환자나 당뇨 환자들이 걸리기 쉽다.
③ 전형적인 증상은 무기력증, 오한, 발열 등이다.
④ 감염을 피하기 위해 수온이 높은 여름철에 조개류나 낙지류의 생식을 피하는 것이 좋다.

해설

비브리오균

Vibrio 속 정리	
Vibrio	cholerae(콜레라)
	vulnificus(비브리오 패혈증)
	parahaemolyticus(장염비브리오)

12 **식품오염물은 음식물에 직접 또는 먹이사슬에 의한 생물농축을 통해 인체건강장해를일으키는 환경오염물질을 발생시키는데, 그 발생 원인과 거리가 먼 것은?**

① 식품 또는 첨가물의 오용 및 남용 등에 의한 경우
② 식품의 제조, 가공과정에서 유해물질이 혼입되는 경우
③ 기구나 용기포장에서 유해물질이 용출된 경우
④ 물리적 변화로 인한 식품조직의 변형에 의한 경우

해설

④ 물리적 변화로 생긴 식품조직의 변형은 인체의 유해한 영향을 주는 환경오염물질을 발생시키지 않는다.

13 **초기 부패의 식별법이 아닌 것은?**

① 생균수 측정
② 휘발성 염기질소의 정량
③ 히스타민(histamine)의 정량
④ 환원당 측정

해설

식품의 초기부패 판정법에는 관능검사, 물리적 검사, 생물학적 검사(생균수 측정), 화학적 검사(휘발성 염기질소, TMA, 히스타민, K값, pH)가 있다.

14 **Cl.perfringens에 의한 식중독에 관한 설명으로 옳은 것은?**

① 우리나라에서는 발생이 보고된 바가 없다.
② 육류와 같은 고단백질 식품보다는 채소류가 자주 관련된다.
③ 일반적으로 병독성이 강하여 적은 균수로도 식중독을 야기한다.
④ 포자 형성(sporulation)이 일어나는 경우에만 식중독이 발생한다.

해설

④ 그람양성의 편성혐기성 간균으로 아포를 형성하며 아포의 발아 시 독소를 생성하여 오염된 식품을 섭취하게 되면 식중독이 발생한다.

15 **식품보존료로서 안식향산(benzoic acid)을 사용할 수 없는 식품은?**

① 과일·채소류 음료
② 탄산음료
③ 인삼음료
④ 발효음료류

해설

안식향산(benzoic acid)

- 산성식품·쉽게 산화될 수 있는 식품(비탄산함유 청량음료·과일주스·사이다 등)의 보존에 적합
- 탄산음료, 과일·채소음료(비가열제품 제외), 기타음료(분말제품 제외)·인삼·홍삼음료, 간장(한식·양조·산분해·효소분해·혼합), 마가린, 잼류, 마요네즈, 절임식품, 망고처트니, 알로에 전입 건강식품에 사용 가능

16 **간디스토마의 일종인 피낭유충(metacercaria)을 사멸시키지 못하는 조건은?**

① 열 탕 ② 냉동결빙
③ 간 장 ④ 식 초

11 ① 12 ④ 13 ④ 14 ④ 15 ④ 16 ② 정답

17 **표백작용과 관계없는 것은?**

① 산성 제일인산칼륨
② 과산화수소
③ 무수아황산
④ 아황산나트륨

해설

① 제일인산칼륨(Potassium Phosphate) : 산도조절제, 팽창제

18 **식품 등의 위생적인 취급에 관한 기준이 틀린 것은?**

① 부패·변질되기 쉬운 원료는 냉동·냉장시설에 보관하여야 한다.
② 제조·가공·조리· 또는 포장에 직접 종사하는 사람은 위생모를 착용하여야 한다.
③ 최소 판매 단위로 포장된 식품이라도 소비자 수요에 따라 탄력적으로 분할하여 판매할 수 있다.
④ 식품 등의 제조·가공·조리에 직접 사용되는 기계·기구는 사용 후에 세척·살균하여야 한다.

해설

③ 어육제품, 특수용도식품(체중조절용 조제식품 제외), 통·병조림 제품, 레토르트식품, 전분, 장류 및 식초는 소분·판매해서는 안 된다.

19 **식품첨가물의 사용에 대한 설명이 틀린 것은?**

① 효과 및 안전성에 기초를 두고 최소한의 양을 사용해야 한다.
② 식품첨가물의 원료 자체가 완전 무해하면 성분 규격이 따로 정해져 있지 않다.
③ 식품첨가물의 사용으로 심각한 영양 손실을 초래할 경우, 그 사용은 고려되어야 한다.
④ 천연첨가물의 제조에 사용되는 추출 용매는 식품첨가물공전에 등재된 것으로서 개별 규격에 적합한 것이어야 한다.

해설

② 제조·가공·사용·보존 방법에 관한 기준과 규격을 정함으로써 식품첨가물의 안전한 품질을 확보하여 안전하게 사용하도록 하여 국민 보건에 이바지한다.

20 **수질오염과 관련하여 공장 폐수의 어류에 대한 치사량을 구하는 데 사용되는 단위는?**

① LD_{50}　　② LC
③ ADI　　④ TLm

해설

④ TLm(Median Tolerance Limit) : 반수생존한계농도. 어류 중 50%가 살아남을 수 있는 농도
① LD_{50}(Lethal Dose 50) : 반수치사량. 동물의 50%를 사망시킬 수 있는 독성물질의 양
② LC(Lethal Concentration) : 치사농도. 동물을 죽일 수 있는 독성물질의 농도
③ ADI(Acceptable Daily Intake) : 1일 섭취 허용량

정답 17 ① 18 ③ 19 ② 20 ④

2018년 제2회 식품산업기사

01 오크라톡신(ochratoxin)은 무엇에 의해 생성되는 독소인가?

① 곰팡이 ② 세 균
③ 바이러스 ④ 복어의 일종

해설

① 옥수수를 주요 기질로 하고 있으며 주로 Aspergillus ochraceus 등에 의한 곰팡이 독소이다.

02 공장지대의 매연 및 훈연한 육제품 등에서 검출 분리되는 강력한 발암성 물질로 식품오염에 특히 주의하여야 하는 다환방향족 탄화수소는?

① methionine sulfoximine
② polychlorobiphenyl
③ nitroaniline
④ benzopyrene

해설

④ 벤조피렌(benzo[a]pyrene)은 유기물이 불완전 연소될 때 생성되는 다환방향족 탄화수소(PAHs)의 일종으로 자동차매연, 담배연기, 볶음식품 등으로부터 발생되며 대장암・유방암 등을 유발한다.

03 식품의 포장재로 사용되는 종이류가 위생상 문제가 되는 이유가 아닌 것은?

① 형광 염료의 이행
② 포장 착색료의 용출
③ 저분자량 물질의 혼입
④ 납 등 유해물질의 혼입

해설

종이제 규격
- 잔류규격(mg/kg) : PCBs(5 이하)
- 용출규격(mg/L) : 비소(0.1 이하(As_2O_3로서)), 납(1 이하), 포름알데히드(4 이하), 형광증백제(불검출)

04 다음의 목적과 기능을 하는 식품첨가물은?

- 식품의 제조 과정이나 최종제품의 pH 조절을 위한 완충 역할
- 부패균이나 식중독 원인균을 억제하는 식품 보존제 기능
- 유지의 항산화제나 갈색화 반응 억제 시의 상승제
- 밀가루 반죽의 점도 조절제

① 산미료(acidulant)
② 조미료(seasoning)
③ 호료(thickening agent)
④ 유화제(emulsifier)

해설

① 산미료는 산도조절제・조미료(신맛)로 사용되는 식품첨가물이다.
② 조미료는 음식의 맛을 돋우기 위한 식품첨가물이다.
③ 호료는 점성・안전성을 높여 식품 형태 유지와 텍스처를 좋게 하는 식품첨가물이다.
④ 유화제는 섞이지 않는 두 개의 액체를 잘 안정한 애멀션으로 만드는 식품첨가물이다.

1 ① 2 ④ 3 ③ 4 ① 정답

05 **대장균의 추정, 확정, 완전시험에서 사용되는 배지가 아닌 것은?**

① TCBS agar
② Endo agar
③ EMB agar
④ BGLB

해설
① TCBS agar는 장염비브리오균 분리 · 확인에 사용되는 배지이다.

06 **폐기물 처리에 대한 설명으로 옳지 않은 것은?**

① 용기는 밀폐구조이어야 한다.
② 용기의 세척 · 소독은 적정 주기로 이루어져야 한다.
③ 식품용기와 구분되어야 한다.
④ 용기는 냄새가 누출되어도 된다.

해설
④ 악취 등의 냄새는 생활환경에 위해를 주지 않아야 한다.

07 **식중독의 발생 조건으로 틀린 것은?**

① 원인 세균이 식품에 부착하면 어떤 경우라도 발생한다.
② 특수원인세균으로서 특정 식품을 오염시키는 특수 관계가 성립하는 경우가 있다.
③ 적합한 습도와 온도일 때 식중독 세균이 발육한다.
④ 일반인에 비하여 면역기능이 저하된 위험군은 식중독 세균에 감염 시 발병할 가능성이 더 높다.

해설
① 세균의 식품에 부착하더라도 온도, Aw등의 생육환경 조건을 갖추고 일정 균량 이상으로 증식하여야만 식중독이 발생한다.

08 **위해물질은 bisphenol의 사용용도가 아닌 것은?**

① 폴리카보네이트수지
② 농약첨가제
③ 플라스틱강화제
④ 질산연

해설
비스페놀 A(bisphenol A ; BPA)가 사용되는 기본 원료
- 폴리카보네이트 플라스틱 (polycarbonate plastic) : 자동차 부품 · 젖병 · 플라스틱 그릇 · 안경렌즈 · 충격 방지제 등
- 에폭시 레진(epoxy resin) : 식료품의 캔 · 병마개 · 식품포장재 · 치과용 수지
- 합성수지 제조 시 산화방지제와 염화비닐 안정제로 사용

09 **식품의 포장 및 용기에 있는 아래 도안의 의미는?**

① 방사선 조사처리 식품
② 유기농법 식품
③ 녹색 신고 식품
④ 천연 첨가물 함유식품

해설
① 방사선 조사처리 식품은 에너지를 이용하여 식품의 외관 · 맛 · 품질 등에 영향을 주지 않는 비가열 살균처리로 식품의 발아억제 · 숙도조절 · 세균 및 기생충 사멸 등을 목적으로 1회만 조사를 허용하고 있다.

10 **개인위생이란?**

① 식품종사자들이 사용하는 비누나 탈취제의 종류
② 식품종사자들이 일주일에 목욕하는 횟수
③ 식품종사자들이 건강, 위생복장 착용 및 청결을 유지하는 것
④ 식품종사자들이 작업 중 항상 장갑을 끼는 것

정답 5 ① 6 ④ 7 ① 8 ④ 9 ① 10 ③

11 간장을 양조할 때 착색료로서 가장 많이 쓰이는 첨가물은?

① caramel
② methionine
③ menthol
④ vanillin

해설
① 당에 열을 가하면 당이 분해되면서 갈색화되는 과정을 캐러멜화 반응이라 한다. 이때 형성된 갈색의 생성물을 캐러멜(초당)이라 하며 착색, 조미, 착향에 이용된다.

12 식품 등의 표시기준에 의거 아래의 표시가 잘못된 이유는?

두부제품에 "소르빈산 무첨가, 무보존료"로 표시

① 식품 등의 표시사항에 해당하지 않는 식품첨가물의 표시
② 원래의 식품에 해당 식품첨가물이 함량이 전혀 들어있지 않은 경우 그 영양소에 대한 강조표시
③ 해당 식품에 사용하지 못하도록 한 식품첨가물에 대하여 사용을 하지 않았다는 표시
④ 건강기능식품과 혼동하여 소비자가 오인할 수 있는 표시

해설
③ 식품첨가물을 사용하지 않았다는 표시

13 콜라 음료의 산미료로 사용되는 것은?

① 구연산　② 사과산
③ 인 산　④ 젖 산

해설
③ 인산(Phosphoric acid)은 산도조절제로 무색의 투명한 시럽상태로 냄새가 없어 콜라 음료에 식품첨가물로 사용된다.

14 바실러스 세레우스(Bacillus cereus)를 MYP 한천배지에 배양한 결과 집락의 색깔은?

① 분홍색　② 흰 색
③ 녹 색　④ 흑녹색

해설
바실러스 세레우스 정성시험법
검체 25g(25mL)에 225mL의 희석액을 가함 → 균질화한 검액을 MYP 한천배지에 접종 → 30℃에서 24시간 배양 → 배양 후 혼탁한 환을 갖는 분홍색 집락을 선별(명확하지 않을 경우 24시간 더 배양하여 관찰)

15 쥐와 관련되어 감염되는 질병이 아닌 것은?

① 유행성출혈열
② 살모넬라증
③ 페스트
④ 폴리오

해설
④ 급성회백수염(폴리오)은 신경친화성 바이러스로 인두・후두의 분비물에 의해 비말감염과 분변으로 인한 경구 경로로 감염된다.

16 다음의 첨가물 중 현재 살균제로 지정되고 있는 것은?

① 아황산나트륨
② 차아염소산나트륨
③ 프로피온산
④ 소르빈산

해설
① 아황산나트륨(Sodium Sulfite) : 표백제, 보존료, 산화방지제
③ 프로피온산(Propionic Acid) : 보존료
④ 소르빈산(Sorbic Acid) : 보존료

11 ① 12 ③ 13 ③ 14 ① 15 ④ 16 ② 정답

17 리케치아에 의하여 감염되는 질병은?

① 탄저병 ② 비 저
③ Q 열 ④ 광견병

해설

리케치아(Rickettsia)는 세균과 바이러스의 중간 크기의 미생물로 이, 진드기 등의 절지동물에 기생하여 이를 매개로 감염된다. 발진티푸스(이), Q열, 록키산열 등이 있다.

18 식품위생 검사와 가장 관계가 깊은 세균은?

① 대장균 ② 젖산균
③ 초산균 ④ 낙산균

해설

① 대장균은 분변오염지표균으로 이용된다.

19 인체에 감염되어도 충란이 분변으로 배출되지 않는 기생충은?

① 아니사키스 ② 유구조충
③ 폐흡충 ④ 회 충

해설

① 고래회충(Anisakis)은 가늘고 짧은 모양의 선충으로 어류의 내장에 기생하며 어류가 죽으면 근육으로 이행하는데 이를 섭취 시 인체 내에서 유충 상태로 있다가 사멸하기 때문이다.

20 수질오염 지표에 대한 설명 중 틀린 것은?

① 수중 미생물이 요구하는 산소량을 ppm 단위로 나타낸 것이 BOD(생물학적 산소요구량)이다.
② 물 속에 녹아있는 용존산소(DO)는 4ppm 이상이고 클수록 좋은 물이다.
③ 유기물질을 산화하기 위해 사용하는 산화제의 양에 상당하는 산소의 양을 ppm으로 나타낸 것이 COD(화학적 산소요구량)이다.
④ BOD가 높다는 것은 물속에 분해되기 쉬운 유기물의 농도가 낮음을 의미한다.

해설

④ 생화학적 산소요구량(Biochemical Oxygen Demand ; BOD)이 높다는 것은 유기물의 농도가 높음을 의미한다.

정답 17 ③ 18 ① 19 ① 20 ④

2018년 제3회 식품산업기사

01 **식품위생 검사 시 검체의 채취 및 취급에 관한 주의사항으로 틀린 것은?**

① 저온유지를 위해 얼음을 사용할 때 얼음이 검체에 직접 닿게 하여 저온유지 효과를 높인다.
② 식품위생감시원은 검체 채취 시 당해 검체와 함께 검체 채취내역서를 첨부하여야 한다.
③ 채취된 검체는 오염, 파손, 손상, 해동, 변형 등이 되지 않도록 주의하여 검사실로 운반하여야 한다.
④ 미생물학적인 검사를 위한 검체를 소분채취할 경우 멸균된 기구 용기 등을 사용하여 무균적으로 행하여야 한다.

해설
① 얼음이 검체에 직접 닿지 않게 저온을 유지해야 한다.

02 **일생에 걸쳐 매일 섭취해도 부작용을 일으키지 않는 1일 섭취 허용량을 나타내는 용어는?**

① Acceptable risk
② ADI(Acceptable daily intake)
③ Dose-response curve
④ GRAS(Generally recognized as safe)

해설
② 1일 섭취 허용량(ADI ; Acceptable daily intake) : 잔류농약 · 식품첨가물 등 화학물질을 대상으로 인체에 대한 안전수준을 평가하기 위해 동물실험결과에서 최대무작용량을 산출하여 인체에 외삽시킨 값으로 NOEL(No Observed Effect Level)에 안전계수를 적용하여 구한 값이다. 인간이 평생 섭취해도 관찰할 수 있는 유해영향이 나타나지 않는 1일당 1일 최대허용 섭취량을 말함(사람의 체중 kg당 1일 허용섭취량을 mg으로 나타낸 것)
① 허용가능한위험도(Acceptable risk) : 허용 가능한 손상의 최소 수준
③ 투여량-반응곡선(Dose-response curve) : 체내에 섭취된 유독물질의 양과 부작용 정도 사이의 정량적 관계를 나타내는 곡선
④ 그라스(GRAS; Generally recognized as safe) : 미국 식품의약품관리청의 식품첨가물 승인 시스템에서 1958년 이전부터 널리 쓰이고 있던 식품첨가물(일반적으로 안전하다고 인정되는 물질)

03 **식품 등의 표시기준에 따른 트랜스지방의 정의에 따라, ( )에 들어갈 용어가 순서대로 옳게 나열된 것은?**

> 트랜스지방이라 함은 트랜스구조를 ( )개 이상 가지고 있는 ( )의 모든 ( )을 말한다.

① 2, 공액형, 포화지방산
② 1, 공액형, 포화지방산
③ 2, 비공액형, 불포화지방산
④ 1, 비공액형, 불포화지방산

해설
트랜스지방은 트랜스구조를 1개 이상 가지고 있는 비공액형 이중결합을 가지고 있는 불포화지방을 말한다.

04 **식품의 부패를 검사하는 화학적인 방법이 아닌 것은?**

① pH 측정
② 휘발성 염기질소 측정
③ 트리메틸아민(TMA) 측정
④ phosphatase 활성 측정

해설
phosphatase test(인산가수분해효소시험)
인산을 가수분해하는 포스파타아제의 유무 · 강도로 우유의 살균 정도를 알아보는 시험법(효소가 음성이면 살균이 완전히 이루어진 것으로 판단)

정답 1 ① 2 ② 3 ④ 4 ④

05 소독 · 살균의 용도로 사용하는 알코올의 일반적인 농도는?

① 100% ② 90%
③ 70% ④ 50%

해설

에틸알코올(ethyl alcohol)은 세균의 탈수와 응고작용을 하며 70%의 농도에서 살균효과가 가장 크다.

06 산분해간장 제조 시 생성되는 유해물질은?

① MCPD ② Dioxin
③ DHEA ④ DEHP

해설

① MCPD는 산분해간장의 제조과정에서 생성된다.

07 아래의 특징에 해당하는 식중독 원인균은?

> 경미한 경우에는 발열, 두통, 구토 등을 나타내지만 종종 패혈증이나 뇌수막염, 정신착란 및 혼수상태에 빠질 수 있다. 연질치즈 등이 자주 관련되고, 저온에서도 성장이 가능하며, 태아나 신생아의 미숙 사망이나 합병증을 유발하기도 하여 치명적인 균이다.

① Vibrio vulnificus
② Listeria monocytogenes
③ CI. botulinum
④ E. coli O157 : H7

해설

병원성 리스테리아균 식중독(Listeria monocytogenes)
- 특징 : 그람양성의 주모성 간균, 통성혐기성, 인수공통감염병, 내염균, 저온균(냉장고에 저장된 진공포장에서도 생존 가능)
- 감염경로 : 자연계에 널리 산재해 있는 가축, 야생동물, 어패류, 식육류에 분포되어 있음
- 잠복기 : 3일~수일
- 원인식품 : 냉동피자, 아이스크림, 치즈(특히 소프트치즈)
- 증상 : 임산부, 노약자, 신생아는 패혈증, 수막염 수반
- 예방 : 음식물을 충분히 가열하여 섭취(열에 약하여 60℃에서 5~10분, 70℃에서 10초 가열 시 90% 사멸)

08 식품위생법령상 위해평가 과정의 정의가 틀린 것은?

① 위해요소의 인체 내 독성을 확인하는 위험성 확인과정
② 위해요소의 식품잔류허용기준을 결정하는 위험성 결정과정
③ 위해요소가 인체에 노출된 양을 산출하는 노출평가 과정
④ 위험성 확인과정, 위험성 결정과정, 노출평가 과정의 결과를 종합하여 해당 식품 등이 건강에 미치는 영향을 판단하는 위해도 결정과정

해설

위해평가 과정 순서
1. 위해요소의 인체 내 독성을 확인하는 위험성 확인과정
2. 위해요소의 인체노출 허용량을 산출하는 위험성 결정과정
3. 위해요소가 인체에 노출된 양을 산출하는 노출평가과정
4. 위험성 확인과정 · 위험성 결정과 · 노출평가과정의 결과를 종합하여 해당 식품 등이 건강에 미치는 영향을 판단하는 위해도 결정과정

09 식물성 식중독을 일으키는 원인 물질과 식품의 연결이 틀린 것은?

① 시큐톡신(cicutoxin) - 독미나리
② 에르고톡신(ergotoxin) - 면실유
③ 무스카린(muscarine) - 버섯
④ 솔라닌(solanine) - 감자

해설

- 에르고톡신(ergotoxin) : 맥각
- 고시폴(gossypol) : 면실유

10 식품 등의 공전을 작성 · 보급하여야 하는 자는?

① 농림축산식품부장관 ② 식품의약품안전처장
③ 보건복지부장관 ④ 농촌진흥청장

해설

식품 등의 공전(식품위생법 제14조)
식품의약품안전처장은 식품 · 식품첨가물 · 기구 · 용기와 포장의 기준과 규격의 등을 실은 식품 등의 공전을 작성 · 보급해야 한다.

정답 5 ③ 6 ① 7 ② 8 ② 9 ② 10 ②

11 **채소를 통하여 감염되는 기생충이 아닌 것은?**

① 십이지장충 ② 선모충
③ 요 충 ④ 회 충

해설

② 선모충은 돼지, 야생 멧돼지, 곰 등에 의해 이행된다.

12 **식품의 영양강화를 위하여 첨가하는 식품첨가물은?**

① 보존료 ② 감미료
③ 호 료 ④ 강화제

해설

④ 강화제는 비타민·무기질·아미노산 등 일상생활에서의 부족할 수 있는 것 또는 가공과정 중 소실되는 영양소의 보충을 위해 영양강화 용도로 사용되는 식품첨가물이다.

13 **유해성 포름알데히드(formaldehyde)와 관계 없는 물질은?**

① 요소수지 ② urotropin
③ rongalite ④ nitrogen trichloride

해설

④ 삼염화질소(NCl_3)는 유해성 표백제로 과거에는 밀가루의 계량제(표백·숙성)로 사용되었다(중독 사례 : NCl_3 함유된 밀가루를 먹고 개가 먹고 히스테리 증상 보임).

14 **식품첨가물의 사용에 대한 설명으로 옳은 것은?**

① 젤라틴의 제조에 사용되는 우내피 등의 원료는 크롬처리 등 경화공정을 거친 것을 사용하여야 한다.
② 식품의 가공과정 중 결함 있는 원재료의 문제점을 은폐하기 위하여는 사용할 수 있다.
③ 식품 중에 첨가되는 식품첨가물의 양은, 기술적 효과를 달성할 수 있는 최대량으로 사용하여야 한다.
④ 물질명에 '「 」'를 붙인 것은 품목별 기준 및 규격에 규정한 식품첨가물을 나타낸다.

해설

① 젤라틴 : 동물의 뼈·피부 등으로부터 얻은 교원질을 일부 가수분해하여 만든 것(교원질을 산으로 처리하여 얻은 것의 등전점의 범위 pH 7.0~9.0, 알칼리로 처리하여 얻은 것의 등전점의 범위 pH 4.6~5.2)
② 식품의 제조·가공과정 중 결함 있는 원재료나 비위생적인 제조방법을 은폐하기 위해서 사용해서는 안 됨(식품의 제조·가공·저장·처리의 보조적 역할임)
③ 첨가물의 양은 품목별 사용기준에 따라야 하며, 최소량으로 사용해야 함

15 **도자기제 및 법랑 피복 제품 등에 안료로 사용되어 그 소성온도가 충분하지 않으면 유약과 같이 용출되어 식품위생상 문제가 되는 중금속은?**

① Fe ② Sn
③ Al ④ Pb

해설

납(Pb)

- 원인 : 통조림 땜납·도자기 유약성분·법랑제품 유약성분에서 검출, 산성식품을 담을 때 용출
- 증상 : 연연(잇몸에 녹흑색의 착색), 연산통, 복부의 선통, 구토, 설사, 사지마비, 빈혈, 중추신경장애, coproporphyrin이 요로 배설, 칼슘대사이상 등

11 ② 12 ④ 13 ④ 14 ④ 15 ④ 정답

16 먹는물의 수질 기준에서 허용기준수치가 가장 낮은 것은?

① 불 소　　② 질산성 질소
③ 크 롬　　④ 수 은

해설

건강상 유해영향 무기물질에 관한 기준

<table>
<tr><td>수 은</td><td>0.001mg/L</td><td rowspan="16">를 넘지 아니할 것</td></tr>
<tr><td>카드뮴</td><td>0.005mg/L</td></tr>
<tr><td>납</td><td rowspan="5">0.01mg/L</td></tr>
<tr><td>비소(샘물 · 염지하수의 경우 0.05mg/L)</td></tr>
<tr><td>시 안</td></tr>
<tr><td>브롬산염(수돗물 · 먹는샘물 · 염지하수 · 먹는염지하수 · 먹는해양심층수 · 오존으로 살균 · 소독 · 세척 등을 하여 먹는물로 이용하는 지하수만 적용)</td></tr>
<tr><td>셀레늄(염지하수의 경우 0.05mg/L)</td></tr>
<tr><td>크 롬</td><td rowspan="2">0.05mg/L</td></tr>
<tr><td>암모니아성 질소</td></tr>
<tr><td>붕소
(염지하수의 경우 적용하지 않음)</td><td>1.0mg/L</td></tr>
<tr><td>불소(샘물 · 먹는샘물 · 염지하수 · 먹는염지하수의 경우 2.0mg/L)</td><td>1.5mg/L</td></tr>
<tr><td>스트론튬(먹는염지하수 · 먹는해양심층수의 경우 적용)</td><td>4mg/L</td></tr>
<tr><td>질산성 질소</td><td>10mg/L</td></tr>
<tr><td>우라늄
[수돗물(지하수를 원수로 사용하는 수돗물을 말함), 샘물, 먹는샘물, 먹는염지하수 및 먹는물공동시설의 물의 경우에만 적용]</td><td>30μg/L</td></tr>
</table>

17 식품의 Recall 제도를 가장 잘 설명한 것은?

① 식품의 유통 시 발생한 문제 제품을 자발적으로 회수하여 처리하는 사후관리 제도
② 식품공장의 미생물 관리를 위한 위해분석을 기초로 중요관리점을 점검하는 제도
③ 변질되기 쉬운 신선식품의 전 유통과정을 각 식품에 적합한 저온 조건으로 관리하는 제도
④ 식품 등의 규격 및 기준과 같은 최저기준이상의 위생적 품질을 기하는 기술적 조건을 제시하는 제도

18 일본에서 발생한 미나마타병의 유래는?

① 공장폐수 오염　　② 대기 오염
③ 방사능 오염　　④ 세균 오염

해설

미나마타병

- 발병 : 1953~1960년 일본 미나마타만 연안 주변 어업가족에게 발생
- 원인 : 미나마타만 상류의 한 공장에서 흘러나온 폐수 중의 염화제2수은에 오염된 어패류를 섭취한 사람에게 발생
- 증상 : 팔 · 다리마비, 언어장애, 보행장애, 난청, 시야협착 등으로 6개월 후에 사망

정답 16 ④ 17 ① 18 ①

19 **인수공통감염병이 아닌 것은?**

① 파상열 ② 탄 저
③ 야토병 ④ 콜레라

해설

④ 콜레라는 수인성 감염으로 제2급 법정감염병이다.
인수공통감염병은 사람과 척추동물이 사이에 전파되는 감염병으로 국내에서 문제되는 인수공통감염병 11가지(장출혈성대장균감염증, 일본뇌염, 브루셀라증, 탄저, 공수병, 동물인플루엔자 인체감염증, 중증급성호흡기증후군(SARS), 변종크로이츠펠트-야콥병(vCJD), 큐열, 결핵, SFTS)와 그 외 야토병, 돈단독증, 파상열, 톡소플라즈마 등이 있다.

20 **히스타민(histamine)을 생성하는 대표적인 균주는?**

① Bacillus subtilis
② Bacillus cereus
③ Morganella morganii
④ Aspergillus oryzae

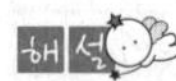

Morganella(Proteus) morganii 등의 미생물이 고등어 등의 붉은살 생선에 작용하여 일으키는 알레르기성 식중독은 히스티딘 탈탄산효소에 의하여 생성되는 히스타민이 생체 내에서 작용하여 발생한다.

19 ④ 20 ③ 정답

제 3 편

9급 지방직 · 교육청 채용을 위한 합격 완벽 대비서

최신 기출문제

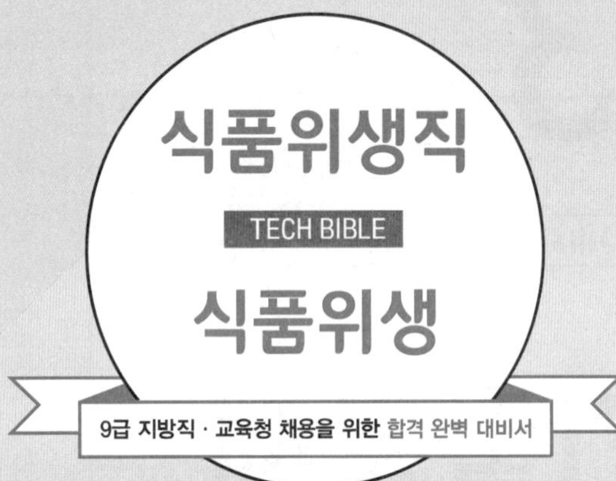
식품위생직
TECH BIBLE
식품위생
9급 지방직 · 교육청 채용을 위한 합격 완벽 대비서

2021년 제1회 식품기사

01 위해평가과정 중 '위험성 결정과정'에 해당하는 것은?

① 위해요소의 인체 내 독성을 확인
② 위해요소의 인체노출 허용량 산출
③ 위해요소가 인체에 노출된 양을 산출
④ 위해요소의 인체용적 계수 산출

해설

위해성평가의 수행(인체적용제품위해성평가법 제10조)

- 식품의약품안전처장은 위해성평가의 대상에 따라 선정한 인체적용제품에 대하여 위해성평가를 수행하여야 한다. 다만, 관계 중앙행정기관의 장과 협의하여 해당 관계 중앙행정기관의 장이 위해성평가를 수행하기로 합의하거나 공동으로 위해성평가를 수행하기로 합의한 경우에는 그에 따른다.
- 식품의약품안전처장은 다음의 순서에 따라 위해성평가를 수행하여야 한다. 다만, 위원회의 심의를 거쳐 위해성평가 관련 기술수준이나 위해요소의 특성 등을 고려하여 위해성평가의 방법을 다르게 정하여 수행할 수 있다.
  - 현행 인체노출 안전기준 검토
  - 인체 내 독성 등 위해요소에 대한 확인
  - 인체적용제품별 위해요소 노출기여도 산출
  - 위해요소의 위해성 종합판단

02 식품에 첨가했을 때 착색효과와 영양강화 현상을 동시에 나타낼 수 있는 것은?

① 엽산(folic acid)
② 아스코르빈산(ascorbic acid)
③ 캐러멜(caramel)
④ 베타카로틴(β-carotene)

해설

④ 베타카로틴(β-carotene)은 카로티노이드계의 대표적인 색소로서 비타민 A의 효력을 갖고 있으며 색소의 일정화 면에서 우수하다. β-카로티노이드는 치즈, 버터, 마가린, 라드유, 아이스크림 등에 착색료로 쓰인다.

03 돼지를 중간숙주로 하며 인체유구낭충증을 유발하는 기생충은?

① 간디스토마
② 긴촌충
③ 민촌충
④ 갈고리촌충

해설

④ 갈고리촌충(유구조충)은 돼지의 근육 등에 발견되며, 복통・설사・구토 등의 증상을 나타내는 조충(성충)보다는 주로 유구낭미충(유충)이 주요 장기로의 이행으로 마비・시력장애・간질・실명 등의 증상을 나타내는 감염이 많다.
① 간디스토마의 중간숙주 : 왜우렁이-잉어, 붕어
② 긴촌충(광절열두조충)의 중간숙주 : 물벼룩-담수어(연어・송어・농어)
③ 민촌충(무구조충)의 중간숙주 : 소고기

04 식중독 증상에서 Cyanosis 현상이 나타나는 어패류는?

① 섭조개, 대합
② 바지락
③ 복 어
④ 독꼬치

해설

③ 복어독인 테트로도톡신(Tetrodotoxin)은 강력한 신경독(Neuro-toxin)으로 인해 신경계통의 마비증상, 청색증(Cyanosis) 현상이 나타나며 해독제가 없어 치사율이 높다.

* Cyanosis : 혈액 내의 산소가 부족하여 입술, 손, 발가락이 검푸르게 변하는 현상(청색증)

정답 1 ② 2 ④ 3 ④ 4 ③

05 황색포도상구균 검사방법에 대한 설명으로 틀린 것은?

① 종균배양 : 35~37℃에서 18~24시간 종균배양
② 분리배양 : 35~37℃에서 18~24시간 배양(황색 불투명 집락 확인)
③ 확인시험 : 35~37℃에서 18~24시간 배양
④ 혈청형배양 : 35~37℃에서 18~24시간 배양

해설

황색포도상구균 정성시험법(식품공전 출처)

- 증균배양 : 검체 25g 또는 25mL를 취하여 225mL의 10% NaCl을 첨가한 TSB 배지(배지 23)에 가한 후 35~37℃에서 18~24시간 증균배양한다. 검체를 가하지 않은 10% NaCl을 첨가한 동일 TSB배지를 대조시험액으로 하여 시험조작의 무균여부를 확인한다.
- 분리배양 : 증균배양액을 난황첨가 만니톨 식염한천배지 또는 Baird-Parker 한천배지 또는 Baird-Parker(RPF) 한천배지에 접종하여 35~37℃에서 18~24시간 배양한다. 배양결과 난황첨가 만니톨 식염한천배지에서 황색 불투명 집락을 나타내고 주변에 혼탁한 백색 환이 있는 집락 또는 Baird-Parker 한천배지에서 투명한 띠로 둘러싸인 광택이 있는 검정색 집락 또는 Baird-Parker(RPF) 한천배지에서 불투명한 환으로 둘러싸인 검정색 집락은 확인시험을 실시한다.
- 확인시험 : 분리배양된 평판배지상의 집락을 보통한천배지에 옮겨 35~37℃에서 18~24시간 배양한 후 그람염색을 실시하여 포도상의 배열을 갖는 그람양성 구균을 확인한 후 coagulase 시험을 실시하며 24시간 이내에 응고유무를 판정한다. Baird-Parker(RPF) 한천배지에서 전형적인 집락으로 확인된 것은 coagulase 시험을 생략할 수 있다. Coagulase 양성으로 확인된 것은 생화학 시험을 실시하여 판정한다.

※ 종균배양 : 접종하기 위해 모균을 다량으로 증식배양하는 것

06 소독제와 그 주요 작용의 조합이 틀린 것은?

① 크레졸 – 세포벽의 손상
② $Ca(OCl)_2$ – 산화작용
③ 에탄올 – 탈수, 삼투압으로 미생물 수축
④ 페놀 – 단백질 변성

해설

에틸알콜(ethyl alcohol)

- 70%의 농도에서 살균효과가 가장 큼
- 생활균 살균효과는 크나 포자형성균에는 살균효과가 낮음
- 세균의 탈수와 응고작용

07 식품의 조리 및 가공 중이나 유기물질이 불완전 연소되면서 생성되는 유해물질과 관계 깊은 것은?

① Polycyclic Aromatic Hydrocarbon
② Zearalenone
③ Cyclamate
④ Auramine

해설

① 다환성 방향족 탄화수소(Polycyclic Aromatic Hydrocarbon ; PAH)는 산소가 부족한 상태에서 식품이나 유기물을 가열 시 생기는 Tar상 물질의 성분으로 그중 Benzo[a]pyrene이 가장 강력한 발암성 물질이다.
② 제랄레논(Zearalenone) : Fusarium 곰팡이 독소
③ 시클라메이트(Cyclamate) : 감미료, 설탕의 30~40배
④ 아우라민(Auramine) : 사용금지된 염기성 황색계 색소

08 식품을 저장할 때 사용되는 식염의 작용 기작 중 미생물에 의한 부패를 방지하는 가장 큰 이유는?

① 나트륨 이온에 의한 살균작용
② 식품의 탈수작용
③ 식품용액 중 산소 용해도의 감소
④ 유해세균의 원형질 분리

해설

② 염장은 식품 중의 수분을 탈수시키므로 미생물이 이용할 수 있는 유리수를 감소시켜 부패를 지연・방지한다.

09 방사성 핵종과 인체에 영향을 미치는 표적조직의 연결이 옳은 것은?

① ^{137}Cs : 갑상선
② ^{3}H : 전신
③ ^{131}I : 뼈
④ ^{80}Sr : 근육

해설

② ^{3}H(삼중수소) : 전신, 유효 반감기 12일
① ^{137}Cs : 근육・연조직, ③ ^{131}I : 갑상선, ④ ^{80}Sr : 뼈

5 ④ 6 ③ 7 ① 8 ② 9 ② 정답

10 식중독균인 클로스트리디움 보툴리늄균의 일반 성상 중 잘못된 것은?

① Gram 양성의 아포형성균이다.
② 편성혐기성이다.
③ 열에 안정적이며 가열로 파괴하기 어렵다.
④ 독소는 매우 독성이 강하다.

해설

클로스트리디움 보툴리늄균

균(포자 형성)	신경독
내열성 강	내열성 약(열에 불안정)
160℃에서 2시간 건열, 121℃에서 20분간 고압증기멸균 등에 의해 사멸	85℃ 이상에서 5분 가열 시 파괴

11 일반적으로 페놀이나 포름알데히드의 용출과 관련이 없는 포장 재료는?

① 페놀수지 ② 요소수지
③ 멜라민수지 ④ 염화비닐수지

해설

페놀·멜라민·요소수지 제조 시 부적합한 열과 압력에 의해 포름알데히드가 용출된다.

열경화성 수지

- 페놀(석탄산)수지(Phenol resin) : 페놀과 포름알데히드의 축합 반응
- 멜라민수지(Melamine resin) : 멜라민과 포름알데히드의 축합 반응
- 요소수지(Urea resin) : 요소와 포름알데히드의 축합 반응

12 소독제와 소독 시 사용하는 농도의 연결이 틀린 것은?

① 석탄산 : 3~5% 수용액
② 승홍수 : 0.1% 수용액
③ 알코올 : 36% 수용액
④ 과산화수소 : 3% 수용액

해설

③ 에틸알코올(ethyl alcohol) : 70% 수용액

13 식품 및 축산물 안전관리인증기준에서 중요관리점(CCP) 결정 원칙에 대한 설명으로 틀린 것은?

① 농·임·수산물의 판매 등을 위한 포장, 단순처리 단계 등은 선행요건이 아니다.
② 기타 식품판매업소 판매식품은 냉장·냉동 식품의 온도관리 단계를 CCP로 결정하여 중점적으로 관리함을 원칙으로 한다.
③ 판매식품의 확인된 위해요소 발생을 예방하거나 제거 또는 허용수준으로 감소시키기 위하여 의도적으로 행하는 단계가 아닐 경우는 CCP가 아니다.
④ 확인된 위해요소 발생을 예방하거나 제거 또는 허용수준으로 감소시킬 수 있는 방법이 이후 단계에도 존재할 경우는 CCP가 아니다.

해설

중요관리점(CCP) 결정 원칙

- 기타 식품판매업소 판매식품은 냉장·냉동식품의 온도관리 단계를 중요관리점(CCP)으로 결정하여 중점적으로 관리함을 원칙으로 하되, 판매식품의 특성에 따라 입고검사나 기타 단계를 중요관리점(CCP) 결정도(예시)에 따라 추가로 결정하여 관리할 수 있다.
- 농·임·수산물의 판매 등을 위한 포장, 단순처리 단계 등은 선행요건으로 관리한다.

14 식품에 사용할 수 있는 표백제가 아닌 물질은?

① 차아황산나트륨
② 안식향산나트륨
③ 무수아황산
④ 메타중아황산칼륨

해설

② 안식향산나트륨(Sodium benzoate) : 식품 중의 미생물이 증식하는 것을 방지할 목적으로 사용되는 보존료

정답 10 ③ 11 ④ 12 ③ 13 ① 14 ②

15 **바다생선회를 원인식으로 발생한 식중독 환자를 조사한 결과 기생충의 자충이 원인이라면 관련이 깊은 것은?**

① 선모충
② 동양모양선충
③ 간흡충
④ 아니사키스충

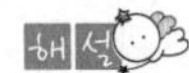

식품 매개체에 따른 기생충
- 어패류 감염 : 아니사키스충(해산어류), 간흡충(민물어류), 폐흡충(갑각류)
- 육류 감염 : 선모충(돼지), 유구조충(돼지), 무구조충(소)
- 채소류 감염 : 동양모양선충, 회충, 구충, 편충, 요충

16 **기생충 질환과 중간숙주의 연결이 잘못된 것은?**

① 유구조충 – 돼지
② 무구조충 – 양서류
③ 회충 – 채소
④ 간흡충 – 민물고기

해설

② 무구조충(민촌충)의 중간숙주는 소이다.

17 **합성수지제 식기를 60℃의 더운물로 처리해서 용출 시험을 한 결과, 아세틸아세톤 시약에 의해 녹황색이 나타났을 때 추정할 수 있는 함유 물질은?**

① Methanol
② Formaldehyde
③ Ag
④ Phenol

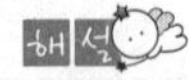

노출평가
- 국내 : 기구·용기·포장 중 페놀, 포름알데히드, 멜라민 이행량 모니터링(식품의약품안전청, 2007)
  - 면류, 국류, 찌개류, 반찬류 등 다양한 식품에 대해 실제 사용조건(용출조건 : 끓는 물을 부어 50℃에서 30분간 용출)에 따른 포름알데히드 이행량 모니터링
- 국외(영국) : 식품과 접촉하는 포장·용기로부터 용출되는 화학물질에 관한 연구조사에서 멜라민 식품 용기로부터 용출되는 포름알데히드의 양을 조사[용출조건 : 70°C, 3%(w/v) 초산 수용액에서 2시간]

페놀수지 등 기구·용기 등에 주의사항 표시
전자레인지에 사용할 경우 포름알데히드가 발생할 수 있는 페놀수지 및 요소수지 재질의 기구 및 용기·포장에 대해 식품 가열·조리 시 전자레인지에 넣어 사용하지 않도록 주의문구를 표시

18 **식품위생 검사에서 대장균을 위생지표세균으로 쓰는 이유가 아닌 것은?**

① 대장균은 비병원성이나 병원성 세균과 공존할 가능성이 많기 때문에
② 대장균의 많고 적음은 식품의 신선도 판정의 절대적 기준이 되기 때문에
③ 대장균의 존재는 분변오염을 의미하기 때문에
④ 식품의 위생적인 취급 여부를 알 수 있기 때문에

해설

대장균의 검출은 다른 미생물이나 분변오염을 추측할 수 있고, 대장균의 오염이 분변의 오염과 반드시 일치한다고 볼 수는 없으나, 검출 방법이 간편하고 정확하기 때문에 대표적인 지표미생물로 삼고 있다.

15 ④ 16 ② 17 ② 18 ② 정답

19 **식품의 점도를 증가시키고 교질상의 미각을 향상시키는 고분자의 천연 물질 또는 그 유도체인 식품첨가물이 아닌 것은?**

① Methyl cellulose
② Carboxymethyl starch
③ Sodium alginate
④ Glycerin fatty acid ester

해설

④ 글리세린지방산에스테르(Glycerin fatty acid ester)는 유화제로 껌 기초제에도 사용된다.

호 료

식품의 점도를 증가시키고 교질상의 미각을 향상시키는 식품첨가물로 메틸셀룰로오스(Methyl cellulose), 카복시메틸전분(Carboxymethyl starch), 알긴산나트륨(Sodium alginate) 등이 있다.

20 **프탈레이트에 대한 설명으로 틀린 것은?**

① 폴리염화비닐의 가소제로 사용된다.
② 환경에 잔류하지는 않아 공기, 지하수, 흙 등을 통한 노출은 없다.
③ 내분비계 교란(장애) 물질이다.
④ 식품용 랩 등에 들어있는 프탈레이트가 식품으로 이행될 수 있다.

해설

② 프탈레이트(Phthalate ester)는 플라스틱, 화장품, 장난감 등의 폴리염화비닐(PVC) 제품을 부드럽게 만들기 위해 사용하는 것으로 내분비계 교란을 일으키는 일명 환경호르몬이다. 자연 분해가 어려우며 지용성, 난분해성 특징을 가진다.

환경 노출원

- 프탈레이트가 함유된 산업·가정용 제품 사용 시 → 지하수·하수·토양 등으로 유입되어 토양, 물 오염
- 플라스틱 태울 시 → 공기 다량 방출 → 빗물에 섞여 내림 → 토양, 지하수·하수 등 오염
- 생활 쓰레기 매립지의 침출수·폐수 → 강에 유입 시 오염
- 하수처리 시 생성된 슬러지 속 프탈레이트 → 비료 → 토양 오염

정답 19 ④ 20 ②

2021년 제2회 식품기사

01 곰팡이독증(Mycotoxicosis)의 특징에 대한 설명으로 옳은 것은?

① 단백질이 풍부한 축산물을 섭취하면 일어날 수 있다.
② 원인식품에서 곰팡이의 오염증거 또는 흔적이 인정된다.
③ 모든 곰팡이독증에는 항생물질이나 약제요법을 실시하면 치료의 효과가 있다.
④ 감염형이기 때문에 사람과 사람 사이에서 직접 감염된다.

해설

곰팡이독증(Mycotoxicosis)
곰팡이의 대사산물인 독소를 사람과 동물이 섭취하여 발생하는 비전염성 질병이다. 내열성이 강한 것이 특징으로, 주로 탄수화물이 많은 식품을 오염시켜 가축이나 사람에게 식중독을 일으키는 발암성 물질로 항원성을 가지지 않으며 항생물질이나 약제요법을 실시하여도 그 치료효과는 미비(거의 없다)하다.

02 유지 산화방지제의 일반적인 특성으로 옳은 것은?

① 카보닐화합물 생성 억제
② 아미노산 생성 억제
③ 지방산의 생성 억제
④ 유기산의 생성 억제

해설

유지의 산화
유지의 대기 중 산소와 접촉 → 자동산화 진행 → 과산화물(카보닐 등 각종 화합물) 생성 → 유지의 풍미 변화・품질 저하

03 감염병과 그 병원체의 연결이 틀린 것은?

① 유행성출혈열 : 세균
② 돈단독 : 세균
③ 광견병 : 바이러스
④ 일본뇌염 : 바이러스

해설

① 유행성출혈열 : Hantaan virus

04 HACCP에 관한 설명으로 틀린 것은?

① 위해분석(Hazard Analysis)은 위해가능성이 있는 요소를 찾아 분석・평가하는 작업이다.
② 중요관리점(Critical Control Point) 설정이란 관리가 안 될 경우 안전하지 못한 식품이 제조될 가능성이 있는 공정의 결정을 의미한다.
③ 관리기준(Critical Limit)이란 위해분석 시 정확한 위해도 평가를 위한 지침을 말한다.
④ HACCP의 7개 원칙에 따르면 중요관리점이 관리기준 내에서 관리되고 있는지를 확인하기 위한 모니터링 방법이 설정되어야 한다.

해설

③ 한계기준(Critical Limit) : 중요관리점에서의 위해요소 관리가 허용 범위 이내로 충분히 이루어지고 있는지 여부를 판단할 수 있는 기준이나 기준치

05 분변검사로 충란을 검출할 수 없는 기생충은?

① 유극악구충 ② 간흡충
③ 민촌충 ④ 구 충

해설

① 유극악구충은 종말감염이 사람이 아니며 사람에게 감염되는 경우 유충이 기생하더라도 성충으로 자라지는 못하고 피부종양을 일으킨다.
소화기관이나 소화기관에 연결되는 장기에 기생하고 있는 기생충들은 충란, 유충, 포낭, 영양형 등을 산출하여 대변과 같이 체외로 나와 분변검사로 충란을 검출할 수 있다[회충, 편충, 구충, 요충, 간흡충, 폐흡충, 유구조충, 무구조충(민촌충) 등].

1 ② 2 ① 3 ① 4 ③ 5 ① 정답

06 **아래의 반응식에 의한 제조방법으로 만들어지는 식품첨가물명과 주요 용도를 옳게 나열한 것은?**

$$CH_3CH_2COOH + NaOH \rightarrow CH_3CH_2COONa + H_2O$$

① 카복시메틸셀룰로스나트륨 - 증점제
② 스테아릴젖산나트륨 - 유화제
③ 차아염소산나트륨 - 합성살균제
④ 프로피온산나트륨 - 보존료

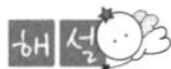

프로피온산나트륨

$CH_3CH_2COOH + NaOH \rightarrow CH_3CH_2COONa + H_2O$
프로피온산 수산화나트륨 프로피온산나트륨 물

07 **식품의 안전관리에 대한 사항으로 틀린 것은?**

① 작업장 내에서 작업 중인 종업원 등은 위생복 · 위생모 · 위생화 등을 항시 착용하여야 하며, 개인용 장신구 등을 착용하여서는 아니 된다.
② 식품 취급 등의 작업은 바닥으로부터 60cm 이상의 높이에서 실시하여 바닥으로부터의 오염을 방지하여야 한다.
③ 칼과 도마 등의 조리 기구나 용기, 앞치마, 고무장갑 등은 원료나 조리과정에서의 교차오염을 방지하기 위하여 식재료 특성 또는 구역별로 구분하여 사용하여야 한다.
④ 해동된 식품은 즉시 사용하고 즉시 사용하지 못할 경우 조리 시까지 냉장 보관하여야 하며, 사용 후 남은 부분은 재동결하여 보관한다.

해설

④ 한 번 해동한 식품은 미생물 증식에 의해 식중독의 위험으로 질병이 생기므로 재동결해서는 안 된다.

08 **페놀프탈레인 시액 규정은?**

① 페놀프탈레인 1g을 에탄올 10mL에 녹인다.
② 페놀프탈레인 1g을 에탄올 100mL에 녹인다.
③ 페놀프탈레인 1g을 에탄올 1,000mL에 녹인다.
④ 페놀프탈레인 1g을 에탄올 10,000mL에 녹인다.

해설

② 페놀프탈레인 시액 : 페놀프탈레인 1g을 에탄올 100mL에 녹인다.

09 **부식되지 않고 열전도성이 좋지만, 습기나 이산화탄소가 많은 곳에서는 산가용성의 녹청(綠靑)이 형성되어 위생상의 위해를 초래할 수 있는 금속제 용기 재료는?**

① 납(Pb)
② 구리(Cu)
③ 카드뮴(Cd)
④ 알루미늄(Al)

해설

② 구리(Cu)의 녹청에 의한 오염은 화학적 식중독으로 메스꺼움, 구토, 간세포의 괴사, 간의 색소 침착 등의 위해를 초래한다.

10 **반감기는 짧으나 젖소가 방사능 강하물에 오염된 사료를 섭취할 경우 쉽게 흡수되어 우유에서 바로 검출되므로 우유를 마실 때 가장 문제가 될 수 있는 방사성 물질은?**

① ^{89}Sr ② ^{90}Sr
③ ^{137}Cs ④ ^{131}I

해설

④ ^{131}I은 반감기가 8일로 짧으며 피폭 직후 갑상선에 축적, 갑상선 장애를 일으킨다.

11 **3,4-benzopyrene에 대한 설명 중 틀린 것은?**

① 식품 중에는 직화로 구운 고기에만 존재한다.
② 다핵 방향족 탄화수소이다.
③ 발암성 물질이다.
④ 대기오염 물질 중의 하나이다.

해설

벤조피렌은 벤젠의 구조를 가진 방향족 탄화수소 화합물로서 석유와 관련된 생산품의 주요 성분으로, 독성을 지니고 있고 일부는 발암물질로 알려져 있다. 특히 3,4-benzopyrene은 다환 방향족 탄화수소로서 숯으로 구운 고기나 훈연제품, 식용유 등에서 발견되고 공장 주변이나 도시에서 생산되는 생산물에서도 검출되고 있다.

정답 6 ④ 7 ④ 8 ② 9 ② 10 ④ 11 ①

12 **식품의 방사선 살균에 대한 설명으로 틀린 것은?**

① 침투력이 강하므로 포장 용기 속에 식품이 밀봉된 상태로 살균할 수 있다.
② 조사 대상물의 온도 상승 없이 냉살균(Cold sterilization)이 가능하다.
③ 방사선 조사한 식품의 살균 효과를 증가시키기 위해 재조사한다.
④ 식품에는 감마선을 사용한다.

해설

③ 한 번 조사처리한 식품은 다시 조사하여서는 아니 되며 조사식품(Irradiated food)을 원료로 사용하여 제조·가공한 식품도 다시 조사하여서는 안 된다.

13 **식물성 식중독의 원인성분과 식품의 연결이 틀린 것은?**

① 솔라닌(Solanine) – 감자
② 아미그달린(Amygdalin) – 청매
③ 무스카린(Muscarine) – 버섯
④ 셉신(Sepsin) – 고사리

해설

④ 셉신(Sepsin) – 부패한 감자, 고사리 – 프타퀼로사이드(Ptaquiloside)

14 **트리할로메탄(Trihalomethane)에 대한 설명으로 틀린 것은?**

① 수도용 원수의 염소 처리 시에 생성되며 발암성 물질로 알려져 있다.
② 생성량은 물속에 있는 총유기성 탄소량에는 반비례하나 화학적 산소요구량과는 무관하다.
③ 메탄의 4개 수소 중 3개가 할로겐 원자로 치환된 것이다.
④ 전구물질을 제거하거나 생성된 것을 활성탄 등으로 처리하여 제거할 수 있다.

해설

② 트리할로메탄은 물속 유기물에 의해 소비되는 화학적 산소요구량(COD)과 생화학적 산소요구량(BOD)이 비례한다.

15 **다음 식중독 세균과 주요 원인식품의 연결이 부적합한 것은?**

① 병원성 대장균 – 생과일주스
② 살모넬라균 – 달걀
③ 클로스트리디움 보툴리늄 – 통조림식품
④ 바실러스 세레우스 – 생선회

해설

④ 바실러스 세레우스의 주요 원인식품은 Spice(향신료)를 사용한 식품과 요리, 육류, 채소, 스프, 소스, 밥류, 푸딩 등이다.

16 **인수공통병원균으로 냉장온도에서도 생존하여 증식할 수 있으며, 소량의 균으로도 발병이 가능한 식중독균은?**

① Vibrio parahaemolyticus
② Staphylococcus aureus
③ Bacillus cereus
④ Listeria monocytogenes

해설

병원성 리스테리아균 식중독(Listeria monocytogenes)

- 특징 : 그람양성의 주모성 간균, 통성혐기성, 인수공통감염병, 내염균, 저온균(냉장고에 저장된 진공포장에서도 생존 가능)
- 감염경로 : 자연계에 널리 상재해 있는 가축, 야생동물, 어패류, 식육류에 분포
- 잠복기 : 1주일~3개월
- 원인식품 : 냉동피자, 아이스크림, 치즈(특히 연성치즈)
- 증상 : 임산부, 노약자, 신생아는 패혈증, 수막염 수반
- 예방 : 음식물을 충분히 가열하여 섭취(열에 약하여 60℃에서 5~10분, 70℃에서 10초 가열 시 90% 사멸)

17 **식품미생물의 성장에 영향을 미치는 내적인자와 거리가 먼 것은?**

① 수분활성도 ② pH
③ 산화환원전위(redox) ④ 상대습도

해설

식품미생물의 성장에 영향을 미치는 인자

- 내적인자 : 영양물질, 산화환원전위, 수분활성도, pH
- 외적인자 : 온도, 상대습도, 대기 기체 조성, 광선

12 ③ 13 ④ 14 ② 15 ④ 16 ④ 17 ④ 정답

18 **일반적으로 식품의 초기부패 단계에서 나타나는 현상이 아닌 것은?**

① 불쾌한 냄새가 발생하기 시작한다.
② 퇴색, 변색, 광택 소실을 볼 수 있다.
③ 액체인 경우 침전, 발포, 응고현상이 나타난다.
④ 단백질 분해가 시작되지만 총균수는 감소한다.

해설

④ 단백질 분해가 시작되지만 총균수는 증가하며, 식품 1g 또는 1mL 당 10^5은 안전단계, 10^7~10^8이면 초기 부패단계이다.

19 **HACCP의 일반적인 특성에 대한 설명으로 옳은 것은?**

① 사고 발생 시 역추적이 불가능하여 사전적 예방의 효과만 있다.
② 식품의 HACCP수행에 있어 가장 중요한 위험요인은 통상적으로 "물리적>화학적>생물학적" 요인 순이다.
③ 공조시설계통도나 용수 및 배관처리계통도상에서는 폐수 및 공기의 흐름 방향까지 표시되어야 한다.
④ 제품설명서에 최종제품의 기준·규격작성은 반드시 식품공전에 명시된 기준·규격과 동일하게 설정하여야 한다.

해설

③ 공정흐름도면은 제조공정도, 작업장평면도, 공조시설계통도, 용수/배수처리계통도 등이 있어야 하고, 이러한 도면들은 HACCP 시스템을 적용하려는 제품이 제조되는 실제 작업현장을 확인할 수 있도록 작성해야 한다.

20 **주요 용도가 산도조절제가 아닌 것은?**

① Sorbic acid
② Lactic acid
③ Acetic acid
④ Citric acid

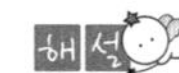

① 소르빈산(Sorbic acid) : 산형보존료(산성식품에 유효)

정답 18 ④ 19 ③ 20 ①

2021년 제3회 식품기사

01 아플라톡신(aflatoxin)은 무엇에 의해 생성되는 독소인가?

① Aspergillus oryzae
② Aspergillus flavus
③ Aspergillus niger
④ Aspergillus glaucus

해설
② aflatoxin은 Aspergillus flavus, Aspergillus parasiticus에서 생성되는 독성물질이다

02 황변미(yellowed rice) 중독의 원인이 되는 주미생물은?

① Penicillium citreoviride
② Fusarium tricinctum
③ Aspergillus flavus
④ Claviceps purpurea

해설
황변미독은 Penicillum 속의 곰팡이가 저장 중인 쌀에 번식할 때 생성하는 독소로 Penicillium citreoviride, Penicillium islandicum, Penicillium citrinum 등이 있다.

03 유화제로서 사용되는 식품첨가물은?

① 구연산
② 아질산나트륨
③ 글리세린지방산에스테르
④ 사카린

해설
③ 글리세린지방산에스테르(Glycerin fatty acid ester) : 유화제, 껌 기초제
① 구연산(Citric acid) : 산미료
② 아질산나트륨(Sodium nitrite) : 육류발색제, 보존료, 색소 고정제
④ 사카린(Saccharin) : 감미료

04 어떤 첨가물의 LD_{50}의 값이 높을 경우 이것이 의미하는 것은 무엇인가?

① 독성이 약하다.
② 독성이 강하다.
③ 보존성이 작다.
④ 보존성이 크다.

해설
반수치사량(LD_{50} ; Lethal Dose 50)
시험동물 집단의 50%를 죽일 수 있는 유독물질의 양으로, 값이 낮을수록 독성이 강하다.

05 다음 중 내분비장애 물질이 아닌 것은?

① Dioxin
② Phthalate ester
③ Ricinine
④ PCB

해설
③ 리시닌(Ricinine)은 피마자의 독성물질로 복통・구토・설사・알레르기 증세를 나타낸다.

1 ② 2 ① 3 ③ 4 ① 5 ③ 정답

06 10kGy 이하의 방사선 조사가 식품에 미치는 영향에 대한 설명으로 옳은 것은?

① 단백질, 탄수화물, 지방과 같은 거대분자 영양물질은 비교적 안정하다.
② 방사선 조사에 의한 무기질 변화가 많다.
③ 식품의 관능적 품질에 상당한 영향을 준다.
④ 모든 병원균을 완전히 사멸시킨다.

해설

국내 · 외 방사선 조사식품 이용현황
- 단백질, 탄수화물, 지방과 같은 거대분자 영양물질은 10kGy까지의 선량에서 안정
- 특수성분인 일부 비타민의 경우는 방사선 조사를 포함한 모든 식품 가공법에 민감
- 무기질, 미량원소는 방사선 조사의 영향을 받지 않음
- 국내의 조사처리식품 조사량 : 10kGy 이하(1kGy=1,000Gy) → 영양손실 적음, 독성학적 문제 없음
- 발아억제, 숙도지연, 보존성 향상, 기생충 및 해충사멸 등의 효과

07 다음 중 보존료의 사용 목적이 아닌 것은?

① 식품의 영양가 유지
② 가공식품의 변질, 부패방지
③ 가공식품의 수분증발 방지
④ 가공식품의 신선도 유지

해설

보존료는 미생물에 의한 식품의 부패나 변질을 방지하고 영양가와 신선도를 보존하는 데 사용되는 식품첨가물이다.

08 대장균군의 감별 시험법(반응)이 아닌 것은?

① Enterotoxin 시험
② Indole 반응
③ Methyl red 시험
④ Voges-Proskauer 반응

해설

① Enterotoxin 확인 시험법 : 포도상구균의 독소검출법

대장균군의 감별 시험법(반응)
- Indole 반응 : 트립토판이 분해되면서 생성된 인돌을 알아보는 시험
- Methyl red 반응 : 포도당을 분해하는 과정에서 생기는 물질의 pH를 여부를 알아보는 시험
- VP(Voges-Proskauer) 반응 : 포도당이 분해되면서 생성되는 아세토인을 알아보는 시험

09 국제수역사무국에서 지정한 광우병의 특정위해물질(SRM, Specified Risk Material)이 아닌 것은?

① 우유 및 유제품
② 뇌 및 눈을 포함한 두개골
③ 척수를 포함한 척추
④ 십이지장에서 직장까지의 내장

해설

특정위험물질(SRM ; Specified Risk Materials)
모든 월령의 소의 편도 및 회장원위부, 30개월령 이상 된 소의 뇌 · 눈 · 내장 · 척수 등 광우병을 일으키는 변형 프리온단백질이 많이 들어있는 부위

* 크로이츠펠트-야콥병(CJD) : BSE(광우병)에 걸린 쇠고기의 특정위험물질(SRM)에 포함된 프리온 섭취 시 발병 가능

정답 6 ① 7 ③ 8 ① 9 ①

10 **식품 등의 표시기준에 의거하여 다류 및 커피의 카페인 함량을 몇 퍼센트 이상 제거한 제품을 "탈카페인(디카페인) 제품"으로 표시할 수 있는가?**

① 90% ② 80%
③ 70% ④ 60%

해설

① 카페인 함량을 90퍼센트(%) 이상 제거한 제품은 "탈카페인(디카페인) 제품"으로 표시할 수 있다.

11 **식품에서 미생물의 증식을 억제하여 부패를 방지하는 방법으로 가장 거리가 먼 것은?**

① 저 온 ② 건 조
③ 진공포장 ④ 여 과

해설

④ 여과는 이물검사법으로 액체인 시료를 여과지에 투과하여 여과지상에 남은 이물질을 확인하는 방법이다.

12 **역학의 3대 요인이 아닌 것은?**

① 감염경로 ② 숙 주
③ 병 인 ④ 환 경

해설

역학 3대요인
병인, 숙주, 환경

13 **식품첨가물 중 보존료가 아닌 것은?**

① 안식향산
② 차아염소산나트륨
③ 소르빈산
④ 프로피온산나트륨

해설

② 차아염소산나트륨(NaClO)은 살균제・표백제로 사용되며 참깨에는 쓸 수 없다.

14 **아래에서 설명하는 유해물질은?**

> 플라스틱을 부드럽게 하는 성질이 있어 폴리염화비닐의 가소제로 사용된다. 동물이나 사람의 몸속에서 호르몬 작용을 방해하거나 교란하는 내분비계 교란(장애)물질의 일종이다.

① 퓨 란 ② 폴리염화비페닐(PCBs)
③ 비스페놀 ④ 프탈레이트류

해설

프탈레이트류는 플라스틱, 화장품, 장난감 등의 폴리염화비닐(PVC) 제품을 부드럽게 만들기 위해 사용하는 것으로 내분비계 교란을 일으키는 환경호르몬이다.

15 **다음 중 유해 합성 착색료(제)는?**

① 식용색소 적색 제2호
② 아우라민(Auramine)
③ β-카로틴(β-carotene)
④ 이산화티타늄(Titanium dioxide)

해설

② 아우라민은 염기성의 황색 타르색소로 단무지에 사용되어 물의를 일으켰던 유해 합성 착색료로 주요증상은 두통・구토・사지마비・맥박 감소・두근거림・의식 불명이 있다.

16 **물에 녹기 쉬운 무색의 가스살균제로 방부력이 강하여 0.1%로서 아포균에 유효하며, 단백질을 변성시키고 중독 시 두통, 위통, 구토 등의 중독증상을 일으키는 물질은?**

① 포름알데히드 ② 불화수소
③ 붕 산 ④ 승 홍

해설

포름알데히드(Formaldehyde ; HCHO)
- 무색의 기체, 독성 강함
- 단백질 변성작용으로 살균・방부 작용(0.1% 용액 : 포자 억제, 0.002% 용액 : 세균 억제)
- 단백질 불활성화, 소화효소 작용 저해, 두통, 구토, 식도 괴사

* 포르말린(Formalin) : 포름알데히드(기체) 35~37%가 물에 녹아 있는 강한 자극성의 냄새를 가진 무색투명한 수용액

10 ① 11 ④ 12 ① 13 ② 14 ④ 15 ② 16 ① 정답

17 **식품에서 생성되는 아크릴아마이드(Acrylamide)에 의한 위험을 낮추기 위한 방법으로 잘못된 것은?**

① 감자는 8℃ 이상의 음지에서 보관하고 냉장고에 보관하지 않는다.
② 튀김의 온도는 160℃ 이상으로 하고, 오븐의 경우는 200℃ 이상으로 조절한다.
③ 빵이나 시리얼 등의 곡류 제품은 갈색으로 변하지 않도록 조리하고, 조리 후 갈색으로 변한 부분은 제거한다.
④ 가정에서 생감자를 튀길 경우 물과 식초의 혼합물(1 : 1 비율)에 15분간 침지한다.

해설
② 아크릴아마이드(Acrylamide)는 전분 급원식품(감자, 고구마 등)을 120℃ 이상 고온에서 튀기거나 구울 때 생성(Maillard 반응에 의해 아크릴아마이드 생성)되는 발암성 물질이다.

18 **식품용 기구, 용기 또는 포장과 위생상 문제가 되는 성분의 연결이 틀린 것은?**

① 종이제품 – 형광염료
② 법랑피복제품 – 납
③ 페놀수지제품 – 페놀
④ PVC제품 – 포르말린

해설
④ PVC(Polyvinyl chloride)는 열가소성 수지로 병・소스・뚜껑・식육제품 포장・창틀・파이프・바닥재 등에 사용된다.

19 **아래에서 설명하는 플라스틱 포장재료는?**

- 비중이 0.90~0.91로 가볍다.
- 무미, 무취, 무독의 안정성을 가진다.
- 가공이 용이하며 방습성, 투명도, 광택도가 좋다.
- 녹는점은 165℃이며, 하중하에서 연속사용은 110℃에서 가능하다.
- 산소투과도가 높고, 표면 젖음도가 낮아 인쇄 시 표면 처리가 필요하다.

① 폴리에틸렌
② 폴리프로필렌
③ 폴리스틸렌
④ 폴리염화비닐

해설
폴리프로필렌(Polypropylene ; PP수지)
열가소성 수지로, 중합시킬 때 안정제를 사용하지 않으며 내열성과 광택이 있으며 재활용이 가능하고, 과자・빵의 포장 필름에 사용된다.

20 **황색포도상구균에 대한 설명으로 틀린 것은?**

① 대표적인 독소형 식중독균이다.
② 통성혐기성균으로 산소의 존재 여부와 상관없이 성장할 수 있다.
③ 독소형성이 최대인 온도대는 21~37℃ 정도이다.
④ 황색포도상구균의 독소는 대부분 단백질 성분이므로 열처리에 의해 쉽게 분해된다.

해설
④ 황색포도상구균의 장독소는 열에 대한 저항력이 매우 강하여 121℃, 8~16.4분 정도 가열해야 사멸되는 독소이다.

정답 17 ② 18 ④ 19 ② 20 ④

2022년 제1회 식품기사

01 식품에 사용되는 기구 및 용기, 포장의 기준 및 규격으로 틀린 것은?

① 전류를 직접 식품에 통하게 하는 장치를 가진 기구의 전극은 철, 알루미늄, 백금, 티타늄 및 스테인리스 이외의 금속을 사용해서는 안 된다.
② 기구 및 용기, 포장의 식품과 접촉하는 부분에 사용하는 도금용 주석 중 납은 0.10% 이하여야 한다.
③ 기구 및 용기, 포장 제조 시 식품과 직접 접촉하지 않는 면에도 인쇄를 해서는 안 된다.
④ 기구 및 용기, 포장의 식품과 접촉하는 부분에 제조 또는 수리를 위하여 사용하는 금속 중 납은 0.1% 이하 또는 안티몬은 5.0% 이하여야 한다.

해설

기구 및 용기 포장 공전
식품과 직접 접촉하지 않는 면에 인쇄하는 경우 인쇄잉크를 반드시 건조시켜야 한다(잉크성분인 벤조페논의 용출량은 0.6 mg/L 이하이어야 함, 시험법은 Ⅳ. 2. 2-13 벤조페논 시험법에 따름).

02 다음 중 수용성인 산화방지제는?

① Ascorbic acid
② Butylated hydroxy anisole(BHA)
③ Butylated hydroxy toluene(BHT)
④ Propyl gallate

해설

산화방지제
- 수용성 : Erythorbic acid, Sodium erythorbate, Ascorbic acid (비타민 C)
- 지용성 : BHA, BHT, TBHQ, Propyl gallate, DL-tocopherol(비타민 E)

03 자연독 식중독 중 곰팡이와 관련이 없는 것은?

① 황변미독
② 맥각독
③ 아플라톡신
④ 셉 신

해설

④ 셉신(sepsin)은 썩은 감자의 식물성 독성물질이다.

04 치즈에 대한 기준 및 규격으로 틀린 것은?

① 자연치즈는 원유 또는 유가공품에 유산균, 응유효소, 유기산 등을 응고시킨 후 유청을 제거하여 제조한 것이다.
② 모조치즈는 식용유지가공품이다.
③ 가공치즈는 모조치즈에 식품첨가물을 가해 유화시켜 가공한 것이나 모조치즈에서 유래한 유고형분이 50% 이상인 것이다.
④ 모조치즈는 식용유지와 단백질 원료를 주원료로 하여 이에 식품 또는 식품첨가물을 가하여 유화시켜 제조한 것이다.

해설

③ 가공치즈는 자연치즈에 식품첨가물을 가하여 유화(또는 유화시키지 않고)시켜 가공한 것으로 자연치즈 유래 유고형분이 18% 이상인 것이다.

01 ③ 02 ① 03 ④ 04 ③ 정답

05 방사선 조사식품에 대한 설명으로 틀린 것은?

① 식품을 일정 시간 동안 이온화 에너지에 노출시킨다.
② 발아 억제, 숙도 지연, 보존성 향상, 기생충 및 해충 사멸 등의 효과가 있다.
③ 일반적으로 식품을 포장하기 전에 조사처리를 하고 그 후 건조 또는 탈기한다.
④ 한 번 조사처리한 식품은 다시 조사하여서는 아니 된다.

해설

③ 방사선 조사는 전리방사선을 이용하기 때문에 가열하지 않고 살균처리 효과를 얻을 수 있어 건조나 탈기의 과정이 필요 없으며 포장 후에도 식품에 조사할 수 있다.

06 식품위생 분야 종사자(식품을 제조, 가공하는 데 직접 종사하는 사람)의 건강진단 항목이 아닌 것은?

① 장티푸스(식품위생 관련 영업 및 집단급식소 종사자만 해당한다)
② 폐결핵
③ 전염성 피부질환(한센병 등 세균성 피부질환을 말한다)
④ 갑상선 검사

해설

영업에 종사하지 못하는 질병의 종류(식품위생법 시행규칙 제50조)
- 결핵(비감염성인 경우 제외)
- 감염병(콜레라 · 장티푸스 · 파라티푸스 · 세균성이질 · 장출혈성대장균감염증 · A형간염)
- 피부병 또는 그 밖의 고름형성(화농성) 질환
- 후천성면역결핍증(성매개감염병에 관한 건강진단을 받아야 하는 영업에 종사하는 사람만 해당)

07 다음 설명과 관계 깊은 식중독균은?

- 호염성 세균이다.
- 60℃ 정도의 가열로도 사멸하므로, 가열조리하면 예방할 수 있다.
- 주 원인식품은 어패류, 생선회 등이다.

① 살모넬라균
② 병원성 대장균
③ 장염비브리오
④ 캠필로박터

해설

장염비브리오균(Vibrio parahaemolyticus)
- Gram 음성, 무포자, 간균으로 편모를 가지고 활발하게 운동하는 호염성(3~4%의 식염농도에서 잘 발육) 세균이다.
- 주요 원인식품은 어패류이고 복통 · 설사 · 구토를 주증상으로 하는 전형적인 급성위장염으로 오한 · 발열 · 두통 등이 나타난다.
- 60℃ 정도의 가열로도 사멸하므로, 가열조리하면 예방할 수 있다.

08 식품위생법상 식품위생감시원의 직무가 아닌 것은?

① 식품 등의 위생적인 취급에 관한 기준의 이행 지도
② 출입, 검사 및 검사에 필요한 식품 등의 수거
③ 중요관리점(CCP) 기록 관리
④ 행정처분의 이행 여부 확인

해설

식품위생감시원(시행령 제17조)
관계 공무원의 직무와 그 밖에 식품위생에 관한 지도 등을 한다.
- 식품 등의 위생적인 취급에 관한 기준의 이행 지도
- 수입 · 판매 또는 사용 등이 금지된 식품 등의 취급 여부에 관한 단속
- 표시기준 또는 과대광고 금지의 위반 여부에 관한 단속
- 출입 · 검사 및 검사에 필요한 식품 등의 수거
- 시설기준의 적합 여부의 확인 · 검사
- 영업자 및 종업원의 건강진단 및 위생교육의 이행 여부의 확인 · 지도
- 조리사 및 영양사의 법령 준수사항 이행 여부의 확인 · 지도
- 행정처분의 이행 여부 확인
- 식품 등의 압류 · 폐기 등
- 영업소의 폐쇄를 위한 간판 제거 등의 조치
- 그 밖에 영업자의 법령 이행 여부에 관한 확인 · 지도

정답 05 ③ 06 ④ 07 ③ 08 ③

09 **미생물에 의한 품질저하 및 손상을 방지하여 식품의 저장수명을 연장시키는 식품첨가물은?**

① 산화방지제
② 보존료
③ 살균제
④ 표백제

해설

② 보존료는 미생물에 의한 식품의 부패나 변질을 막기 위하여 쓰는 식품첨가물이다.

10 **식품 가공을 위한 냉장/냉동 시설 설비의 관리 방법으로 틀린 것은?**

① 냉장시설은 내부 온도를 10℃ 이하로 유지한다.
② 냉동 시설은 -18℃ 이하로 유지한다.
③ 온도감응장치의 센서는 온도가 가장 낮게 측정되는 곳에 위치하도록 한다.
④ 신선편의식품, 훈제연어, 가금육은 5℃ 이하로 유지한다.

해설

③ 온도감응장치의 센서는 온도가 가장 높게 측정되는 곳에 위치하도록 한다.

11 **HACCP에 대한 설명으로 틀린 것은?**

① 위험요인이 제조, 가공 단계에서 확인되었으나 관리할 CCP가 없다면 전체 공정 중에서 관리되도록 제품 자체나 공정을 수정한다.
② CCP의 결정은 "CCP 결정도"를 활용하고 가능한 CCP 수를 최소화하여 지정하는 것이 바람직하다.
③ 모니터된 결과 한계 기준 이탈 시 적절하게 처리하고 개선조치 등에 대한 기록을 유지한다.
④ 검증은 CCP의 한계기준의 관리 상태 확인을 목적으로 하고 모니터링은 HACCP 시스템 전체의 운영 유효성과 실행여부평가를 목적으로 수행한다.

해설

- 모니터링(Monitoring) : 중요관리점에 설정된 한계기준을 적절히 관리하고 있는지 여부를 확인하기 위하여 수행하는 일련의 계획된 관찰이나 측정하는 행위 등
- 검증(Verification) : HACCP 관리계획의 적절성과 실행 여부를 정기적으로 평가하는 일련의 활동(적용 방법과 절차, 확인 및 기타 평가 등을 수행하는 행위를 포함

12 **식품의 기준 및 규격(총칙)에 의거하여 방사성물질 누출사고 발생 시 관리해야 할 방사성 핵종 중 우선 선정하는 대표적 방사성 오염 지표물질 2가지는?**

① 라듐, 토륨
② 요오드, 세슘
③ 플루토늄, 스트론튬
④ 라돈, 우라늄

해설

② 대표적 오염 지표물질인 방사성 요오드와 세슘에 대하여 우선 선정하고, 방사능 방출사고의 유형에 따라 방출된 핵종을 선정한다.

09 ② 10 ③ 11 ④ 12 ② 정답

13 **다음 중 먹는물의 건강상 유해영향 유기물질 검사항목이 아닌 것은?**

① 디클로로메탄
② 벤 젠
③ 톨루엔
④ 시 안

해설

먹는물의 수질기준(먹는물검사규칙 별표 1)
다음의 각 물질의 단위(mg/L)를 넘지 아니할 것

건강상 유해영향	
무기물질에 관한 기준	유기물질에 관한 기준
• 납 : 0.01 • 불소 : 1.5(샘물·먹는샘물 및 염지하수·먹는염지하수의 경우 2.0) • 비소 : 0.01(샘물·염지하수 0.05) • 셀레늄 : 0.01(염지하수 0.05) • 수은 : 0.001 • 시안 : 0.01 • 크롬 : 0.05 • 암모니아성 질소 : 0.5 • 질산성 질소 : 10 • 카드뮴 : 0.005 • 붕소 : 1.0(염지하수 적용 ×) • 브롬산염 : 0.01(수돗물, 먹는샘물, 염지하수·먹는염지하수, 먹는해양심층수 및 오존으로 살균·소독 또는 세척 등을 하여 먹는물로 이용하는 지하수만 적용) • 스트론튬 : 4(먹는염지하수 및 먹는해양심층수의 경우 적용) • 우라늄 : 30㎍/L[수돗물(지하수를 원수로 사용하는 수돗물을 말함), 샘물, 먹는샘물, 먹는염지하수 및 먹는물 공동시설의 물의 경우에만 적용]	• 페놀 0.005 • 다이아지논 : 0.02 • 파라티온 : 0.06 • 페니트로티온 : 0.04 • 카바릴 : 0.07 • 1,1,1-트리클로로에탄 : 0.1 • 테트라클로로에틸렌 : 0.01 • 트리클로로에틸렌 : 0.03 • 디클로로메탄 : 0.02 • 벤젠 : 0.01 • 톨루엔 : 0.7 • 에틸벤젠 : 0.3 • 크실렌 : 0.5 • 1,1-디클로로에틸렌 : 0.03 • 사염화탄소 : 0.002 • 1,2-디브로모-3-클로로프로판 : 0.003 • 1,4-다이옥산 : 0.05

14 **A군 β-용혈성 연쇄상구균에 의해서 발병하는 발열성 경구감염병은?**

① 디프테리아
② 성홍열
③ 감염성설사증
④ 천 열

해설

성홍열
- A군 β-용혈성 연쇄구균(Group A β-hemolytic streptococci)의 발열성 외독소에 의한 급성 발열성 질환
- 감염경로 : 음식물로 전염되는 경구감염과 비말감염
- 증상 : 인후염, 성홍열 및 농가진

15 **미생물이 성장할 수 있는 수분활성도의 일반적인 최소한 계점은?**

① 0.71
② 0.61
③ 0.81
④ 0.51

해설

② 수분활성도를 0.6 이하로 감소시키면 미생물의 성장이 저해되다.

16 **식품을 경유하여 인체에 들어왔을 때 반감기가 길고 칼슘과 유사하여 뼈에 축적되며, 백혈병을 유발할 수 있는 방사성 핵종은?**

① 스트론튬 90
② 바륨 140
③ 요오드 131
④ 코발트 60

해설

^{90}Sr(스트론튬)
- 반감기 : 약 29년
- 표적조직 : 뼈(골육종)·조혈기능 저하(백혈병)

정답 13 ④ 14 ② 15 ② 16 ①

17 식품위생법상 위생검사 등의 식품위생검사기관이 아닌 것은?

① 식품의약품안전평가원
② 지방식품의약품안전청
③ 시도보건환경연구원
④ 보건소

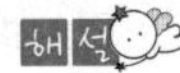

위생검사 등 요청기관(식품위생법 시행규칙 제9조의2)
- 식품의약품안전평가원
- 지방식품의약품안전청
- 보건환경연구원

18 자연독을 함유하고 있는 식물과 독소의 연결 중 틀린 것은?

① 독버섯 - 아마니타톡신(amanitatoxin)
② 피마자 - 리신 (ricin)
③ 독미나리 - 테물린(temuline)
④ 목화씨 - 고시폴(gossypol)

① 독미나리 – 시큐톡신(Cicutoxin), 독맥(독보리) – 테물린(temuline)

19 어패류가 감염원이 아닌 기생충은?

① 선모충
② 간디스토마
③ 유극악구충
④ 고래회충

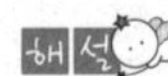

① 선모충은 육류(특히 돼지)에서 감염되는 기생충이다.

20 기생충에 감염됨으로써 일어나는 피해에 대한 설명으로 가장 거리가 먼 것은?

① 영양물질의 손실
② 조직의 파괴
③ 자극과 염증 유발
④ 유행성 간염

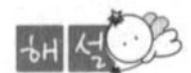

기생충의 장애
- 영양물질의 유실
- 조직의 파괴
- 기계적 장애(사상충의 임파관 폐쇄)
- 자극과 염증
- 미생물 침입의 조장(회충, 아메바성 이질 등)
- 유독물질의 산출 등

17 ④ 18 ③ 19 ① 20 ④ 정답

2022년 제2회 식품기사

01 경구감염병의 특성과 가장 거리가 먼 것은?

① 수인성 전파가 일어날 수 있다.
② 2차 감염이 발생할 수 있다.
③ 미량의 균으로도 감염될 수 있다.
④ 식중독에 비하여 잠복기가 짧다.

해설

④ 경구감염병은 식중독에 비하여 잠복기가 길며 면역성이 있는 경우가 많다.

02 식품 등의 표시기준에 관한 용어의 정의로 틀린 것은?

① 당류 : 식품 내에 존재하는 모든 단당류와 이당류의 합
② 트랜스지방 : 트랜스구조를 1개 이상 가지고 있는 비공액형 모든 불포화지방
③ 유통기한 : 제품의 제조일로부터 소비자에게 판매가 허용되는 기한
④ 영양강조표시 : 제품의 일정량에 함유된 영양소의 함량을 표시하는 것

해설

④ 영양강조표시 : 가공식품이 가진 영양성분의 양을 정해진 기준에 따라 특정 용어를 사용하여 강조표시하는 것을 말한다.

03 HACCP 시스템 적용 시 준비단계에서 가장 먼저 시행해야 하는 절차는?

① 위해요소분석
② HACCP팀 구성
③ 중요관리점 결정
④ 개선조치 설정

해설

HACCP의 7원칙 12절차

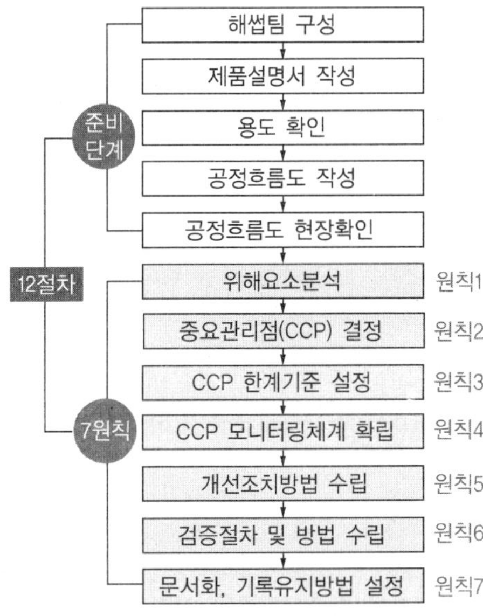

정답 01 ④ 02 ④ 03 ②

04 다이옥신(dioxin)에 대한 설명이 틀린 것은?

① 자동차 배출 가스, 각종 PVC 제품 등 쓰레기의 소각과정에서도 생성된다.
② 다이옥신 중 2,3,7,8-TCDD가 독성이 가장 강한 것으로 알려져 있다.
③ 다이옥신 색과 냄새가 없는 고체물질로 물에 대한 용해도 및 증기압이 높다.
④ 환경시료에서 미량의 다이옥신 분석이 어렵다.

다이옥신
폐기물의 소각·철·비철금속의 생산·전력생산·난방·운송 분야·화학물질 생산 공정 등에서 부산물로 배출되며 그중 70%는 폐기물 소각시설에서 배출된다. 물에 대한 용해도(2×10^{-4} mg/L 25℃) 및 증기압(1.50×10^{-9} mmHg at 25℃)이 낮다.

05 다음 중 환원성 표백제가 아닌 것은?

① 아황산나트륨
② 무수아황산
③ 차아염소산나트륨
④ 메타중아황산칼륨

③ 차아염소산나트륨은 산화성 표백제이다.

06 식품첨가물 중 dl-멘톨은 어떤 분류에 해당되는가?

① 보존료 ② 착색료
③ 감미료 ④ 향 료

멘톨(menthol)
- 박하 향기의 주성분
- 식품첨가물로서는 l-menthol과 dl-menthol이 지정되어 있음
- 제조법 : 박하의 정유를 증류하거나 thymol로부터 합성
- 용도 : 착향료로서 특히 담배 향미로서 배합. 박하에서 추출한 l-menthol은 과자의 착향에 쓰임
- 사용기준 : 착향 목적에 한하여 사용하여야 함

07 다음 중 감염형 식중독이 아닌 것은?

① 장염비브리오 식중독
② 클로스트리디움 보툴리늄 식중독
③ 살모넬라 식중독
④ 리스테리아 식중독

② 클로스트리디움 보툴리늄 식중독은 병원체가 독소형이다.

08 식품조사(food irradiation) 처리에 이용할 수 있는 선종이 아닌 것은?

① 감마선 ② 전자선
③ 베타선 ④ 엑스선

③ 식품조사(Food Irradiation) 처리에 이용할 수 있는 선종은 감마선, 전자선, 엑스선으로한다.

09 식품제조·가공업소의 작업 관리 방법으로 틀린 것은?

① 작업장(출입문, 창문, 벽, 천장 등)은 누수, 외부의 오염물질이나 해충·설치류 등의 유입을 차단할 수 있도록 밀폐 가능한 구조이어야 한다.
② 식품 취급 등의 작업은 안전사고 방지를 위하여 바닥으로부터 60cm 이하의 높이에서 실시한다.
③ 작업장은 청결구역(식품의 특성이 따라 청결구역은 청결구역과 준청결구역으로 구별할 수 있다)과 일반구역으로 분리하고 제품의 특성과 공정에 따라 분리, 구획 또는 구분할 수 있다.
④ 작업장은 배수가 잘 되어야 하고 배수로에 퇴적물이 쌓이지 아니하여야 하며, 배수구, 배수관 등은 역류가 되지 아니하도록 관리하여야 한다.

② 식품 취급 등의 작업은 바닥으로부터 60cm 이상의 높이에서 실시하여 바닥으로부터의 오염을 방지하여야 한다.

04 ③ 05 ③ 06 ④ 07 ② 08 ③ 09 ② 정답

10 **각 위생처리제와 그 특징이 바르게 연결된 것은?**

① Hypochlorite – 사용범위가 넓지 않음
② Quats – Gram 음성균에 효과적임
③ Iodophors – 부식성이고 피부 자극이 적음
④ Acid anionics – 증식세포에 넓게 작용함

④ Acid anionics : 부식성이 낮음, 증식세포에 넓게 작용
① Hypochlorite(차아염소산염) : 부식성, 사용범위 넓음
② Quats(4차 암모늄) : 비부식성, Gram 음성균에 대해 살균효과 낮음
③ Iodophors(요오드퍼) : 비부식성, 아포에 대한 살균력 없음, 피부 자극 적음

11 **대장균지수(Coil index)란?**

① 검수 10mL 중 대장균군의 수
② 검수 100mL 중 대장균군의 수
③ 대장균군을 검출할 수 있는 최소검수량
④ 대장균군을 검출할 수 있는 최소검수량의 역수

대장균 지수
그 물에서 대장균군을 검출할 수 있는 최소검수량의 역수로서 표시된다.

12 **단백뇨를 주증상으로 하며 체내 칼슘의 불균형을 초래하는 금속중독은?**

① 납 중독
② 망간 중독
③ 수은 중독
④ 카드뮴 중독

④ 카드뮴(Cd) : 단백뇨, 골연화증, 이타이이타이병

13 **통조림 변패 중 Flat sour에 대한 설명으로 틀린 것은?**

① 통의 외관은 정상이나 내용물이 산성이다.
② Acetobacter 속이 원인균이다.
③ 유포자 호열성균에 의한 것이다.
④ 가열이 불충분한 통조림에서 발생하기 쉽다.

② 원인균으로 내산균인 바실러스 코아글란스(B. coagulans)와 호열균인 바실러스 스테아로써모필러스(B. stearothermophilus)가 있다.

14 **사람과 동물이 같은 병원체에 의하여 발생되는 질병을 나타내는 용어는?**

① 경구감염병 ② 인수공통감염병
③ 척추동물감염병 ④ 수인성감염병

인수공통감염병
동물과 사람 간 전파 가능한 질병을 말하며 질병관리청장 고시로 11종이 지정되어 있다[장출혈성대장균감염증, 일본뇌염, 브루셀라증, 탄저, 공수병, 동물인플루엔자 인체감염증, 중증급성호흡기증후군(SARS), 변종크로이츠펠트-야콥병(vCJD), 큐열, 결핵, 중증열성혈소판감소증후군(SFTS)].

15 **금속제 설비에 대한 설명으로 틀린 것은?**

① 토마토 가공 시 알루미늄제보다는 스테인리스스틸 재질 기구를 사용한다.
② 양배추와 같이 산을 함유한 식품은 알루미늄제 기구가 좋다.
③ 간장, 된장 등 산이나 염분을 많이 함유한 식품은 알루미늄제 용기에 보관하는 것을 되도록 삼간다.
④ 스테인리스스틸 용기에 물을 반복하여 가열하면 재질의 성분이 용출될 수 있다.

② 양배추(토마토, 간장, 된장, 매실절임) 등 산을 함유한 알루미늄 냄비나 호일에서 조리하게 되면 금속의 부식을 촉진 또는 알루미늄이 용출될 수 있으므로 사용하지 않는 것이 좋다.

정답 10 ④ 11 ④ 12 ④ 13 ② 14 ② 15 ②

16 식품별 행정처분의 사유가 아닌 것은?

① 과실주 : potassium aluminium silicate 사용
② 떡 제조용 팥 앙금 : 소브산칼슘 0.2g/kg 검출
③ 냉동닭고기 : 니트로푸란계 대사물질 Semicarbazide 10μg/kg 검출
④ 오이피클 : 세균발육 양성

해설
② 떡 제조용 팥 앙금 : 소브산칼슘 1.0g/kg 이하

17 어육의 부패를 나타내는 지표값으로 틀린 것은?

① Volatile basic nitrogen(VBN) : 30~40mg%
② Trimethylamine(TBA) : 5~6mg%
③ Histamine : 8~10 mg%
④ pH : 5.5

해설
어육의 부패 pH
신선 어육(pH 5.5) → 초기부패 어육(pH 6.0~6.2) → 부패 어육(pH 6.5)

18 살균 · 소독에 대한 설명으로 옳지 않은 것은?

① 열탕 또는 증기소독 후 살균된 용기를 충분히 건조해야 그 효과가 유지된다.
② 살균은 세균, 효모, 곰팡이 등 미생물의 영양 세포를 불활성화시켜 감소시키는 것을 말한다.
③ 자외선 살균은 대부분의 물질을 투과하지 않는다.
④ 방사선은 발아억제 효과만 있고 살균 효과는 없다.

해설
방사선 조사처리
- ^{60}Co 등 방사성 동위원소에서 나오는 감마선 · 전자선 · X-선을 이용해 발아억제 · 살균 · 살충 · 숙도 조절
- 냉살균(방사선 조사 시 온도 상승이 일어나지 않음)
  - 침투성이 강해 포장(밀봉)된 제품 · 대량처리에 방사선 살균 조사 가능
  - 한 번 조사처리한 식품과 조사식품(Irradiated food)을 원료로 사용해 제조 · 가공한 식품은 다시 조사해서는 아니 됨

19 미생물의 대사물질에 의한 독성물질이 아닌 것은?

① Aflatoxin
② Amygdalin
③ Rubratoxin
④ Ochratoxin

해설
② 아미그달린(Amygdalin)은 미숙한 청매, 살구씨에 함유된 식물의 자연독 성분이다.

20 Benzoic acid의 특성으로 옳은 것은?

① 보존료로 사용한다.
② pH가 낮을수록 효과가 적다.
③ '소브산'이라고 한다.
④ 항산화제로 사용한다.

해설
안식향산(Benzoic Acid)
- 보존료 · 방부제
- pH에 효과 좌우됨(pH ↓ 시 항균력 강함, pH 4.5 이상 식품에 효과 적음)
- 곰팡이보다 효모, 박테리아에 효과적 억제
- 방사선처리 병행 시 상승효과

16 ② 17 ④ 18 ④ 19 ② 20 ① 정답

좋은 책을 만드는 길
독자님과 함께하겠습니다.

도서나 동영상에 궁금한 점, 아쉬운 점, 만족스러운 점이
있으시다면 어떤 의견이라도 말씀해 주세요.
SD에듀는 독자님의 의견을 모아 더 좋은 책으로 보답하겠습니다.

www.sdedu.co.kr

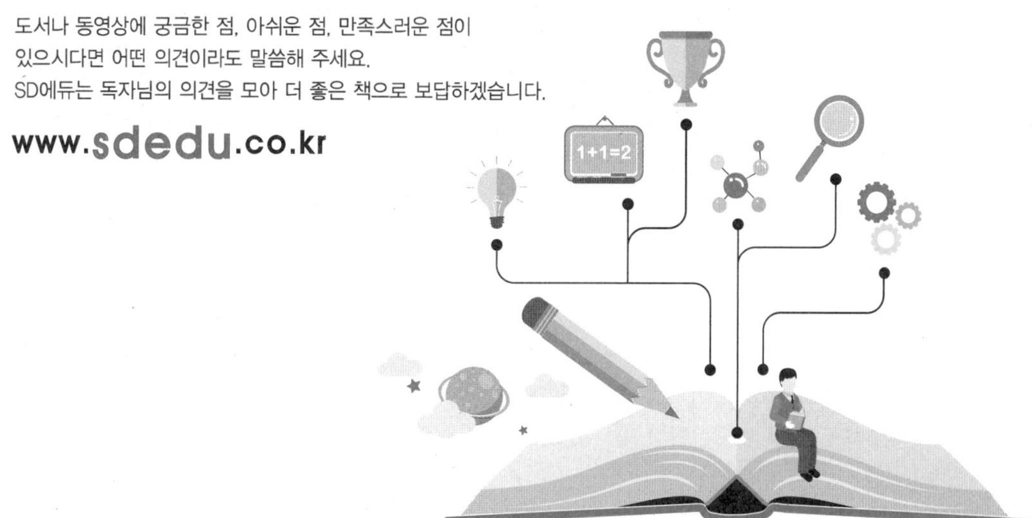

2023 기술직공무원 식품위생직 식품위생 한권으로 끝내기

개정8판1쇄 발행	2023년 01월 05일 (인쇄 2022년 10월 28일)
초 판 발 행	2016년 05월 10일 (인쇄 2016년 03월 21일)
발 행 인	박영일
책 임 편 집	이해욱
저 자	김민정
편 집 진 행	노윤재 · 윤소진
표지디자인	박수영
편집디자인	하한우 · 최미란
발 행 처	(주)시대고시기획
출 판 등 록	제 10-1521호
주 소	서울시 마포구 큰우물로 75 [도화동 538 성지 B/D] 9F
전 화	1600-3600
팩 스	02-701-8823
홈 페 이 지	www.sdedu.co.kr
I S B N	979-11-383-3506-5 (13510)
정 가	24,000원